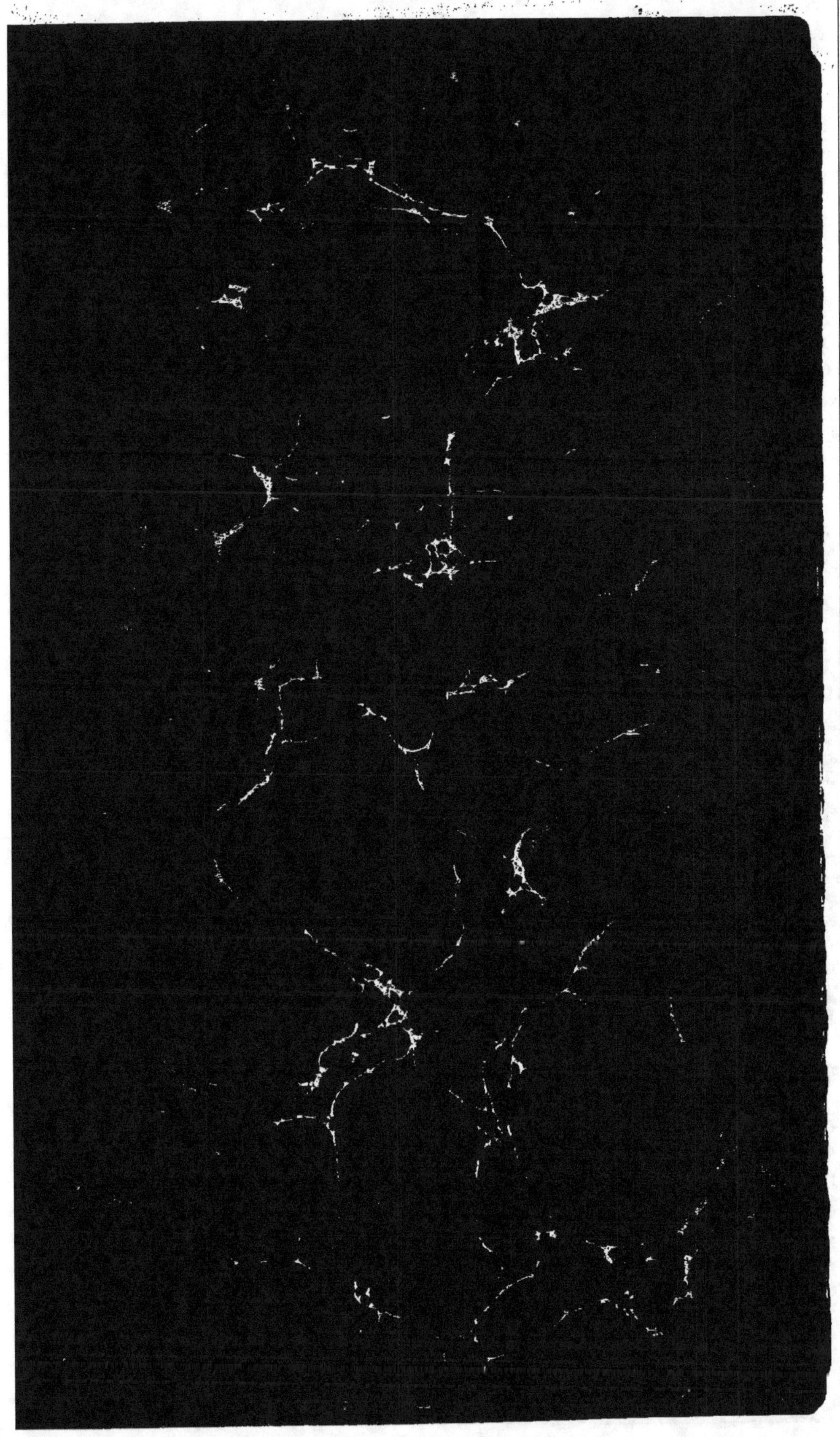

HISTOIRE NATURELLE

DE LA

SANTÉ ET DE LA MALADIE.

Paris.—Typographie de SCHNEIDER et LANGRAND, rue d'Erfurth, 1.

HISTOIRE NATURELLE

DE LA

SANTÉ ET DE LA MALADIE

CHEZ LES VÉGÉTAUX

ET CHEZ LES ANIMAUX EN GÉNÉRAL,

ET EN PARTICULIER

CHEZ L'HOMME;

suivie

DU FORMULAIRE POUR UNE NOUVELLE MÉTHODE DE TRAITEMENT HYGIÉNIQUE ET CURATIF;

PAR

F.-V. RASPAIL.

Avec des figures sur bois dans le texte et douze planches dessinées et gravées
sur acier par son fils, F.-Benj. RASPAIL.

Ἀρχὴ τῆς αἰτίας τῶν νούσωντε
καὶ τοῦ θανάτου.   HIPP.

Metaphorica spina... in archeo.
VAN HELMONT.

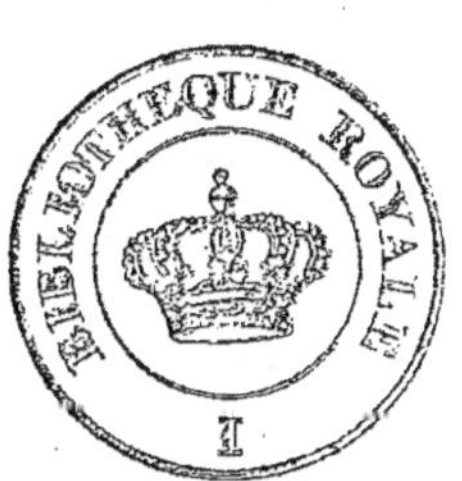

TOME PREMIER.

PARIS,

CHEZ ALPHONSE LEVAVASSEUR, LIBRAIRE-ÉDITEUR,

RUE JACOB, 14.

—

1843

A

MESSIEURS LES PRATICIENS

AMIS SINCÈRES DE LA SCIENCE ET DE L'HUMANITÉ.

Non rem antiqui damnabant, sed artem.
(PLIN., lib. 29, cap. 1.)
Ainsi que Caton et les anciens, ce n'est p s la
science que je condamne, c'est le métier.

MESSIEURS ,

C'est à vous que je dédie ce livre, dans lequel je soumets à une critique sévère les errements de votre profession ; cela signifie que je vous estime plus que votre
profession , et indépendamment d'elle. Quelque défiance que l'on se sente pour la puissance de l'art si noble par son but , et dont on vous a fait un métier dans
la pratique , qui pourrait ne pas rendre hommage à ce
zèle qui chez vous domine l'intérêt, à ces qualités de
cœur qui consolent le malade encore plus que vos ordonnances ne le rassurent , à ces vertus de l'homme
privé qui se substitue au médecin , pour n'être plus que

a

l'ami de l'homme qui souffre? Quand je vous vois affublés de la simarre de la Faculté, je ris, non pas tant de vous, que de la Faculté elle-même. Quand je vous retrouve, à quatre pas de là, métamorphosés en académiciens, coiffés du tricorne, ce casque de feutre, au lieu de la toque, ce bonnet de coton noir de l'université, et puis brodés sur toutes les coutures, pincés comme des damoiseaux, vous qui, deux minutes auparavant, vous embarrassiez les talons dans les longs plis d'une très-vieille soutane, portant enfin au côté une épée avec laquelle on tue, vous qui êtes des hommes de consolation et de paix, et dont la devise est de guérir, je vous l'avouerai, je ne ris plus, mais je déplore de trouver, parmi tant de qualités graves et sérieuses, dans un savoir qui vous place à la tête de la civilisation, de trouver, dis-je, une teinte si fortement accusée de puérile prétention à vous montrer ce que vous n'êtes pas. Quoi! on peut donc s'enivrer de vanité en face du cadavre, ou de cet être vivant que tout votre art ne saurait empêcher de le devenir du matin au soir? N'est-ce pas plutôt que vous cherchez un peu à vous étourdir par les petits grelots du désœuvrement, sur les lacunes de votre profession, sur l'inutilité de la plupart de vos secrets, sur l'impuissance enfin de votre science; et qu'à chaque instant, dans votre âme, l'honnête homme (car vous avez tous trop souffert pour ne l'être pas) se révolte contre le docteur? Il y a un peu de tout cela, avouez-le, dans ces accès d'impatience qui vous poussent, vous, les fils aînés de la nature et de la civilisation, à la recherche de ces oripeaux que nous appelons *les honneurs*, et de cette fortune, qui, portant toujours un peu le cachet de son origine, est pire pour vous que la misère d'où elle émane; car vous n'avez jamais le temps d'en jouir, placés sans cesse que vous êtes entre un berceau et une tombe, entre un vagissement et un dernier soupir. Docteurs, je vous plains, vous êtes malades et d'esprit et de cœur ! Hommes de bien, je vous admire ; vous retrouvez toute votre bravoure, tout votre dévouement et toute votre abnégation personnelle en face du danger d'autrui. Dans cette chambre, sanctuaire de regrets, de désespoir et de deuil, où je vous admirais en silence et les larmes aux yeux, permettez-moi de ne pas vous accompagner sur le seuil de la porte, où vous reprenez les allures du métier : ce quart d'heure du médecin gâte toute la page précédente de la vie du philanthrope. Vous, homme de foi et de charité, vous ne l'étiez donc, comme le prêtre, que pour de l'argent !

Non, votre bonne œuvre était pure de tout calcul ; et ce n'est pas l'envie de thésauriser, mais la nécessité de vivre, qui vous porte à couronner une noble action d'une auréole de gros sous.

Oui, la nécessité de vivre ! besoin qui finit par se changer en passion et en manie, économie qui ne tarde pas à devenir avarice, et à transformer le docteur de la loi en quelque chose qui souvent a tout l'air du charlatan des rues. Les plus probes d'entre vous le voient bien, et ils se l'avouent ; ils gémissent entre eux de l'avilissement dans lequel la rapacité de quelques-uns jette la profession, pour l'exercice sublime de laquelle, dit-on, les dieux des anciens temps se firent hommes. Ne vous entend-on pas, dans le sein de vos clubs, vous jeter et vous rejeter à la face le nom de charlatans ? Et vraiment, ne faut-il pas qu'à une heure ou une autre de la journée vous le deveniez, par un bout ou par un autre, si vous ne voulez pas vous exposer à mourir de faim, en soignant vos frères, et si vous vous dépouillez de cette représentation, manie du savoir-faire, qui est, pour le vulgaire la seule enseigne du savoir ; et l'enseigne attire la clientèle.

Vous le sentez bien, il est urgent de sortir de ce contre-sens social, et de n'avoir plus à faire, de là plus noble profession, argent et marchandise ; il est temps que vous ne payiez plus patente, comme des marchands, vous qui administrez des secours et des consolations, comme des pontifes, comme les fils des dieux et les bienfaiteurs des hommes.

Vendre au plus offrant la santé et les remèdes, c'est vouloir vendre le verre d'eau à qui a soif, et la lumière à qui veut allumer son flambeau au nôtre.

Je veux, moi, au contraire, que le pharmacien, ce préparateur du médecin, ait une officine et non une boutique. Je veux que le médecin, ce citoyen qui tient à tout dans la cité, ne vende plus la santé, qu'il l'enseigne et l'administre, qu'il la surveille et l'impose, au nom de tous, et à chacun, aux frais de tous. Je veux que le pharmacien et le médecin soient magistrats, noblement rétribués par l'État, et ne recevant plus rien, sous peine de concussion, de la pénurie ou de la munificence des malades ; que la hiérarchie régularise le service ; que la libre et compétente élection organise la hiérarchie. Quelques centimes additionnels fourniraient à l'impôt de quoi faire face à cette nouvelle dépense, et dès ce moment le pauvre serait tout aussi bien soigné que le riche ; car l'État, quand il le veut bien, est riche pour tous. Qu'est-ce donc pour l'État que le soin de veiller sur la salubrité publique, s'il abandonne le citoyen au caprice des charlatans, dès que celui-ci se sent malade ? Le citoyen, par le fait de son impôt, a droit à être protégé, autant contre celui qui l'assassine que contre quiconque le laisse mourir sans secours. Voyez donc s'il y a des charlatans dans la chirurgie militaire, et si dans les camps le soldat est plus maltraité que l'officier ! Ici le désintéressement de la profession rend uniforme le dévouement au malade ; et la hiérarchie établie aux frais de l'État surveille et maintient le désintéressement des aides et des majors. Est-ce donc une si grande révolution que de transporter dans le civil une amélioration puisée dans l'organisation militaire?

Quand vous serez disciplinés, vous vous respecterez davantage, vous aurez plus d'émulation et moins de mesquines rivalités.

Je remonterai plus haut, si pour autoriser cette innovation il vous faut des exemples ; car, peuple imitateur, nous n'osons jamais faire un pas de plus que nos ancêtres ; nous nous attachons au progrès toujours un peu à reculons et par derrière.

Il prit fantaisie un jour à Néron d'ériger son médecin Andromachus en archiatre (1). Quand il y en eut un, il s'en offrit mille ; car dès cette époque les médecins visaient à la clientèle par ordre de rangs. Or les archiatres ou médecins du palais, largement rétribués par l'empereur, durent soigner gratuitement les courtisans et les esclaves. Dès que l'archiatre en chef eut donné l'exemple, tous les archiatres honoraires durent en faire autant ; bientôt la mode devint institution, et le corps des médecins se trouva organisé en hiérarchie, ayant une Faculté (*schola medicorum, consistorium medicorum*) dans laquelle on n'était pas admis sans examen ; le *temple de la paix* en était l'académie ; les *gymnases* ou *auditoires particuliers*, les succursales de la Faculté. Les

______

(1) On ne sait pas encore si ce mot signifiait *prince des médecins* ou *médecin des princes*.

archiatres du palais servaient la cour des empereurs ; les *archiatres populaires* soignaient aux frais de l'État le peuple de Rome et de Constantinople ; l'État les rémunérait de leurs services et les récompensait de leurs hauts faits ; les rémunérait avec de l'argent (jusqu'à 25,000 livres d'émoluments par an) ; il les récompensait avec des titres de comtes, ducs et vicaires, ce qu'aujourd'hui nous vous conseillons de laisser de côté (1).

Le moyen âge n'a conservé des archiatres que le pédantisme universitaire, et la paille de la rue du *Fouare* a servi d'engrais au charlatanisme, qui a préféré l'impôt avilissant de la clientèle à la noble rétribution de l'État. Tous les maux qui affligent votre profession sont sortis de ce bouge universitaire, dont le Pré-aux-Clercs était la récréation. Le mendiant écolier s'est fait millionnaire, plus dur au pauvre que jamais ; c'est là tout ce que nous y avons gagné. Nous avons conservé tout le reste de la profession, au grand détriment de notre santé, et je dirai même de la probité publique.

Avouez-le-moi, la main sur le cœur, n'est-ce pas une chose déplorable qu'un membre de votre Académie, appelé chaque jour à faire justice d'un remède secret exploité fort innocemment par un pauvre diable, se mette, impunément et sous le couvert de son titre, à vendre, au poids de l'or, sous le nom d'*odontine*, un peu de magnésie, qui décrasse les dents et ne les guérit pas ? Voulez-vous que je m'arrête à cet exemple, ou que je vous en cite mille ? Voulez-vous que je vous parle de ces embaumements nouveaux qui n'embaument pas, si ce n'est par les procédés connus, pillés et fort ordinaires, et au moyen de ces formules renouvelées, par

____

(1) Voyez le *Code théodosien*, liv. 5, tit. 5 ; le *Code justinien*, liv. 40, tit. 52.

un bout ou par un autre, des Grecs et des Romains ?
N'est-il pas avéré que tel praticien, qui se contente
d'adopter nos médications, ne consent à examiner le
malade que dès l'instant où celui-ci a déposé une somme
exorbitante, laquelle va souvent jusqu'à 4 ou 500 francs ?
Si son remède est le seul qui puisse guérir, dès ce
moment son refus n'est-il pas un meurtre ? O malheureux ! que la société a comblé de ses faveurs, afin d'en
faire un plus noble usage, voyez donc ce pauvre marin
illettré se jeter à l'eau pour sauver un homme, et refuser le prix de sa bonne action ! Rougissez à la vue de
cette pauvreté désintéressée, vous médecin et sauveur
de profession. Je n'en finirais plus ; et pour l'honneur
de votre institution, je préfère me taire. Du reste, la
presse entière, telle qu'on vous l'a faite depuis vingt
ans, je parle de la presse scientifique, n'est-elle pas là
pour mettre à couvert de tout blâme un trafic aussi
infâme, je maintiens le mot, que celui qui pressure la
bourse au risque de compromettre la santé, et qui crie
au malade déjà tant affligé : *La bourse ou la vie ?*

Voyez donc cet homme qui, s'armant d'une plume
métallique, vous attend chaque jour sur la route du
progrès, en plaçant son escopette sur le monopole de la
périodicité, et vous crie, en vous articulant son nom :
La bourse ou la réputation ; et la réputation c'est la clientèle.
Vous lui jetez votre bourse en détournant les yeux ; et
à cette condition, dès le lendemain, il vous proclame un
homme juste et habile. Eh bien, depuis des années il est
tel particulier de ce genre qui se maintient journaliste !
Mais qu'un homme probe fonde un journal de bonne
foi, il y perdra son temps, son repos et sa fortune. Cela
vous plaît-il ?..... Vous n'êtes pas difficiles sur le point
d'honneur de votre art.

Vous vous arrachez la clientèle ; de là vient que quelques-uns plus actifs s'enrichissent, et que tous les autres moins hardis se ruinent, ou végètent et pâtissent.

Le pharmacien, sans l'appoint de ses remèdes secrets, ne vendrait pas pour 6 francs par jour, et il fait chaque jour 12 francs de dépense. Le médecin, sans l'appoint de quelque peu de savoir-faire, qu'il n'avoue pas toujours, ne se ferait pas 2 francs par jour en visites payantes. Je ne parle pas du chirurgien, il est artiste ; les professions manuelles n'ont pas besoin de savoirfaire pour être payées à leur juste valeur.

Vous êtes tous donc dans une impasse, d'où vous ne pouvez sortir qu'en reculant ou en forçant l'obstacle. En reculant, vous retombez dans l'ornière ; avancer, cela vaudrait mieux pour tous ; vous auriez ouvert ainsi à vous, aux vôtres et à nous, une voie de plus vers l'amélioration sociale : Organisez-vous.

Mais n'allez pas le faire, comme on a voulu l'essayer, depuis que je vous ai donné quelques-uns de ces bons conseils ; repoussez du pied ces projets d'association qui tendraient à vous constituer les espions de vos confrères et les jugeurs de leurs prétendus méfaits. Comme c'est l'arbitraire de quelques mauvais conseillers, et non la loi qui vous aurait constitués de cette manière au moins bizarre, et que vous jugeriez sans mission et sans compétence, tout condamné aurait souverainement le droit de vous attaquer, devant les tribunaux compétents, comme des calomniateurs. Dans le sanctuaire de la justice, vous seriez des intrus ; dans le sanctuaire d'Esculape, vous ne seriez plus de bons confrères. Visez plus haut, afin de ne plus rester si bas, sous l'influence de quelques tracassières et vindicatives médiocrités.

Soyez indulgents; car vous n'êtes pas plus que moi exempts de fautes. Ne jetez pas la première pierre; car votre passé vous en a ravi le droit. Améliorez, ne frappez pas. Soyez réformateurs, et non délateurs; cela coûtera moins à vos consciences françaises.

Si vous deveniez, sous le rapport de la profession, ce que vous devez être, je n'hésiterais plus à me faire médecin : je sympathiserais dès lors avec vous sous tous les rapports possibles, moi qui sympathise déjà avec vous sous tant de rapports, moi qui ai pris le parti de partager toutes vos charges, sans jamais prétendre à aucun de vos profits et de vos honneurs.

Aujourd'hui je vis seul, crainte de vous compromettre; je vous aime, sans vous voir. Je vis pauvre; ainsi le veulent les riches, et je partage à cet égard leur bon vouloir envers moi. Je travaille au sein des privations, et je trouve des trésors dont l'exploitation m'est onéreuse. Chaque apparition de l'un de mes livres est un laborieux enfantement qui épuise et mes forces et mon petit avoir; c'est le sort de tout prolétaire : produire à ses dépens, régénérer l'espèce en se sacrifiant, sans savoir même si son œuvre conservera son nom. Le prolétaire est dévoré de parasites qui lui sucent sa substance, ou l'écrasent en passant; il a ses vampires et ses sosies; le peu qu'il possède ne tarde pas à être distribué aux vétérans : *Barbarus has segetes.* Qu'importe? il a rempli sa tâche dans le silence, en face de ce soleil qui vous grandit quand on le contemple, qui vous console en vous réchauffant; un instant de ce bonheur fait oublier tant de choses! J'oublie, moi, dans les délices d'une étude sans profit et sans gloire, jusqu'à mes derniers vingt-huit ans de misère et de persécution. Je pardonne tout en face de la nature bienfaisante. J'oublie

tout ce que j'ai vu, en face de tout ce qu'il me reste à
apprendre. Je me surprends sans orgueil et sans prétention, en essayant dans la main combien pèse peu ce que
je possède et ce que j'ai fait. Je n'en suis que plus dispos
à mieux faire et à mieux servir à ma manière mon pays
et l'humanité. Aussi ma patrie pourrait peut-être m'imposer un peu plus de reconnaissance, mais jamais plus
de dévouement.

Si vous me lisez, ne m'accusez pas, je n'ai rien dit
que ce que j'ai cru vrai et utile ; jugez-moi, comme je
vous juge, avec l'envie de nous améliorer vous et moi.

Lisez-moi dans cet esprit ; c'est dans cet esprit que
je vous observe.

Je dédie aux médecins un ouvrage composé contre
les systèmes de médecine ; c'est la plus grande preuve
que je puisse leur donner de la haute estime que j'ai
conçue pour l'étendue de leurs connaissances acquises,
pour la solidité de leur haute raison et pour l'urbanité
de leur savoir-vivre.

Votre ancien condisciple,

F.-V. RASPAIL.

Montsouris-Montrouge,
  20 mars 1843.

AVERTISSEMENT.

Les recherches, d'où découle ce système, remontent à de longues années. Les premiers fondements en furent jetés, afin de pressentir l'opinion, dans la deuxième édition du *Nouveau Système de chimie organique*, 2ᵉ volume, en mars 1858 ; et il fut facile de voir aux publications qui suivirent la nôtre, que le grain que nous avions aventuré sur la route du progrès n'était pas tombé sur une terre ingrate et stérile. Bien des praticiens se mirent à l'œuvre pour exploiter cette nouvelle veine d'études, que nous poursuivions, de notre côté, sans relâche dans le silence du cabinet.

Ce fut en novembre 1858 que je me hasardai à donner une partie de la formule de ma médication dans les journaux de médecine. Cet article, qui avait paru dans le *Bulletin de Thérapeutique*, tome XV, page 512, la *Gazette des Hôpitaux*, 17 novembre, l'*Expérience*, tome 2, page 489, fut reproduit par une foule de journaux de province, et par deux ou trois de la capitale parmi les neutres.

La publication de cette médication, qui avait paru effaroucher un tant soit peu l'orthodoxie des médecins scolastiques, n'avait pas huit jours de date, que les praticiens indépendants en confirmaient de toutes parts le succès, et que les autres se hâtaient d'adopter, parmi les succédanés que nous avions indiqués, ceux qui pouvaient offrir le moins de ressemblance avec la substance que nous préconisions en particulier (voir le deuxième volume de cet ouvrage, page 542). Pendant ce temps, le professorat officiel affectait de garder le silence, ou de décrier obliquement la nouveauté de ces procédés hétérodoxes.

Je pensai qu'il était temps de commencer à donner le mot de l'énigme et la théorie de cette pratique, et je le fis dans une série d'articles que la *Gazette des Hôpitaux*, journal indépendant de cette époque, publia dans les numéros des 17, 29 novembre, 1er, 8, 15, 20, 22, 25, 27 déc. 1838, 5 et 22 janvier, et 5 février 1839.

On feignit de s'apercevoir à ce dernier numéro du danger que courait l'orthodoxie, si l'on nous permettait de pousser plus loin le cours de nos publications qui, du reste, n'en étaient encore qu'à l'exposition des faits observés ; le rédacteur se fit l'écho, sans nous en avoir prévenu, des malheureux quolibets d'un bien obscur archiatre de l'époque ; l'art aurait été compromis, si nous eussions continué à démontrer une nouvelle théorie sur l'art de guérir. On nous interdit, par de maladroites injures et de malheureuses hyperboles, le droit que tout homme de sens et de cœur devrait avoir de discuter. L'effet produit par le coup que nous venions de porter nous fit mesurer la distance qui séparait l'enseignement officiel de notre enseignement bénévole ; la lutte, sur un terrain qui n'était plus libre, n'aurait pas été à l'avantage de la vérité ; nous suspendîmes nos publications sur la matière, et notre silence nous porta bonheur. Quinze jours ne s'étaient pas écoulés, que notre innovation était proclamée ancienne et partant acquise à la science ; que notre hérésie n'était plus qu'un plagiat ; que nous n'étions plus accusés, enfin, d'avoir innové, mais d'avoir copié. Car avant nous on s'était servi quelquefois, et en certain cas, de la substance que nous appliquions à tant d'usages ; notre méthode n'était pas nouvelle, par cela seul que la drogue ne l'était pas ; nous avions le malheur d'avoir pris nos médicaments non dans les champs de la lune, mais dans ceux de Bornéo et de Sumatra.

Nous vulgarisâmes alors notre procédé, dès le 24 janvier, dans un petit livret, qui s'est distribué et se distribue encore par milliers chaque année, avec ce titre : *Cigarettes de camphre*, et CAMPHATIÈRES HYGIÉNIQUES, *contre une foule de maux lents à guérir ou même incurables et chroniques, qui ne réclament pas immédiatement ou ne réclament plus la présence du médecin, ou bien, enfin, qu'on est condamné à soulager en son absence (l'hygiène préserve de la médecine).*

La vente de ces petits appareils fut confiée, sans aucun intérêt de notre part, à M. Collas, pharmacien, rue Dauphine, n° 10 ; et quoique la crainte de compromettre son officine ne lui ait permis d'annoncer, dans les journaux, cette nouvelle méthode que vers la fin de 1842, il n'en est pas moins constant que la méthode s'est peu à peu tellement vulgarisée, qu'elle en est devenue presque populaire. Ceux même qui ont mission d'en rire ne laissent pas que de s'en servir ; ils ont l'avantage de se guérir en riant. Ce résultat de ma médication n'est pas celui auquel j'attache le moins d'importance, et dont je me félicite le moins : *Ridendo castigat mores et sanat morbos.* On conçoit qu'à ce prix ma clientèle a dû devenir pour lors assez nombreuse, et je ne l'ai pas repoussée. Car parce que la médecine au cachet réprouvait cette méthode si simple et si facile, ce n'était pas une raison à mes yeux, pour que le malade de bonne volonté, riche ou pauvre, en souffrît. Aussi ni l'un ni l'autre n'en a souffert, je m'en flatte, et je m'en félicite pour la cause de ce livre, que j'ai pu enrichir de la sorte d'un assez grand nombre d'observations directes, à l'appui d'un même fait.

Les praticiens les plus consciencieux de la capitale, des départements et de l'étranger, ne sont pas restés indifférents, en présence des résultats inattendus que nous obtenions par notre méthode. La plupart d'entre eux se sont mis en rapport avec nous, afin de contribuer, de leur autorité, à l'amélioration que notre médication apportait à la santé publique; noble émulation qui contraste, d'une manière si tranchée, avec les mesquineries de l'esprit de corps! Vers les premiers jours de juin 1842, j'avais commencé une série de démonstrations de mon procédé, dans l'une des salles *de la Pitié*, en présence de quelques internes d'une grande espérance, et avec le concours spécial de MM. Veyne et Malespine. Un événement, qui n'est pas d'un ordre scientifique, me força d'interrompre le cours de ces démonstrations.

Quant à ce livre, la rédaction en date déjà de fort loin. Le titre en fut annoncé dans le numéro du samedi 7 septembre 1859, du feuilleton du *Journal de la Librairie*, avec cette note significative : « Quoique cet ouvrage soit exclusivement scientifique, cependant je dois prévenir MM. les éditeurs qu'il sera écrit avec une indépendance d'opinion qui n'est pas toujours du goût de certaines autorités universitaires, mais dont, pour rien au monde, je ne saurais me départir. »

Dès le 2 décembre 1840, le libraire, M. Delloye, se constituait éditeur de l'ouvrage, et mon fils se mettait à l'œuvre pour exécuter les dessins et les gravures. La deuxième et la sixième planche sur acier datent même du commencement de l'année 1841.

Mais, par une fatalité à laquelle j'étais loin de m'attendre, à l'instant où les dessins étaient presque tous terminés, mon fils, qui se plaisait tant à ce travail, tomba malade de la maladie décrite dans cet ouvrage (page 489, tome 2); force fut d'interrompre la publication, crainte d'ajouter un tourment de plus aux tourments bien autrement sérieux qui, pendant quinze longs mois, ont déchiré son existence.

Le contrat fut résilié; il a été repris, le 9 mai 1842, avec M. Levavasseur, et cette fois la fortune a été indulgente ; elle nous a permis d'achever notre œuvre entravée tant de fois.

Nous ne saurions laisser passer cette occasion sans exprimer notre reconnaissance envers l'inépuisable complaisance de notre ancien ami, M. Meilhac, libraire, dont le magasin est la plus riche bibliothèque d'histoire naturelle de la capitale, et qui a mis à notre disposition tous les livres que nous avons eu besoin de consulter pour compléter nos citations. On trouve rarement, dans le commerce de l'amitié, un désintéressement qui se prête à des exigences aussi importunes.

L'impression a commencé à partir du mois d'août 1842, elle a été terminée vers la fin d'avril 1843.

Ceux de nos lecteurs qui connaissent notre isolement et notre genre de rapports avec la presse, même la plus libérale, devineront le motif qui nous a fait entrer dans ces sortes de révélations d'intérieur. Nous n'avons la ressource ni des lectures académiques, ni des annonces du feuilleton, pour prendre date et vulgariser, dès le lendemain, nos observations de la veille. Cependant nous observons et nous écrivons sous verre ; la gravure ne comporte aucun genre de secrets ; et l'on connaît assez, dans un pays comme le nôtre, jusqu'à quel point est poussé le cynisme du plagiat et de la spoliation littéraire. Quand l'immortel Henri Estienne composait son immense *Thesaurus linguæ græcæ*, Scapula, son prote, lui en escamotait la substance dans un *lexicon* ou *manuel* de ce temps-là ; Henri Estienne, dit-on, en mourut de chagrin et de ruine. Il y a longtemps que nous serions mort, si nous attachions là même importance à ces sortes de spoliations, protégées qu'elles sont par le silence de la loi, et par les encouragements pris au détriment des fonds Montyon. Nous nous résignons à la spoliation, mais non à aucune espèce d'accusation. Or, le plagiat par anticipation n'est pas seulement un vol, c'est une calomnie antidatée. Nous devons d'avance la repousser, si elle avait à se faire jour, et nous prémunir pour les cas éventuels qui échapperaient à notre connaissance actuelle. Nous aurons donc recours, pour cet ouvrage, à la même précaution dont nous nous sommes servi, en tête de notre *Chimie organique*, édition de 1838. Nous prendrons soin de transcrire les dates de toutes nos feuilles en seconde et en bons à tirer ; cela pourra servir à faire justice de certaines coïncidences que l'on viendrait à remarquer un jour ou un autre. Les feuilles en seconde restent entre nos mains ; les bons à tirer restent à l'imprimerie ; le manuscrit a été toujours donné un mois avant chaque feuille.

PREMIER VOLUME.

1re feuille, en seconde, 28 sept. 1842.	16e — 14 et 16 nov.	
Bon à tirer 2 oct.	17e — 16 et 19 nov.	
2e — 6 et 14 oct.	18e — 19 et 22 nov.	
3e — 6 et 15 oct.	19e — 20 et 24 nov.	
4e — 6 et 13 oct.	20e — 23 et 30 nov.	
5e — 19 et 22 oct.	21e — 26 et 30 nov.	
6e — 23 et 25 oct.	22e — 30 nov. et 8 déc.	
7e — 26 et 28 oct.	23e — 8 et 15 déc.	
8e — 27 oct. et 4 nov.	24e — 11 et 20 déc.	
9 — 29 oct. et 5 nov.	25e — 17 et 23 déc.	
10e — 1er et 6 nov.	26e — 20 et 24 déc.	
11e — 3 et 7 nov.	27e — 22 et 28 déc.	
12e — 6 et 10 nov.	28e — 30 déc. et 5 janv. 1843.	
13e — 10 et 14 nov.	29e — 30 déc. et 16 janv.	
14e — 11 et 15 nov.	30e — 2 et 12 janvier.	
15e — 12 et 15 nov.	31e — 6 et 14 janv.	

DEUXIÈME VOLUME.

1re feuille, en seconde, 14 janv. 1843.   22e — 24 et 26 fév.
Bon à tirer, 16 janv.   23e — 25 et 28 fév.
2e — 15 et 18 janv.   24e — 28 fév. et 10 mars.
3e — 15 et 21 janv.   25e — 4 et 9 mars.
4e — 20 et 25 janv.   26e — 7 et 11 mars.
5e — 22 et 26 janv.   27e — 10 et 15 mars.
6e — 25 et 29 janv.   28e — 9 et 17 mars.
7e — 25 et 31 janv.   29e — 12 et 17 mars.
8e — 27 janv. et 1er fév.   30e — 18 et 24 mars.
9e — 1er et 5 fév.   31e — 19 et 24 mars.
10e — 1er et 6 fév.   32e — 19 et 26 mars.
11e — 4 et 6 fév.   33e — 25 et 28 mars.
12e — 5 et 6 fév.   34e — 25 et 30 mars.
13e — 7 et 8 fév.   35e — 29 mars et 1er avril.
14e — 8 et 10 fév.   36e — 30 mars et 5 avril.
15e — 9 et 15 fév.   37e — 2 et 6 avril.
16e — 10 et 17 fév.   38e — 3 et 9 avril.
17e — 15 et 19 fév.   39e — 6 et 12 avril.
18e — 16 et 19 fév.   40e — 7 et 14 avril.
19e — 18 et 22 fév.   41e — 15 et 18 avril.
20e — 20 et 23 fév.   42e — 20 et 25 avril.
21e — 22 et 24 fév.

ERRATA DU PREMIER VOLUME.

A la note (****) de la *page 408, ajoutez l'alinéa suivant :*

J'ai depuis eu communication d'un magnifique exemplaire de Catesby, dont M. Meilhac, libraire, vient de faire l'acquisition. L'appendice, qui pour Linné est la troisième partie, s'y trouve. L'insecte qui nous occupe, et que Catesby désigne sous le nom de *chogo*, est figuré sous la forme d'une grosse puce, dont une lourde couleur efface les détails. En confrontant cette figure avec celle que nous empruntons à Schwartz, page 410, fig. 1, de cet ouvrage, on reste convaincu que celui-ci n'a fait que calquer Catesby. Quant aux figures transmises au rédacteur spécial du *Grand Dictionnaire d'histoire naturelle* de Levrault, par Turpin, elles n'ont de rapport avec aucun insecte connu ; c'est un tour galésien de Turpin, assez coutumier du fait, par sa nature normande. D'où il faut conclure que les figures du *Dictionnaire* doivent être oubliées, que celle de Catesby provient d'une puce qu'on aura prise sur un malade ou prétendu malade de la chique, et qu'on aura donnée à l'auteur, par méprise ou par moquerie, comme l'insecte qui cause cette épouvantable maladie. Il faut bien s'imaginer que, même pour de l'argent, on est peu disposé à recueillir de tels objets de curiosité et d'histoire naturelle, dans le but de les expédier à un amateur qui veut les dessiner à son aise.

Page 491, ligne 2, TRIDACHNE, *lisez* HYDRACHNE.

TABLE

PAR ORDRE DE CHAPITRES

DES MATIÈRES

CONTENUES DANS LE PREMIER VOLUME.

FIN DE LA TABLE DU PREMIER VOLUME.

INTRODUCTION

HISTORIQUE.

La médecine, ou *l'art de soigner les malades* (*), a commencé du jour où
l'homme a senti faiblir sa santé, c'est-à-dire du jour qu'il y a eu des malades, et
ce jour-là remonte bien haut dans l'histoire du monde. Les animaux reconnaissent
par instinct les simples qui les soulagent ; l'homme sauvage participe de l'instinct
admirable des animaux.

La médecine, ou l'art de retirer profit des soins que l'on donne au malade, la
profession de médecin enfin , remonte au jour où le hasard fit trouver à l'homme
malade une plante pour se débarrasser de son mal, un procédé pour s'administrer la
panacée. Dès ce jour cet homme eut un remède secret, dont il chercha à faire
argent et marchandise. Il en chercha d'autres, la première fois qu'il s'aperçut que
son remède n'était pas un remède à tous maux, une panacée universelle. En suivant et ses penchants vers les découvertes et sa veine de fortune, il dut se faire peu
à peu une boutique d'herboriste, et partant une officine de préparations qui se
confondait avec le cabinet des consultations payantes ; il dogmatisa, se créa à sa
façon un corps de doctrine sur les causes des maladies et les moyens de les soigner;
si la plupart de ces monuments de l'intelligence des premiers âges avaient pu
arriver jusqu'à nous, nous les trouverions peut-être aussi profonds au moins que
les écrits d'Hippocrate, et à vrai dire, ces théories antiques entreraient en concur-
rence assez facilement avec nos théories modernes sur les causes du mal.

A cette époque on se payait peu de mots, vu que tout cela s'exprimait en termes
ordinaires, et que l'enseignement scolastique n'avait pas encore conféré le droit de
supposer des idées en forgeant des phrases. L'herboriste n'était que marchand, et
non docteur ou professeur ; on pouvait discuter ses théories, les renverser et les
remplacer, tout en lui achetant ses drogues et ses consultations.

Chez ces premiers peuples, amis ardents et féroces de la gloire des vengeances et
des combats, c'était une honte que de tomber malade, et la honte du malade rejaillissait un peu sur le médecin et l'embaumeur ; c'était, au contraire, une belle et

---

(*) On a défini la médecine *l'art de guérir;* quand le malade meurt, il n'a donc pas été traité
selon les règles de l'art ; l'art en effet n'est pas dans l'intention, mais dans l'exécution. Les anciens étaient plus modestes par leurs définitions : ἰατρική ne signifiait que l'art de panser les
blessures; θεραπεία, que l'art de servir et de soigner les malades.

noble gloire que d'avoir reçu en combattant une grande et large blessure ; cette gloire rejaillissait naturellement sur l'artiste guerrier qui pansait les blessés sur le champ de bataille, et les arrachait à cette mort pour leur rendre la force de s'exposer valeureusement à une mort nouvelle. Chiron était chirurgien d'Hercule ; Podalire et Machaon étaient les deux grands chirurgiens de l'armée des Grecs au siège de Troie ; ils pansaient avec une admirable dextérité les blessures faites par le bras des hommes ; ils restaient les bras croisés en face des blessures faites par la colère des dieux ; ils arrachaient une flèche, refermaient une plaie ; mais quand la peste fondait sur l'armée, ils faisaient de la médecine respectueuse et expectante, et semblaient dire, comme plus tard notre Ambroise Paré : *Je t'ai pansé, que Dieu te guérisse.* Voyez avec quelle précision Homère se plaît à décrire une blessure ; comme il se tait sur les caractères, les prédispositions, les causes présumées d'une maladie spontanée, pour me servir du langage actuel. On a publié un long ouvrage dans le but de prouver que toutes les blessures dont Homère fait mourir ses héros, étaient réellement mortelles ; on ne trouverait pas deux lignes dans son *Iliade* pour servir de frontispice à une nosologie. On connaissait bien des simples sans doute pour se soulager des maux internes ; mais quand ces simples n'étaient pas des remèdes secrets, des remèdes de vieux bergers avares de leurs trouvailles, c'étaient des remèdes de bonnes femmes que l'on se transmettait sans beaucoup de façon.

La médecine ne devint un corps de doctrines que lorsque les peuples se créèrent un corps de lois. La civilisation est une classification par principes et par raisonnement ; tout s'y change en art et en science ; la pensée ennoblit tout et perfectionne tout ; elle égalise toutes les conditions, l'épée et la robe, la médecine casanière et la chirurgie des champs de bataille.

Machaon dédaignait de soigner un mal de tête. Salomon se fit gloire de connaître les caractères et les vertus de tous les simples, depuis l'hysope jusqu'au cèdre du Liban ; le malade avait à choisir dans le nombre ; mais il paraît que le choix était assez difficile, car on ne guérissait pas mieux qu'auparavant.

On eut recours aux dieux pour aider un peu la médecine ; les prêtres devinrent dès lors médecins. Ils pansaient, ordonnaient, formulaient ; Dieu guérissait. Si le malade venait à mourir, la responsabilité ne retombait de la sorte sur personne, et nul n'avait le droit d'accuser le médecin d'avoir tué son malade.

Mais quand le malade guérissait, il était juste qu'il en témoignât aux dieux toute sa reconnaissance, en déposant dans leur temple une offrande et un souvenir ; l'offrande dans la main du prêtre, le souvenir appendu en *ex-voto* contre le mur ; contribuant ainsi pour sa part au bien-être du médecin pontife et à la réputation de la puissance curative du temple ; les preuves de guérison ont de tout temps grossi la clientèle. Dans ces *ex-voto* on relatait nécessairement l'histoire du mal ainsi que l'emploi des drogues ; l'*ex-voto* était une complète observation. Il ne fallait que classer ces observations par ordre de cas maladifs, pour en composer des traités *ex professo* sur la matière, des traités spéciaux. Compose-t-on autrement aujourd'hui un traité sur les maladies du cœur, des voies urinaires, sur la gastrite, les fièvres, les phlegmasies, etc. ?

La postérité a tenu compte, comme d'un acte de génie, à Hippocrate, natif de l'île de Cos, d'avoir exécuté cette idée sur une large échelle, et nous avoir transmis un corps de doctrine de tous ces faits épars d'une observation journalière, et de les avoir sauvés des flammes qui brûlèrent le temple d'Esculape à Cos, ainsi que le rapportent Pline et Varron. Ces deux auteurs vont même jusqu'à assurer que ce grand homme, réparant autant qu'il était en lui ce désastre et cette calamité publique, remplaça les consultations du temple par des consultations particulières chez lui et au lit des malades ; lui attribuant ainsi la fondation de la *médecine clinique*, ou médecine par visites, que d'autres font avec juste raison remonter plus haut et jusqu'à Esculape. Hippocrate était né dans le siècle encyclopédique d'Athènes et de la Grèce ; il vécut dans le temps le plus florissant de l'atticisme du langage, dont son style rappelle l'élévation et la pureté. Hippocrate fournit son contingent au monument que la philosophie érigeait alors à la science universelle ; il se chargea d'une noble et belle spécialité ; il sépara la médecine de la philosophie. Il eut pour maîtres Hérodicus, le profond médecin, Démocrite, le sceptique, Héraclite, le philanthrope ; et pour imitateurs, Platon, ce grand classificateur des passions de l'âme, et Aristote, ce grand classificateur des fonctions de l'esprit et des caractères des corps. La philosophie reconnaissante a recueilli la généalogie d'Hippocrate, à l'instar de celle des plus grands rois ; elle a encore plus recherché de qui il était père que de qui il était fils ; tant ses titres de gloire datent de lui seul et ne relèvent d'aucun autre, si ce n'est peut-être des temples des dieux. Il y avait eu des médecins avant lui, il n'y avait jamais eu de fondateurs du corps de doctrine de la médecine. Il généralisait ses observations particulières, dès qu'il trouvait assez de concordance entre elles ; il préconisait une médication, dès qu'elle lui avait réussi un assez grand nombre de fois ; ce qui lui paraissait infaillible, il en faisait un aphorisme, espèce de règle générale réduite à sa plus simple expression. Les livres qui portent son nom ne sont pas tous de lui ; on dirait qu'il s'est trouvé des adeptes de ses doctrines, qui ont mis leur gloire à se faire oublier, pourvu que leurs écrits portassent le nom du grand Hippocrate, voulant fondre ainsi leur mémoire dans cette noble mémoire des premiers jours. Une aussi pieuse intention n'a pas toujours été couronnée du succès qu'elle était en droit d'attendre. Ces écrits apocryphes ne portent, ni dans la pensée ni dans le style, le cachet du maître qui pensait si haut, prévoyait de si loin et parlait si bien ; on n'y rencontre ni son élévation, ni son élégance. Car Hippocrate sait relever l'aridité des descriptions par la coupe de la phrase, et par cette heureuse combinaison des particules grecques qui préparent si bien l'antithèse et la transition : on trouve de l'Isocrate dans la phrase du médecin de Cos.

Mais il y a loin de là à la base fondamentale d'un système ; et les facultés scolastiques qui ont érigé les livres d'Hippocrate en code et en ont fait une bible de leur croyance, n'ont prouvé par là qu'une chose : c'est que, depuis Hippocrate, la science de la médecine n'a pas fait de bien grands pas. Hippocrate a laissé un beau monument des connaissances acquises de son temps ; il n'a pas véritablement composé un corps de doctrine, un enchaînement de vérités qui puissent se déduire les unes des autres, un système, une science enfin. Il décrit des cas de maladies et indique la médication qui lui semble la plus convenable ; nulle part il ne faut chercher autre chose ; on l'y supposerait, au lieu de l'y trouver. Je suis sûr que le parfum de probité dont sont empreints ses écrits a beaucoup plus contribué au culte que l'on professe pour sa mémoire, que la beauté de ses théories et de ses applications. Paracelse, qui ne craignit pas de faire brûler, au pied de sa chaire, Aristote et Galien, se découvrait devant Hippocrate, dont il n'adoptait pas mieux pourtant les opinions que celles des premiers. Sous tous les autres rapports, et sans le reflet de sa haute probité, Hippocrate, comme autorité invoquée et professée par les écoles, aurait dû encourir avec une égale justice l'animadversion du réformateur.

En effet, la philosophie d'Hippocrate n'est pas moins nébuleuse que celle de Platon; elle ne reproduit pas même la hardiesse de celle de Démocrite. Le monde n'a que quatre éléments : l'eau, l'air, la terre et le feu; sa physiologie se réduit à quatre qualités premières; le *chaud*, le *froid*, le *sec* et l'*humide*; c'est *la nature qui suffit seule aux animaux et leur tient lieu de tout*; les *membranes et tuniques* sont issues du mélange confus des quatre éléments; dans leur sein les matières s'échauffent et fermentent, et produisent les *os* par la combustion de l'humide et du gras, les *nerfs*, *tendons* et *ligaments* par la combinaison du gluant et du froid, les *veines* émanant de ce qu'il y a de plus froid et de plus gluant, les *liquides* n'ayant ni du froid ni du gluant; les *poils noirs* sont formés d'une surabondance de bile, etc. Ce n'est pas qu'au milieu de ce fatras d'hypothèses bizarres, il ne se rencontre de temps à autre quelques-uns de ces traits à grande portée, qui rappellent et reproduisent peut-être littéralement les grandes vues de Démocrite; telle que cette belle pensée qui commence le livre *de Locis in homine* : « Le corps humain n'offre aucune partie qui soit le point de départ de toutes les autres; on ne saurait dire où il commence et où il finit. Où serait donc le commencement d'un cercle? » Mais ce magnifique frontispice ne cache qu'un monument fondé sur le sec et l'humide; et la transition de cette belle pensée, qui pourrait servir d'épigraphe à toute *la théorie spiro-vésiculaire*, ne mène qu'à quelques détails d'ostéologie et de médication.

L'anatomie d'Hippocrate se réduit à ce qu'avaient pu lui révéler quelques-unes de ses opérations chirurgicales. Sous ce rapport, Homère est encore plus habile anatomiste qu'Hippocrate, d'autant plus qu'Homère ne décrit que ce qu'il a vu, et qu'Hippocrate suppose tout le reste. D'après lui, les veines partent du foie, les artères du cœur; les uretères et les nerfs sont pris par lui pour des veines; les muscles ont tous un ventre ou une cavité; les reins pour lui sont un amas de glandes, etc., etc., et tout le reste est presque de cette force, ou plutôt de cette obscurité. Au reste, on n'a pas besoin de prouver aujourd'hui que les dissections humaines datent d'Érasistrate et d'Hérophile, un siècle après Hippocrate.

Quant à la médecine, ce magnifique fleuron de la gloire du grand homme, on doit hautement avouer qu'Hippocrate nous a laissé l'un des plus riches monuments des connaissances pratiques qu'il ait acquises par la tradition et dans l'exercice de sa profession; c'est un beau recueil de faits observés, mais non un système ou une méthodique classification. Rien ne s'y enchaîne; et l'unité du titre de chaque livre n'implique jamais l'unité et la coordination des matières. Nulle part la démonstration; presque partout une tendance uniforme à l'aphorisme qui résume, à la génération qui devance la démonstration, au lieu de la supposer.

Ses livres d'aphorismes fourmillent de sentences, assez semblables aux oracles, et que l'on peut entendre en deux sens contraires, quand on en trouve le sens. Ces sentences s'enchaînent si mal et se classent si peu par ordre de matières, qu'on pourrait les battre dans un chapeau et les réunir ensuite au hasard, sans que le lecteur s'aperçût d'un déplacement quelconque. Son livre des *airs*, des *eaux* et des *lieux*, est peut-être au fond une météorologie locale; mais par sa rédaction il aurait l'air d'une météorologie générale; et, sous ce rapport, tout y serait faux dans l'application. Du reste, c'est moins un traité qu'un recueil d'observations météorologiques sur les localités dans lesquelles l'auteur a séjourné, et peut-être toutes relatives au climat et à la position topographique de l'île de Cos. Tout n'est pas faux sans doute dans ces livres, mais tout n'y est pas vrai ; et, pour y démêler le vrai du faux, il faut nécessairement avoir recours à la science moderne ; donc Hippocrate ne démontre rien. Dans presque toutes ses théories, Hippocrate manque de bases et partant de clarté ; il est peu de ses généralisations que l'application aux cas particuliers ne démente le plus grand nombre de fois.

Notre évaluation paraîtra hardie, mais elle est faite le livre à la main ; et si jamais, pour nous réfuter, on prend la peine de confronter au lit du malade l'une de ses meilleures descriptions, on nous rendra la justice que nous n'avons rien exagéré, et que nous avons bien médité avant d'écrire. L'admiration pour les monuments élevés par les anciens, à l'aide de leur seul génie, ne doit pas aller jusqu'à un engouement rétrograde, qui nous porte à leur attribuer par anachronisme tout ce que les siècles suivants ont découvert de plus qu'eux. Lorsque dans un livre se rencontrent tant de lacunes et d'imperfections, n'en faisons pas une bible et un symbole ; n'y enchaînons pas le progrès avec la cheville de la foi et de la dévotion aveugle.

Il restera à Hippocrate d'avoir beaucoup observé, d'avoir beaucoup noté et peut-être compulsé, d'avoir beaucoup décrit ; il a par là fait faire un pas à la science. Mais sous certains points de vue, trop longtemps la médecine s'est arrêtée malheureusement à ce premier pas, et la théorie, soit des quatre humeurs, soit du chaud, du froid, du sec et de l'humide, domine encore aujourd'hui tout notre langage nosologique. La théorie médicale, la théorie de l'entité maladive, n'a pas fait depuis lui un second pas dans nos facultés ; nous avons toujours tourné dans ce premier cercle, nous plaçant, tantôt à la circonférence, tantôt au centre, tantôt sur l'un ou l'autre rayon.

A ceux qui voudraient nous donner les descriptions nosologiques d'Hippocrate comme des modèles sans pareils, je rappellerai, en finissant ce point de critique, que la description de la peste d'Athènes, par Thucydide, et celle de l'épizootie, par Virgile, effacent, sous le rapport de la méthode, de l'élévation de la pensée, de la couleur locale et de la vigueur du trait, tout ce que l'on pourrait citer de moins imparfait dans les descriptions d'Hippocrate.

J'irai même plus loin, et j'avancerai qu'Hippocrate a beaucoup gagné à l'adjonction des livres apocryphes. Les livres *de Morbis* (περὶ παθῶν), qui ne sont pas de lui, sont sans doute écrits d'une manière moins élégante que les vrais ouvrages hippocratiques, mais ils sont bien supérieurs à ceux-ci, sous le rapport de la clarté d'exposition, de l'exactitude descriptive et du talent d'observation.

Quoi qu'il en soit, et en résumant notre appréciation critique, nous professons pour la mémoire d'Hippocrate le respect que nous professons pour celle d'Aristote et de tous les fondateurs d'une branche des connaissances humaines. Il ne faut tenir compte aux hommes que de leurs beaux efforts, et non de ce qui manque à leurs résultats. Le blâme de ma critique ne tombe donc pas sur les travaux du médecin de Cos, mais sur la paresse d'intelligence et l'impuissance virile de deux mille ans historiques qui se sont rabattus sur ce nid, tissu en passant par une seule vie d'homme, laquelle est si courte, pour n'y couver qu'un germe que le génie y avait déposé afin qu'il fructifie, et qu'on a rendu stérile et infécond en l'étouffant sous des masses de serviles imitations, et sous des commentaires sans nombre dont il serait impossible d'extraire une seule trace de nouveauté ; je blâme hautement ici ces deux mille ans, y compris notre siècle, et j'en secoue la poussière qui m'en restait aux pieds. Locke, Descartes, Malebranche, Nicole, Condillac, n'ont pas juré par Platon ; Tournefort, Linné, Buffon, n'ont pas juré par Aristote ; il est temps que la médecine, à l'exemple de la métaphysique et de l'histoire naturelle, efface son impuissant passé, en recouvrant l'indépendance de la pensée et de l'expression, en se dépouillant de ces théories absurdes dont son langage est tout incrusté, et qui depuis des siècles la vouent à un ridicule que les autres sciences n'ont jamais encouru (*). Qui s'est jamais moqué en ce monde de l'astronomie, des mathématiques, de l'histoire naturelle, etc. ?

Il y a des réputations qui agissent à la manière de l'aimant, qui attirent à elles, et s'approprient toutes les réputations de même nature et de même valeur. On dirait que le nom d'Hippocrate a absorbé toutes les élucubrations et tous les souvenirs qui étaient en état de rivaliser avec lui. Tout ce qu'avaient fait avant lui les Asclépiades est devenu sa propriété ; on a perdu de vue comme médecins : 1° Thalès, Pythagore, ce propagateur de la frugalité hygiénique, Empédocle, à qui Hippocrate a pris tout ce qu'il sait sur l'organogénésie, sur le rôle que jouent en médecine les quatre facultés et les quatre éléments ; 2° Héraclite, ce philanthrope larmoyant, qui soutenait, tout en professant la médecine, *qu'il n'y avait rien de plus sot que les grammairiens, si ce n'est les médecins* ; 3° Démocrite, ce philanthrope jovial, qui composa tant de livres de médecine, dont il est arrivé jusqu'à nous quelques titres : l'un *sur la nature de l'homme ou de la chair*, l'autre *sur la peste et les maladies pestilentielles*, un autre sur la *mégalanthropogénie* ; et qui, excellent chimiste autant qu'habile médecin, *savait amollir l'ivoire*, ce que nous avons inventé après lui, *faire des émeraudes en fondant les cailloux*, et composer des *strass* deux mille ans avant nous ; 4° Acron d'Agrigente, le chef des empiriques, c'est-à-dire de ceux qui, secouant les théories médicales déjà trop en défaut dès cette époque, ne voulaient accepter comme règles de conduite que les résultats des faits observés ; 5° Hérodicus, inventeur de la médecine gymnastique, comme moyen de maintenir et ramener la santé, et non comme un *chevalet* pour redresser la taille ; 6° Iccus, qui, joignant l'exemple à la théorie d'Hérodicus, se fit médecin et athlète, et vécut dans le plus austère célibat, afin de conserver ses forces et de remporter des prix, lui dont la sobriété était devenue si proverbiale, qu'on souhaitait aux ventrus de l'époque le *repas d'Iccus*. En médecine, Hippocrate est tout cela à la fois ; et le moyen qu'il ne le fût pas, puisqu'on lui en a donné même les livres ; comme on a donné à Homère, d'après quelques auteurs, tous les chants des anciens rapsodes, et à Ossian tous les hymnes des bardes écossais.

Quant à nous, faisons de la philosophie par usurpation tant que vous voudrez ; mais de grâce ne crucifions plus l'observation et l'expérience sur les stigmates de la collection hippocratique.

Dès le premier siècle qui suivit Hippocrate, son exemple avait porté malheur

(*) Ce ridicule date de bien loin ; car l'auteur du livre hippocratique *sur la diète dans les maladies aiguës* s'écriait déjà, en signalant les contradictions des médecins entre eux : « Voilà pourquoi tout notre art encourt auprès du public un grand discrédit, en sorte que chacun croit que la médecine n'existe en aucune manière. »

aux recherches médicales, et son serment n'avait pas rendu meilleurs les médecins.

La science n'était plus expérimentale ; le métier n'offrait pas plus de probité ; le métier faisait toute la science.

Érasistrate parut, et celui-ci fut novateur et inventeur bien plus encore que ne l'avait été Hippocrate. Il pensa que pour guérir des organes, il fallait préalablement connaître ces organes, et que par conséquent, pour soigner les hommes vivants, il fallait disséquer les cadavres des morts. Érasistrate fut le fondateur de l'anatomie pathologique ; on l'accuse même d'avoir disséqué vivants des condamnés à mort ; cela est possible ; car, dans le seizième siècle, on ne se fit pas faute d'essayer des breuvages sur des condamnés, à qui il est vrai on promettait leur grâce, s'ils en étaient quittes pour quelques coliques et quelques *haut-le-cœur*.

Hérophile fut le rival, s'il n'est pas le devancier d'Erasistrate, dans cette innovation. La plupart de nos termes d'anatomie, c'est de lui que nous les tenons ; tels que le *duodenum*, traduction du mot qu'il lui avait imposé, *dodecadactulon*. Il nomma *veine artérielle*, l'artère pulmonaire, et *artère veineuse*, la veine pulmonaire. La *rétine*, l'*arachnoïde*, le *pressoir*, les *parastates* ou *prostates*, etc., sont des restes de la nomenclature anatomique d'Hérophile.

C'était là une grande innovation apportée dans les études médicales ; mais la médecine en retira peu de fruits. La nécroscopie, alors comme aujourd'hui, ne surprenait que des effets. La cause de la maladie n'était pas encore de sa compétence et à sa portée. La maladie n'en continua pas moins à être une entité émanée du phlegme et de la bile, du froid, du chaud, du sec et de l'humide.

Le seul des disciples qui s'écarta un peu de la route battue par le maître, ce fut Prodicus, qui donna une si grande étendue à l'emploi des frictions avec les baumes, qu'il a passé pour l'inventeur de la médecine onguentaire ou *iatraleptique*. J'ai un faible, je l'avoue, pour ce docteur-là, qui peut-être s'était inspiré dans la méthode des athlètes et dans la cosmétique des peuples orientaux. On demandait un jour à un athlète romain d'où venait qu'il se portait si bien : *Merum intus*, répondit-il, *oleum extus*. C'est l'épigraphe de l'iatraleptique.

C'est à dater de l'influence des tentatives d'Érasistrate et d'Hérophile, deux cents ans seulement avant Jésus-Christ, que la *chirurgie* devint une profession distincte de la *médecine*, et la *pharmacie* une nouvelle branche de commerce introduite dans l'art de soigner l'homme malade ; la médecine, proprement dite, prit le nom de *diététique*. Cette division en trois grandes spécialités enfanta des subdivisions, ou sous-spécialités : on vit s'établir des rebouteurs, ou *médecins des plaies et des ulcères* ; des pharmaciens, ou *pharmaceutæ*, bien distincts et des *pharmacopes* ou empoisonneurs, et des *pharmacopoles*, droguistes ambulants ou marchands des remèdes qu'ils ne fabriquaient pas, charlatans et bateleurs, médecins en plein vent (*circulatores, circuitores, circumforanei, agyrtæ, sellularii medici*) ; des droguistes sédentaires et en magasin (*seplasarii, pigmentarii, catholici, pantapolæ*, ou vendeurs de tout) ; des herboristes (*herbarii, rizotomi*, ou coupeurs de racines, *botanologi* ou *botanici*, ou cueilleurs d'herbes, mais non *botanistæ*, qui ne signifiait que les sarcleurs), qui avaient exprès des boutiques (*apothecæ*) ; des parfumeurs ou onguentaires, en grand renom depuis Prodicus, disciple d'Hippocrate, et inventeur de la médecine onguentaire (*myrepsi, myropoli, pimentarii, pig-*

mentorii); des manœuvres (demiourgoi) qui saignaient, frictionnaient, appliquaient les cataplasmes et administraient les clystères.

Le malade d'alors se trouvait ainsi la proie de bien des sangsues ; et l'on voit d'ici combien là-bas il y avait de professions qui ne vivaient que de ce qui fait souffrir les hommes, et combien d'hommes étaient intéressés à ce qu'il y eût plus de malades que de gens bien portants.

La *médecine empirique*, qui remonte au berceau de la médecine, prit force et vigueur dans ce siècle, et devint le mot d'ordre de Sérapion et Philinus. Par opposition il y eut en même temps des *médecins dogmatiques*. En médecine, une enseigne en appelle une autre, un drapeau fait hisser un autre drapeau, dont le fond est toujours noir, il n'y a que la couleur des lettres qui varie ; mais on se divise, on s'attaque, on se bat pour quelques teintes de couleurs. Les *empiriques* accusaient les *dogmatiques* de n'avoir pas recours à l'expérience ; les *dogmatiques* reprochaient aux *empiriques* de s'y arrêter exclusivement, et de repousser le raisonnement et l'analogie. Ils se calomniaient évidemment ; comment croire que l'expérience ne raisonne pas ses données, et que le raisonnement ne se base pas sur l'expérience ?

Ces deux sectes partagèrent longtemps la médecine en deux camps opposés, et la lutte dut produire bien de ces écrits de polémique qui sont le signe de la décadence de l'art, dont ils finissent par cacher le but et par encombrer et obstruer toutes les avenues. Les bons esprits, les esprits positifs se détournaient de l'étude d'une science qui devenait de plus en plus inintelligible, et où le pour et le contre étaient soutenus par un égal nombre de célébrités. Ces subtilités des Grecs inspiraient un profond mépris à ces Romains si sévères sur le fond, si positifs sur la forme, qui, à la première difficulté, savaient mettre leur épée dans le plateau de la diplomatie, et leur bon sens d'agronomes et d'administrateurs à la place des arguties verbeuses des discoureurs de profession. Marcus Caton écrivait à son fils : « Je vais te dire, ô mon fils, ce que tu dois rapporter d'Athènes. Leur littérature est bonne à parcourir et non à apprendre. Quand cette nation sera parvenue à nous en inspirer le goût, elle sera parvenue à nous corrompre. Que sera-ce si elle nous expédie ses médecins? Ils ont juré de tuer tous les barbares, avec les ordonnances de leurs médecins ; et pour cela ils exigent un salaire, afin de mieux perdre le malade, sur la foi des traités.… Je t'interdis souverainement les médecins. » Les médecins grecs pourtant finirent par s'établir à Rome; mais la médecine, du temps de Pline même, était le seul des arts des Grecs dont la gravité romaine ne croyait pas pouvoir, sans déroger, exercer la profession. La médecine eut de la peine à devenir un art libéral; les Romains la faisaient apprendre à leurs esclaves, dont ils récompensaient ensuite le service et le mérite par l'affranchissement ; témoin cet Antonius Musa, affranchi d'Auguste, qui obtint le privilége patricien de porter un anneau d'or au doigt, et à qui le sénat fit élever une statue d'airain à côté de celle d'Esculape, pour avoir sauvé la vie à Auguste, en le faisant baigner dans l'*eau froide*.

Le portrait que Pline nous trace des médecins grecs exerçant à Rome n'est pas flatté peut-être, mais il ne manque pas d'une certaine ressemblance, à en juger même par ce qui se passe sous nos yeux :

« Le médecin, dit-il, est le seul artiste à qui l'on se fie sur parole ; il est cru dès qu'il se dit médecin ; et pourtant il n'est pas d'art où l'imposture ait de plus graves conséquences. Nous n'y pensons pas, tant l'espoir de recouvrer la santé a pour nous de charme. Au reste, nous n'avons aucune loi pour punir son ignorance qui cause la mort, aucun exemple de vindicte publique contre sa témérité. Le médecin s'instruit à nos dépens, il expérimente en donnant la mort; il n'y a que le médecin au monde qui puisse tuer un homme avec la plus grande impunité. Que dis-je? c'est lui qui accuse au lieu d'être accusé; il rejette l'insuccès sur l'intempérance du malade; le malade seul est coupable de sa propre mort. Nous marchons donc avec les pieds d'autrui; nous ne voyons qu'avec les yeux d'autrui; nous n'invoquons que leurs souvenirs; nous ne vivons que comme ils nous le permettent; nous ne conservons notre libre arbitre que sur l'article de nos plaisirs..... Et pourtant quelle profession a plus commis d'empoisonnements et CAPTÉ PLUS D'HÉRITAGES? laquelle a porté plus impunément l'adultère jusque dans les palais des Césars?.... Parlerai-je ici de leurs avares exigences, de ces conditions onéreuses qu'ils imposent à l'agonie, de ces arrhes qu'ils demandent contre la mort, et de ces remèdes secrets qu'ils vendent si cher au malade..... de cette thériaque composée pour le luxe, de cet antidote de Mithridate, amas confus de cinquante-quatre drogues qui y entrent chacune pour un poids différent, et quelques-unes pour une quantité infinitésimale. C'est pour vendre plus cher, qu'ils mettent tant d'ostentation et qu'ils affichent une science prodigieuse, une science dont ils ignorent quelquefois les premiers éléments; car j'ai acquis la conviction que, dans leurs formules, ils prennent fort souvent le nom d'une substance pour celui d'une substance contraire..... Voilà ce que Caton prévoyait dans sa colère, et ce qui fit que pendant six cents ans le sénat proscrivit une profession aussi insidieuse, et dans laquelle le médecin probe sert de couvert aux charlatans; combattant ainsi d'avance les hallucinations de quelques esprits malades, qui pensent que rien n'est plus salutaire que ce qui coûte fort cher. »

Sous le rapport moral, la médecine, je le demande, a-t-elle beaucoup progressé depuis Pline? Que ceux qui lisent les affiches placardées sur nos murs nous répondent. Revenons sur nos pas.

Cent ans environ avant Jésus-Christ, nous trouvons à Rome Asclépiade se créant une célébrité et formant école, par le scandale de ses inculpations; il n'était pas de la famille des Asclépiades. Il déclamait contre l'emploi des purgatifs et des vomitifs; il ne voulait que des remèdes doux et antiphlogistiques, si je puis m'exprimer ainsi; il préconisait les promenades à pied et en voiture, les frictions et le vin; l'eau froide et les bains froids contre le flux de ventre, l'eau salée contre la jaunisse, la saignée et les larges saignées avec ventouses scarifiées, et même la laryngotomie contre l'esquinancie, contre l'hydropisie, la paracentèse. Comme Asclépiade parlait haut et tonnait fort, son auditoire était nombreux, et ses disciples étaient fanatiques du maître.

Le plus célèbre d'entre eux fut Thémison, le chef de la secte des *méthodiques*, encore un mot qui servit d'enseigne et rien de plus. Il réduisait toutes les maladies à trois états, soit de *resserrement*, soit de *relâchement*, et à un état *mixte*, que l'on combattait par des remèdes *relâchants*, *resserrants*, ou *mixtes*. Thessalus, disciple de Thémison, poussa plus loin encore les prétentions à la méthode et l'emphase des prétentions; et, sous le règne de Néron même, qui aimait tant à se procurer des victoires paisibles et faciles, il ne craignait pas de se faire appeler le *vainqueur des médecins* (iatronicès); Néron ne se fit jamais appeler le vainqueur des joueurs de flûte.

Après Thessalus, le plus illustre des disciples de Thémison, ce fut Soranus, dont Cœlius Aurelianus, le Numide, recueillit les doctrines qu'il partageait entièrement. Cœlius Aurelianus a enrichi la nomenclature médicale de plusieurs mots qui sont restés : l'*ascite*, la *tympanite*, l'*éléphantiase*, la *polysarcie*, la *passion cœliaque*, l'*incube*, l'*éphialte*, la *passion cardiaque*, la *satyriase*, le *priapisme*, etc.

Les méthodiques n'expliquaient pas plus clairement que les autres les causes des maladies ; ils ne s'en distinguaient qu'en prononçant un peu plus souvent que les autres le mot de méthode, *methodus sanandi*. La pensée la plus raisonnable qui leur ait échappé est renfermée dans les phrases suivantes : « Les remèdes simples sont préférables aux remèdes en vogue (Cœlius Aurelianus, *Tard.*, *lib*, 2, *cap*. 15). » « Si la médecine était exercée par des hommes rustiques et moins érudits que nous ne le sommes, formés à l'école de la nature plutôt qu'à celle de la philosophie, nos maladies seraient bien moins graves, nos remèdes plus simples et plus faciles ; mais nous sommes sortis de cette voie naturelle ; mettant notre gloire dans une certaine élocution et dans une certaine facilité de disserter et d'écrire (Theodorus Priscianus, *Præf.*). »

Les *éclectiques* (le ἐκλέγω, choisir, faire un triage) surgirent des rangs des fidèles adeptes et de la secte dogmatique et de la secte empirique ; c'était une secte mixte qui faisait profession de prendre, comme son bien, le bon et le vrai, partout où elle le rencontrait ; secte timide et respectueuse, peu conquérante de son naturel, qui préférait la jouissance du savoir acquis au triomphe des découvertes ; elle jugeait les autres, ne s'exposant jamais à se faire juger. Le berceau de l'éclectisme fut à Alexandrie ; son auteur était Potamon le philosophe ; la seconde édition en parut à Rome sous Trajan, et l'éditeur en fut Archigène. Les éclectiques n'aimaient pas la lutte, mais le professorat ; ils préféraient la chaire à l'arène ; c'étaient les médecins civilisés et à gants jaunes de ce temps-là.

Il manquait à toutes ces sectes une secte qui reflétât un peu moins le positivisme d'Hippocrate, et un peu plus le spiritualisme de Platon, dont le christianisme naissant s'appropriait les grandes vues et le langage. La secte *spirituelle* ou *pneumatique*, dont Galien fait remonter l'origine aux théories de Chrysippe, remplit à cette époque cette lacune. Arétée le Cappadocien, qui vécut, dit-on, sous Vespasien, en a été l'interprète le plus épargné par le temps. Les maladies dans cette doctrine avaient pour cause un esprit spécial, qu'Arétée confond quelquefois avec la respiration (*pneuma*).

C'est à peu près vers cette époque, d'Auguste à Trajan, qu'écrivait Celse ; écrivain de médecine et non médecin de profession, mais écrivain élégant et positif, qui, par le soin qu'il a pris d'élaguer tout ce qui sent les théories et la divagation, et de n'admettre que les principes pratiques de l'art de guérir, semble avoir eu à tâche de composer un manuel de santé et de chirurgie, à l'usage des gens du monde, plutôt qu'un traité *ex professo* sur la matière. Celse n'est pas un inventeur proprement dit, mais il n'est pas non plus un éclectique ; il a des pensées et des procédés de son propre fonds, et des pensées de sens et désintéressées. La meilleure preuve que Celse n'exerçait pas la profession lucrative de médecin, c'est qu'il soutient *qu'un bon médecin ne doit plus quitter son malade, ce que ne peuvent pas faire ceux qui n'exercent la médecine que pour de l'argent..... La meilleure médication*, dit-il ailleurs, *c'est la nourriture donnée à propos.* Pour le reste, Celse puise tout dans

Hippocrate autant que dans Asclépiade, à part leurs théories et leurs hypothèses.

Après Celse, le seul auteur romain qui ait pris à tâche d'écrire sur la médecine, ce fut Caius Plinius Secundus, ou Pline l'Ancien, qui vivait sous Vespasien, dans le premier siècle de notre ère; et encore n'a-t-il traité cette branche de nos connaissances que comme partie accessoire de son *histoire de la nature,* ce monument encyclopédique des connaissances de cette époque, où l'on ne sait ce que l'on doit admirer davantage, de la pompe du style, de la majesté de la pensée, ou de l'inépuisable érudition de l'auteur.

Dans ce vaste répertoire de faits, Pline touche à tout, excepté aux doctrines médicales et aux ergoteries des sophistes. Il parle des remèdes, des vertus des plantes, mais jamais des causes assignées aux maladies; ce qu'on en savait de son temps était trop vague ou trop absurde à ses yeux pour qu'il l'enregistrât. Qu'aurait-il fait d'une science que les médecins qui la professent ne connaissent même pas? *Ac ne quidem illam novere.* Au lieu de la décrire, il commence son vingt-neuvième livre par le portrait dont nous avons ci-dessus donné quelques traits, et il passe outre, pour exposer la matière médicale qui est de son domaine, comme œuvre de la nature, toujours la même et toujours indépendante des bizarreries de l'art. « La matière médicale, dit-il en commençant le livre vingt-quatrième, est innombrable; c'est d'elle qu'est issue la médecine. La nature s'est plu à ne créer que des remèdes vulgaires, faciles à trouver, que l'on se procure sans frais, et qui au besoin nous servent de nourriture. C'est la fraude et le charlatanisme qui ont inventé ensuite ces officines où l'on promet à chacun de lui rendre la vie à prix d'argent; c'est là qu'on préconise aussitôt les compositions et les mixtures, et que l'on vante les remèdes venus à grands frais de l'Arabie et de l'Inde; on dirait qu'il n'y a que la mer Rouge qui produise les moyens de guérir le plus petit bouton, tandis que nous voyons les pauvres gens trouver de quoi se guérir dans les condiments dont ils se nourrissent. Mais la médecine ne deviendrait-elle pas le plus vil des arts, si l'on cueillait dans son jardin l'herbe ou l'arbrisseau qui doit servir de spécifique? De là il est arrivé que la grandeur romaine a perdu sa sévérité antique; les vainqueurs ont été domptés par les vaincus; le Romain obéit aux barbares, et il est un art qui exerce son empire sur nos empereurs mêmes. »

Mais rien n'est moins opiniâtre que l'orgueil du malade; celui qui souffre et qui se croit perdu s'accroche à toutes les branches; le Romain malade n'avait pas moins recours au médecin grec, qu'il dédaignait et persiflait, dès qu'il se portait bien. C'est le cas du matelot qui blasphème durant le calme, et tombe à genoux au moindre grain.

Le manifeste de Pline n'empêcha pas les célébrités du temps de faire fortune, en accusant réciproquement leurs doctrines de tuer les malades; ils furent riches et considérés pendant leur vie; il nous en reste à peine le nom aujourd'hui; et il faut arriver à Galien pour rencontrer une capacité littéraire en médecine.

Galien (*Galenos*), natif de Pergame, fut mandé, à l'âge de trente-huit ans, par Marc-Aurèle et Lucius Verus, qui se trouvaient alors à Aquilée, et il partit pour Rome avec eux. Sa célébrité date donc de l'an 170 de notre ère. La mission de Galien était de réhabiliter Hippocrate. Les six gros volumes in-folio que l'on a recueillis de lui ne sont presque que les commentaires du médecin de Cos, enrichis de faits particuliers et de notions anatomiques qu'Hippocrate ne possédait pas.

Ainsi qu'Érasistrate et Hérophile, Galien disséqua des cadavres humains, et il se promettait, s'il vivait plus longtemps, de composer une anatomie comparée. Les termes d'*épiderme*, de *péritoine*, d'*épiploon*, de *pylore*, de *ventricule* (estomac), de *jejunum*, *ileum*, *cœcum*, *côlon*, *rectum*, *sphincter*, de *veines mésaraïques*, de *chorion*, d'*amnios*, d'*ouraque*, *péricarde*, *plexus choroïde*, *glande pinéale*, *nates* et *testes*, *ventricule* et *entonnoir*, *glande pituitaire* ou *pinéale*, os *sphénoïde* et *ethmoïde*, paires de *nerfs*, *humeur vitrée*, *cristalline*, *uvée*, et presque tous les mots grecs de la nomenclature anatomique, etc., datent de lui, qui les a inventés, quand il ne les emprunte pas à Hérophile. D'après Galien, les organes sexuels de l'homme ne sont que ceux de la femme poussés et faisant saillie au dehors, idée physiologique et d'organogénie qui reste là stérile et se perd ensuite dans un commentaire diffus, ainsi que le sont en général tous les commentaires de Galien ; car, en le lisant, on dirait que, comme la plupart de nos faiseurs à la solde des libraires, Galien vise à la page, tant il délaye et se reproduit souvent. Si chaque phrase de Galien était un axiome et renfermait une vérité, il faudrait toute une vie d'homme pour apprendre ses ouvrages. Mais on s'aperçoit en le lisant qu'on aurait plus à désapprendre qu'à apprendre ; et à part celui qui voudra être son éditeur, je ne sache pas de médecin de l'époque actuelle qui aurait le courage de le lire jusqu'au bout ; je le plaindrais, s'il avait jamais cette patience ; sa patience ne pourrait être qu'une manie couronnée d'une grande perte de temps. Car, en fait de médecine, exprimez les six volumes in-folio de Galien, il vous restera entre les mains Hippocrate avec ses quatre humeurs, le *sang*, la *pituite*, la *bile jaune* et la *bile noire* ou *mélancolie*, ces quatre grandes entités asclépiadiques ; puis les *maladies aiguës* et *chroniques*, bénignes et *malignes*, *épidémiques*, *endémiques*, *sporadiques*, etc. ; plus les *tempéraments* basés sur la combinaison et la prédominance de l'une quelconque des quatre humeurs. Non pas que de temps à autre on ne rencontre quelques faits particuliers qui témoignent de l'exactitude de son coup d'œil et de son talent d'observation, et qui ne puissent servir dans la pratique ; mais combien ces indications sont peu de chose, au prix de la perte de temps qu'elles coûtent à trouver et à déchiffrer ; et combien on les trouverait plus vite, en observant la nature au lieu de feuilleter d'aussi volumineux écrits. Tant que la médecine a juré par Galien, comme Galien avait juré par Hippocrate, elle n'a pas fait un pas en avant ; et cet état stationnaire a duré près de seize cents ans, pendant lesquels les écrits du médecin de Cos et ceux de Galien ont été les uns l'Ancien, et les autres le Nouveau Testament de la croyance médicale ; les Pandectes, le *Coran* et le code des institutions médicales ; le *palladium* des priviléges des médecins et le bouclier des fautes de l'art et des oublis de l'artiste. Avant Galien il y a eu des chefs d'école et de secte qui érigeaient autel contre autel ; Galien a absorbé toutes les sectes, il a été le pape de l'art médical, la pierre angulaire de l'unité de croyance et de profession. Les écoles et puis les facultés se sont proclamées les héritières de ses doctrines, les dépositaires de ses écrits ; on l'a commenté comme Hippocrate, comme la Bible. On a professé pour enseigner à le comprendre, mais non à le surpasser et encore moins à le réfuter. On vénérait Galien, même alors que le christianisme eut donné à la vénération publique un objet de culte d'un ordre infiniment plus élevé.

Car dès que le christianisme eut impatronisé ses belles et pures maximes jusque sur le trône des Césars, toutes les institutions humaines furent enveloppées de sa prévoyance, épurées par sa charité, soumises à ses règles d'organisation sociale, la médecine comme l'économie publique, Hippocrate comme Platon. A l'exemple de Néron, les empereurs s'étaient donné un archiatre (*) ; le christianisme voulut que le peuple eût ses archiatres comme les empereurs, archiatres payés aux frais du trésor, qui se rendaient sans autres frais à la voix du malade et le soignaient sans l'épouvanter de la crainte d'une rétribution. On établit des hôpitaux pour les pauvres et ceux qui n'avaient pas de *chez soi*, avec des gardes-malades (*parabolani*). Les archiatres formèrent un corps médical ; ils eurent leurs écoles publiques et leurs formules de réception. Ce fut un corps privilégié qui ouvrait la porte des honneurs et de la fortune honorable, en conférant des titres et des droits.

La médecine, cet art dévolu aux esclaves, devint dès lors un art noble et libéral. La religion, qui ennoblissait la souffrance, ne devait pas laisser dans le mépris l'art qui a pour but de soigner ceux qui sont appelés à souffrir. Il fallut être probe autant que savant, pieux autant que charitable, pour obtenir place dans ce corps d'hospitaliers chargés de porter à domicile les soins désintéressés que l'on rencontre dans nos hôpitaux.

L'invasion des barbares suspendit le cours de cette heureuse innovation; mauvais service que cette révolution racheta, en coupant court à l'ergotisme de la médecine scolastique. Comme les héros d'Homère, les guerriers du Nord attachaient peu d'importance à la clinique; ils n'avaient besoin que de vétérinaires et de *rebouteurs*. Ils prisaient Machaon et dédaignaient Hippocrate.

Les galénistes se réfugièrent avec tout leur bagage, et sains et saufs, chez les Arabes, ces brillants héritiers de la science et des arts des Grecs et de la valeur romaine.

Le plus ancien auteur arabe qui ait écrit sur la médecine est *Isaac Israélite*, fils adoptif de Salomon, roi d'Arabie, qui vivait dans le septième siècle. Sérapion vécut dans le huitième, et Avenzoar (*voy.* pag. 444) dans le neuvième. Rhazès, auteur du dixième siècle, dont la faculté de Paris ne voulut prêter que sur gage le *Continens totum* à monseigneur Louis XI, ce tyran superstitieux et farouche, qui fit si peu de cas de la vie des autres, tout en s'occupant avec tant de soin de sa santé; Avicenne, qui vint après Rhazès, et reproduisit Galien dans son *Canon de la Médecine*; Averrhoës, grand controversiste et homme peu positif ; Al Bucasis, l'honneur de la chirurgie arabe, et une foule d'auteurs moins connus, furent importés en France et en Europe par les croisés qui revenaient de la Palestine.

La traduction de leurs ouvrages servit de texte aux leçons de nos professeurs du moyen âge, qui ne savaient pas assez de grec pour lire Hippocrate et Galien. La vogue ne fut rendue à ces deux derniers auteurs, et à la médecine grecque, qu'à la renaissance, lorsque la découverte de l'imprimerie vint exhumer les trésors enfouis dans les bibliothèques des moines et mettre les copies à la portée des bourses les plus vulgaires. On cessa enfin de commenter les traductions latines des auteurs arabes, dès qu'on s'aperçut que les Arabes n'avaient fait le plus souvent que traduire et commenter Hippocrate et Galien. Siècle révolutionnaire et réformateur, qui proclama, en fait de sciences et de lettres au moins, le suffrage universel, la liberté de la pensée et la compétence de tous !

Mais après ce premier pas, la Faculté sut arrêter le torrent qui se faisait jour par toutes les fissures de ses portes, et menaçait d'engloutir ses vieux us et coutumes, et tout, jusqu'à son autorité. L'université se ligua contre les progrès des

____

(*) Voyez plus haut, page v.

lumières ; elle se dit fille de nos rois, afin d'emprunter à la royauté son caractère inviolable et son droit divin ; elle monopolisa ce que l'imprimerie avait vulgarisé ; elle établit en tout et partout la censure préventive, dans la médecine comme dans le dogme ; rien ne fut plus imprimé qu'avec un *imprimatur ;* on ne pouvait plus inventer qu'en répétant. Les religions se montrèrent plus libérales, plus progressives, plus indépendantes que la médecine ; et la santé de l'âme s'en trouva mieux que la santé du corps. Il a fallu aux Facultés bien des efforts, bien des combats, bien des actes de bravoure et de courage, pour ressaisir ainsi le sceptre de la conservation et du mouvement rétrograde. Que de belles choses n'auraient-elles pas produites et créées, si elles avaient laissé libre carrière à quiconque se sentait une force virile, et si elles avaient consacré tant de ressources d'intrigue et d'esprit à l'observation et à l'expérience ! Il est vrai qu'alors elles n'auraient pas été quelques-uns, mais tout le monde ; et les quelques-uns ne sont jamais de cet avis-là.

Ces masses de quelques-uns ne font jamais un pas de plus que lorsqu'un homme de génie survient pour les attaquer de front ou par derrière, et les couche un instant par terre, afin de les forcer à s'échapper en courant ; elles fuient à l'approche, mais elles vont planter le drapeau qui leur sert de cheville, un peu plus loin, sur la route du progrès ; elles ont ainsi avancé par la fuite, et puis elles font là, en s'endormant, un nouveau temps d'arrêt.

Dans le seizième siècle, les Facultés eurent à leur trousse un homme de cette trempe, dans la personne de Paracelse Auréole-Philippe-Théophraste Bombast de Hohenheim ; esprit hardi, novateur et révolutionnaire, de la trempe de ceux qui font école dès qu'ils professent, et qui passent maîtres sans jamais avoir consenti à se dire écoliers. Il y a du Luther plutôt que du Bacon dans Paracelse ; ses papes à renverser sont Aristote, et surtout Galien. Ce médecin, si obscur quand il s'explique, devient éloquent quand il cite ces illustres morts à sa barre ; il est plein d'esprit et de causticité dans sa critique, de véhémence dans ses inculpations ; il est fort dès qu'il attaque, il a trouvé le défaut de la cuirasse, et il se plaît à y retourner le fer. Il faut le lire à travers tout son fatras, pour se faire une idée de la verve intarissable que lui inspirent les quatre humeurs de Galien ; il triomphe, il terrasse, il jugule son adversaire qui ne dit mot ; il me semble voir ce pape déterré que son successeur fit comparaître à son tribunal, en os plutôt qu'en chair, afin d'avoir à rendre compte des actes de sa vie. Mais quand le vainqueur rentre au camp pour jouir de son triomphe et y organiser la victoire, il semble que l'âme de Galien le saisit à la gorge et l'imprègne de ses inspirations ; il se perd alors en explications qu'il veut substituer aux théories de Galie, et qui sont si baroques, si obscures, si inintelligibles dans le fond et dans la forme, qu'on regrette la doctrine galénique, et qu'en désespoir de cause on médite une restauration contre l'usurpateur. Tout cela est d'un fantastique, d'un délirant, d'un nébuleux, d'une incohérence telle qu'on ne sait plus où cette absence complète d'idées a pu trouver à son service tant de mots et de phrases différentes. C'est que l'homme de génie qui ne sait manier que le marteau, devient bien ridicule dès l'instant qu'il entreprend de saisir la truelle, et qu'il veut reconstruire après avoir abattu.

Ce qui me semble le plus clairement exprimé dans le fatras de ses volumes, c'est l'exposition de sa doctrine sur les causes des maladies ; et comme ici l'auteur est clair et net, ce n'est pas l'endroit où il paraît le moins absurde. « Il y a, dit-il (*de Entibus morborum,* num. viii, prol. 4), cinq entités qui engendrent toutes les maladies. Ces entités signifient cinq origines, comprenez-le bien. Il y a cinq origines ou causes, dont une seule cause surgit, assez efficace pour engendrer toutes les maladies qui ont jamais existé, qui existent aujourd'hui et qui existeront un jour. C'est à ces entités, ô médecins! qu'il fallait faire attention, si vous ne vouliez pas croire que tous les maux émanent d'une seule entité et d'une seule origine.... Vous le comprendrez par un exemple; posons en thèse générale l'une de ces maladies, la peste; on demande d'où elle vient. Vous répondez : De la dissolution de la nature. Vous parlez donc comme les physiciens. L'astronome ne dit-il pas que le mouvement et le cours des astres est la cause des phénomènes célestes? Lequel des deux est vrai; je conclus que l'un et l'autre est vrai à dire; il n'y a qu'une opération et qu'une origine qui viennent de la nature, une des astres, et en outre de ces deux-là, de trois autres ; car la nature est une entité, l'astre est une autre entité. Vous devez donc savoir qu'il y a cinq pestes, non sous le rapport des genres, essences, formes et espèces ; mais sous celui des origines d'où elles procèdent, de quelque forme que ce soit. Nous dirons donc que notre corps est sujet à cinq entités, qu'une seule entité contient en elle toutes les maladies, et avec elles une certaine puissance sur notre corps; car il y a cinq genres d'hydropisie, tout autant de jaunisses ou maladies royales, tout autant de fièvres, tout autant d'espèces de cancer; et cela est vrai de toutes les autres maladies...... L'influence des astres c'est l'entité des astres; la seconde influence est l'entité du poison; la troisième, qui affaiblit notre corps, le mine par une mauvaise complexion, c'est l'entité naturelle; la quatrième, c'est l'entité des esprits surnaturels qui ont puissance sur notre corps pour le violer et l'épuiser; la cinquième entité, c'est Dieu. »

Et il est fort heureux que Dieu soit arrivé là le cinquième, pour empêcher l'auteur d'aller plus loin.

Dans un autre endroit, il se lance dans les grandes analogies, et nous apprend que « le monde est une matrice de tout ce qui y naît, qu'ainsi la matrice de la femme doit être regardée comme participant de la même anatomie. Dans la création, l'eau est la matrice ; la matrice n'est que le monde fermé de toutes parts, et qui n'a avec les autres corps aucune affinité ; et cependant il est monde en tout ; car le monde en était la première créature; l'autre monde, c'est l'homme ; le troisième, c'est la femme. Le premier est le plus grand, l'homme est le moyen, la femme est le plus petit et le dernier par ordre. Le monde a sa philosophie et sa science, de même l'homme, de même la femme. »

Ces deux échantillons de la manière de ce novateur suffiront pour permettre d'apprécier tous les autres ; ils sont tous de la même force et de la même clarté.

Cependant Paracelse eut une grande vogue en Allemagne et en Suisse; les élèves, fatigués du joug des facultés, accouraient en foule au pied de la chaire de l'homme libre; les souverains et les hommes d'esprit de l'époque le consultaient de loin sur leurs maladies ; Érasme lui-même, le plus grand frondeur de ce siècle essentiellement frondeur et sceptique, ne craignit pas de compromettre sa réputation de bon goût, en lui exposant ses maux et lui demandant une réponse, dont, il est vrai, il ne se trouva pas mieux. Au milieu donc de tout son fatras théorique, il fallait bien que Paracelse fût enfin un homme pratique et que sa méthode curative obtînt quelque succès ; car on n'a jamais tenu compte au médecin de ses théories, mais de sa pratique; le plus illustre de tout temps a été, non pas celui qui sait le mieux dire, mais celui qui sait le mieux guérir. Or, c'est dans sa pratique

que Paracelse fut véritablement novateur ; il inventa des médications et des remèdes ; il les préconisa avec opiniâtreté ; il imposa ses ordonnances comme des
articles de foi, et l'expérience des siècles a confirmé beaucoup de ses prétentions.
On a dit que ces remèdes, il les avait recueillis dans ses longues pérégrinations par
l'Europe. Mais qu'importe où il ait pris ses remèdes ; ne sont-ils pas tous dans la
nature ? Pour les choisir, il faut les expérimenter. Jenner a-t-il inventé autrement
la vaccine ? C'est Paracelse qui mit le plus en faveur les remèdes minéraux, qu'il
appelait chimiques, le mercure surtout et l'arsenic ; et il obtint des cures qui tin-
rent du merveilleux tant qu'on ne s'occupa point des récidives. Il était obscur
dans l'exposition de la théorie de leur action, mais hardi et précis dans leur
application. Il guérissait ainsi ou il tuait vite ; ce qui fait qu'on parlait longtemps de ses cures et très-peu de ses insuccès ; le guéri devenait son apôtre ;
quant au mort, un peu de terre effaçait à jamais l'accident ; tout allait ainsi pour
le mieux dans l'intérêt de la réputation du maître. Il possédait pour les opérations
chirurgicales des méthodes manuelles et de pansement, auxquelles la chirurgie
revient encore avec avantage. Ses baumes et ses liniments assuraient le succès de
la guérison, et il ne les ménageait pas en ces circonstances ; ce qu'on n'a pas toujours fait depuis.

Les universités, on le conçoit bien, ne partagèrent pas l'engouement de son auditoire ; elles ne l'attaquèrent pas non plus ouvertement ; les universités sont trop
diplomates pour être aussi braves. Elles firent, contre Paracelse, ce que les jésuites
en robe courte ou longue firent contre Jean-Jacques Rousseau ; elles l'abreuvèrent
de dégoûts, l'entourèrent d'espions chargés de le rendre ridicule. Son secrétaire
m'a tout l'air d'un homme de cette trempe-là ; il ne nous a dépeint son maître
qu'à la manière d'un valet de chambre, aux yeux duquel nul n'est héros, de ceux
qu'il sert et qu'il voit en déshabillé. Jean Oporinus, l'homme dont nous parlons,
auteur de la *Vie et des écrits* de Paracelse son maître, a pris plaisir à nous montrer
ce grand homme cuvant une petite orgie allemande, ou en proie à quelque cauchemar ; il a gardé un profond silence sur la filière des observations qui ont dû amener
l'alchimiste à bouleverser toutes les idées nosologiques du temps. Jean Oporinus
sembla écrire pour la Sorbonne d'alors, plutôt que pour l'Allemagne, où le peuple,
les princes et les écoliers sont si indulgents pour quiconque tient un verre noblement et sait boire sans tricherie. J'ai un faible, moi, pour le caractère allemand,
dont le mysticisme se soutient et se raisonne jusqu'au dernier coup de l'orgie,
moment où il s'enterre douze heures dans un avant-goût de l'éternité. L'Allemand
trinque d'esprit et de cœur, en choquant son verre ; il s'inspire en buvant ; il ne
boit jamais avec arrière-pensée : l'art de boire est une partie sacrée de son éducation, c'est celle qu'il apprend à l'école mutuelle de ses bons et loyaux camarades ; il
aime le vin comme nous le café ; c'est un nectar exotique. Paracelse, né à Bade,
était d'esprit et de cœur Allemand ; la Sorbonne lui en fit un vice ; il passa pour
un impie, pour un sorcier, un homme adonné à la magie et qui entretenait commerce avec les démons. Si nos secrétaires ou nos valets rapportaient tout ce que
nous disons, quand nous causons seuls dans un moment de violente préoccupation,
et que la Sorbonne eût encore le privilége de l'estrapade, nous passerions souvent
pour sorciers, au même titre que Paracelse. Mais tandis que l'ultramontanisme français lançait ses foudres impuissantes contre un libre penseur à qui le Rhin servait
de bouclier, Paracelse finissait par le poison, dit-on, une vie courte, mais longue-

ment agitée ; et un pauvre prêtre lui érigeait un modeste cénotaphe dans l'église de Saint-Sébastien, à Saltzbourg en Autriche, le vengeant ainsi, après sa mort, de toutes les accusations de libertinage et de sorcellerie qui l'avaient poursuivi pendant tous ses triomphes, comme à Rome les soldats poursuivaient de leurs quolibets et de leurs propos joyeux, le char du général à qui le sénat et le peuple avaient décerné les honneurs de l'ovation triomphale.

Mais pendant que Paracelse démolissait les quatre humeurs universitaires de Galien, les anatomistes faisaient une guerre plus solide et plus positive à la routine de nos facultés. Vésale, médecin de Bruxelles, recommençait l'anatomie, le scalpel à la main ; et l'exactitude de ses descriptions était rehaussée par les illustrations sur bois du Titien même, qui puisait, dans ces études arides et de détail, les secrets de la pureté du dessin et de la vérité du coloris que l'on remarque dans ses moindres œuvres ; il apprenait, en disséquant, l'art de peindre, comme le disait un de ses rivaux, avec de la chair. Fallope, en Italie, continuait l'œuvre de Vésale, son maître. Eustache, à Rome, s'attirait le titre de *prince des anatomistes*, qu'on a tant prodigué depuis. Puis vinrent Albinus, Fabrice d'Aquapendente, J. Silvius, de La Torre, Ingrassias, Varole, qui donna son nom au *pont de Varole*; Spigelius, etc.; tous étrangers à la France et à l'Angleterre, deux pays où l'université a été toujours rétrograde, stationnaire et conservatrice des vieux us, fussent-ils de vieux oripeaux ou de vieilles erreurs. En France et en Angleterre, c'est toujours la minorité qui va en avant en émettant des principes, tout étouffée qu'elle est, dans l'action, par le poids de la majorité. Tous les cinquante ans, la minorité est forcée de donner un croc-en-jambe pour faire avancer d'un pas la majorité, qui se remet sur ses pieds après la panique, et se surveille quelque temps un peu mieux.

A la même époque, notre Ambroise Paré réformait la chirurgie, hardiment, librement, à couvert sous son titre de barbier, ce vil métier en tout pour l'hermine universitaire ; car le médecin universitaire discourait sur Hippocrate et Galien, sur lesquels il motivait son ordonnance, et il mandait ensuite le barbier pour opérer ; et le pauvre barbier riait bien souvent sous cape, se confiant dans l'avenir, qui n'échappe jamais à l'homme de génie, car son royaume n'est pas dans notre présent. Molière s'est moqué du médecin de son temps, qui était encore le vieux médecin de la renaissance ; il n'a jamais plaisanté les barbiers, hommes de sens, de goût et d'esprit comme lui, hommes de ce peuple au sein duquel il s'inspirait, pour stigmatiser tout bourgeois gentilhomme.

Un autre démolisseur de la doctrine galénique des écoles s'élevait en même temps, dans la patrie de Vésale, en Belgique, pays où la religion laissait toute liberté de penser à tout ce qui n'était pas elle ; tandis qu'en France la théologie avait la prétention de tout étreindre et de tout enlacer dans le filet que saint Pierre lui avait légué. Van Helmont apprit à douter de la médecine, en fréquentant les médecins et les consultant pour son propre compte. Un doute était bien permis, quand Paracelse fulminait avec tant d'assurance. Van Helmont était riche ; il lui était facile de se faire savant indépendant ; il était pieux , il lui fut facile de donner l'exemple du désintéressement, en s'indignant contre la sordide avarice des médecins de l'époque. Il leur reprocha de vendre leurs bavardages un peu trop cher, et il prouva que toute leur science n'était qu'un verbiage. Chimiste habile et esprit novateur, il dominait la médecine d'alors de toute la supériorité que donne l'étude positive d'une science accessoire qui ne marche que par poids et par mesure, qui contrôle la synthèse par l'analyse et réciproquement. Son traité d'ana'yse chimique de la pierre est un chef-d'œuvre pour ce temps-là, et renferme des faits d'observation que ne dédaignerait pas l'exactitude de notre époque.

Écrivain d'une grande pureté de style et plein de goût dans le choix des mots et des pensées, il ne déclame pas, mais il démontre à la manière de Socrate, à l'aide de l'ironie et d'un ingénieux persiflage (*voy.* page 479 de ce volume). Il a de l'atticisme dans le langage, une grande sobriété dans la rédaction. Il découpe ses pensées en alinéa et comme en aphorismes, pour éviter la tentation des développements oiseux et des divagations. On le comprend quand il attaque, on le soupçonne de ne pas tout dire quand il s'enveloppe d'un peu d'obscurité; on sent alors qu'il garde en réserve des arcanes que son siècle lui impose l'obligation de ne pas divulguer. Son mysticisme, c'est un retour de piété envers Dieu; sa superstition a un certain reflet d'alchimie. Il emprunte à la nomenclature de Paracelse beaucoup de mots; le *duelech*, pour désigner les calculs; l'*iliadus*, ou matière matrice; le *lili tinctura*; le *reloleum*, ou qualités élémentaires des corps; l'*alkohest*, ou menstrue universel; l'*azoth*, ou panacée mercurielle. Il en inventa d'autres, dont les plus célèbres sont: 1° son *archée*, ce principe de la santé et de la maladie qui produit et soutient tout, que Van Helmont suppose sans cesse et qu'il ne définit clairement nulle part, si ce n'est par l'allégorie de l'épine qui nous blesse et nous donne la fièvre; synonyme de l'*impetum faciens* d'Hippocrate; 2° le *blas* qui constitue la puissance impulsive de l'archée; 3° le *gas* qui est resté en chimie, pour désigner les vapeurs permanentes, mais invisibles, ainsi que le seraient des esprits follets.

« Depuis Hippocrate jusqu'à nous, dit-il, la médecine n'a pas fait un pas de plus; Galien lui a même imprimé une impulsion rétrograde, la faisant tourner dans un cercle vicieux; ce qui a causé le vertige aux écoles. Les hallucinations de Galien, comme le chant du coucou, en reviennent toujours à la même note. Depuis que l'étude de la médecine s'est tournée vers le lucre, le médecin s'est attaché en esclave à la meule..... J'ai lu deux fois les volumes de Galien avec la plus grande attention, et je me suis convaincu ainsi de la pauvreté de Galien, de son ignorance qui le dispute à sa témérité. Galien n'a de bon que ce qu'il emprunte; il est pauvre de son propre fonds. Ses livres ne sont que le reflet et le mélange des écrits d'Hippocrate et de Platon. »

Van Helmont, élevé à l'université de Louvain, que commençaient à envahir, dès 1580, les jésuites, se ressentit de cet esprit d'envahissement d'une société qui levait l'étendard de l'indépendance contre toutes les autorités qui n'étaient pas elle. Il toucha à toutes les sciences, et vit le vide de toutes; mais surtout le ridicule des études médicales d'alors, de cette science qui a toujours puisé dans le langage scolastique la manie de s'enfler de son propre vide, et d'affecter des prétentions d'autant plus grandes à l'infaillibilité qu'elle arrive à se comprendre moins. C'est la médecine qu'il stigmatise avec le plus de vigueur; il prend souvent des titres qui ont la forme caustique du calembour; il intitule un de ses traités: *De la gale et des ulcères des écoles*; un autre porte en tête: *Quiétisme, déception et ignorance des écoles humoristes*; et là il les ménage peu, comme on s'y attend bien. Dans un autre livre intitulé: *Arcana Paracelsi*, des arcanes de Paracelse, il venge ce grand novateur de toutes les calomnies qui ont laissé de lui, après sa mort, une idée enveloppée de tant de nuages, une réputation si équivoque de conduite et de savoir. En tête d'un autre traité, il inscrit : *le Tombeau de la peste*, et il le dédie à un prince supposé, en lui promettant, s'il continue à écouter les médecins, de lui consacrer l'épitaphe suivante :

> .... Jacet hic dux optimus ; in quem
> Nil potuit Mars, dum corpore sanguis erat.
> Quod Mars non potuit, medici potuere secando;
> Sic mavors ipso fit minor Hippocrate.

> Ci-gît un guerrier qui, tant qu'il eut tout son sang,
> Affronta mille fois la mort et la défaite.
> Ce que ne put sur lui le dieu de la conquête,
> Le médecin l'a fait un jour en le saignant.
> Que la lance de Mars le cède à la lancette.

Puis vient l'épitaphe de la peste qui a succombé enfin, dit l'auteur, sous le coup de sa propre analyse. Ce traité a pour but de démontrer que l'archée de la peste est surtout dans l'imagination du malade, idée qu'on a renouvelée depuis de Van Helmont.

Mais à la place de toutes les autorités renversées, foulées aux pieds à jamais, qu'a su mettre Van Helmont ? Un mot seulement qui semble quelquefois gros de bien des choses, mais dont il a pris soin de cacher le sens et la portée. En sorte que le démolisseur a confessé encore, comme Paracelse, son impuissance en qualité de réformateur.

Aussi, après sa mort, les facultés se contentèrent de secouer la poussière de leur vieille perruque, de rajuster les plis de leur robe, et de refaire un peu leur toilette tant compromise par les coups que leur avait portés Van Helmont avec cet excès d'audace et de malignité; et elles remontèrent de nouveau dans leurs chaires, plus triomphantes que jamais. Van Helmont n'avait pas fait secte ; car à la place de l'*x* médical de Galien, il n'avait pas pu placer un autre signe de l'inconnue; on garda donc le signe dont on était en possession depuis si longtemps.

Mais vers cette époque, la dioptrique dotait l'étude de la physique et de l'histoire naturelle d'un instrument destiné à en étendre le champ bien au delà des bornes de notre vue, et à faire toucher toutes les sciences par tous les bouts ; je veux parler du microscope, dont l'usage prenait un si grand développement dès le milieu du dix-septième siècle. En même temps que le télescope, ce microscope renversé, rapprochait l'infiniment loin de notre point visuel, le microscope, ce télescope des atomes, rendait accessible à notre vue, sous des dimensions gigantesques, ce que les yeux du lynx n'auraient pas même pu soupçonner. Or, quand, à l'aide de ce sixième sens, l'observateur vit grouiller de vers tous les liquides organiques que l'on expose à l'action de l'air et de la lumière ; qu'il découvrit, dans nos humeurs et dans nos tissus, des êtres animés d'une structure fort compliquée et d'une petitesse telle, que la pointe du scalpel les aurait recouverts tout entiers, une idée lumineuse vint éclairer, dans son esprit, tout le champ si obscur des entités morbides. Cette cause inconnue, se demanda-t-il, qui tourmente l'école et lui impose l'obligation de tant d'absurdités, cette cause inconnue qui nous dévore, nous donne la fièvre et la mort, ne la vois-je pas dans ces êtres animés qui vivent en nous, s'engraissent de notre sang, pullulent dans nos tissus vivants, grouillent dans nos tissus morts, apparaissent dans tout ce dont nous vivons, dans nos breuvages, dans nos mets, dans notre air ; parasites de notre corps, comme nous le sommes du corps des autres animaux et de la nature entière ? Cette idée prit racine dans le monde des observateurs ; on l'avait poussée déjà fort loin ; que le monde médical ne s'en doutait guère et continuait à sacrifier aux entités galéniques selon la formule. Les médecins d'alors, comme ceux d'aujourd'hui, mettaient un peu le nez pendant quatre ans dans les études accessoires ; et une fois reçus docteurs, ils faisaient du commerce et n'avaient plus le temps d'étudier. C'étaient les religieux, c'étaient les seigneurs amis des arts et des sciences, tous ceux enfin à qui leur position sociale procurait une certaine indépendance, qu'ils tenaient du bienfait de l'association ou de celui de la naissance, c'étaient ces hommes libres d'esprit et de corps qui observaient la nature et révolutionnaient la science, un petit tube à la main. Leurs découvertes se glissaient ensuite une à une dans la science médicale, et venaient se caser pêle-mêle au milieu du livre de Galien, dont les humeurs leur faisaient un peu de place, à condition qu'elles restassent sur l'un des derniers plans, ainsi que les barbiers et les baigneurs. Car il faut bien le dire aussi, parmi ces observateurs bénévoles et non coiffés du bonnet doctoral, nul ne cherchait trop à coordonner les résultats de l'observation microscopique avec ceux de tout autre genre d'observation ; la plupart d'entre eux n'avaient qu'une idée, avec laquelle ils voulaient tout expliquer ; et dans l'application, il se présentait bien des cas non-seulement inexplicables à la faveur de cette idée, mais encore qui renversaient la généralité de la théorie. Quand ils virent que telle maladie pouvait être l'effet de la présence d'une cause animée qu'ils avaient sous les yeux, ils en conclurent qu'il en était ainsi de toutes les maladies ; la fausseté de la conclusion enveloppa dans sa disgrâce toute la justesse des observations. Les galénistes, un moment déconcertés, se remirent sur leurs pieds, plus victorieux que jamais, dès qu'ils eurent encore une fois trouvé le défaut de la cuirasse des observations physiques ; ils conservèrent leurs toutes bonnes petites humeurs dont ils connaissaient les formules, ce qui les dispensait d'apprendre autre chose ; et, à la faveur de leur clientèle, il ne leur fut pas difficile de faire rentrer toutes ces nouvelles idées dans le silence du cabinet. Si nos astronomes couraient le cachet, croyez bien qu'aujourd'hui 28 mars 1843, nul ne croirait plus à l'apparition d'une comète qui les déconcerte dans leurs calculs, et qui est venue montrer le bout de la queue, à l'instant où nos observatoires l'attendaient le moins.

Quoi qu'il en soit, ces travaux accessoires à la médecine des écoles restent encore dans nos bibliothèques, tandis que les intrigues de la Faculté ont passé depuis longtemps par le creuset de la métempsycose.

En 1658, le père Kircher, de la société de Jésus, publiait, sur la peste, un traité *ex professo*, destiné à démontrer que la peste est causée en grande partie par une pullulation contagieuse de vermines, variables d'espèces et de formes à chaque invasion. Il est vrai qu'il n'en décrit aucune d'une manière qui puisse nous permettre de leur donner une place dans le cadre de nos classifications (*).

(*) *Athan. Kircherii scrutinium physico-medicum contagiosæ luis quæ pestis dicitur*, Romæ 1658, in-4°. L'ouvrage est terminé par une énumération chronologique de toutes les contagions dont l'histoire nous a conservé le souvenir.

Avant l'apparition de cet ouvrage, Aug. Hauptmann, à Dresde, avait publié une espèce de prospectus sous forme de lettre adressée à P. Jean Fabre, docteur-médecin et chimiste de la faculté de Montpellier, dans laquelle il donnait l'esquisse d'un ouvrage sous presse, devant avoir pour titre : *Tractatus de viva mortis imagine*. Ce petit prospectus de vingt-deux pages a eu toute la célébrité du traité qui n'a jamais paru (*). On comprend, en lisant ces quelques pages, que l'auteur n'avait pas encore arrêté l'ensemble de ses idées, et d'un autre côté qu'il n'osait pas tout dire ; mais qu'il se proposait de prouver que la mort ne nous arrive jamais que sous une forme déterminable en histoire naturelle.

En 1685, Christ.-Franç. Paullini, dans une monographie complète sur le genre *canis* (**), exposait hardiment ses idées sur l'origine vermineuse des maladies, mais avec beaucoup plus d'érudition que d'originalité d'observation. En traitant de *la rage*, qui forme le sujet de la section quatrième de l'ouvrage, l'auteur se livre à des recherches philosophiques sur les causes animées de cette maladie et de toutes les autres ; ses pages sont effrayantes de citations à déchiffrer, mais dénuées de toute observation spéciale. Là, Kircher est son guide ; il l'appelle *errantium medicorum Hermes, qui mihi totus hæret in medulis*, le Trismégiste qui ramène les médecins dans la bonne voie, et dont je suis la chair de la chair, les os des os. Il a un chapitre intitulé : *de Vermibus ubique in microcosmo*; un quatrième sur la nature vermineuse des feux follets : *Paradoxon de igne fatuo verminoso* ; un septième, *de Vermibus justissimi Dei flagellis* ; un huitième, *de abstrusis Morbis à vermibus ortis* ; un neuvième, *de Lue venerea vere verminosa* ; un dixième, *de Jobo verminoso*, etc.

Paullini, Hauptmann, Hannemann, et bien d'autres, publiaient en outre, dans les *Éphémérides des curieux de la nature*, toutes les observations qui, dans leur pratique, venaient à l'appui de leur théorie, à laquelle ils avaient donné le nom de *pathologie animée*. Sans doute tout n'est pas soumis à une critique de bon aloi dans ces observations particulières ; mais il s'en faut de beaucoup que tout y soit à rejeter ; et l'expérience de chaque jour confirme, à nos yeux, les résultats qui, aux yeux des esprits timides et routiniers, pourraient passer pour les plus extraordinaires.

La médecine allemande secouait le joug de l'infaillibilité galénique, alors que la nôtre osait à peine remuer les pieds dans les langes où l'avait emmaillottée la faculté de Paris, aidée de son austère sœur la Sorbonne. Cependant il y avait, dans les innovations envahissantes des observateurs étrangers, un point qui devait frapper l'attention des anatomistes les plus dévoués aux doctrines de l'école : c'était la question des vers intestinaux.

Redi, en 1686, imprimait à cette branche de nos connaissances une impulsion plus heureuse, en s'appuyant sur l'expérience directe, et négligeant, comme non avenu, tout ce qui était du domaine de l'érudition. La publication de son livre

---

(*) Nous l'avons vainement demandé dans nos bibliothèques, quoique Kircher semble le citer comme ayant paru. Paullini, du reste, dans l'ouvrage que nous allons analyser, ne l'a pas plus vu que nous. *In libello peculiari*, dit-il (*quem tamen nunquam vidi*), *Cynogr. cur.*, page 180. § 6.

(**) *Cynographia curiosa, seu canis descriptio*, etc., à Chr. Fr. Paullini. Nuremberg, 1685. in-4°.

contre les *générations spontanées*, et de celui *sur les animaux vivants dans les animaux vivants*, remua vivement le monde des observateurs.

Cestoni (*voy*. pag. 435 de ce premier volume), en décrivant et figurant l'insecte de la gale, que les femmes du peuple ont de tout temps connu, alors même que les médecins ne s'en doutaient même pas, Cestoni réduisit aux dimensions d'un *acarus* la cause immédiate de la gale, et décocha en passant, contre les doctrines humorales, un trait qui leur est resté au cœur.

Mais notre Faculté faisait la sourde oreille, alors que tout le monde d'au delà du Rhin, de la Manche et des Alpes, commençait à douter que tout ce qu'elle professait sous peine d'exclusion fût de la plus exacte vérité. Cependant un docteur régent de la faculté de Paris fut plus hardi que tous les autres ensemble; ce fut Andry, ancien doyen. Dès 1699, il publiait un livre, qui eut plusieurs éditions, *sur la génération des vers dans le corps de l'homme, sur la nature et les espèces de cette maladie, sur les moyens de s'en préserver et de la guérir;* ouvrage fondé sur des observations particulières au ténia, à l'occasion desquelles Andry prend occasion de classer tous les autres parasites de l'homme. Mais sur ce point l'auteur est forcé de recourir au témoignage des auteurs, et il ne fait pas preuve de beaucoup de connaissances acquises en histoire naturelle; car il admet des vers *encéphales*, *rinaires* ou du nez, *ophthalmiques*, *péricardiaires*, *cardiaires*, *spléniques*, *hépatiques*, *dentaires*, *pulmonaires*, *sanguins*, *vésiculaires* ou urinaires, *cutanés;* comme si le cerveau, le nez, l'œil, le péricarde, le cœur, la rate, le foie, les dents, les poumons, les vaisseaux sanguins, la vessie, la peau, n'affectaient qu'un seul genre de parasites; ce que l'auteur dément du reste à chaque pas, en décrivant, par exemple, sous le même titre, des espèces aussi différentes que les crinons, le dragonneau et l'insecte de la gale.

La Faculté accueillit cet ouvrage à sa manière; elle se mit sur l'offensive, vu qu'Andry, plus novateur que révolutionnaire, avait eu la précaution de ne pas dépasser les limites de la défensive; il eut à se défendre, dans les éditions subséquentes, d'avoir été plus loin que n'avait voulu l'*alma universitas;* il modifia ce qui avait l'air d'une opinion trop tranchée; il fit du juste milieu, afin de rester tranquille; et la Faculté admit en principe ce qu'elle professe encore de nos jours, sous peine de faire perdre une inscription, que la présence des vers intestinaux est tout au plus une coïncidence, une complication de la maladie. C'est ainsi que Galien donne droit de bourgeoisie aux observations qu'il ne peut pas tout à fait exclure : il les emprisonne et les dénature dans la trame de ses entités.

Partout ailleurs le rôle que jouent les helminthes dans le cadre de nos maux prenait une étendue insolite; la médecine étrangère se rapprochait de l'observation populaire : « Si nous savions reconnaître, disait Kircher, la présence et les effets de ces ennemis cachés, peut-être arriverions-nous plus promptement à faire toucher au malade le port du salut par des remèdes appropriés à la circonstance. » — « Que de fois n'ai-je pas vu, s'écriait Borellus, les maladies dont le médecin allait chercher la cause bien loin, se dissiper subitement par une déjection vermineuse. » — « Les vers sont, disait Ramsey, une maladie épidémique qui nous tue plus souvent que la peste. » — D'après Bonnet, ce grand penseur, qui fut tout sans titre, « souvent nous nous perdons dans le labyrinthe de la classification, pour déterminer une maladie; et quand nous l'observons en ouvrant un peu plus les yeux, tout se réduit aux vers intestinaux et aux lombrics; l'obscurité des symptômes trompe les médecins les plus exercés. » En province, les bonnes femmes voyaient l'action des vers dans toutes les maladies où la Faculté ne voyait que la présence de la bile et des saburres; et elles guérissaient leurs enfants d'une manière toute contraire aux ordonnances de la Faculté. Les docteurs de province refaisaient leur instruction à l'école de l'observation populaire, et ils y désapprenaient leur thèse d'inauguration. Mais la Faculté n'en rompait pas d'une semelle. Les apothicaires devenaient de plus en plus chimistes; les barbiers de plus en plus anatomistes et chirurgiens. Mais le médecin galénique s'enveloppait dans les plis de sa ridicule simarre, comme pour se défendre de la contagion du progrès en histoire naturelle.

Linné survint dans la mêlée, plébéien de la science, qui s'arrogea, de par son génie d'observation, le droit de toucher à tout ce qui se présenterait tour à tour à son travail infatigable. Il commence par la botanique et y opère une révolution dans l'art de classer les plantes; là il se révèle classificateur précis et ingénieux; et fort de la conscience intime de son aptitude naturelle, il se met à classer successivement les insectes, les poissons, les mammifères, les minéraux et la maladie même. Il paraît qu'en Suède on pouvait s'arroger impunément ce droit, et qu'on n'y était pas empêché par les délimitations des priviléges et des prébendes qui, en France, mettaient des entraves à toute tentative d'innovation. Mais dès que Linné se vit à la tête de l'instruction publique et qu'il eut à faire subir des examens, il me semble qu'il devint un tant soit peu moins porté vers les goûts de réforme; il se mit à prendre le bon partout où il le trouvait, mais il n'y ajouta plus grand'chose. On trouve, dans le recueil de thèses qu'il publiait chaque année, sous le titre d'*Aménités académiques*, un travail de l'un de ses élèves, Nysander, travail qui, de même que toutes les thèses en général, ne saurait être considéré que comme l'ébauche d'un projet de ramener la médecine dans le giron de l'histoire naturelle. Cette thèse a pour titre : *Exanthemata viva* (*), et aurait pu être intitulée : *Exanthemata animata*, si Linné n'avait pas craint de rappeler trop directement la formule : *Pathologia animata*, qu'avaient, plus de cent ans avant lui, adoptée les rédacteurs des *Ephémérides des curieux de la nature*; car cette thèse est le reflet le plus pur des idées de Cestoni, d'Hauptmann, de Kircher, de Paullini, d'Andry, sur le rôle presque universel que jouent les insectes dans les maladies, le reflet même de cette grande idée de notre Le Cat, de Rouen, qui admettait qu'en général toutes les maladies des muqueuses sont des maladies exanthémateuses, comme les maladies de la peau. Enfin, Nysander proclame hautement, d'un bout à l'autre de sa thèse, que les infiniment petits, les acares, sont les auteurs immédiats des mille et mille maux qui affligent l'espèce humaine.

Ce n'était là qu'un aperçu à vol d'oiseau; l'auteur généralisait beaucoup trop et ne démontrait pas du tout. Mais on y rencontre çà et là des vues et des applications qui renfermaient le germe d'une révolution médicale, si une circonstance heureuse était survenue pour le féconder.

Il s'élève contre l'usage des lavements chargés de substances nutritives, plus propres encore à nourrir, dit-il, les lombrics et les ascarides, qu'à nourrir l'homme lui-même. — Il rapporte, sur le témoignage de Linné, que les Néerlandais préservent leurs enfants de la petite vérole en leur entourant le cou d'un collier de musc, et les Russes orientaux, de maladies contagieuses en portant du musc dans leurs

(*) *Amœnit. academicœ*, tome 5, 1757.

vêtements. Le musc étant éminemment propre à chasser les insectes, Nysander en conclut que, puisqu'il préserve des maladies ci-dessus, ces maladies sont dues à l'action et à la contagion des insectes. — Le paroxysme des maladies, d'après Nysander, s'explique fort bien, par les habitudes et les intermittences de la nutrition, des amours, de la multiplication, du sommeil et de la digestion des insectes auteurs des maladies.

Mais ces principes restèrent tellement dans l'oubli, que nous ne les avons connus qu'en nous livrant, après les premières publications de nos découvertes, à des recherches d'érudition sur cette matière. Ils furent si peu goûtés, que les autres disciples de Linné professèrent souvent des doctrines diamétralement opposées et qui ont été publiées, côte à côte, dans les *Aménités académiques*. Ainsi, trois ans auparavant, Isaac Palmerus avait soutenu, sur la gale des moutons, une thèse où il ne fait pas la moindre mention de l'insecte de la gale. La médecine du temps laissa de côté cette tentative ébauchée et renouvelée des observateurs de la fin du dix-septième siècle, et ne prit de Linné que sa tendance à la classification des objets de détail.

Sauvages fut novateur en classant les maladies, comme Linné avait classé les êtres de la nature, par classes, ordres, genres, espèces, variétés et sous-variétés. Il recueillit dans les auteurs toutes les descriptions complètes des maladies ; et à chacune il imposa un nom spécifique et une place numérotée sous la rubrique d'une classe et d'un genre. De cette manière la nomenclature, déjà si riche de son propre fonds, se hérissa de termes de nouvelle fabrique. L'ouvrage de Sauvages fit fortune ; et c'est de cette époque que date la manie, qui saisit les descripteurs, d'imposer un nouveau nom spécifique à chaque cas dont ils avaient noté une circonstance qui n'avait pas été mentionnée par les auteurs précédents. La *Nosologie méthodique* de Sauvages ne semblait plus qu'un cadre, dont chacun s'empressait de remplir une case vide. (*Voyez* page 364 du deuxième volume de notre ouvrage.)

La *Pathologie animée* était donc tout à fait déchue ; et il faut bien l'avouer, parce que cette idée n'était tombée dans aucun cerveau organisé pour la féconder, pour en faire l'idée de toute sa vie, la pensée intime de ses veilles et de ses travaux. Elle n'avait apparu dans le monde qu'enveloppée d'hypothèses, au lieu de s'entourer de faits observés.

Cependant, comme tous les grands esprits comprenaient que la médecine se laissait un peu trop traîner à la remorque, dans ce siècle éminemment inventeur et progressif, on demanda à la chimie ce que l'histoire naturelle n'avait pu réaliser. Dès le commencement du dix-huitième siècle, Stahl entreprenait de changer la face des théories existantes, et il en trouvait le point de contact dans la phlogistique, au moyen duquel il expliquait et la combustion des corps inertes et l'inflammation des êtres vivants. Il y avait là-dessous une idée, mais non un système complet. Aussi vit-on ce grand génie descendre de cette hauteur, dans les détails de la science, par des chemins détournés, entrecoupés de mille lacunes et enveloppés de mille obscurités. Il admet une âme gubernatrice, une nature dont il faut étudier la marche dans la maladie, et l'étudier les bras croisés, sauf souvent à n'être qu'un bénévole spectateur. C'est de lui que date le mot de *médecine expectante* qui a tant consolé les médecins de l'embarras du diagnostic ; car Stahl publia un livre ayant pour titre : *Ars sanandi expectatione*, ce qu'on pourrait traduire par celui-ci : *Art de guérir sans les ressources de l'art*, puisqu'on y laisse tout faire à la nature.

Boerrhaave de son côté faisait une trouée dans les mathématiques ; et il entreprit d'expliquer la maladie par les principes de la mécanique. Ici encore en théorie tout allait bien ; mais dans l'application tout retombait dans l'ancienne médecine et dans l'ancienne nomenclature. Quels principes mécaniques rencontre-t-on dans ses *Aphorismes*, que Stoll de Vienne augmenta des siens, et que Corvisart traduisit sans les rendre plus intelligibles ? Aphorismes qui rappellent tous ceux d'Hippocrate, moins la concision ; même désordre dans la distribution, même obscurité dans la rédaction, même manière de généraliser quelques caractères particuliers.

Brown, novateur anglais, crut trouver, dans le mot *excitabilité*, un succédané plus heureux de la théorie de Thémison et autres. D'après lui, toutes les maladies auraient dépendu de l'augmentation ou de la diminution de l'excitabilité, de la *sthénie* ou *asthénie* des organes, comme Thémison les faisait dépendre du *strictum* et *laxum*. Cette doctrine eut en Italie pour principal propagateur Rasori. Les médicaments employés pour combattre l'une ou l'autre cause de maladies furent dits, non plus *échauffants* et *rafraîchissants*, *resserrants* et *relâchants*, mais *hypersthéniants* et *hyposthéniants*, deux mots nouveaux qui avaient, par le sens au moins, près de seize cents ans de date. Dans l'application, Brown et Rasori ont reçu de temps à autre des démentis qui font frémir : qu'importe ? n'avaient-ils pas leur diplôme ! Lorsqu'il faut combattre, avec des poids et des mesures, une ou deux entités qu'on s'est posées dans son imagination, on s'expose à sacrifier bien des hécatombes humaines à une chimère.

La faculté de Paris faisait la morte et se tenait coite, au milieu de cet esprit de bouleversement et de démolition qui, depuis cent ans, s'était mis à travailler toute l'Europe. Elle se distinguait par toutes les qualités du courtisan ; elle se défendait de l'esprit des encyclopédistes. Mais le grand tocsin de 89 sonna sur toutes ces vieilles têtes, et leur défrisa leurs perruques à marteau d'abord, puis leur rasa complétement la chevelure, afin de leur donner quelque chose de semblable au peuple qui venait de grandir, après avoir brisé ses entraves. La médecine se retrempa et dans les vicissitudes de l'exil et dans les eaux du torrent révolutionnaire. L'émigration abandonna les hôpitaux aux infirmiers, et les malades ne s'aperçurent pas de la différence ; elle ouvrit, à la foule des élèves sans diplôme et sans maîtres, les champs de bataille, pour y apprendre à disséquer et à panser les blessures ; pour apprendre enfin la médecine sans professeurs. Les officiers de santé devinrent des chirurgiens et des médecins de génie ; et si Napoléon n'avait pas repétri ces éléments nouveaux, avec le vieux levain de la médecine universitaire, s'il n'avait pas emmaillotté le progrès dans les oripeaux de la rue du Fouarre, il y a peut-être quarante ans que la société serait débarrassée, comme elle le sera un jour, d'une institution rétrograde, qui l'entrave et la démoralise par tous les points de contact, qui repousse souvent la portion la plus active de sa population, pour n'admettre que la portion la plus débile, distribuant la science comme une faveur, et les titres comme des priviléges. Le mal est fait, mais il n'est pas incurable ; malheur à tous les efforts combinés de cette coterie occulte organisée par Fouché, malheur à toutes ses prévisions, si elle laisse échapper, à travers le crible de ses épurations, un seul homme de la trempe révolutionnaire. En trois ans, cet homme est majeur et s'émancipe, et il troublera alors d'une belle manière le sommeil de ses impotents tuteurs.

Cabanis et Bichat commencent la série de ces novateurs de l'ère nouvelle et révolutionnaire ; Cabanis ramenant les études psychologiques à l'histoire naturelle, et démontrant les influences réciproques du physique et.du moral ; Bichat, cherchant à analyser, par l'expérience et par les études d'anatomie générale et comparée, la théorie de la vie et de la mort. Il y avait dans les écrits de ces deux hommes un travail subversif de toute la doctrine humorale et galénique. L'université impériale, occupée à ramener la révolution dans l'ornière de l'ancien régime, se hâta bien vite de confier l'enseignement médical à des têtes moins portées vers les innovations de tout genre ; elle semblait craindre qu'à force d'innover on n'inventât ; ce qui aurait donné à la France une trop grande prépondérance. Quand, par la force irrésistible des choses, Dupuytren se fit jour au milieu de ces momies professorales , « Eh grand Dieu ! s'écria-t-il, ce n'est donc là qu'une *machine à docteurs* ; » et il s'isola d'eux, en se fortifiant dans son immortelle clinique, d'où la mort seule a pu le déloger ; car ces myrmidons n'étaient pas de force.

Quant à la médecine théorique, un seul auteur y avait porté la main ; mais sa main n'était pas hardie. Pinel, esprit classique plutôt que novateur, écrivant au milieu de l'engouement qui se formait pour le système des *familles naturelles*, que les Jussieu s'efforçaient de détacher à leur profit de l'auréole d'Adanson, systématisa les maladies pour ainsi dire en *familles naturelles*, comme Sauvages, qui avait écrit à l'époque de la plus grande vogue du système linnéen, les avait classées d'après le cadre du *Systema naturæ* ; en fallait-il davantage pour que Sauvages et Cullen fussent détrônés par Pinel ? Pinel n'a fait qu'une classification, il n'a pas créé une théorie proprement dite ; il est éclectique et nullement inventeur, pas même dans les formes de la démonstration et du langage. Ses classes, ses ordres, ses genres et ses espèces, ont toutes un préambule dont l'emphase est fondue ou plutôt glacée au même moule. « Qu'il est difficile en médecine, s'écrie-t-il en débutant, même pour les hommes qui ont le plus de sagacité et de lumières, d'éviter toute espèce d'illusions dans l'observation des faits, de s'en tenir rigoureusement à la marche de la nature, sans y joindre quelque fiction d'un esprit prévenu, ou sans céder à l'autorité d'un nom célèbre ! (Page 12, tome 1, édition de 1807.) Doit-on s'étonner si la dénomination de fièvre putride a joui d'une si grande vogue en médecine, et si elle a passé de là avec tant de facilité dans le langage ordinaire ? Les apparences les plus frappantes ne semblent-elles pas déposer en sa faveur ? » (Page 127). Et ces formes de début et autres, sur la marche d'un *esprit exact et logique, animé d'un goût sûr dans la pratique et l'exacte observation des faits*, etc., se représentent en tête de tous les préambules, et vous font tourner le feuillet d'ennui. On arrive alors à une longue formule sur les *prédispositions et causes occasionnelles, les symptômes, le traitement*, et puis aux *considérations sur la nature* des diverses espèces ou variétés des maladies ; et lorsqu'on s'applique à chercher, dans ces longues descriptions, en quoi une maladie diffère d'une autre par les causes et les symptômes, on croirait, au contraire, que toutes les maladies presque pourraient à la rigueur porter le même nom ; quant au traitement, on ne sait souvent plus en quoi il diffère dans les diverses maladies, quoique cependant Pinel ait soin de faire un choix sage et judicieux des médications préconisées par les divers auteurs de thérapeutique. Mais sa classification, à force d'être naturelle, brise le fil de tous les rapports naturels entre les choses semblables, et réunit les plus dissemblables : la peste, cette variété mortelle du phlegmon, se range à côté des fièvres bilieuses ; ne donnent-elles pas un mouvement fébrile toutes les deux ? Les fièvres bilieuses et muqueuses, dans un volume, et la gastrite, l'entérite, etc., dans un autre ; la péritonite à côté du phlegmon et des oreillons. Car Pinel avait divisé son livre en cinq grandes classes : les *fièvres*, les *phlegmasies*, les *hémorragies*, les *névroses* et les *lésions organiques*. Essentiellement galénique, car l'école l'était, Pinel admettait des *fièvres inflammatoires*, ou fièvres marquées par une irritation des tuniques des vaisseaux, des *fièvres méningogastriques* (bilieuses), ou ayant leur siége dans les organes digestifs ; *fièvres adénoméningées* (pituiteuses ou muqueuses), ou irritations des membranes muqueuses qui revêtent les voies alimentaires ; *fièvres adynamiques* (putrides), ou marquées par une diminution de la sensibilité générale des fibres musculaires ; *fièvres atoniques* (malignes), fièvres de désordre par suite d'une atteinte dirigée sur l'origine des nerfs ; *fièvres adéno-nerveuses* (peste), compliquées d'une affection simultanée des glandes.

Or, la *pustule maligne*, la *scarlatine*, la *rougeole*, etc., que Pinel classe dans les phlegmasies, ne donnent-elles pas la fièvre ? pourquoi donc ne se rangent-elles pas à côté de la peste ? Mais le *rhumatisme musculaire*, qui est classé dans les phlegmasies, ne pourrait-il pas se classer dans les fièvres adynamiques, etc. ?

Les hémorragies sont-elles des maladies essentielles, plutôt que des symptômes et des effets consécutifs d'une autre espèce de maladie ?

Qui pourrait ensuite distinguer les névroses de la digestion des phlegmasies de la digestion ? l'épilepsie, qui est l'effet d'un désordre cérébral, de l'épilepsie qui vient de la présence d'un ténia dans les intestins ? le tétanos, qui peut provenir également de l'uue comme de l'autre cause ? Comment voir une lésion organique dans la phthisie tuberculeuse, quand on voit une phlegmasie dans l'angine trachéale ? et par suite de quelle analogie ranger la phthisie tuberculeuse à côté du cancer ? C'est là, et sur tous les points, de l'arbitraire en classification, par le droit que s'arroge toujours le *système des familles naturelles* ; c'est de l'ordre typographique, à la place d'une classification philosophique.

Or, ce n'est pas une chose si indifférente qu'on le pense que de briser, à chaque instant, les rapports naturels des maladies ; l'analogie, en effet, des caractères, devrait servir à faire jaillir l'analogie du traitement et de la médication. Mais, nos auteurs de *Nosologie philosophique* ont tout brisé, rompu, morcelé, au lieu de grouper ; ils ont fait plus, ils ont eu recours à des artifices du style et à des développements syllogistiques tels, que les bons esprits ont fini par ne plus lire la partie positive du livre, à laquelle on ne pouvait arriver qu'à travers un tel fatras de facondes boursouflures.

La concision linnéenne de Sauvages avait l'immense avantage de faire tableau, et de présenter ainsi, synoptiquement, et le fort et le faible. Ce qu'on devait en désapprendre n'avait pas coûté, de cette manière, une si grande dépense de temps.

Ce vide de la pensée, cette timidité de l'invention, ces rédactions terre à terre qui distinguent les productions littéraires et médicales de l'empire, de cette grande époque où un seul homme se montrait aussi grand que son peuple, et où toutes les autres capacités craignaient toujours de ne pas se faire assez petites, et de ne pas rassurer assez, sur leurs tendances stationnaires, la police des Talleyrand et des Fouché ; cette absence, enfin, de grandes vues et de grands projets d'expérimentation, frappèrent singulièrement un de ces officiers de santé du temps de la république, qui était revenu des camps dans ses pénates, presque avec son catogan révolutionnaire et sa libre manière de penser, et qui était resté sous l'empire, et en dépit des courtisans, ce qu'il avait appris à être dans les plus nobles époques de la révolution. Broussais, une fois rendu aux études de l'amphithéâtre et du cabinet, se demanda où en était arrivé le système de la médecine, et ce qu'on avait tenté en France pour coordonner les faits observés. « Rien, se répondit-il, et moins que rien ; car on a fait pire que de se tromper, on a bâillonné la pensée. » Il prit la plume pour le dire ; tous les journaux lui furent fermés par la côterie de ces savants de police. Il voulut parler en public : la première fois, pas un seul auditeur ; tant la police de ces savants officiels avait sourdement organisé la répugnance de l'auditoire. Il tonna alors contre ces intrigues, il tonna éloquemment, et il força jusqu'à ses ennemis à l'entendre ; l'éloquence n'a jamais rencontré d'auditeurs indifférents, si ce n'est dans ceux qui n'ont pas d'oreilles. Il attaqua, il irrita, il persifla, il réfuta cette tourbe de parvenus qui monopolisaient la renommée ; il les força d'entrer dans la lice ; et là, son triomphe fut assuré ; il avait enfin des ennemis à combattre ; et nul d'entre eux ne fut de taille contre cet athlète nouvellement apparu. On le déchira dans les journaux, où l'on refusait ses réponses : il créa un journal pour son compte ; son journal fut lu, et procura des lecteurs aux pâles journaux qui l'attaquaient. La médecine galénique croulait de toutes parts sous les coups de massue de cet Hercule ; elle se réfugiait, sans mot dire, sous le couvert des murs déserts de l'école, et sous la protection du pouvoir. L'école de Broussais était pour la jeunesse la seule et unique faculté ; ils se formaient à celle-ci, ils allaient marmotter leurs examens à l'autre, et y passer docteurs comme sous les fourches caudines. Dans un temps aussi rétrograde que celui de la restauration, il a fallu à Broussais une grande puissance de volonté et de génie pour se maintenir novateur envers et contre toutes ces puissances ; et quand la révolution de juillet, cette fille de toutes les innovations, est venue lui prêter main-forte, Broussais a vu, comme la statue de Louis XIV, les quatre personnifications de l'esclavage, enchaînées et à genoux à ses pieds ; son cercueil a été porté sur les épaules de ses plus anciens ennemis. Broussais avait donc frappé juste, quand il s'était mis à démolir. Pour l'empêcher de le faire à lui seul, et d'en recueillir seul la gloire, chacun à l'envi, parmi les anciens propriétaires, avait pris le marteau, et démolissait à son tour, d'un bras plus débile, il est vrai ; mais ils étaient tant, que tous ces petits coups réunis équivalaient à une force, et que l'ouvrage avançait au delà des espérances du novateur. On fit bientôt table rase, et l'on se mit à douter et à méditer ; le libre examen avait été impatronisé dans les facultés de notre France, par la publication de l'*examen des doctrines médicales*.

Mais lorsqu'il fallut reconstruire l'édifice sur un nouveau plan, redresser les autels abattus, annoncer le Dieu qu'on devait adorer à la place de l'idole renversée, remplacer par un code scientifique les us et coutumes des facultés du moyen âge, et leur jargon par un système nouveau, Broussais se trouva épuisé par la lutte et les attaques incessantes. Il aurait eu besoin d'aller méditer sur la montagne ; mais les vociférations de ses ennemis et les défections de son peuple l'appelaient dans la plaine, chaque fois qu'il montait dans les régions des calmes et solitaires méditations ; et en descendant, il brisait de rage la table des lois qu'il venait d'esquisser. Il avait pris pour point de départ l'irritabilité, comme Brown avait pris l'excitabilité ; l'inflammation, comme Stahl avait pris le phlogistique. Mais l'ennemi des entités n'avait créé ainsi, ou plutôt rajeuni que deux vieilles entités, les phlegmasies des anciens et des modernes. Pour combattre les phlegmasies, il cherchait à rafraîchir : il rafraîchissait en exténuant le malade. Sa médication n'était pas plus nouvelle que sa théorie ; seulement il la poussait jusque dans ses derniers retranchements, et la poursuivait souvent jusqu'à la tombe. Les saignées de Bosquillon n'étaient qu'une piqûre de sangsue en comparaison des saignées physiologiques. Le docteur Sangrado ne tenait pas autant que Broussais, à la diète alimentée de quelques gorgées d'eau gommée. J'ai vu à cette époque la gastrite et l'entérite chronique, que nos anciens médicastres ne connaissaient certainement pas ; car leurs bons médicaments enrayaient en peu de temps ces maux de l'estomac et des entrailles.

Aujourd'hui les théories de Broussais sont presque toutes tombées, alors que son œuvre de démolition reste encore, et que nul n'a osé relever ces ruines ; la postérité lui tiendra compte de ce magnifique titre de libre penseur. Les intrigants le poussèrent à l'école ; c'était pour le perdre ; il y entra en triomphateur ; les colonnes de l'école furent ébranlées par la foule qui s'y ruait pour l'entendre ; et, comme du temps de Pythagore, un instant on chercha, dans la foule, un Milon de Crotone, afin de soutenir l'édifice qui craquait. On fut obligé de procurer au professeur de l'école un local étranger ; on le trouva dans *un Prado*, et la chaire universitaire fut érigée sur l'estrade des ménétriers ; on alla s'instruire dans une salle de danse, ainsi qu'autrefois dans les jardins d'Académus ; Broussais venait d'émanciper les études universitaires. On n'avait pu l'abattre, on le ruina ; l'intrigue millionnaire avait juré de ne lui laisser ni paix ni trêve, sur un terrain où l'âme du grand homme ne savait plus se soutenir, lui qui combattait à la lumière, alors que ses ennemis ne l'attaquaient que dans l'ombre et pendant son sommeil. Heureux pays où Broussais n'a pas laissé de quoi fournir à ses funérailles, quand ses libraires ont gagné avec lui des millions ! la France est la terre privilégiée des hommes de génie et des hommes d'argent ; ce sont deux séves différentes qui ne s'y mêlent jamais, quoiqu'elles y poussent abondamment côte à côte.

J'ai parlé de Bichat, j'ai parlé de Broussais ; je ne dois pas passer sous silence un autre novateur, quoique le cadre de ses travaux ne rentre pas dans celui de notre ouvrage : Chaussier, ce réformateur de la nomenclature anatomique. Sa nomenclature des muscles tendait à nous débarrasser de toutes ces vieilleries baroques qui fatiguent si inutilement l'imagination et la mémoire, même de ceux qui les savent le mieux par cœur : c'était une excellente idée que d'emprunter le nom des muscles à l'os sur lequel ils s'insèrent et à celui qu'ils font mouvoir. A peine Chaussier mort, sa nomenclature a été proscrite ; elle n'était plus affublée d'une robe de professeur. Il faut dire pourtant que cette nomenclature manquait de philosophie, et ramenait l'esprit plutôt vers l'analyse que vers l'analogie des rapports et vers les grandes lois de l'organogénie ; c'était encore là de l'anatomie de détails, avec un peu plus de méthode que dans l'anatomie renouvelée d'Érasistrate et d'Hérophile ; mais rien de plus : c'était le système linnéen s'introduisant en anatomie. Ce peu de bien, la Faculté n'en a pas voulu ; elle est retournée à ses muscles *triceps, biceps, jumeaux, dentelé, vaste interne et externe, buccinateur, trapèze, rhomboïde, couturier, deltoïde*, etc. ; comme si la chimie venait tout à coup à laisser là la nomenclature de Guyton de Morveau, pour retomber dans les barbarismes de l'alchimie. L'anatomie attend une réforme dans ses mots, réforme qui ne peut ressortir que de la réforme dans les analogies.

J'ai donné ailleurs la théorie de la formation vésiculaire des organes ; si l'improbité qui me pille vient à mè laisser quelque répit, et que le travail forcé cesse de me ravir les quelques instants que réclamerait ce travail de longue haleine, je me propose de publier un jour une nomenclature anatomique en harmonie avec la théorie de l'organisation.

Ayant considéré la structure de l'homme comme étant composée de deux unités organisées sur le même type, mais ayant pris un inégal développement, unités opposées et formant les deux moitiés du tout, réunies et soudées ensemble; s'il est évident que les doigts des pieds soient homotypiques avec les doigts des mains, les os du métatarse aux os du métacarpe, les os du tarse aux os du carpe, le tibia au cubitus, le péroné au radius, le fémur à l'humérus; il faut d'abord que tous les muscles de la jambe le soient à ceux du bras, région par région; il faut que l'os ischium soit l'homotype de l'omoplate; les os du pubis, ceux des clavicules, et leur point de soudure un rudiment de sternum. Mais alors pourquoi ne pas poursuivre l'homotypie de région en région? cette idée est tout un trait de lumière qui dissipe le chaos. Le muscle grand fessier se rapporte au deltoïde; le pectoral se réduit aux dimensions du pectineus de la région inférieure, etc. L'anus correspond au pharynx, le canal de l'urètre au larynx, les testicules et les ovaires aux poumons, l'appareil urinaire aux glandes et à l'appareil salivaire, la verge et le clitoris à la langue, le côlon à l'estomac, le rectum à l'œsophage, l'appendice cœcal au canal cholédoque; le foie et la rate de la moitié inférieure s'étant atrophiés, dès l'époque où ils étaient apparus sous la forme des corps d'Oken. Avec ces idées à poursuivre, que faut-il pour imprimer à l'anatomie une impulsion heureuse? N'est-ce pas d'adopter une terminaison différente pour les systèmes osseux, musculaire, glandulaire, nerveux, sanguin, lymphatique ou cellulaire, ligamenteux et viscéral? Cela fait, ayant adopté une dénomination spécifique pour chaque organe de la moitié supérieure, il ne s'agira que d'en modifier la terminaison, pour que le même mot signifie l'homotype de la région inférieure. Cette terminaison spécifique pourrait être *eur* pour la région supérieure, et *aire* pour la région inférieure; ou bien il suffirait de réunir les noms des deux homotypes, en ayant soin de placer en dernier celui que l'on désigne, le premier n'étant là que pour rappeler l'analogie organogénique; par exemple : *humérofémuros*, pour le fémur, et *fémorhuméros*, pour l'humérus; *tibiocubitos*, pour le cubitus; *cubitotibios*, pour le tibia; *deltocoxarius*, pour le grand fessier; *coxodeltoidus*, pour le deltoïde; *glossoclitoria*, pour le clitoris; *clitoroglossia*, pour la langue; *larynguretria*, pour l'urètre; *uretrolaryngia*, pour le larynx; *anopharyngum*, pour le pharynx; *pharynganum*, pour l'orifice anal; *œsorectum*, pour le rectum; *rectœsophagum*, pour l'œsophage; *colostomachum*, pour l'estomac; *stomacolum*, pour le côlon, etc. Ce ne sont là que des jalons, pour préparer le terrain à une innovation qui, ainsi que toutes les autres, doit, au premier abord, paraître singulière; et si l'on venait à adopter cette légère modification à la nomenclature, ce ne serait encore là qu'un acheminement vers une réforme plus complète, laquelle consisterait à remplacer tous ces mots si bizarres de l'ancienne anatomie, par des mots réguliers et significatifs de la nature et des rapports de l'organe.

Mais nous sortirions, en poussant plus loin ces aperçus, du cadre imposé à cet ouvrage; je me hâte de reprendre mon sujet.

La révolution opérée par Broussais, dans les idées théoriques du système de médecine, avait totalement détourné l'attention publique du rôle que les êtres animés

peuvent jouer, comme causes morbipares; à peine en tenait-on compte dans le diagnostic; toutes les fois qu'il apparaissait par hasard sous les yeux du médecin quelque ver intestinal dans les déjections, dont on ne s'occupait plus guère, ce n'était là
qu'une légère complication de la maladie, qu'un accident d'une diathèse dont l'essence devait se trouver dans l'inflammation. Les ennemis mêmes de Broussais
avaient été entraînés dans l'ordre des idées de son école; ils médicamentaient d'a-
près sa méthode, tout en cherchant à le prendre en flagrant délit d'insuccès, ce qu'ils
se hâtaient de retourner contre lui, avec l'attention de bien taire les insuccès qui
leur appartenaient en propre. Les sangsues, la gomme, la diète, les larges saignées,
les vésicatoires appliqués sur toute une région, les ventouses scarifiées, tout le
formulaire en entier de Broussais est devenu le codex de ses adversaires; la poly-
pharmacie a été réduite aux expédients pour ne pas tomber dans une complète
ruine; quant aux malades, Dieu sait, et il ne le sait pas seul, s'ils se sont bien
trouvés de la substitution de tous ces prétendus calmants à ces méthodes aromatiques dont nos anciens avaient retiré tant d'avantages dans le traitement du plus
grand nombre de maux extérieurs et intérieurs.

Aussi, quand il nous a paru opportun de restituer à la médecine une puissance
de médication, que l'illusion d'un grand homme lui avait ravie un instant, on doit
comprendre tous les genres d'opposition que nous avons eu à rencontrer sur notre
route, sans compter les obstacles qui s'attachent, dans ma patrie, au nom que je
suis fier de porter. Heureusement que depuis vingt-cinq ans que cela dure, j'ai
appris à faire l'oreille sourde et à marcher en avant, sans détourner la tête, pour
voir celui qui crie un peu plus fort sur les derrières, rencontrant toujours, sur
la voie commune, assez de braves gens qui se mettent à marcher en avant avec
moi et qui me donnent le bras.

Or, pendant que les académies chuchotaient et préparaient leurs petites intrigues en comité secret, que les journalistes taillaient leur plume, en attendant l'article qu'on leur donnerait à signer, que les successeurs de Cuvier, dans le département de l'opposition libérale et des sciences, s'attelaient à leurs voitures, pour
courir d'antichambre en antichambre et de bureaux en bureaux; l'ébauche que
nous avions publiée d'une théorie sur les causes de nos maladies, dans la deuxième
édition du *Nouveau Système de chimie organique*, venait tout à coup de replacer
l'observation médicale sur un terrain qu'on avait depuis bien longtemps cessé
d'exploiter. Ceux qui voudront feuilleter les journaux de 1858 et 1859 ne manqueront pas de remarquer, encore plus que nous, ce revirement opéré tout à coup
dans les idées. La publication du petit livret sur les *Cigarettes de camphre*, dont
la première édition date de janvier 1839, et la cinquième qui est celle à laquelle nous renvoyons aujourd'hui, a paru en août 1842; cette publication ajouta
encore un nouvel élan à l'impulsion imprimée par la publication du *Nouveau
Système*. Selon que nous l'avions prédit, le praticien se mit à recueillir ce qu'anciennement il aurait jeté au feu, et à jeter au feu ce que, quelques jours auparavant,
il aurait recueilli avec passion et publié avec un certain enthousiasme. Les observateurs de province surtout semblaient s'apercevoir combien la faculté de Paris
les avait fourvoyés, en les entraînant dans le mouvement de son orbite, et en leur
apprenant à regarder la maladie d'un peu trop haut; ils en revinrent à l'observation populaire, et ils virent qu'avec bien peu de chose on parvenait à expliquer

d

beaucoup. Tout n'était pas également nouveau dans ces publications quotidiennes ; mais tout le paraissait à l'observateur, parce qu'on avait trop oublié ; et
depuis, nos journaux ont pris une allure d'histoire naturelle médicale qu'ils
auraient certainement rougi de prendre quelques années auparavant, dans la
crainte de déroger à l'enseignement universitaire de nos quarante dernières
années ; près d'un demi-siècle, grand Dieu! de perdu dans ce retour vers le passé.
Or, sous le rapport qui doit nous occuper dans le cours de cet ouvrage, il
m'a paru curieux de suivre les diverses phases qu'a subies la direction imprimée par l'influence de nos corps enseignants aux études théoriques de la cause
de nos maladies. Le meilleur moyen de parvenir à mon but était certainement de prendre le plus ancien journal de médecine, qui se soit continué
jusqu'à nous, et d'en suivre pas à pas les tendances et l'esprit de rédaction. Je
me suis servi à cet égard du *Journal de Médecine*, qui est tombé il n'y a pas
longtemps.

Ce journal remonte à juillet de l'année 1754, où il parut chez Barbou et sans
nom de rédacteur, sous le titre de *Recueil périodique d'Observations de médecine,
de chirurgie, de pharmacie*, publié par cahiers mensuels, ce qui formait deux
volumes par an.

Dès le tome 2, et en 1755, il fut confié à la rédaction de Vandermonde, docteur régent de la faculté de Paris, qui dès le 4e volume, et en 1758, en change le
titre en celui de *Journal de médecine, chirurgie et de pharmacie*, dédié à M. le
comte de Clermont, prince du sang. Sous la rédaction de Vandermonde, la *pathologie animée* trouva une grande et large place dans ce recueil ; et ce qu'il est
facile d'y remarquer, c'est que toutes les observations faites dans cet esprit arrivent
de la province, de quelques médecins de villages et de hameaux, et ce ne sont
jamais ceux-là qui observent en courant et à la légère. La faculté de Paris n'en
fournit pas du tout dans ce sens.

A la mort de Vandermonde, et dès le mois de juillet 1762, A. Roux prend la
direction du journal, et dès ce moment il s'opère dans la rédaction, et au point de
vue qui nous occupe, un changement remarquable ou plutôt regrettable. Le journal était remonté sur les hautes échasses de la faculté ; il n'admettait plus aussi
souvent des explications d'une simplicité trop populaire ; cependant il ne les refusait pas toutes.

A la mort d'A. Roux, et dès le mois d'août 1776, les docteurs régents Dumangin
et Bacher, en prennent la direction, et la dédicace est adressée à Monsieur ; la rédaction baisse de ton, sans changer d'esprit.

En 1781, Bacher reste seul rédacteur et continue jusqu'en frimaire 1795, où
le combat finit faute de combattants ; le recueil était arrivé à son quatre-vingt-
quinzième volume.

En 1796, la Société de médecine de Paris en reprend la publication, sous le
nom de *Recueil périodique de la Société de médecine de Paris* ; la rédaction se
ressent un peu, et des tendances de l'enseignement vers l'ancien régime, et de l'anarchie que l'amour-propre médical ne pouvait manquer d'amener dans une
réunion d'écrivains qui se disputent la page, et de la peur que, dans la grande tempête, chacun avait ressentie et ressentait encore.

En 1804, le journal prend le titre de *Journal général de médecine, chirurgie et pharmacie* : véritable restauration, dont la société confie le feu sacré à Sédillot, et là commence une nouvelle série. Double et Sédillot veillèrent dès lors à ce que l'on ne prît pas, pour la cause des maladies, les apparitions vermineuses, qu'ils ne considéraient que comme de simples complications accidentelles, et dont même il n'aurait fallu tenir compte qu'accessoirement. En 1818, et dès le 62e volume, la société associe J.-V.-F. Vaidy à Sédillot, à cause du grand âge de ce dernier ; et là commence une troisième série. Dès le mois de janvier 1819, tome 66 de l'ancienne série, les noms de Sédillot et Vaidy ne paraissent plus sur le frontispice, et le journal n'est plus rédigé que par une commission prise dans le sein de la société.

Si mon sujet me permettait de toucher à une autre histoire qu'à celle de la médecine, j'aurais bien ici quelques rapprochements déplorables à faire entre la rédaction de 1814 et celle de 1815, entre la rédaction de la veille et celle du lendemain ; mais jetons un voile sur ces revirements subits de dévouement et de religion politique, qui tiennent à une boutonnière d'habits et à quelques pièces de monnaie. Mon cœur saigne encore, toutes les fois que le hasard me ramène sur ces souvenirs.

Dès 1820, la rédaction est confiée à Gaultier de Claubry, et dès lors les théories helminthologiques reprennent un peu de leur ancienne importance. On n'y refuse pas aux helminthes un certain rôle dans la cause de nos maux ; quant aux autres causes animées, on n'y pensait plus ; on ne croyait plus même à l'acare de la gale. Pour tout le reste, Gaultier de Claubry se déclare partisan de la doctrine physiologique, qui à cette époque était presque arrivée à l'apogée de sa faveur.

A Gaultier de Claubry succéda Gendrin, qui, s'isolant alors de toute côterie, et marchant seul au milieu des passions aux prises de toutes parts, arborait presque le drapeau de l'indépendance et le faisait sagement (*). C'est dans son recueil que trouvèrent asile, en 1828, les premiers de nos travaux de médecine légale, sur le sang et les empoisonnements, qui, en soulevant tant de haines serviles ou despotiques contre nous, commencèrent à ouvrir les yeux de la justice, sur les contradictions et les légèretés scientifiques d'un expert, à qui le dernier coup a été porté de 1839 en 1840, alors que, dans sa position sociale et dans son paroxysme d'outrecuidance, il paraissait s'y attendre si peu.

Quant à la *pathologie animée*, on pense bien qu'elle ne prenait plus de place dans le *Journal général de médecine* que dans tout autre de l'époque. Les études médicales avaient perdu totalement de vue ce point fondamental de la question que le dix-huitième avait touché du bout du doigt. Jamais les doctrines humorales, se modifiant de temps à autre d'un peu de solidisme, n'avaient pris des allures plus savantes, plus variées, et n'avaient fait naître tant de commentaires théori-

(*) On a fait grand bruit d'une inculpation fort grave, si elle était vraie ; car elle placerait M. Gendrin en tête des plus infâmes délateurs. Nous l'en croyons incapable, quoique nous l'ayons perdu de vue depuis 1830, et que nous nous soyons trouvés dans les rangs des proscrits au mois de juin, de lugubre mémoire. Cela n'est pas croyable, d'abord parce que cela n'est pas français, et ensuite parce que ceux qui l'en accusent se trouvent aujourd'hui sous le poids d'une inculpation bien plus infamante encore, dont ils ont de la peine à se justifier. Nous désirons pouvoir un jour les en laver à leur tour et les défendre ; nous le ferons tout aussi franchement.

ques revêtus du nom de système, que dans les quinze dernières années qui ont
précédé la révolution de juillet. Le *Journal général de médecine* n'a cessé de paraître que deux ou trois ans après cette nouvelle ère.

On voit ainsi que les idées importées en France par Andry influèrent sur la rédaction des premiers volumes du recueil ; mais que dès la mort de Vandermonde
cet ordre de choses alla de plus en plus en déclinant, et que jamais le retour vers
les doctrines humorales ne fut plus marqué qu'à l'époque où l'université reprit
impérialement les insignes de la fille aînée de nos rois. La médecine s'était faite
trop savante, elle avait trop bien mis le pied dans le cothurne de l'empire, pour redescendre à ces explications naïves d'une observation visible et palpable, qui ré-
duisaient à une phrase laconique les plus longs traités *ex professo*.

Nous sommes arrivés, avec une certaine rapidité, par cet historique à l'époque
actuelle. Loin de nous la prétention d'avoir analysé tous les systèmes de médecine,
d'avoir fait connaître les célébrités les plus éminentes qui ont de temps à autre déplacé avec éclat les termes de la question hippocratique et galénique; il nous
aurait fallu deux volumes pour ne transcrire que les titres des ouvrages principaux (*).

Nulle science n'enfanté plus d'écrits, de sectes et d'opinions que les sciences qui
n'ont pas encore trouvé leur principe ; telles sont la théologie et la médecine. Nos
bibliothèques sont encombrées d'écrits de ce genre, que nul homme peut-être ne
lira jamais; et il n'y perdra rien.

Dans cette esquisse historique, mon but a été de saisir çà et là les instants où la
science médicale sembla vouloir secouer le joug de la croyance en la parole du
maître, pour chercher ailleurs que dans ses écrits la cause de nos maux et la raison de l'action de nos remèdes; pour se débarrasser enfin des entraves humiliantes
que la Sorbonne et la faculté ont de tout temps, et aujourd'hui peut-être plus que
jamais encore, imposées à l'affranchissement de l'esprit humain. La Sorbonne
s'y prenait en despote, il a fallu le canon de la Bastille pour lui arracher la verge
des mains; nos facultés s'y prennent en diplomates depuis près de trente ans; le
canon de juillet leur a passé par-dessus la tête, elles n'ont eu pour cela qu'à baisser
la tête de honte et de peur; et les voilà qui se remettent à l'œuvre avec plus d'assurance que jamais. Malheur à qui aura l'audace de relever le front au-dessus d'elles,
quoique pour cela il ne faille pas être bien grand! Elles ont tout pour l'accabler,
il n'a presque rien pour se défendre; on le ruine, comme si on le volait; on le
calomnie, comme si on le condamnait; on lui ferme toutes les portes, comme si on
l'interdisait. S'il travaille, c'est pour autrui ; s'il souffre, c'est, dit-on, par sa
faute. Ses ennemis ont tout à leur disposition, on ne lui laisse pas même le fruit
de ses recherches ; il ne demande rien, et il réussirait mieux que ceux qui sollici-
tent et obtiennent; on lui arrache des mains ses moyens de réussir qui n'émanent que de lui-même; car le prolétaire produit trop aux yeux de ces savants
repus et frappés d'impotence (**). Du reste, son indépendance loyale ferait rougir

___

(*) Voyez le *Catalogue* de Haller, et l'*Histoire de la médecine* de Sprengel.

(**) Exemple de la position exceptionnelle d'un citoyen dans son propre pays. Les tribunaux de
la capitale ont décidé en décembre 1840, qu'ayant vendu en 1831 mon *Cours élémentaire d'agriculture et d'économie rurale à l'usage des écoles primaires*, pour la somme de 1,500 fr., sans parler

et sourciller sans doute ces libéraux officiels chargés du département de l'opposition littéraire, et dont le rôle est de donner, dans la presse ou à la tribune, la ré-
plique aux ministres à portefeuille, par quelques uns scientifiques ou autres, que
le lendemain les mille trompettes, étouffent quand ils sont par trop entachés
de maladresse, ou traduisent en moins mauvais français; malheureux comédiens de
la naissance de l'empire, ils ont plus fait pour arrêter le progrès qui les aurait
débordés bien vite, que tous les mauvais vouloirs de nos plus mauvais gouver-
nements.

Ce livre les remue déjà un peu au sein de leur paresse; l'auteur les connaît trop
bien, eux et leurs ressources, pour ne pas s'attendre d'avance à ce résultat-là. Oh!
combien je vais délier la bourse des fonds Montyon et des fonds secrets destinés
à l'encouragement des sciences! Oh! que de gens désœuvrés à qui je vais procurer
du travail et des ressources, des sujets de thèse et de bouts de notes destinées au
feuilleton hebdomadaire? O mon beau pays! que de tripotages tu couvres de l'aile
de ton génie; que de mensonges et de réputations usurpées tu payes de tes deniers
comptants! Mais qu'importe? ton soleil, malgré ces vilaines ombres, n'est-il pas
le plus beau soleil du monde? Son éclat est si magique, que l'habit de bure y
brille encore plus que l'oripeau. Oh! que l'on te pardonne tes parasites, quand on
dévore ce bon pain que tu permets de gagner à la sueur de son front; on t'aime
tant alors, qu'on oublie de se plaindre, pour ne plus penser qu'à te mieux servir
quand même.

Dans ce nouvel ouvrage, fruit de plusieurs années de recherches et de travaux,
nous sommes arrivé, d'inductions en inductions, à fixer les termes du problème de
la santé et de la maladie, et partant à simplifier ceux du problème de la médication
et du traitement. Pour nous comprendre, il est nécessaire de nous lire d'un bout à
l'autre, car tout s'enchaîne dans ce livre, d'après la méthode des démonstrations.
Nous aurions pu donner une plus grande extension à nos preuves et multiplier davantage les citations de faits de détails. Mais nous aurions accumulé ainsi les matériaux de quatre ou cinq volumes; et notre position ne nous permet pas ce luxe-là.
Le même motif a imposé des bornes restreintes à l'envie que nous avions de figurer tout ce que nous avions à décrire. Nous savons d'avance de la part de qui ces
aveux nous mériteront indulgence, et quelle sorte de gens ils mettront en verve de
sévérité et de reproches; ne sommes-nous pas coupables, aux yeux de ces derniers,
de repousser du pied la part du gâteau que la subvention jette à qui veut se baisser
pour en prendre? Avec ce crime sur la conscience, avons-nous droit de nous
plaindre et de récriminer? Aussi ces quelques mots étaient moins une plainte qu'un
avis et qu'une réponse anticipée à cette presse scientifique, qui vient enfin de s'organiser en coteries serviles ou vénales, où l'attaque fait ses gorges chaudes en gros
caractères, fière du droit qu'elle s'arroge de n'admettre la réponse que par exploit

---

des éditions subséquentes, j'étais censé avoir vendu toutes ces éditions en même temps que la
première, et m'être dessaisi de tous mes droits à la propriété de mon ouvrage; en sorte que le
libraire Hachette en restait le propriétaire unique, ayant le droit de le réimprimer autant de fois
qu'il le jugerait convenable, sans même que les épreuves me fussent soumises. D'où on doit conclure que le tribunal a jugé implicitement qu'un libraire pouvait distribuer chaque année aux
élèves des écoles primaires, comme représentant l'état actuel de la science, un ouvrage arriéré, par
le premier traité, de sept, et, par les quatre autres, de treize années.

d'huissiers et qu'en lettres microscopiques, faisant ainsi de l'indépendance radicale..... contre ceux qui n'ont rien. Étrange pays de liberté, où la noble mission de la presse ruine l'homme probe, et s'accommode parfaitement de l'homme indélicat, qui, si mal famé qu'il soit du reste, peut se maintenir quinze ans de suite à la tête de ce haut apostolat, dont il fait souvent le plus vil des métiers.

Mais laissons de côté ces considérations accessoires à notre sujet, et reprenons la série des faits qui concernent les progrès des études médicales.

Si, comme nous en sommes convaincu, la démonstration que nous développons dans ce livre est exacte, la médecine cesse d'appartenir à une faculté distincte, et elle se confond d'emblée avec la physique, la chimie et l'histoire naturelle; tenant à ces trois sciences par toutes ses faces et contribuant au même tout. La médecine cesse d'être une science occulte, une profession d'aruspices et d'augures, inabordable aux profanes, et dont les pontifes ne peuvent se rencontrer sans rire ou sans s'injurier; un monopole dévolu aux adeptes, à l'exclusion et quelquefois au détriment de tous les autres. Chacun pourra devenir son médecin, au même titre que, sans diplôme, il peut devenir chimiste, physicien, minéralogiste, botaniste et zoologue. Notre médication et les médications succédanées sont trop simples pour que la pharmacie fasse fortune; nos principes sont trop abordables au vulgaire pour que le médecin ait tôt ou tard beaucoup de malades à visiter.

Est-ce que nous prétendrions ruiner et les pharmaciens et les médecins ! Dieu nous en garde; nous avons trop connu les tortures de la spoliation depuis vingt-cinq ans, pour que nous ayons jamais la pensée de spolier personne. Nous voulons au contraire que le médecin devienne magistrat, au lieu d'être un marchand de santé à tant la visite; que le pharmacien devienne le dépositaire officiel des médicaments, au lieu d'être un marchand de drogues et de remèdes secrets. Nous voulons que ce corps médical, que l'anarchie corrompt et déchire aujourd'hui, soit une grande et vaste magistrature, relevant d'elle-même et de ses votes, une hiérarchie savante et bienfaisante, chargée, aux frais de l'Etat, de veiller sur la salubrité publique, sur la santé privée, sur les rapports moraux des sexes et des familles; sacerdoce tolérant, qui donnera gratuitement des secours à la souffrance, un appui à la faiblesse, des consolations aux peines du cœur, une meilleure direction aux aberrations de l'esprit, un père à l'orphelin, un protecteur à la veuve, un encouragement aux talents naissants, une destination à chaque genre de mérite, un objet légitime à chaque passion, un bon conseil à qui se trompe, un pardon qui réhabilite à qui a failli. Belle et sainte institution qui enveloppera d'un réseau protecteur et vivifiant les institutions humaines, dont l'égoïsme et le besoin rongent chaque jour les mailles une à une, et qu'ils dévorent jusqu'à la moelle.

Considérez donc, du fond de vos consciences d'honnêtes gens, l'état de délabrement dans la fange duquel gisent vos institutions médicales. Comparez la générosité des sentiments de l'élève avec la sordide cupidité du médecin parvenu: quelle immense révolution il s'opère dans l'âme du même homme, dès qu'il a franchi le seuil du sanctuaire et qu'il a été initié à tous les secrets du métier. On vous a faits commerçants surtout, savants un peu et bien vite, et l'on vous lance dans la carrière, seuls et livrés à vous-mêmes, pour chercher fortune à la manière de ceux qui vous y ont devancés. La santé des malades est au pillage; on s'arrache la clientèle comme un morceau de pain; on rançonne le riche, on pressure le pauvre ; on soigne au prorata de la fortune ; qui n'a rien à donner n'a pas de secours à attendre ; et s'il arrive que quelques médecins se dévouent, dans l'expansion de leur zèle, aux consultations gratuites, on les prendrait volontiers pour de faux confrères et des gâte-métiers. Nos hôpitaux ne suffisent plus au nombre des malades ; il faudra bientôt des protections pour y arriver. On refuse la porte à des malades au début, que l'on guérirait pourtant si vite ; on les voit revenir à la dernière extrémité, quand on a perdu tout espoir de les guérir. Les médecins les plus éclairés et les plus philanthropes de nos hospices sont liés par le *veto* incompétent d'un conseil qu'on leur donne pour tuteur ; la cure du malade ne marche que d'entraves en entraves ; il serait difficile au valétudinaire d'obtenir une orange dans tel hospice où l'on jette à pleines mains le sulfate de quinine ; le formulaire magistral, c'est le conseil des hôpitaux, et non la nature particulière du cas maladif, qui le détermine. Désordre et anarchie dans l'institution, cupidité dans l'exploitation, impuissance quand on veut faire le bien, toute-puissance et à l'abri de tout contrôle, sous le couvert d'un diplôme, quand on veut faire le mal. Est-ce un état qu'un pareil état ? Est-ce une science qu'un pareil jargon ? Est-ce une profession qu'un pareil métier ? Comment voulez-vous que les prétentions en soient exemptes de ridicule et les actes exempts de réprobation ? Le dernier des passants demande-t-il la pièce à qui il vient de secourir ? et le médecin met un prix exorbitant au moindre coup de lancette ; c'est à prendre ou à laisser ; payez ou mourez ; cela c'est si naturel, que personne ne se récrie !

On tonne contre les remèdes secrets, et chaque pharmacien est forcé d'avoir le sien ; autrement, et dans l'état actuel de la simplification du traitement, comment ferait-il pour faire face à ses affaires ? Les médecins ont leur traitement secret ; on en connaît qui font payer d'avance, jusqu'à cinq cents francs, l'espoir d'être guéri d'une gastrite, que notre médication guérit en deux jours pour une obole !

L'observation d'une maladie exigerait qu'on ne quittât plus le lit d'un malade ; que voulez-vous qu'observe un médecin d'hôpital, qui consacre deux heures à parcourir quatre à cinq salles, près de deux cents malades quelquefois, ne dirigeant son traitement que sur le rapport d'autrui ? L'élève interne, qui voit empirer le mal, reste lié par l'ordonnance et se garde bien de la modifier ; et quand, vingt-quatre heures après, revient le médecin, l'occasion a fui et le malade expire. Nos hôpitaux deviennent ainsi d'immenses charniers humains, parce que le médecin d'hôpital est forcé de faire de la clientèle pour vivre.

Le médecin probe s'est récrié contre tous ces scandales protégés par la loi du diplôme ; il a rougi de ressembler par son titre à des jongleurs patentés. Le médecin des campagnes, cette providence du pauvre et de l'orphelin, s'est demandé, en arrivant à Paris, ce qu'était devenue la sainteté de la médecine du bon vieux temps. Pour le calmer, crainte des élections, on a fait en vue de lui quelque chose ; et voici ce qu'on a fait : on a rendu les abords du sanctuaire escarpés et difficiles, sous prétexte d'écarter les incapables et les ignorants ; on a organisé par quartiers les médecins de Paris en comités chargés de veiller à la morale de la profession ; on a déchaîné la jalousie des pharmaciens hautement établis contre la pénurie des pharmaciens des petits quartiers de la capitale. On a fait du bruit, en riant sous cape ; et puis l'on n'a plus rien fait ; l'effet politique était produit.

Il s'est trouvé alors : 1° que les examens avaient été rendus impossibles, dans le but, non pas d'écarter les ignorants, mais de n'admettre que les fidèles ; 2° que les comités médicaux étaient devenus un auxiliaire de la police politique, exercée par les rivalités médicales ou les haines et les jalousies de métier ; 3° que ces poursuites de pharmaciens qui chauffent l'instruction judiciaire, avec le feu de leurs fourneaux, n'avaient d'autre résultat que de ruiner des établissements de longue date, où l'on vend les matières premières bien moins cher au peuple que chez les pharmaciens titrés. Déchaînement de passions mauvaises et cupides, voilà tout le mobile de cette tentative de réforme, qui est tombée même au premier coup d'essai ; tant l'esprit public s'est révolté contre ces mesures inquisitoriales et indignes du nom français.

Voulez-vous rendre de la dignité à votre profession, de la confiance à l'opinion des administrés, de la foi au malade dans la sainteté d'une institution qui se charge de venir à son secours ?

Je vais vous en donner les moyens infaillibles, écoutez-les ; ceux qui pourraient les adopter feront la sourde oreille ; ce ne sera pas moins un germe que j'aurai jeté sur le terrain qu'ils foulent aux pieds. Il germera, dès qu'ils l'auront perdu de vue, et qu'en dépit de leur mauvais vouloir, ils l'auront abandonné à la rosée du ciel et au repos de la terre.

1° Ainsi que toutes les autres sciences, la médecine doit tendre à vulgariser de plus en plus ses doctrines et ses moyens de les appliquer. La propagation indéfinie des lumières s'oppose à ce que la Faculté ait des adeptes et des arcanes. Les mathématiques et la chimie n'en ont plus.

2° L'enseignement de la médecine doit être libre, indépendant de tout contrôle autre que celui de la police de la cité. Tout médecin a droit de professer, les portes ouvertes ; le talent du professeur déterminera l'affluence ; les incapables parleront tout seuls, et nul règlement ne condamnera à les entendre.

3° L'État met, à la disposition gratuite de quiconque veut étudier, les amphithéâtres de dissection et les laboratoires de chimie, sous la direction et la surveillance de qui de droit. On n'en exclut que les oisifs, les turbulents et les incapables.

4° Le corps médical est une magistrature inamovible et salariée par l'État, et organisée sur le pied de la hiérarchie des autres magistratures, par rang de mérite et d'ancienneté.

5° Un médecin se rendrait coupable de concussion, en exigeant ou acceptant, de la part de l'administré, un salaire ou un équivalent.

6° Les médecins se nomment, entre eux, à toutes les places de leur compétence pour le service médical ou pharmaceutique.

7° Chaque année le corps médical choisit les juges des examens et des concours. À chaque examen ou concours, on tire au sort une liste de juges, qui décident à la majorité de deux tiers contre un tiers.

8° Les élèves en médecine, distribués par quartiers, sont affectés, au prorata du nombre des malades, au service des médecins de quartiers ; ils sont spécialement chargés, sous la surveillance et les ordres du médecin, de veiller auprès du malade, de tenir note des symptômes et des effets, pour servir à la rédaction de l'observation spéciale, et d'en référer au médecin, au moindre accident imprévu. Ils se relèvent mutuellement d'heure en heure, ou de quart en quart.

9° Chaque soir le médecin rend compte au comité de quartier, du nombre et de l'état de ses malades, pour se faire assister, s'il y a lieu, et soumettre son traitement au contrôle de ses supérieurs et de ses confrères.

10° Des médecins inspecteurs s'assurent chaque jour de la régularité du service, et en font leur rapport.

11° Le président du comité du quartier adresse, tous les huit jours, un rapport statistique au comité d'arrondissement, sur le service qu'il préside.

12° Les délégués d'arrondissement se réunissent chaque mois, au chef-lieu, pour discuter les éléments des rapports des comités, et aviser aux moyens de réformer les pratiques vicieuses et d'étouffer les abus à leur naissance.

13° Dès le moment que les résultats des observations sont dans le cas d'être traduits en règle générale, la délégation insère la formule motivée dans le *bulletin officiel*; la formule fait dès lors règle pour tous, jusqu'à ce qu'un nouveau vote basé sur de nouvelles observations ait permis de la modifier, de l'étendre ou de la restreindre.

14° Nul médecin n'a droit de s'écarter de la formule, dans l'exercice de ses fonctions, qu'après en avoir reçu l'autorisation du comité du quartier, qui motive sa permission au bas de la requête du médecin, et en expédie un double au comité d'arrondissement.

15° Le conseil médical est juge souverain de toutes les questions qui se rattachent à la salubrité et à la morale publique; il oppose son *veto* motivé à tout projet de loi ou ordonnance municipale, qui lui paraîtrait contraire à ces deux objets sacrés.

16° Sa mission est toute de dévouement et de charité; le médecin doit s'interdire tout moyen violent et de rigueur. Sa toute-puissance est dans l'indulgence et la discrétion; il soulage, il console, il réhabilite.

17° Les émoluments des médecins et pharmaciens seront réglés sur les bases les plus larges, mais par ordre hiérarchique, en sorte cependant que l'élève même ait la faculté de vivre, à l'abri d'une gêne qui nuirait autant à la régularité du service qu'aux progrès de son instruction.

18° Quelques centimes additionnels sur la cote personnelle suffiront amplement pour couvrir les nouveaux frais, dont cette institution nouvelle va grever le budget.

Ce projet n'est pas très-compliqué; il est bien facile à comprendre. Aimez-vous mieux l'état actuel du semblant d'institutions médicales, que la réalisation de ce projet? Dès ce moment je ne vous comprends plus; vous êtes dans le vertige des haines politiques, il faut vous plaindre encore plus que vous blâmer. Vous allez chaque soir applaudir Molière, et rire du Malade imaginaire et du Médecin malgré lui; Héraclite y pleurerait, en voyant des gens qui rient de ce qu'on laisse au hasard d'une profession bizarre et ridicule le soin de tuer les malades et de rendre malades les mieux portants.

Votre enseignement médical est rétrograde ou retardataire; car un professeur de Faculté a vingt ans devant lui, pour prêcher aux élèves une doctrine erronée et proscrire des découvertes qui ne sont pas de son goût.

La pratique de bien des médecins nécessiteux est un brigandage ; je me sers de ce mot que je maintiens envers tous et contre tous. Car indiquez-m'en un autre qui rende mieux la qualification d'un acte qui consiste à dire à un malade gravement compromis : « Vous n'avez pas cent écus à me donner, sortez d'ici, je n'ai rien à vous faire. » Dites-moi un mot moins sévère que le mien ; et je fais aussitôt du mien une éclatante amende honorable.

Non, vous ne pouvez plus endurer un pareil état de choses. Mais si vous y touchez le moins du monde autrement que je n'ai tenté de le faire, vous n'avez plus de médecins ; car vous les ruinez. Il faut donc que vous mainteniez une profession que vous condamnez, ou que vous opériez une belle et noble réforme.

Croyez-moi, décidez-vous à être réformateurs ; vous le voyez, les réformateurs ne sont pas des ogres ; il suffit de les entendre pour être de leur avis ; et voilà pourquoi l'on a tant fait pour vous empêcher de les entendre. O mes bons lecteurs, vous que l'on n'aura pas pu empêcher de me lire, avouez que l'on traite un peu en enfants nos frères et nos concitoyens. Je m'arrête, pour ne pas porter malheur à ce livre. Je l'ai rédigé au pied du lit des malades pauvres : je le place sous la sauvegarde de l'honnête homme riche : ceux-là m'en ont fourni la substance, que ceux-ci m'en assurent le succès ; ils auront propagé ce que je crois utile ; nous aurons tous fourni de la sorte notre contingent à une grande et heureuse innovation sociale.

FIN DE L'INTRODUCTION HISTORIQUE.

HISTOIRE NATURELLE

DE LA

SANTÉ ET DE LA MALADIE.

HISTOIRE NATURELLE

DE

LA SANTÉ ET DE LA MALADIE

CHEZ LES VÉGÉTAUX

ET CHEZ LES ANIMAUX EN GÉNÉRAL,

ET EN PARTICULIER

CHEZ L'HOMME.

1 (*). Nous connaissons les choses de ce monde, non par ce qu'elles sont en elles-mêmes, mais seulement par tout ce qu'elles ne sont pas ; en d'autres termes, nous ne les connaissons pas, nous les distinguons ; enfin nous ne les connaissons les unes que par les autres.

2. De là vient que nous ne saurions les désigner que par des contrastes et par des comparaisons, et que les mots d'une langue ne sont jamais que des antithèses ; en sorte que, dans le vocabulaire, chaque mot doit avoir au moins son corrélatif, et qu'il n'est pas un mot qui n'en suppose au moins un autre. L'inconnu seul ne tient à rien, et n'est représenté par rien.

3. Que signifierait *le plaisir* sans *la douleur*, *le bien* sans *le mal*, *la santé* sans *la maladie*, *la vie* sans *la mort?*

4. Figurez-vous cet homme primitif sorti de l'œuf couvé par

(*) Dans tout le cours de cet ouvrage, les chiffres arabes entre parenthèses renvoient aux alinéa.

1

la nature, et qui, en se dégageant librement de ses enveloppes, en brisant les portes de l'existence et de la vie, a salué sa
mère, non par des pleurs et des cris d'angoisses, mais par
des vagissements de triomphe et de joie. Son corps est déjà mo-
delé comme l'antiquité modelait ses génies ; il n'a de l'enfance
que les dimensions et les proportions ; il a les formes et la
force d'un autre âge. Il joue déjà avec son berceau, et le soulève de ses épaules et même de sa main ; son œil tendre et vif
est déjà le miroir de son âme et l'interprète de ses besoins et de
ses volontés ; ses mouvements sont des gestes ; et il parle avant
de bégayer. Il a cette raison innée qui, sans la parole, prend
le nom d'instinct ; il se rappelle et il prévoit ; il demande et il
refuse ; il tend les bras et il repousse ; il distingue qui le protége
et qui le menace ; il étouffe des monstres dans son berceau. A
peine a-t-on eu le temps de le voir enfant qu'il est déjà homme ;
soulevant des quartiers de rochers pour s'en faire un rempart,
déracinant des cèdres pour s'en construire une toiture, et ter-
rassant un lion, un léopard, un tigre, pour joncher sa couche de
leurs peaux, ou s'en faire une parure. La terre est riche de tout
ce qu'il aime et qu'il savoure ; il n'a qu'à baisser la main pour
récolter sa nourriture ; et sa nourriture est une manne,
qui, dans sa bouche, prend tous les goûts qu'il convoite, et
qui, arrivée une fois dans ses entrailles, passe comme un
baume dans son sang. Un jour une attraction nouvelle luit à
ses yeux, comme un éclair sur la terre ; dès lors cet être se
trouve deux au lieu d'être seul, et il s'aime deux fois plus
que la veille ; on dirait, pendant ses longues et délicieuses
nuits, que ses deux corps n'en font plus qu'un seul, dont tous
les membres sont tellement enlacés, qu'ils se confondent et
s'identifient. Ses veilles sont un jeu ; son sommeil, c'est de
l'amour ; son amour est une création d'un nouveau monde ;
le lendemain il est père, et bientôt il est roi ; roi par le droit
d'ancienneté et de l'âge ; roi de sujets semblables à lui. Père,
il grandit comme s'il était encore enfant ; chaque jour il ex-
hausse son toit, parce que sa tête est trop haute, et déracine
un chêne plus fort pour s'en faire une lance ou un aviron
d'une dimension plus grande. Où s'arrêterait cette existence ;

si l'atmosphère, qui l'enveloppe et le nourrit, reculait ses limites, et empiétait sur les autres sphères des cieux ? Le géant prendrait un jour de ses petites mains le disque de la lune, et le lancerait, comme un hommage de gloire, à son aïeul Saturne, ou à son père Jupiter ; car la loi de son développement ayant été une fois semée, comme un germe, dans le monde, son développement est indéfini, tant qu'il ne survient pas d'obstacle. Et s'il ne survient pas d'obstacle, par quel nom désignera-t-on cette série de fonctions, qui se succèdent sans s'épuiser, qui se renouvellent sans vieillir, ces mille accidents enfin qui ne forment qu'une unité ? unité qui n'est ni la mer, ni la terre, ni l'eau, ni la pierre, ni l'animal ? on dira : *c'est l'homme ;* toute la science, à cette époque, sera comprise dans ce mot-là.

5. Mais tout à coup un je ne sais quoi, un atome, un rien, se glisse entre les admirables rouages d'une aussi belle machine, et en dérange la régularité. C'est peu de chose, on le néglige ; ce rien s'aggrave, on y pense ; il se complique, on s'en inquiète. L'homme fort se surprend faible dès ce jour ; son trait manque le but, son dard s'arrête à demi-portée ; son œil distingue moins cet aigle que, du pied du Liban, il voyait auparavant prendre son vol sur le haut de l'Atlas, ou aux portes d'Hercule. Un ruisseau de feu ou de glace circule dans ses veines, et lui remonte au front. Sa pensée, jadis calme et limpide, bouillonne et se trouble, se heurte et se perd. Il repousse de la main ce qu'il attirait dans ses bras ; il recherche ce qu'il ignore ; il implore, lui qui dominait ; il a horreur de ce qu'il aimait ; il a besoin de ce qu'il méprisait ; sa nourriture lui pèse comme un caillou ; il lui semble qu'il dévorerait des cailloux, pour suppléer à l'impuissance de sa nourriture et pour retrouver l'appétit. Ses pieds se refusent à marcher, ses mains à le défendre ; son corps n'obéit plus à son âme ; il souffre comme l'animal qu'il avait blessé ; il devient immobile comme le roc qui tremblait sous ses pas ; il ne conçoit plus rien de grand, il ne procrée plus rien de fort ; tout ce qui émane de lui porte l'empreinte de la souffrance, de la faiblesse et de la douleur. Il n'est plus le *même homme ;*

et, dès ce moment, son langage se meuble de deux nouveaux mots, qui arrivent à la nomenclature, entourés chacun d'un long cortége de nouvelles idées et de nouveaux mots : il jouissait *de la santé*, il est en proie *à la maladie*. Il dévorait les *aliments* qui étaient sa conquête, il recherche les *remèdes* qui ajoutent à son tourment ; et, tôt ou tard, à la suite de tant de maux, la *mort* survient, non comme ce point imperceptible où devait finir naturellement le cadre d'une assez longue *vie*, mais comme un vainqueur barbare qui jugule un ennemi terrassé. Dès ce moment, voilà encore, dans le vocabulaire, deux autres mots nouveaux qui ne signifieraient rien l'un sans l'autre : la *vie* et la *mort*.

6. Or, d'où vient ce coup porté à cette forte charpente, et qui l'a ébranlée jusque dans ses fondements? D'où vient ce grain d'amertume qui a empoisonné la source de l'existence? D'où est survenu ce germe de mort, pour s'implanter ainsi en parasite sur les racines de la vie? Comment s'est brisée cette force, comment s'est humilié cet orgueil, comment s'est éteint ce flambeau, et s'est glacée cette flamme? Est-ce un Dieu irrité qui lui a lancé les flèches de son invisible colère? Est-ce un esprit ennemi que le malade a aspiré avec l'air? Ce mal est-il une création nouvelle de ses organes? Est-ce une aberration du jeu de ses fonctions? Le malade l'ignore : c'est le passant qui se le demande, en voyant ce cèdre couché sur la poussière, comme le plus humble roseau.

Où faut-il enfin, soit deviner, soit rechercher la nature et le principe de cette cause de tant de désordres? le principe de la cause qui apporte aux hommes les maladies et la mort (*)?

Tel est l'objet de cet ouvrage, modeste essai d'une nouvelle manière d'envisager une science qui s'occupe spécialement de nous, et que nous étudions malheureusement trop hors de nous.

(*) Ἀρχὴ τῆς αἰτίης τοῖσιν ἀνθρώποισι τῶν νούσωντε καὶ τοῦ θανάτου. Hipp., de *Vet. Medicinâ*.

7. Quoique ce travail ne soit, d'un bout à l'autre, qu'une seule démonstration, et que toutes les portions en découlent les unes des autres, en forme de corollaires, cependant il m'a paru susceptible d'être divisé en quatre parties distinctes, et parfaitement bien limitées :

Dans la PREMIÈRE PARTIE (*prolégomènes*), j'aurai à rechercher démonstrativement d'où nous vient la santé, et, par une conséquence nécessaire, d'où ne nous vient pas la maladie ;

Dans la DEUXIÈME PARTIE (*étiologie*), après avoir exposé, par l'analyse directe ou par l'analogie des faits observés, les causes naturelles des effets maladifs, je remonterai, par la synthèse, des effets décrits dans nos systèmes de nosologie, jusqu'à la détermination des causes de ces cas divers ; c'est-à-dire, je ferai, dans la seconde section de cette partie, la contre-épreuve, et si je puis m'exprimer ainsi, la synonymie de la première ;

Dans la TROISIÈME PARTIE (*thérapeutique*), je chercherai à appuyer les applications pratiques sur les principes de la théorie analytique ; et, après avoir dit d'où nous vient le mal, je n'aurai presque plus qu'à prendre la réciproque, pour en indiquer la médication et le remède ;

Dans la QUATRIÈME PARTIE (*pharmacopée*), soumettant la matière médicale aux principes précédents, j'évaluerai l'action directe ou indirecte des divers médicaments ; je traduirai le formulaire en système, et je tracerai par là au moins le plan d'une pharmacopée physiologique.

8. Ceci n'est point une prétention vers des résultats inattendus, ce n'est point le plan conçu, *à priori*, d'un nouveau genre d'études ; c'est le résumé réduit à sa plus simple expression de ce que j'ai à écrire. Que les théoriciens et les praticiens de profession, qui ne sont pas toujours bien disposés à voir un nouveau venu prendre à côté d'eux une place quelconque, suspendent jusqu'à la fin de l'ouvrage le blâme que la concision de ce résumé pourrait leur inspirer. Je ne prétends à rien qu'à être utile à autrui ; avec une telle prétention, on ne s'expose jamais à déplacer personne, et l'on a droit de compter sur l'indulgence de la rivalité.

PREMIÈRE PARTIE.

PROLÉGOMÈNES,

OU DÉMONSTRATION ANALYTIQUE DU PROBLÈME SUIVANT : D'OÙ NOUS VIENT LA SANTÉ ET D'OÙ NE NOUS VIENT PAS LA MALADIE?

9. Personne ne s'occupe moins de penser à la santé que celui qui la possède : c'est que la santé est notre état normal ; et en fait de tout état normal, on en jouit ou on le regrette, mais on ne s'en occupe pas. La philosophie seule s'occupe de tout, même de ce qu'elle possède, et encore mieux encore de ce qui est son œuvre et de ce qu'elle a conquis. Sa vie à elle, c'est l'analogie ; sa puissance, c'est l'observation ; sa plus douce causerie, c'est la démonstration. Que l'objet en soit la lumière ou les ombres, l'organisation ou l'inertie, le plaisir ou la souffrance, la santé ou la maladie, la vie ou la mort, tout est de son domaine, et elle ne reconnaît point de limites à son domaine ; tous ses biens sont en commun ; elle en partage la jouissance avec quiconque l'aime (*) ; elle chasse du temple les marchands, parce qu'ils sont accapareurs et exclusifs, et que chacun d'eux n'aime le progrès que pour l'enchaîner à sa profession, à sa boutique et à sa patente. Elle proclame toutes les intelligences aptes à la comprendre et à l'éclairer.

C'est d'elle que je tiens ma mission présente, comme c'est d'elle que j'ai tenu toutes mes missions passées ; et j'entre d'autant plus hardiment dans son sanctuaire pour la consulter sur la cause de nos douleurs, que moi, qui n'ai rien

(*) Τὰ τῶν φίλων (σοφῶν) κοῖνα.

de ce qu'elle chasse du temple, je me sens dans le cœur cet amour qu'elle réchauffe, et dans l'esprit cette patience qu'elle se plaît à couronner d'un succès.

J'en accepte l'augure, en abordant ce grave et solennel sujet.

J'ai intitulé cette première partie *prolégomènes;* c'est assez dire qu'elle n'est susceptible d'aucune division dichotomique, et qu'elle ne doit être qu'une série de propositions et de théorèmes, qui se déduisent les uns des autres, et se préparent ou se confirment mutuellement.

THÉORÈME PREMIER.

UN ÊTRE VIVANT, QUELQUE COMPLIQUÉE QU'EN SOIT LA STRUCTURE, PLANTE, ANIMAL OU
HOMME, EST UNE UNITÉ.

10. Une unité est un tout, qui n'implique une idée simple, et, pour ainsi dire, indécomposable, que par l'ordre et l'arrangement que conservent entre elles toutes ses parties. Supprimez une de ses parties appréciables à la vue et essentielles à sa composition, intervertissez l'ordre dans lequel elles s'arrangent d'elles-mêmes ; et le tout change de nom, parce qu'il change de destination et de nature.

11. Or, ce qui est vrai de la nature inerte est bien plus sensiblement vrai de la nature organisée. Tout ce qui compose l'être organisé concourt à son développement et y participe; tout contribue à sa vie générale et en reçoit sa vie en particulier; la circulation, cet inextricable réseau qui enlace, dans ses mailles innombrables, le plus volumineux, comme le plus petit organe, la circulation active la digestion ; et la digestion à son tour alimente la circulation. La respiration anime la circulation de son souffle créateur ; et toutes les surfaces en contact avec l'air extérieur le respirent ou s'en imprègnent, pour organiser les fluides et régénérer ce qui s'était vicié. La vie rayonne et circule sans cesse du centre à la circonférence, et, sans changer de route, de la circonférence au centre. Parallèlement à cette circulation visible s'en opère

une autre plus rapide et plus subtile, qui porte dans les organes l'aptitude à s'assimiler les produits de la première, par un réseau aussi inextricable que l'autre ; réseau qui, comme l'autre, vient s'aboucher à toutes les surfaces et pénètre toutes les profondeurs. Ce fluide, prompt comme l'éclair, et qui semble participer de la nature de la foudre, transmet partout et à la fois les combinaisons de la sensibilité et de la pensée, conducteur à la fois et des impressions qu'il reçoit de la surface, et de la volonté qu'il reçoit de l'organe où la pensée élabore et traduit les impressions.

Sous cet unique rapport, et avec ces deux seuls éléments, car ils les possèdent également, la plante et l'animal sont une UNITÉ, sinon égale, du moins semblable ; ils sont organisés. Leurs différences tiennent à des modifications ; et ces modifications forment leur nature.

12. SCHOLIE. Tout être organisé, plante et animal, si simple que soit sa structure, depuis ce produit dont la figure se trace en faisant pivoter le compas, jusqu'à celui dont on ne saurait représenter les détails qu'à l'aide des procédés les plus délicats de l'art graphique, élabore, sous l'influence du système nerveux, les produits que l'aspiration et la digestion ont fait passer dans le torrent de la circulation (*).

THÉORÈME II.

TOUT ÊTRE ORGANISÉ, PLANTE, ANIMAL OU HOMME, PEUT ÊTRE CONSIDÉRÉ COMME UN SEUL ET UNIQUE ORGANE QUI SE COMPLIQUE EN SE DÉVELOPPANT.

13. L'homme est le développement d'un œuf, comme la plante est le développement d'une graine ; et l'œuf et la graine, surtout dans le voisinage de la fécondation, présentent entre eux tant d'analogie, que l'œil le plus exercé les prendrait facilement l'un pour l'autre, s'il n'en connaissait

(*) *Voyez*, pour la démonstration plus étendue, le *Nouveau Système de physiologie végétale et de botanique*, et la deuxième édition du *Nouveau Système de chimie organique*, 3ᵉ partie, tome 3, 1838.

d'avance l'origine. Dans le principe, l'amnios ou albumen semble l'embryon du chorion ; tant il est réduit à une structure simple, et tant le chorion est infiltré de sucs albumineux et épaissis ! et le véritable embryon ne commence à paraître dans l'amnios, comme le jaune dans l'œuf de poule, que lorsque le chorion, plus ou moins complétement sacrifié au développement de l'amnios, joue moins le rôle d'un organe en fonction que celui d'une enveloppe protectrice, d'une coquille élastique et ramollie. Dans le tissu de l'ovaire, d'où l'acte de la fécondation doit tôt ou tard l'extraire, l'œuf de l'homme n'est qu'une vésicule imperforée, vésicule innominée et enchatonnée, comme la dernière des vésicules du tissu adipeux. La chimie la plus délicate n'y découvrirait pas même d'autres éléments.

Tracez au compas trois cercles concentriques, unissez le second au premier, et le troisième ou plus interne au second, par un double trait ; nommez le plus grand *chorion*, le moyen *amnios* et le plus petit *embryon*, vous aurez sous les yeux toute la topographie et le germe d'où doit sortir le roi de l'univers.

La fécondation vient extraire ce globule de l'ovaire, pour l'implanter en parasite sur une surface nourricière, sur la surface de l'utérus. Le chorion, avec son placenta qui lui sert de ventouse et de poumon, élabore les sucs qu'il aspire, et les transmet, par la chalaze, à l'amnios qui les élabore à son tour, pour les transmettre, par le cordon ombilical, à l'embryon ; et quand ces deux enveloppes ont fait leur temps et rempli leur cadre, et que l'embryon, mieux formé et ayant parcouru toutes les phases du développement fœtal, a besoin de plus d'espace et de plus d'air, ses enveloppes crèvent, et l'embryon n'est plus séparé de l'atmosphère que par sa surface cutanée qui est le chorion et l'amnios de la vie extra-utérine ; enveloppe qui protége celle qui la repousse et doit la remplacer ; enveloppe caduque par fractions journalières, qui tombe et se renouvelle chaque jour. Mais l'embryon, cette vésicule si simple de structure et de linéament, vésicule sphérique et limpide, comme une bulle d'écume, ne vient d'arriver

à la complication des formes du fœtus qu'en se cloisonnant,
pour ainsi dire, à l'intérieur par un nombre assez restreint de
vésicules, qui plus tard se cloisonnent à leur tour, et ainsi de
suite, jusqu'à ce que chacune de ces vésicules, devenant plus opaque, nous cache son origine et prenne un autre nom ; vésicules
qui poussent à l'intérieur, et prennent plus tard le nom d'*organes* et de *viscères;* vésicules qui poussent à l'extérieur,
en forme de tubercules, et prennent plus tard le nom de *membres* ou *appendices;* organes ou membres qui échangent
entre eux le bienfait de la nutrition, par les communications
de la circulation, et celui de la sensibilité qui fait la vie, par les
communications plus promptes de l'inextricable réseau du système nerveux. Nutrition et sensibilité qui se supposent l'une
l'autre ; effets et causes tour à tour ; grand cercle d'influences
réciproques, où l'on ne saurait dire que l'un commence et
que l'autre finit ! Si, après être remontés ainsi de l'embryon
à l'homme, nous cherchons par la pensée à redescendre de
l'homme complet à l'image de son germe, dans le but de ren-
fermer ce cadre de cinq à six pieds de haut, par des déductions
successives, dans une dimension dont la petitesse commence
à ne plus se prêter facilement à la portée de notre vue ; que
nous évidions, pour ainsi dire, chaque organe actuel pour
nous le représenter dans toutes les phases de son développement antérieur ; il nous sera facile, par la synthèse, d'arriver
au même résultat que l'analyse nous avait fourni, et de voir,
peu à peu, comme par l'effet d'une fantasmagorie qui, tour à
tour, et par le simple jeu du même emboîtement, réduit le
géant à la dimension du ciron, et développe le ciron jusqu'aux dimensions du géant ; de voir, dis-je, cet homme, cette
machine si compliquée dans sa structure, si puissante par ses
leviers, si forte par sa solidité, si gracieuse par la variété
de ses formes et par la souplesse de ses mouvements, se réduire, sans rien changer de son cadre que les dimensions,
à la simplicité d'une vésicule, dans le sein et sur les parois de
laquelle sont implantées d'autres vésicules, sur les parois desquelles peuvent se développer d'autres vésicules à leur tour,
et ainsi de suite, du dehors au dedans, quand on dissèque,

et qu'on observe cette série d'emboîtements, qui se développent du dedans au dehors.

En sorte que l'unité est organisée comme chacune de ses parties, et dans le principe en affecte la forme ; et que son embryon dans l'œuf fécondé ressemble d'abord à une de ses glandes futures, et que l'homme a débuté avec la forme de son rein. Unité organisée, qui n'est qu'une complication d'organes ; comme le sont tous les organes dont elle se compose, depuis le plus grand jusqu'au plus petit ; organe général, enfin, qu'on ne peut scinder que par la pensée et par l'abstraction ; aussi simple dans son unité que le plus petit de ceux dont il se compose, et qui, dans leur petitesse, et lorsqu'on recule, pour les observer, les bornes de la vue, sont tout aussi compliqués que lui !

THÉORÈME III.

POUR TROUBLER LES FONCTIONS DE L'ÊTRE ORGANISÉ, SI COMPLIQUÉ QU'IL NOUS PARAISSE, IL SUFFIT QUE LE TROUBLE SE GLISSE DANS LA PLUS MINIME DE SES PARTIES, POURVU QUE CELLE-CI COMMUNIQUE VITALEMENT AVEC L'ÉCONOMIE GÉNÉRALE, PAR LA CIRCULATION ET LE SYSTÈME NERVEUX.

14. La démonstration, sur ce point, s'obtient d'une manière directe et tout expérimentale. Un simple poil qu'on nous arrache, à la plus éloignée même de nos extrémités, nous fait pousser un cri et nous met en fureur ; le diamètre d'un poil est tout au plus d'un dixième de millimètre. Une piqûre d'épingle, si peu profonde qu'elle soit, nous donne un commencement de fièvre, nous fait perdre le fil de nos idées ; et si la pointe imperceptible d'une aiguille introduit, dans les capillaires, le peu de saleté fermentescible qui est capable de s'attacher à elle, c'est un germe de mort qu'elle y a déposé. Ce germe se développe avec la rapidité de la circulation. La pointe d'une aiguille ! Que sera-ce de l'altération d'un organe qui se mesure sur de plus grandes dimensions ? La perte ou l'oblitération d'un membre, si accessoire qu'il soit, modifie plus ou moins profondément nos habitudes, nos goûts et le

caractère de nos idées. L'homme s'éveille à sa convalescence différent de ce qu'il était en s'endormant dans sa douleur. Son unité a été entamée ; elle a changé de physionomie, en perdant une de ses fractions ; elle a modifié son élaboration, faute de pouvoir la compléter avec le produit habituel de l'un de ses organes : c'est une nouvelle unité.

Mais s'il existe entre la partie affectée et l'économie générale un obstacle tel que la circulation sanguine, et partant nerveuse, si je puis m'exprimer ainsi, soit interceptée, le trouble de la première, dès ce moment, ne réagit plus sur la seconde : l'action seule d'une forte ligature réalise cette hypothèse ; l'extrémité liée semble ne plus appartenir à un corps vivant ; elle y tient encore, mais elle ne communique pas ; elle est contiguë et non participante ; elle est frappée d'une mort, qui ne sera qu'une léthargie, si vous levez l'obstacle assez vite, mais qui vise déjà à l'ecchymose et à la décomposition, si vous le maintenez. Les chairs passent, à vue d'œil, du rouge de l'inflammation au bleu de la décomposition et de la mortification ; elles se tuméfient par la stase des liquides dans la capacité des vaisseaux engorgés ; or, tout liquide fermente d'une manière anormale par le repos.

THÉORÈME IV.

LA VÉSICULE, C'EST-A-DIRE UNE ENVELOPPE EXTENSIBLE ET IMPERFORÉE A NOS MOYENS D'OBSERVATION, TENANT PAR UN HILE A LA PAROI INTERNE D'UNE VÉSICULE MATERNELLE, C'EST LE TYPE DE L'ORGANE GÉNÉRAL QUE NOUS NOMMONS INDIVIDU, AINSI QUE DE CHACUNE DE SES PARTIES, QUELLE QU'EN SOIT LA PLACE, LA DIMENSION ET L'AGE.

15. Le tissu des végétaux, en général, se prête beaucoup mieux à la démonstration directe de ce théorème que celui des animaux ; et on y découvre facilement, de dissection en dissection, que l'élément de leur organisation se réduit en dernière analyse, à une vésicule transparente, imperforée. Le cylindre à qui les premiers anatomistes avaient donné, sur la simple apparence, le nom de vaisseau et de trachée, n'est autre chose qu'une vésicule imperforée qui a pris son

accroissement en longueur, au lieu de le prendre dans tous les sens (*).

Mais chez les animaux la démonstration directe réussit tout aussi bien, dans un grand nombre de cas, et à l'égard de bien des tissus ; le tissu adipeux se prête très-bien à l'observation. Même, dans le fœtus, les tissus osseux, musculaire et nerveux ne laissent pas que d'apparaître distinctement avec la forme vésiculaire, plus ou moins ovoïde, plus ou moins allongée de chacun de leurs éléments, qui plus tard et sur l'adulte se présenteront à l'observation qui les dissèque et les morcelle, sous la forme d'apophyses et de filets musculaires ou nerveux. Il n'est pas un filet, pas une glande qui n'ait commencé par être une simple vésicule, mesurable seulement à nos verres grossissants ; et pas une vésicule qui n'ait commencé par être un globule imperceptible à nos moyens actuels d'observation, c'est-à-dire presque un point mathématique, un point sans dimensions appréciables.

THÉORÈME V.

TOUTE VÉSICULE SE DÉVELOPPE EN REPRODUISANT SON TYPE ; ELLE GRANDIT EN ENGENDRANT. SON DÉVELOPPEMENT N'EST QU'UNE SÉRIE INDÉFINIE DE GÉNÉRATIONS.

16. En suivant le développement d'un être organisé, végétal ou animal, depuis son état embryonnaire jusqu'à son état fœtal, c'est-à-dire depuis les premières phases de l'incubation jusqu'à une époque plus ou moins voisine de la parturition, ce que l'on peut faire en ayant à sa disposition une collection nombreuse d'œufs, que l'on dissèque successivement et à différents âges, on ne manque pas de se convaincre que l'organe le plus compacte, le plus considérable et le moins divisible à l'âge adulte, n'est parvenu à cette structure et à ces dimensions que par la reproduction indéfinie d'une vésicule engendrant à l'intérieur d'autres vésicules, qui engen-

(*) Voyez *Nouveau Système de physiologie végétale et de botanique.*

drent à leur tour d'autres vésicules, et ainsi de suite indéfiniment.

Cette reproduction peut avoir lieu, soit à l'extérieur, soit à l'intérieur : sur la surface interne ou sur la surface externe de la paroi de la vésicule maternelle. Dans le premier cas, la vésicule enfle et grossit dans toutes les dimensions ; dans le second cas, ou elle se bosselle, ou elle s'allonge ; et si ce développement à l'extérieur continue, on a sous les yeux des séries d'entre-nœuds ajoutés bout à bout ; on a un cylindre articulé, et divisé à chaque articulation par tout autant de diaphragmes doubles.

Afin de poursuivre cette étude rigoureusement et d'obtenir des résultats d'une incontestable précision, on prendra soin de dessiner et de mesurer tout ce qu'on observe : c'est le moyen de lier entre elles toutes les observations de détail, comme on lie une triangulation géodésique.

17. Corollaire. A l'instant où elle se prête le mieux à l'observation, chaque vésicule de nouvelle création tient évidemment, par un point de sa surface, à la paroi de la vésicule maternelle. Elle grandit en continuant à y tenir. Or, en faisant l'observation à rebours, pour ainsi dire, et en réduisant par la pensée l'organe le plus riche en ces nouvelles créations, et partant en réduisant proportionnellement et progressivement chacune de ces générations secondaires, chacune de ces vésicules de seconde, troisième, etc., création, on arrivera nécessairement à faire rentrer, pour ainsi dire, chaque vésicule secondaire, dans la paroi de la vésicule maternelle, en sorte que l'on concevra cette paroi comme composée et pavée de globules, tous aptes à recevoir le bienfait du développement, sous l'influence d'une impulsion quelconque.

Cependant tous les globules de la paroi vésiculaire ne se développent pas à la fois : et il en est beaucoup qui sommeillent éternellement. D'un autre côté, quand on examine l'organe adulte, on reconnaît que les globules de prédilection, que les globules qui ont reçu le bienfait de l'impulsion, conservent entre eux, chez les divers individus de la même espèce, toujours la même symétrie de position, et la même ressemblance de formes.

A quoi tient cette symétrie dans les effets, si ce n'est à une symétrie dans la cause? Quelle est donc cette cause qui apporte l'ordre et l'harmonie dans cette promiscuité de générations? Nous allons la rechercher dans les théorèmes suivants.

THÉORÈME VI.

TOUTE VÉSICULE, SOIT VÉGÉTALE, SOIT ANIMALE, RENFERME, A L'INTÉRIEUR DE SA PAROI, UNE OU PLUSIEURS SPIRES.

18. On ne connaissait l'existence de la spire, chez les animaux, que dans les longs tubes respiratoires des insectes; et, chez les végétaux, que dans ces longs vaisseaux du ligneux, que par analogie on nomma *trachées*, et que l'on considéra comme des organes respiratoires analogues aux trachées des insectes.

J'ai démontré, dans le *Nouveau Système de physiologie végétale*, que les trachées n'étaient que des cellules imperforées, qui se vident par l'âge ou par l'effet de la dissection; et que la spire, qui semble les distinguer de tous les autres organes, existe dans toute vésicule végétale, à quelque ordre qu'elle appartienne, et à quelque âge que la surprenne l'observation. Je l'ai figurée dans les grains de pollen, dans la fécule verte et même dans la fécule amylacée.

Dans le *Nouveau Système de chimie organique* (*), j'ai admis l'existence de la spire dans toutes les cellules animales; car je l'ai surprise dans les cylindres imperforés et vésiculaires qui forment l'élément du système musculaire, cylindres qui, dans le jeune âge, se présentent exactement comme les cellules du tissu cellulaire végétal. Plus tard, j'ai rencontré les mêmes spires parfaitement dessinées en saillies, dans les articulations des antennes de la larve jaune du *thrips* des crucifères, espèce du genre de celles que représentent les fig. 8, 9, 14,

(*) Tome 3, § 4431; atlas, pl. 18, fig. 13, 15, 16, 18; deuxième édition, 1838.

de la pl. 5 du présent ouvrage, puis dans les antennes des jeunes *Smynthurus viridis*, Lamk. (*Podura viridis*, Lin.), dans celles d'un puceron des vésicules de l'ormeau ; et enfin, dans les poils des mammifères, où je vais les décrire un peu plus en détail (*).

Toute pilosité, à quelque longueur qu'elle doive parvenir, se présente, à sa première apparition sur la peau, sous forme d'un simple petit tubercule, d'une petite tubérosité ampulliforme, que la pensée n'a pas de peine à ramener au type d'une vésicule imperforée, d'un globule de la plus petite dimension. Plus tard, c'est une vésicule cylindrique; et si l'on en réunissait un certain nombre en faisceaux, on aurait devant les yeux, par une coupe transversale, le plan de l'un de ces faisceaux composés, que les botanistes décorent du nom de vaisseaux ou trachées, dans le tissu des troncs et des feuilles.

L'analogie m'indiquait suffisamment l'existence de la spire simple ou composée dans la cavité de chacun de ces poils animaux. Mais ce n'est qu'assez tard, et par leur étude comparative, que j'en ai obtenu la preuve directe, et par le secours des yeux.

19. Le cheveu humain, observé au microscope, soit dans l'eau, soit dans l'huile, est si peu perméable à la lumière, qu'il ne laisse voir dans son intérieur qu'une ligne noire, qui semble en être le canal médullaire. En éloignant le porte-objet de manière que sa surface supérieure seule se trouve au foyer, on distingue sur sa surface une réticulation analogue à celle des feuilles, et dont les mailles prennent la direction en spirale. Ce sont ces mailles, indices de compartiments cellulaires, que l'observation a souvent prises pour des écailles, à l'époque où les phénomènes microscopiques n'avaient pas été soumis à une appréciation rigoureuse et fondée sur les lois de la vision. C'est là, en général, ce que l'on peut distinguer de plus net dans le cheveu de l'homme, de quelque couleur qu'il soit.

(*) *Voyez* mon travail *sur les poils* : *Gazette des Hôpitaux*, 4 août 1840, n° 91, deuxième série, page 561; feuilleton.

Cependant, si, à un grossissement de cent cinquante diamètres, même à l'aide du microscope simple, on observe un cheveu plongé dans une nappe d'eau, en l'éclairant par la lumière d'une lampe, et faisant jouer en divers sens le miroir, on parvient à mettre en relief les infiniment petits tours de spire que ce cylindre renferme.

Sur la laine d'agneau observée dans l'eau, on voit déjà quelque chose de plus sensible, quoique plus irrégulièrement espacé.

Le poil de la chèvre du Thibet, plus transparent, laisse lire cette disposition de ses spires irrégulières, qui, par une illusion d'optique, ont l'air de se dessiner en relief sur la surface du cylindre.

Mais la spire devient incontestable, lorsqu'on observe, dans une nappe d'huile, le poil de lapin, de lièvre, de castor, de taupe, de chat, et de rat surtout.

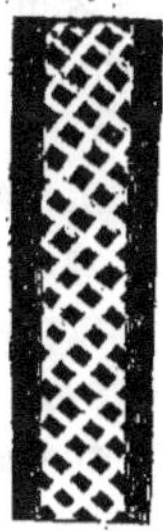

Les figures ci-jointes représentent les trois dimensions habituelles de la fourrure du castor; les deux plus gros sont deux tronçons des poils longs et roides qu'on nomme le *jarre* (fig. 1 et 2); le plus grêle (fig. 3) forme le *duvet*. Or, dans le plus gros (fig. 2), on distingue parfaitement bien une double spire qui s'y déroule avec la plus grande régularité. Dans le poil moyen (fig. 1), les tours de spire sont plus serrés et partant moins distincts les uns des autres.

Mais c'est dans le poil du rat ou de la taupe que la spire est plus abordable à l'œil. Les figures ci-jointes représentent un tronçon de poil de rat musqué; il paraît parqueté de losanges (fig. 4), qui ne sont que les espaces intermédiaires à l'entre-croissement des spires serrées qui se déroulent symétriquement à l'intérieur; et si, au lieu d'observer un de ces gros tronçons, on soumet au microscope la sommité du poil, et même du duvet (fig. 5), là on n'a plus sous les yeux qu'une seule spire qui, veuve de toutes celles qu'elle a laissées en arrière, déroule en tire-bouchon, dans l'intérieur de ce cône, ses tours lâches et espacés.

La cellule animale la plus distincte et la plus simple qu'il nous soit possible d'observer isolément, et sans le secours de la dissection, nous montre donc l'élément qu'il est facile de retrouver dans toute cellule végétale. Et comme nous avons rencontré la même spire dans la cellule élémentaire du muscle, dans celle du nerf, l'analogie nous fait une loi d'en admettre l'existence dans toute cellule animale, de quelque nature qu'elle soit, et à quelque ordre de fonctions qu'elle appartienne.

20. COROLLAIRE. Toute cellule organisée se compose donc de deux appareils également nécessaires à son élaboration et à son développement : d'une vésicule ou enveloppe externe, et d'une ou plusieurs spires internes.

THÉORÈME VII.

LA SPIRE EST L'ÉLÉMENT QUI PRÉSIDE AU DÉVELOPPEMENT DE LA VÉSICULE ORGANISÉE, ET
A LA SYMÉTRIE DE SES GÉNÉRATIONS.

21. Que l'on place dans l'eau d'un verre de montre, sous l'objectif du microscope, une conferve de nos ruisseaux, une conferve jeune et à peine sortie du germe, filament vert, qui, plus ténu qu'un cheveu, semble être tombé de la chevelure des naïades ; on distinguera, dans le sein de chacun de ses entrenœuds, un ruban vert, lisse, et qui se déroule en spirale, sans offrir, sur sa surface, le moindre accident qui dévie les rayons lumineux.

Le lendemain ou le surlendemain apparaît, dans le même entre-nœud, une nouvelle spire, qui, si elle prend sa direction en sens contraire, ne manque pas de s'aboucher à chaque tour avec la spire congénère, et présente bientôt un réseau dont les mailles en losanges, en carrés ou en portiques, selon l'âge et le développement de l'individu, sont dans le cas de faire prendre les divers individus, pour tout autant d'espèces distinctes et parfaitement bien caractérisées.

Mais ce qu'il est important de ne pas oublier de remarquer, c'est que, sur chaque entre-croisement, se forme un petit globule, qui a l'air d'être le clou au moyen duquel les deux spires se soudent en cet endroit.

Nous avons dit que tout organe, même le plus considérable, que tout individu, même le plus gigantesque, a débuté dans la vie sous les dimensions d'un globule; qu'il n'est, enfin, que ce globule progressivement développé; qu'en conséquence tout globule a par devers lui tout ce qu'il faut, sous le rapport du cadre, pour devenir, s'il en recevait l'impulsion fécondante, le mammouth ou le cèdre du Liban (16).

Le globule de chaque entre-croisement de la spire des conferves est donc un organe en germe; et si chacun de ces organes microscopiques venait à se développer, évidemment, pour en décrire la symétrie, nous n'aurions besoin que de reproduire, par le calcul, ou par une disposition directe, les entre-croisements de deux spires égales et de direction contraire.

D'un autre côté, nous avons établi que chacun des organes qui se développent, sur la paroi interne ou externe de la vésicule maternelle, a fait primitivement partie intégrante de la paroi elle-même, dont le tissu doit être considéré comme formé de globules disposés pariétalement (17). Il suit de toutes ces considérations, que les globules privilégiés qui se développent en organes sont ceux que féconde chaque entre-croisement, c'est-à-dire chaque baiser de deux spires, qui, se recherchant sans cesse et se fuyant toujours, jouent réciproquement le rôle de mâle et de femelle, autant de fois que le développement de la vésicule maternelle leur permet de se rencontrer.

Si vous désirez rendre cette démonstration pittoresque et manuelle, ayez à votre disposition un cylindre en bois d'une certaine longueur, fixez à sa base diverses paires de rubans de deux couleurs différentes, que vous enroulerez autour du cylindre, en sens opposés, par deux, par quatre, par six, avec une égale ou une inégale vitesse; et placez ensuite, à chaque entre-croisement de deux rubans de couleur différente, le signe quelconque d'un organe ; vous aurez dès lors sous les yeux le fil, si mystérieux jusque-là, qui trace la symétrie des organes appendiculaires d'un individu, et qui en dessine la charpente extérieure et intérieure. Avec deux rubans qui marchent dans deux sens opposés, et de la même vitesse, vous aurez la disposition alterne ; s'ils marchent d'une inégale vitesse, vous aurez la disposition en spirale à un rang ; avec quatre rubans qui marchent d'une égale vitesse, ce sera la disposition opposée, croisée à angle droit ; si la vitesse est inégale, on aura la spirale sur quatre rangs. Avec six rubans d'une égale vitesse, on aura des verticilles de trois organes, opposés chacun à chacun ; avec sept, huit, neuf, etc., paires de rubans, on aura des verticilles de sept, huit, neuf organes, et ainsi de suite.

Il me faudrait entrer dans trop de détails de pure anatomie, pour faire, à la structure des diverses classes de végétaux et d'animaux, l'application de cette théorie que la nature a traduite, sous nos yeux, en un fait observé ; je renverrai le lecteur aux développements que j'en ai donnés dans le *Nouveau Système de physiologie végétale et de botanique*, 1er vol. ; et dans la deuxième édition du *Nouveau Système de chimie organique*, 3e vol., 5e part.

Donnez-nous donc une vésicule organisée et animée de sa vitalité, dans le sein de laquelle se développent des spires de différents noms, et nous sommes en état de vous rendre le monde organisé, avec toute sa variété de formes, de structure et d'accidents.

THÉORÈME VIII.

LE PRODUIT DE L'ÉLABORATION D'UN ORGANE EST LA SOMME DES PRODUITS DE L'ÉLABORATION DES DIVERSES CELLULES ÉLÉMENTAIRES, QUI RENTRENT DANS SON ORGANISATION ET DONT IL SE COMPOSE.

22. Le tout, à quelque ordre d'êtres qu'il appartienne, n'est tel que par ses parties ; ôtez-lui-en une seule appréciable, vous en changez la nature, les dimensions et la puissance (14).

De même, un organe n'est pas un être idéal et indépendant des éléments organisés qui le composent ; cette idée seule impliquerait une absurdité et une contradiction dans les termes. Si l'on a recours à la dissection, on s'assure qu'un organe quelconque, vésicule d'une grande dimension, peut se dédoubler en plusieurs autres organes, vésicules secondaires et de moindre dimension, lesquelles peuvent se dédoubler en plusieurs autres organes vésiculaires tertiaires, etc., et ainsi de suite, jusqu'à l'organe élémentaire, vésicule de dernière formation, simple encore parce qu'elle est vierge, et où s'arrête la division, parce que là n'a pas commencé encore la génération. La plus grande a commencé comme la petite, et elle a fourni aux mêmes élaborations; elle en est la mère et l'aïeule à différents degrés; elle participe de sa nature, comme la cause génératrice participe de son produit; que dis-je? ce n'est plus elle qui produit, car elle a fait son temps et vise à l'âge inerte; son développement n'est plus que de la caducité; elle n'est plus que l'écorce qui revêt et qui protége tout ce qui élabore; et tout ce qui élabore, c'est le contenu, c'est ce qui est revêtu et protégé; or, de toutes ces divisions et subdivisions, nous verrons que c'est à la dernière seule, à la subdivision élémentaire, à la cellule indivisible seule, que cette qualité convient, d'une manière spéciale et exclusive. Ce sont ces milliers d'organes microscopiques qui élaborent les sucs; organes de même élaboration, par l'égalité de leur position, de leurs dimensions et de leur âge.

En un mot, toutes ces cellules microscopiques élaborent, puisqu'elles appartiennent à un tissu vivant; elles élaborent les mêmes produits, puisqu'elles sont égales et contiguës; l'organe général qui recueille ces produits, et les transmet à la circulation de l'individu, en est le réservoir commun et le véhicule. Le produit qu'il transmet est donc la somme de tous ces infiniment petits produits.

23. Corollaire. Si donc nous pouvons surprendre le mécanisme de l'élaboration de l'un de ces organes microscopiques, nous aurons par cela même connu le mécanisme de l'élaboration de l'organe composé : l'un n'étant que la somme de tous les autres réunis.

THÉORÈME IX.

24. Placez au soleil, sous une éprouvette remplie d'air atmosphérique mélangé d'acide carbonique, un certain nombre de conferves de nos ruisseaux, plongées dans une nappe d'eau, vous ne tarderez pas à voir l'eau monter un peu dans le tube ; et, si vous analysez le gaz, vous trouverez une diminution de l'acide carbonique et une augmentation d'oxygène. D'où l'on conclut que ces conferves (et tous les tissus végétaux verts se comportent de même dans les mêmes circonstances) absorbent l'acide carbonique, s'en assimilent le carbone et en dégagent l'oxygène. Augmentez le nombre de ces conferves, vous augmenterez l'activité de cette absorption et de cette élimination. Diminuez la cause, vous diminuerez les effets. En sorte qu'en réduisant par la pensée la conferve à son élément microscopique, à l'une de ces cellules simples qui composent un filament de conferve, en s'ajoutant bout à bout, nous serons nécessairement autorisés à dire d'elle ce que nous avons dit du tout : le résultat de l'élaboration générale de la masse de ces filaments n'étant que la somme des produits de ses éléments. La cellule microscopique aspire donc les gaz.

Que l'on place au foyer du microscope, dans une petite auge en verre remplie d'eau, un tube de *chara* préparé de la manière que nous l'avons expliqué dans le *Nouveau Système de physiologie végétale et de botanique*, tome 1, § 600. Ce tube est à lui seul une cellule gigantesque, et dans laquelle l'élaboration continue et se traduit par une circulation incessante des liquides qu'elle renferme, alors qu'elle a été isolée, le plus complétement possible, des tissus de l'individu végétal auquel elle tenait. Or, on voit que, tant que l'eau, dans laquelle vit cet organe isolé en individu, conserve sa pureté et son niveau, la circulation marche avec une régularité non interrompue. La moindre goutte d'un liquide non assimilable arrête tout à coup la circulation : l'organe est frappé de mort; et pourtant la paroi de l'organe est très-épaisse, et ne paraît pas avoir été le moins possible altérée par l'action de ce poison. Cette paroi absorbe donc, et transmet instantanément à l'intérieur le produit de cette absorption.

Que si le niveau de la nappe d'eau s'abaisse et que le tube soit presque en communication directe avec l'air extérieur, on voit que la circulation se ralentit, ce qui continue jusqu'à ce que l'eau ambiante soit sur le point d'être complétement évaporée. Dès ce moment la circulation hésite, oscille et finit par cesser. Bientôt le tube s'affaisse et agglutine sa moitié supérieure à la moitié inférieure, sans qu'il ait subi, dans sa structure, la moindre solution de continuité. Il s'est donc produit une exhalation du liquide, à travers les parois de la cellule.

Que si, à l'instant où le liquide commence à hésiter, on recouvre ce tube d'une nouvelle nappe d'eau, on voit tout à coup la circulation reprendre son cours, avec toute son ancienne énergie ; ce qui devient la contre-épreuve de ce que nous venons de dire sur sa faculté d'absorption.

Donc, la cellule végétale absorbe les gaz, les liquides, et les exhale tour à tour.

Nous obtiendrons facilement, à l'égard de la cellule animale, une démonstration presque aussi directe et aussi abordable à l'œil.

En effet, je crois avoir démontré, 1° que le phénomène de l'aspiration se traduit aux yeux, sous le microscope, par un mouvement visible d'attraction, qui fait que les corpuscules, flottant à la surface de la nappe d'eau, cheminent directement et parallèlement vers la surface aspirante ; 2° que celui de l'expiration, phénomène inhérent au premier, et qui en est la conséquence nécessaire, se traduit par des jets scintillants et comme lumineux qu'on ne saurait rendre par aucun trait possible, et que les micrographes ont presque toujours pris pour des cils vibratiles, pour des petits poils dans un état constant d'agitation. On observe très-bien ce double phénomène sur les organes respiratoires et utérins des mollusques.

par exemple des moules de nos rivières (*unio* et *anodonta*). Or, sur ces espèces d'animaux beaucoup plus vivaces que les autres, parce que leurs appareils, moins compliqués, se trouvent plongés habituellement dans l'eau, milieu plus conservateur de la vie que ne l'est l'atmosphère, sur ces espèces, dis-je, il est facile de s'assurer que cette faculté d'aspiration et d'expiration est inhérente à chaque cellule (même la plus petite, pourvu qu'elle soit intègre), qui compose le tissu respiratoire. Chaque lambeau, en effet, qu'on en détache se met en mouvement dans l'eau, aspire en attirant les corpuscules suspendus dans le liquide, et expire par des cils qui semblent s'agiter avec la rapidité de tout autant d'éclairs. Chaque lambeau est devenu un individu complet, dont la vie et le mouvement sont dans le cas de durer vingt-quatre heures.

Toute cellule d'un organe fonctionne donc comme l'organe général ; et toute cellule, à quelque ordre d'organe qu'elle appartienne, est douée de la faculté d'aspirer et d'expirer les gaz ou les liquides imprégnés de gaz.

THÉORÈME X.

LA CELLULE SUSCEPTIBLE DE DÉVELOPPEMENT ASPIRE LES GAZ, POUR LES ÉLABORER EN LIQUIDES ; PUIS LES LIQUIDES ET LES SELS, POUR LES ÉLABORER EN TISSUS.

25. Il est démontré, par les expériences eudiométriques, que tout tissu herbacé absorbe l'acide carbonique, sous l'influence de la lumière, et, en même temps, laisse dégager l'oxygène. Donc, de l'acide carbonique il s'approprie le carbone.

La nuit on obtient un résultat tout contraire ; le tissu herbacé absorbe l'oxygène, et dégage et l'azote et l'acide carbonique. Le résultat de cette expérience, s'il était réel, serait d'établir, entre l'aspiration diurne et l'expiration nocturne, une balance telle, qu'à la suite de l'exercice incessant de l'organe respiratoire, il ne resterait rien, dans les organes, pour le développement de nouveaux tissus ; ce qui n'est pas conforme aux idées que nous avons de la sagesse des lois naturelles. Il faut donc chercher une explication à l'anomalie. On doit distinguer, dans tout végétal, deux systèmes qui élaborent dans deux milieux différents ; l'un qui élabore à la lumière, et l'autre qui élabore dans l'ombre. Chaque organe réunit par ses deux surfaces, l'une supérieure et l'autre inférieure, ces deux systèmes à la fois ; mais les végétaux d'un ordre que nous considérons comme plus élevé, à cause de la complication de leur structure, possèdent ces deux systèmes d'une manière fort tranchée par leurs racines, qui ne végètent que dans l'ombre de la terre, et leurs rameaux, qui ne végètent que dans les airs. Il est évident que, puisque les organes foliacés ne sauraient végéter qu'à la lumière, ils sommeillent la nuit. Les racines, au contraire, qui se trouvent sans cesse dans les conditions nécessaires à leur développement souterrain, doivent élaborer sans la moindre discontinuité. Mais il existe, entre le système aérien et le système souterrain, un échange non interrompu de produits, par le véhicule de la circulation qui leur est commune. Admettons donc que les racines absorbent l'acide carbonique comme les feuilles ; elles l'absorbent la nuit comme le jour, et, la nuit comme le jour, elles transmettent au système aérien une circulation imprégnée de ce gaz. A la lumière, les feuilles éliminent l'oxygène de ce gaz, et l'expirent, après s'en être approprié le carbone. Mais la nuit, leur élaboration étant suspendue, elles doivent nécessairement rendre au dehors, tel qu'elles l'ont reçu, l'acide carbonique que l'afflux de la circulation accumule dans leurs organes respiratoires. L'acide carbonique qu'elles dégagent la nuit n'est donc que l'acide carbonique que leur transmettent les racines, et que, faute de lumière, le système aérien n'est plus apte à élaborer.

Quant aux animaux, les principales circonstances de leur respiration sont presque toutes appréciées de temps immémorial. On a toujours su que l'homme a besoin d'un air pur, pour respirer, et qu'il vicie, du produit de sa respiration, l'air qui l'enveloppe. Mais c'est dans ces derniers temps seulement, et depuis la découverte de la chimie pneumatique, que l'on a cherché à analyser ce phénomène d'une manière rigoureuse ; et le résultat le moins contestable que l'on ait obtenu, c'est que la respiration animale vicie l'air, en absorbant l'oxygène et y déversant l'acide carbonique ; en sorte que l'air ambiant ne se compose plus en définitive que d'azote et d'acide carbonique. Cependant il est un autre organe que celui de la respiration pulmonaire, et qui doit nécessairement absorber les gaz comme celui-ci ; je veux parler de la panse stomacale, qu'elle soit simple comme chez l'homme, ou multiple comme chez les ruminants. En effet, j'ai fait voir ailleurs (*) que la digestion stomacale est une fermentation saccharine et alcoolique d'abord, puis acétique, dont les produits sont d'un côté le chyme, qui, en se transformant en chyle, doit fournir les matériaux liquides du sang, et de l'autre un dégagement d'acide carbonique, lequel doit être réabsorbé par les parois stomacales, puisque, dans l'état normal, il n'est jamais éructé au dehors. Chez les ruminants, ce dégagement de gaz acide carbonique dans la panse stomacale s'opère quelquefois en si grande abondance, qu'il constitue, faute de pouvoir être absorbé par la paroi de la panse, et de s'échapper au dehors, le cas le plus fréquent de la maladie connue sous le nom de *météorisation* (**).

Quant à la peau, il est évident qu'elle absorbe l'air à son tour, d'une manière spéciale ; car, si on la recouvre d'un enduit gommeux, d'un enduit que le derme n'absorbe pas (comme il absorbe les corps gras), et qui, par conséquent, intercepte hermétiquement le contact de l'air, l'animal souffre, s'asphyxie, pour ainsi dire, par la peau, et ne saurait se guérir de cette maladie artificielle qu'en prenant au plus tôt un bain.

D'un autre côté il est incontestable que les tissus animaux absorbent les liquides, c'est-à-dire l'eau plus ou moins saturée de sels ou de substances organisatrices ; l'expérience la plus vulgaire est là pour nous le démontrer. Passons maintenant, du domaine des recherches physiologiques, dans celui de la chimie, et analysons ces divers phénomènes. La paroi de la cellule ligneuse, et de la cellule la moins compliquée du tissu cel-

(*) *Nouveau Système de chimie organique*, deuxième édition, tome 3, § 3624.
(**) De ce point de vue, l'estomac remplirait les fonctions de l'organe diurne des plantes, et le poumon celles de leur organe nocturne.

lulaire animal, se résout, à l'analyse élémentaire, en gaz oxygène et hydrogène, représentant les proportions de l'eau, et
en carbone plus ou moins en excès ; et laisse une quantité appréciable de cendres, qui se composent en principale partie de
potasse et de chaux. Les plus longs lavages, même à une eau
acidulée, ne parviennent jamais à dépouiller l'élément organique, de cet élément inorganique que l'incinération élimine.
Ces cendres étaient donc combinées avec la substance du tissu
organisé ; elles formaient l'un des éléments de son organisation. L'analyse démontre encore que ces deux éléments varient de proportions selon l'âge de l'organe ; et de nature, selon
la nature et partant le genre d'élaboration d'un organe. Plus
l'organe vieillit, plus l'élément inorganique augmente ; plus il
est jeune, plus l'élément organique liquide l'emporte en proportions. L'os le plus compacte, et le plus riche en carbonate et
en phosphate de chaux, a commencé par être une substance
cartilagineuse ; celle-ci par être une substance pulpeuse ; et
celle-ci, enfin, par être un simple liquide, dans lequel les sels
sont d'autant moins abondants, que sa formation est plus ré-
cente. Le liquide s'organise donc, il se cloisonne en vésicules,
par la combinaison des bases terreuses avec l'élément organique ; la paroi de la cellule est une combinaison enfin, dans
laquelle l'élément terreux joue le rôle de base, et l'élément organique celui d'acide.

Rappelons-nous, parallèlement à cette donnée, ce que nous
avons établi dans le Théorème VIII ; savoir, que toute vésicule
se développe dans le sein et sur la paroi d'une vésicule maternelle, que nous venons de voir absorbant le gaz et les liquides ;
et, évidemment, nous admettrons que le développement de la
vésicule de seconde génération a lieu par suite d'une élaboration des gaz et des liquides absorbés, par suite d'une combinaison intime, les uns avec les autres, des produits de l'aspiration
gazeuse et de l'aspiration liquide. Car la cellule organisée absorbe l'eau chargée de sels, le gaz acide carbonique, l'oxygène,
l'hydrogène, l'air atmosphérique ; et elle n'est elle-même, ainsi
que ses produits, que le résultat de l'association de deux éléments : 1° organique. = eau (oxygène et hydrogène) et car-

bone ; 2° inorganique=chaux, potasse, soude, fer, etc., ou ammoniaque (azote et hydrogène).

La cellule organisée n'est donc qu'un moule, qu'une matrice propre à combiner, en d'autres matrices également organisées, les matériaux de la terre et de l'air. Trouvez-moi la loi d'association de l'eau et du carbone avec les bases terreuses, et vous aurez trouvé la loi de la vie organisée, le laboratoire de l'organisation. Trouvez ensuite les lois qui président aux diverses combinaisons de ces éléments susceptibles d'entrer dans la composition d'une cellule organisée, et vous aurez produit du même coup les résultats divers de l'élaboration animale ou végétale ; vous pourrez à volonté créer la cellule qui élabore la gomme, celle qui, dans les mêmes circonstances, élabore l'albumine, celle qui élabore le chyme, celle qui élabore la bile, celle qui élabore le chyle, celle qui élabore le sang, et enfin, celle qui, dans les circonstances anormales, élabore le pus. Un peu plus ou un peu moins d'eau ou de carbone, d'oxygène ou d'hydrogène, un peu plus ou un peu moins de sels terreux ou de bases terreuses, variant sur une échelle indéfinie, voilà la vie organisée ; voilà la variété dans l'unité, l'infini dans le fini, la puissance dans la faiblesse, le visible dans l'invisible, le sentiment dans l'atome.

THÉORÈME XI.

LE DÉVELOPPEMENT ORGANISÉ NE SAURAIT AVOIR LIEU QU'A UNE CERTAINE TEMPÉRATURE, QUI A SES LIMITES VARIABLES, SELON LES ESPÈCES ET MÊME LES INDIVIDUS.

26. L'extrême froid glace les liquides organisateurs et rend les organes rigides et inertes ; aspiration et expiration, circulation et élaboration, tout est suspendu et paralysé. La vie a disparu sans retour, la forme seule est conservée à tout jamais, si les mêmes circonstances se conservent. Le froid, inhabile au développement et à la fermentation, doit maintenir les organes en l'état où il les trouve, et les y maintenir indéfiniment. Les mammouths antédiluviens sont conservés intacts sous les glaces du pôle ; ils ne se décomposent que lorsque leur tombe mil-

lénaire, charriée vers des climats plus doux, vient fondre aux rayons moins horizontaux d'un soleil moins pâle, qui les ressuscite à la décomposition.

L'extrême chaleur réduit en gaz d'abord et puis en cendres la cellule, l'organe, l'individu. Le froid concrète, le feu désorganise. En deçà et en delà d'une certaine température, mort par inertie, ou mort par décomposition. Dans l'un et dans l'autre cas rien n'est perdu, rien n'est anéanti pour la nature ; la matière ne fait que se modifier et que changer d'état ; c'est une transformation. Le carbone, l'hydrogène et l'oxygène, qui, sous l'influence d'une chaleur propice, s'étaient combinés en une vésicule élaborante et susceptible de reproduire son type par leur association progressive avec les sels terreux ou azotés, se combinent en eau, acide carbonique, oxyde de carbone, hydrogène carboné, etc., quand la chaleur dépasse les limites de l'organisation. La chaleur rentre comme quatrième élément dans l'organisation vésiculaire ; pour que la molécule s'organise (ce qui est sa cristallisation propre), il faut que l'atome de carbone, d'hydrogène, d'oxygène, soit enveloppé d'une couche de calorique favorable au maintien de cette association ; s'il y a soustraction de calorique, la molécule organisatrice cristallise comme l'eau ; s'il y a addition, la molécule organisatrice tend à s'évaporer, à se gazéifier et à combiner ses gaz à l'état naissant, comme le fait tout liquide qui a l'eau pour véhicule.

L'organisation est donc une forme de cristallisation que prend, à une certaine température, la combinaison ternaire de carbone, d'hydrogène et d'oxygène, en s'associant aux bases et aux sels ; la propriété distincte de cette cristallisation vésiculaire, c'est le développement indéfini, tant qu'elle se trouve placée dans les mêmes circonstances favorables. Ce développement sera d'autant plus lent, que la température approchera de plus près de la limite *minima*; il sera d'autant plus énergique, par conséquent, que la température sera plus près du *maxima*.

D'où il arrivera que l'espèce se modifiera à l'infini, selon le milieu où le hasard l'aura fait vivre. Les cellules se développant sur une plus ou moins grande échelle, selon que le calorique leur arrive à tel ou tel degré de température, il s'ensuit que la forme et la nature des produits varieront dans les mêmes limites ; or, la différence de la forme et des produits fait toute la différence des espèces.

27. SCHOLIE. On comprend facilement que nos moyens artificiels peuvent modifier grandement le milieu dans lequel nous vivons, et suppléer même à ce qui lui manque. Il suffit de se rappeler les effets du chauffage et des vêtements.

28. COROLLAIRE. Combinez ce théorème XI avec le théorème VII ; rappelez-vous le rôle que joue la spire dans le phénomène du développement, et vous aurez un élément de plus pour entrevoir la cause des différences individuelles ; différences qui peuvent se transmettre pendant une série de générations. Donnez-moi le climat, je vous donnerai les races ; donnez-moi les influences de la domesticité et du milieu, et je vous donnerai les familles et les individus.

THÉORÈME XII.

LA FACULTÉ D'ASPIRATION, INHÉRENTE A L'ORGANISATION DE LA CELLULE ÉLÉMENTAIRE, EST LA CAUSE MÉCANIQUE, AU MOYEN DE LAQUELLE S'OPÈRE ET LA SOUDURE NATURELLE DES CEL LULES ENTRE ELLES, POUR FORMER LE TISSU CELLULAIRE, ET LA SOUDURE ARTIFICIELLE DES ORGANES ENTRE EUX. QUI PREND LE NOM DE GREFFE VÉGÉTALE OU ANIMALE.

29. Deux cellules douées également de la faculté d'aspiration des gaz et des liquides ambiants doivent nécessairement se souder intimement ensemble, dès que la quantité de gaz et de liquide qui les sépare aura été absorbée par leur aspiration, et sur tous les points où cette absorption aura été complète ; car, dès le moment qu'il n'y a plus ni gaz ni liquide, il y a vide : or, le vide est impossible, physiquement parlant, entre deux tissus élastiques. Il faut que la pression exercée par les gaz et les liquides ambiants les rapproche en cet endroit. Cela est trop évident, en physique, pour que nous ayons besoin de le développer plus amplement. Les cellules contiguës, qui ne peuvent plus aspirer les gaz ou les liquides, doivent nécessairement s'aspirer elles-mêmes et se souder entre elles.

Or, nous avons dit (13) que l'organe le plus compliqué est

un agrégat, un composé de cellules de plus en plus élémentaires ; le tout doit donc se comporter, sur ce rapport, comme chacune de ses parties ; le tout, ou la moitié, ou le tiers, ou une fraction quelconque du tout.

Supposez, en effet, un organe ayant subi une plus ou moins profonde solution de continuité. Si vous rapprochez les deux sections par leurs surfaces homogènes, toutes les cellules, que le tranchant n'aura pas intéressées, conserveront leur faculté d'aspiration, s'aspireront et se souderont par leurs surfaces contiguës. Celles qui auront été désorganisées s'oblitéreront et se résoudront en gaz ou en liquides, que la circulation artificielle rejettera au dehors. Les portions de l'organe ainsi rapprochées mécaniquement se grefferont organiquement, et de deux parties étrangères il se formera un nouveau tout ; ce qui aura lieu toutes les fois que les deux surfaces seront composées de cellules de même aspiration, c'est-à-dire de même élaboration ; et l'organe composé se mettra ensuite à élaborer, comme s'il n'avait jamais cessé de conserver sa simplicité primitive ; car il sera, après comme avant l'opération, composé de cellules élémentaires, intègres et douées de toute leur vitalité.

THÉORÈME XIII.

LA DOUBLE FACULTÉ D'ASPIRATION OU D'EXPIRATION, DONT NOUS AVONS VU QUE LA CELLULE ORGANISÉE EST NATURELLEMENT DOUÉE, EST LA CAUSE UNIQUE DE LA CIRCULATION DES LIQUIDES QU'ELLE RENFERME ET DES LIQUIDES AMBIANTS.

30. Admettons qu'un pore de la cellule absorbe et aspire, s'approprie et s'assimile une molécule du liquide ambiant ; la molécule suivante viendra nécessairement prendre la place de la molécule absorbée ; les autres, par ordre et successivement, viendront prendre la place de celle-ci ; de là mouvement de toute la masse du liquide. Mais si l'aspiration continue, et que la masse du liquide soit contenue dans une capacité, de là circulation rétablie, jusqu'à ce que tout ait été absorbé par l'aspiration. J'entends par circulation un mou-

vement circulaire du liquide ; et ce mouvement circulaire a lieu dans le liquide, que celui-ci soit contenu dans une seule capacité, ou dans la capacité d'un réseau de canaux et de tubes.

Le même résultat aura lieu par suite de l'aspiration d'un gaz ou d'un liquide ; l'impulsion, en effet, produit, sur une masse de liquide, le même effet que le déplacement. Dans le premier cas, il se meut en vertu de la force qu'on lui communique ; dans le second, en vertu de la force de gravitation, qui fait l'équilibre des liquides.

Or l'aspiration, par la surface externe de la cellule, se traduit par une expiration à l'intérieur et sur le liquide de la cellule élaborante. Ce liquide intérieur doit donc s'ébranler et prendre un mouvement circulaire, sous l'impulsion de la molécule liquide que la cellule a prise, en aspirant, dans le liquide ambiant, et qu'elle a introduite dans sa capacité propre.

Mais, comme la cellule ne saurait pas aspirer, sans expirer tour à tour le trop-plein, l'expiration viendra ajouter encore, par son impulsion, au mouvement imprimé au liquide ambiant, par le déplacement qu'occasionne l'aspiration, et activer d'autant la circulation extérieure.

31. 1er COROLLAIRE. Combinons maintenant les solutions des deux théorèmes précédents. Supposons deux cellules plongées dans un liquide, et douées de la faculté d'aspiration, et partant d'expiration. Ces deux cellules, si elles aspirent avec une certaine énergie, se rapprocheront comme le feraient deux barques opposées, à la proue de chacune desquelles fonctionnerait une pompe aspirante. Le liquide sera refoulé par ce rapprochement incessant ; les deux parois opposées seront en contact ; de là adhérence intime. Qu'une troisième cellule survienne, aspirant de même, dans un sens contraire aux deux premières, elle se rapprochera de celles-ci par le même mécanisme ; et dès que le contact aura lieu, il y aura encore adhérence par trois points de surface, et nécessairement, entre les trois cellules, un canal. Supposez une nouvelle série de cellules qui surviennent, aspirent et s'ag-

glutinent avec les premières, il va se former un agrégat
de cellules et un réseau de lacunes qui, à la longue, et par
le rapprochement des points de contact, se traduiront en un
réseau de communications vasculaires, cylindriques, parce
qu'elles sont pleines de liquide et que leurs parois sont élastiques. Dès ce moment la circulation vasculaire est établie,
circulation qui apporte les liquides propres à l'aspiration,
et qui remporte les liquides expirés par chaque cellule, les
liquides de rebut.

32. Rappelons-nous (17) que les cellules naissent sur
les parois d'une cellule maternelle, et nous comprendrons
comment, étant ainsi à proximité les unes des autres, elles
doivent finir, en aspirant, par se rapprocher.

33. 2e COROLLAIRE. On doit supposer qu'il existe des tissus qui aspirent, plus activement que les autres, les liquides ou les gaz (l'aspiration des gaz imprime à la circulation une énergie plus grande). Les tissus ainsi organisés
prennent le nom de *tissus respiratoires*; c'est là que la
circulation semble commencer, parce que c'est là qu'elle
s'active et se ranime. Chez l'homme, comme chez tous les
animaux aériens, ce tissu est dans les poumons; les poumons sont le principe de la circulation; le cœur n'en est,
pour ainsi dire, que le reposoir; c'est un double vaisseau
plus musculaire que les vaisseaux qui en dérivent. On rencontre des animaux sans cœur, on n'en connait pas sans
organe respiratoire, sans branchie ou sans poumon.

34. 3e COROLLAIRE. Toute cellule cessant ses fonctions
par la dessiccation de ses parois (34), les gaz que les cellules aspirent ne sauraient leur arriver qu'à la faveur de
l'humidité. La cellule n'aspire que les liquides : elle n'aspire les gaz que dans le véhicule de l'eau. De là vient que
les branchies sont externes au corps dans le plus grand
nombre de cas, chez les animaux aquatiques, et que les poumons, profondément protégés chez les animaux aériens, ne
communiquent avec l'air extérieur qu'à travers une assez
longue capacité, sans cesse lubréfiée par le produit salivaire
de diverses glandes.

3

35. 4ᵉ Corollaire. Il doit existe divers centres de circulation dans un individu vivant. Ceci découle de l'idée que nous nous sommes faite du développement générateur des cellules. Chaque organe a donc une circulation qui lui est propre, dont il communique les produits aux organes contigus, par le véhicule de la circulation ambiante. La circulation sanguine, chez l'homme, n'est que la circulation commune aux centres divers des circulations particulières, circulations qui sont dans le cas d'affecter diverses couleurs distinctives de leur élaboration spéciale, jaune, bleue, verte, noire ou blanche, selon les organes élaborateurs. Le microscope met en évidence l'énoncé de ce corollaire. La circulation est noire dans la choroïde et les procès ciliaires de l'œil, jaune dans le tissu adipeux de l'homme., blanc rosé dans les tissus élémentaires des reins et autres glandes, gorge-de-pigeon et variable dans l'iris, noire, blonde ou rouge dans le tissu des cheveux, blanc de lait dans les aponévroses, les tendons, la tunique interne des veines et des artères, dans le cerveau, la substance des nerfs, etc.

Toutes ces circulations particulières s'alimentent et s'abreuvent dans la circulation générale, au moyen du hile de leur organe, qui aspire ce qui convient à son assimilation, et déverse, en expirant, dans le torrent circulatoire, son trop-plein et ce que l'organe ne sait pas s'assimiler.

36. 5ᵉ Corollaire. L'analyse chimique nous démontre que les vésicules varient de composition élémentaire, selon la nature des produits qu'elles élaborent; il faut donc admettre la réciproque, savoir que les produits de l'élaboration de la vésicule élémentaire varient de nature, selon les proportions des éléments qui rentrent dans la composition de leurs parois. Or, la paroi de toute vésicule se résout par l'analyse, en carbone, eau et sels; il suffit donc, pour faire varier les produits de l'élaboration d'une cellule ou vésicule organisée, de faire varier les proportions du carbone, de l'oxygène et de l'hydrogène, et puis de varier la nature des bases et des sels, pour déterminer une révolution d'élaboration dans la vésicule. De là vient que les produits d'une vésicule jeune

sont diamétralement opposés à ceux d'une vésicule âgée; que les produits d'une vésicule ligneuse n'ont presque plus rien de commun en apparence avec ceux d'une vésicule albumineuse. Cadre uniforme, développement égal; combinaison en proportions différentes, différence dans les résultats de l'élaboration.

Mais la vésicule n'élabore dans son sein que les gaz et les liquides qu'elle aspire dans le milieu qui l'enveloppe. Ce milieu est le même pour toutes les cellules de différente élaboration. Donc, chaque cellule opère, dans ce milieu, une sorte de triage, n'aspire que ce qu'elle doit élaborer, ou bien expire tout ce qu'elle ne peut s'assimiler. Donc les cellules ont diverses manières d'aspirer et d'opérer ce triage, différence d'aspiration que constitue la différence dans les proportions d'eau, de carbone et de bases qui rentrent dans la composition de la paroi aspirante. On concevra facilement que telle paroi donnera passage à des molécules que telle autre condensera sur sa surface externe, si l'on veut bien se représenter graphiquement la différence d'interstices moléculaires ou de pores que présentent nécessairement deux combinaisons, dans l'une desquelles la molécule intégrante serait formée d'une molécule de carbone et de quatre molécules d'eau, et dans l'autre desquelles la molécule de carbone ne serait associée qu'à trois molécules de l'hydrogène oxygéné; surtout si l'on place la molécule de carbone au centre des deux systèmes. Voyez ensuite de combien de manières ces interstices varient de diamètre, de forme, et partant de propriété pour aspirer et opérer leur triage, si la molécule centrale de carbone s'enveloppe de six, huit, douze, etc., molécules d'hydrogène et d'oxygène. Ces modifications, avec quelques éléments seulement, iraient à l'infini (*).

(*) Voyez *Nouveau Système de chimie organique*, deuxième édition, 5e volume, 4e partie.

THÉORÈME XIV.

TOUT LIQUIDE STAGNANT DANS UNE CELLULE DEVENUE INERTE FERMENTE D'UNE MANIÈRE CONTRAIRE AUX LOIS DE LA VITALITÉ; CE N'EST PLUS UN SUC NOURRICIER, C'EST UN POISON.

37. La vérité de cette proposition résulte de la vérité de la proposition inverse : tout liquide élaboré par une cellule douée de vitalité est un liquide qui contribue à son tour à la vie générale. Or, il est de la nature de tout liquide organique de ne jamais conserver sa nature actuelle. Tout liquide absorbe l'oxygène et les sucs organisateurs plus que tous les autres. Tout liquide organisateur et vital, exposé au contact de l'air, fermente, normalement s'il se trouve dans des circonstances normales ; anormalement, si les circonstances changent, ainsi que les conditions du milieu : fermentation qui est une modification dans la forme et dans la nature du liquide, parce que c'est une augmentation de sa substance aux dépens de l'air ; fermentation qui est une décomposition, si elle n'est pas un développement. Le sang qui fait notre chair, dans le torrent de la circulation, se change en pourriture au sortir de la veine ; il devient pus, s'il s'extravase sous nos téguments ou dans les tissus plus profonds ; car, sous les téguments, l'air lui arrive encore par l'influence et l'aspiration d'une paroi organisée.

THÉORÈME XV.

LA DÉSORGANISATION DE LA VÉSICULE ÉLÉMENTAIRE D'UN TISSU ORGANIQUE PEUT ÊTRE LE GERME DE L'EMPOISONNEMENT DES VÉSICULES CONGÉNÈRES, EMPOISONNEMENT CAPABLE DE GAGNER DE PROCHE EN PROCHE LES ORGANES D'UN AUTRE ORDRE DE FONCTIONS.

38. Nous avons établi (24) que la vésicule organisée et douée de vitalité a la propriété d'absorber, soit les liquides et gaz qui conviennent à son mode d'assimilation, soit ceux qui lui sont contraires et qui la tuent. D'un autre côté, nous avons dit (37) que, dès qu'une cellule n'élabore plus,

elle se désorganise, sous l'influence de ses sucs qui se décomposent, et qui visent à la putréfaction, dès le moment qu'elle ne se les assimile plus. Les produits de la fermentation, surtout ceux de la fermentation putride, sont un poison pour l'absorption.

Admettons donc qu'une seule cellule du corps humain se désorganise, dans un milieu incapable d'intercepter la communication des produits, il est évident que les produits de sa décomposition absorbés par la cellule congénère empoisonneront celle-ci, que les produits de l'empoisonnement de celle-ci seront absorbés par la suivante, et ainsi de suite, jusqu'à ce que tout l'organe spécial ait été envahi.

Mais cet organe lui-même n'est qu'une cellule plus composée que ses cellules élémentaires, par rapport à l'organe général, par rapport à l'individu. Cet organe communiquera ses produits désorganisateurs aux organes congénères, et finira par empoisonner l'individu en entier ; empoisonnement qui sera dans le cas de s'effectuer de proche en proche par simple contact, et même alors qu'il n'aurait pas lieu par le véhicule de la circulation. Seulement, dans ce cas, l'empoisonnement par contagion sera moins rapide.

En conséquence, le germe de la mort du géant peut se trouver dans le plus petit de ses atomes ; une goutte de liquide, une bouffée du gaz le plus subtil peut renverser le colosse. Une étincelle, en se communiquant d'atome à atome, de molécule à molécule, de poutre à poutre, de toiture à toiture, peut, selon l'agitation de l'air, embraser en un instant la cité reine, Babylone la grande ; et, comme l'a dit Pascal, un grain de sable était dans le cas d'arrêter toutes les conquêtes d'Alexandre.

39. 1er COROLLAIRE. Les cellules se partagent, ainsi que les individus, en deux catégories distinctes : celles qui commencent, et celles qui ont fini ; celles qui sont dans la toute-puissance de leur élaboration, et celles qui visent à la décadence. Les premières sont toujours internes, par rapport aux secondes qu'elles refoulent et repoussent au dehors. Les générations épuisent les mères. Voyez les Cochenilles qui

pondent où elles s'attachent sur l'écorce des végétaux vivants; leur gestation est un épuisement lent et gradué ; leurs petits grandissent dans leur ventre, qui s'enfle et se distend progressivement sous l'effort, et finit par devenir tout le corps, et par servir d'épiderme à la génération nouvelle; cet accouchement vivipare est un accouchement posthume; le ballon desséché crève pour mettre bas ce qu'il renfermait : telle est l'image et la traduction littérale du développement de nos organes, du développement *spiro-vésiculaire*.

Les organes caducs, évidemment, n'absorberont pas, comme les organes pleins de vie et de puissance; ils ne seront pas des véhicules de contagion aussi actifs que ceux-ci. Vous pouvez impunément manier l'acide arsénieux, les sels mercuriels, les poisons minéraux et organiques; l'épiderme de la main, surtout des mains calleuses, l'épiderme, organe caduc, est là pour protéger de toute contagion les tissus sous-jacents, les tissus animés de vitalité.

De même le derme, moins caduc et moins avancé en âge que l'épiderme, mais plus ancien que les tissus placés à une plus grande profondeur, le derme transmettra la contagion moins vite que les tissus plus intimes; de même, la cavité buccale, en contact plus prolongé et plus fréquent avec l'air, absorbera le poison et l'infection d'une manière moins prompte que les ouvertures anales et surtout vaginales : cette dernière, par la puissance de son aspiration, équivaudra, sous ce rapport, à la surface stomacale, et la surpassera même en sensibilité. On frémit à l'évaluation de la quantité nécessaire, pour commettre un empoisonnement par le contact de cet organe sexuel.

40. 2ᵉ COROLLAIRE. Un organe avance d'autant plus rapidement vers la caducité, qu'il est en contact plus immédiat avec l'air asmosphérique. A la suite d'une solution de continuité, les tissus profonds du tronc de l'arbre ou du corps de l'animal suintent le liquide de leurs cellules éventrées; et peu à peu la couche superficielle des cellules intègres s'épuise en transpirant, se dessèche en s'épuisant, et se change de nouveau en écorce et en épiderme, qui prennent peu à peu

tous les caractères de l'un et de l'autre genre d'organes normaux et protecteurs de tissus élaborants. Plus une cellule est en contact avec l'air, plus elle élabore; plus elle élabore, plus vite elle parcourt le cercle qui lui est tracé par son organisation; plus en conséquence elle marche vite vers la caducité. Vivre beaucoup, c'est vieillir vite, pour les organes, comme pour les individus.

THÉORÈME XVI.

UNE CELLULE ORGANISÉE A UN CADRE DE DÉVELOPPEMENT QU'ELLE NE SAURAIT FRANCHIR. DÈS QU'ELLE EN ATTEINT LES LIMITES, ELLE CESSE DE FONCTIONNER, ELLE MEURT.

41. Nous avons vu que, par une progression incessante, et sous l'influence de la température, les gaz s'associent en liquides, les liquides en tissus, qui deviennent de plus en plus rigides, durs, ligneux et osseux, en se combinant de plus en plus avec des bases terreuses et azotées. Nous avons établi encore que le développement a lieu du centre à la circonférence; que les tissus jeunes repoussent au dehors les tissus qui les ont engendrés, qui bientôt ne sont plus qu'une écorce qui protége et n'élabore plus, qu'un épiderme qui revêt et tombe ensuite en écailles. Or, plus un tissu est vieux, et par conséquent externe, plus il est riche en bases terreuses et pauvre en substances organisatrices; plus un tissu approche de cet état de caducité, moins donc il doit jouir de la puissance d'organisation qui le distinguait dans sa jeunesse, moins il apporte à la somme du développement continu. Le développement arrivé à son apogée doit donc aller en diminuant dans une proportion continue. Cette proportion est le cadre que la cellule, par l'effet de son organisation spéciale, avait à remplir.

Figurez-vous la vésicule maternelle élaborant, et par conséquent engendrant, par le développement intérieur des globules dont se composent ses parois. A une certaine époque, repoussée qu'elle est par sa nouvelle génération, elle n'en est plus que l'épiderme qui protége le contenu, et lui transmet, par sa perméabilité, les gaz et les liquides nécessaires à son élaboration. La première génération enfante à son tour, et tôt ou tard à son tour est repoussée par la génération deuxième qui émane de ses parois; elle vient donc tapisser à son tour, seconde couche d'épiderme, l'épiderme primitif, et altérer d'autant sa perméabilité, et par conséquent diminuer la dose des gaz et des liquides organisateurs, et de la chaleur organisatrice; elle diminue de deux degrés la puissance d'assimilation, la vitalité des générations cellulaires subséquentes. Or, toute diminution a une fin; le développement a donc ses limites, qui varient en raison du milieu, c'est-à-dire de la masse des matériaux que l'organe trouve à élaborer. L'organisation est de sa nature mortelle, elle doit avoir une fin; elle a son cadre à remplir.

42. Corollaire. L'individu n'étant que l'organe général, que l'ensemble harmonieux des organes, et chaque organe n'étant que l'ensemble des cellules, organes élémentaires de son tissu, ce que nous venons d'établir à l'égard de la cellule s'applique donc à l'individu.

THÉORÈME XVII.

LA CELLULE ORGANISÉE CONTINUE SON DÉVELOPPEMENT SANS INTERRUPTION ET SANS MODIFICATION, TANT QUE LES CIRCONSTANCES DU MILIEU AMBIANT RESTENT LES MÊMES.

43. Le développement est une loi, et non un caprice. S'il est dans les lois de la nature que l'atome d'oxygène se combine, en vésicule organisée, avec un certain nombre d'atomes d'hydrogène et de carbone, sous l'influence de tant de rayons de lumière et de chaleur, la combinaison devra nécessairement avoir lieu, dès que tous ces éléments seront en présence. Il faudrait que les propriétés des corps fussent des caprices, pour que la combinaison ne s'effectuât pas; ce qui est contradictoire dans les termes.

Donc, pour que les fonctions d'un organe se troublent, il faut que le milieu, dans lequel il puise ses éléments, se modifie, ou qu'un obstacle en intercepte la communication, ou qu'un agent destructeur désorganise la vésicule, et s'en approprie les principes organisateurs. Un organe ne se trouble pas de lui-même.

44. 1ᵉʳ COROLLAIRE. Si notre constitution atmosphérique venait à se modifier, un monde organisé nouveau succéderait à notre monde; la taille de l'animal s'amoindrirait ou s'agrandirait; l'imagination la plus hardie recule devant les conséquences que la logique a droit de tirer de cette simple induction.

45. 2ᵉ COROLLAIRE. Vivre, c'est se développer; mourir, c'est avoir atteint, soit naturellement, soit artificiellement, le terme du développement. Se développer, c'est élaborer les gaz en liquides, les liquides en tissus, par l'action de la vésicule organisée. La santé, c'est l'exercice régulier de ce développement; la maladie en est le trouble; la mort en est la cessation. La diversité des âges n'est qu'un déplacement de la direction du développement. Sous ce rapport, le vieillard se développe comme l'adulte; car tous les jours il perd, tous les jours il répare. Tous les jours ses tissus s'enrichissent de bases, et tendent à devenir osseux. Tout élabore en lui; rien ne repose. Tout repos, c'est la mort.

46. COROLLAIRE FINAL.

1° UN ORGANE NORMAL, PLACÉ DANS LES CONDITIONS NORMALES, NE PEUT QU'ÉLABORER NORMALEMENT; IL NE PEUT Y TOMBER MALADE, IL NE SAURAIT QU'Y VIEILLIR;

2° L'ORGANE SAIN N'ENGENDRE POINT SA MALADIE, IL LA REÇOIT DU DEHORS; IL NE TOMBE MALADE ET NE MEURT AVANT TERME QUE PAR ACCIDENT;

3° LA MALADIE N'EST PAS UN ÊTRE DE RAISON, UNE ENTITÉ IDÉALE; C'EST UN TROUBLE APPORTÉ DANS LES FONCTIONS D'UN ORGANE; C'EST UN OBSTACLE QUI S'OPPOSE A LA LOI DE L'ASSIMILATION ET DU DÉVELOPPEMENT; C'EST UN EFFET DONT LA CAUSE ACTIVE EST EXTERNE A L'ORGANE, QUI, DANS CE CAS, EST PUREMENT PASSIF;

4º SI L'ON CONNAISSAIT LA NATURE ET LE NOMBRE DE CES CAUSES EXTERNES DE TROUBLES INTÉRIEURS, ON AURAIT DÈS LORS LA PUISSANCE DE CONJURER LA MALADIE ET DE MAINTENIR OU DE RAMENER LA SANTÉ ; ET LA MÉDECINE SORTIRAIT DU DOMAINE DE L'EMPIRISME ET DE L'HYPOTHÈSE CONJECTURALE, POUR RENTRER DANS LE CADRE DES VRAIES SCIENCES D'OBSERVATION.

Nous allons nous livrer à l'étude de ces causes, dans la partie qui suit.

DEUXIÈME PARTIE.

ÉTIOLOGIE ET NOSOLOGIE (*),

OU RECHERCHE ANALYTIQUE ET SYNTHÉTIQUE DES CAUSES NATURELLES D'OU ÉMANE LA MALADIE. (*Causes morbipares.*)

47. La santé étant l'état normal d'une organisation incessante et d'un développement continu, la maladie, qui est l'état contraire, ne saurait être autrement définie que par une négation, ou un équivalent de négation ; c'est un trouble survenu dans les fonctions de l'un quelconque de nos organes, ou dans l'ensemble de tous ; c'est un arrêt partiel de développement et d'organisation, qui a pour symptôme la douleur ou la souffrance, pour effet, la contagion intestine, pour fin, la mort, c'est-à-dire l'arrêt de développement du tout ; terminaison dont le germe est souvent parti de la plus minime de ses parties. La maladie est une mort partielle, car c'est la désorganisation de l'un quelconque des organes élémentaires de l'organe général, que nous nommons *individu*. Donnez-moi une cellule malade, c'est-à-dire troublée dans ses fonctions, je vous la déclare désorganisée, c'est-à-dire frappée de mort. Si le ravage s'arrête là, l'individu en a peu la conscience, il n'est averti de la présence d'une cause de mort que par la gravité de ses effets. La cellule sous-jacente ou contiguë prend la place de la cellule désorganisée, qui finit par s'isoler d'elle, sous forme d'épiderme, à l'extérieur, et de mucus sur les surfaces internes ; les cellules saines ne

(*) *Étiologie*, de αἰτία (*aitia*), cause ; et *nosologie*, de νοῦσος (*nosos*), maladie : *Recherche des causes et du système des maladies.*

font pour ainsi dire que serrer leurs rangs ; et la vie continue le jeu de son admirable circulation, dans cette admirable création, que nous nommons organe. Mais si, par un de ces hasards que la science a la puissance d'apprécier, et non celle de prédire, la désorganisation se communique de proche en proche, de cellule en cellule ; que la première devienne pour la suivante l'officine et le véhicule de la contagion ; qu'elle cesse d'élaborer des sucs organisateurs, pour ne transmettre à l'absorption voisine que des produits de désorganisation et d'asphyxie ; l'invasion du mal s'étend par contagion, avec la rapidité de la circulation spéciale à l'organe dont fait partie la cellule infectante ; et pour que la mort ne soit pas la résultante de tous ces mouvements qui se croisent, se heurtent et se choquent en sens contraire de la santé, il faut que, soit l'art, à l'aide du fer, du feu ou de la médication, soit ce que nous appelons la nature, c'est-à-dire ce jeu régulier de lois qui se combinent à notre insu, vienne à temps couper les communications organiques, entre le foyer envahisseur de l'infection intestine et les portions adjacentes de l'organisation ; autrement, ce point microscopique que le désordre a atteint, serait le point de départ de la désorganisation générale.

Pour que l'art conjure ainsi le fléau, il faut qu'il en connaisse le siége ou la nature. Le siége, il peut l'apprécier à l'aide de ses sens ; la nature, c'est-à-dire la cause du mal, il la devine plus qu'il ne l'apprécie ; car cette étude rentre dans le domaine de l'observation et du raisonnement. Le siége de la maladie se révèle par des signes ou symptômes, par des phénomènes de coloration, ou des modifications de forme qui frappent les regards ; par des mouvements secrets que distingue, calcule et compare le toucher ; par des sons diversement accessibles à l'ouïe, et dont les vibrations sont caractéristiques du progrès et de l'étendue du mal. Quant au souffrant, il est averti du danger qui le menace par la douleur qui est le symptôme des surfaces, ou par la souffrance qui est celui des profondeurs : douleur vive, aiguë, mais passagère et pour ainsi dire caduque, comme tout ce qui est à la superficie des organes; souffrance profonde, intense et durable, comme tout ce qui pénètre et a son siége au centre même de l'organisation. Douleurs et souffrances, deux conditions ou plutôt deux peines que la nature impose au don qu'elle nous fait de vivre; deux symptômes qui nous préviennent de l'avenir, en nous torturant dans le présent; comme si la nature avait voulu nous forcer à vivre, en entourant la mort d'un cortége de souffrances. Car l'on s'attache à ce qui fatigue, pour repousser ce qui torture; et s'il advenait jamais que le désordre qui se glisse dans nos organes ne se décelât à nous que par des symptômes de plaisir ou même d'indifférence, ne pourrait-il pas se faire que l'espèce humaine, qui réduit tout au calcul, elle à qui le passé n'offre que des regrets, le présent que des peines, l'avenir que des doutes et des frayeurs; ne pourrait-il pas arriver, dis-je, que l'espèce humaine se laissât éteindre, s'il était doux ou facile de se laisser mourir?

Mais souffrir et être torturé, ce sont là des conséquences ordinaires des lois naturelles, contre lesquelles la nature elle-même nous ordonne de nous insurger, de toute la puissance de nos efforts et de notre intelligence, parce qu'elle nous ordonne de vivre, et qu'elle nous défend de mourir.

Elle nous punit, par la souffrance elle-même, de notre résignation à souffrir.

Le malade se lève alors et se roidit contre les obstacles; il repousse ce qui l'afflige, il appelle à son secours l'expérience de ceux qui l'ont devancé dans la carrière des souffrances, ou les lumières du sage qui, par la force du génie d'observation, a su transformer les données de l'expérience en un système qui constitue l'art. Art, sublime profession, quand elle n'est pas métier et marchandise! dont le berceau se confond avec celui de la civilisation même, et dont l'enfance pourtant semble se perpétuer d'âge en âge, sur le point principal, qui est celui de guérir. Car la cause de la maladie est encore aujourd'hui un ennemi que l'art est réduit à combattre dans l'ombre des hypothèses. L'art a fait d'immenses conquêtes dans la connaissance des effets maladifs; mais depuis les Asclépiades et

Hippocrate, il est aisé de s'en convaincre, il n'a pas fait un seul pas de plus vers la connaissance des causes réelles.

Ce sont ces causes que cet ouvrage a pour but spécial de rechercher.

48. Après avoir énuméré et reconnu la nature des causes de la maladie, par une voie toute nouvelle d'investigation, la démonstration exige, comme contre-épreuve et nouveau moyen de vérification, que, dans une deuxième section nous cherchions à confronter les effets décrits dans les nosographies, avec les causes que nous leurs aurons assignées dans la première section ; afin d'arriver à ce résultat qu'il n'est pas une seule espèce de cas maladifs, qui puisse ne pas être l'effet de l'une quelconque des causes que nous aurons reconnue. Or, comme la médecine jusqu'à ce jour ne s'est réellement arrêtée qu'à l'étude et à la classification des effets, cette deuxième section sera, pour ainsi dire, la synonymie de notre classification par les causes.

PREMIÈRE SECTION.

ÉTUDE ANALYTIQUE DES CAUSES NATURELLES DES MALADIES.
(*Étiologie.*)

49. La maladie ayant pour point de départ la cellule élémentaire, dont l'organisation et les fonctions microscopiques résument exactement et sous tous les rapports l'organisation générale (35), rien n'est plus propre à simplifier un travail de classification et de division systématique, que de prendre la cellule élémentaire, comme base d'une division.

Or nous avons exposé que la cellule élémentaire est un organe (ou **cristallisation vésiculaire**) doué de la propriété d'élaborer en liquides les gaz qu'elle aspire, de combiner en nouveaux tissus ses homogènes, les liquides qu'elle a élaborés ou ceux qu'elle absorbe, enfin d'exhaler les gaz et d'exsuder les liquides qu'elle a dépouillés des éléments nécessaires à son élaboration. Il est donc évident que pour classer les causes capables de porter le trouble dans les fonctions de l'individu, nous n'avons qu'à classer les causes qui sont dans le cas de porter le trouble dans les fonctions de la cellule.

50. La cellule étant organisée pour faire partie, ou bien des tissus qui président aux mouvements physiques soit musculaires, soit circulatoires, ou bien des tissus de cet ordre mystérieux où résident la perception et la pensée, deux actes de la combinaison desquels émane la volonté ; il s'ensuit qu'on peut classer d'abord les causes des maladies en CAUSES PHYSIQUES et CAUSES MORALES. Quant aux CAUSES PHYSIQUES, elles procèdent à leur œuvre de désordre et de mort : ou bien, en interceptant les matériaux destinés à l'aspiration ou à l'absorption (*ce sont là des causes de privation et de soustraction, causes privatives*) ; ou bien, en introduisant dans la cellule, par le véhicule de l'aspiration ou de l'absorption, des germes de décomposition pour les liquides, et de désorganisation pour les tissus (*causes désorganisatrices*) ; ou bien ce sont des causes qui détruisent l'unité vésiculaire, par des solutions de continuité, et par l'introduction, dans la capacité de la cellule, de liquides bruts qui ne seraient propres à l'élaboration de l'organe vésiculaire qu'à la suite d'un certain triage (*causes destructives et traumatiques*).

PREMIÈRE DIVISION.

Causes physiques des maladies.

51. Il faut entendre par causes physiques des maladies, celles dont la nature et la forme sont accessibles à nos sens, soit immédiatement et par l'effet direct de leurs propriétés caractéristiques, soit médiatement et par les éliminations du raisonnement et de l'analogie ; ce sont celles que nous pouvons percevoir ou nous représenter, et dont la mémoire peut garder le souvenir et l'idée sous une forme quelconque, forme visible, tactile, acoustique, sapide ou odorante. Les causes morales, au contraire, sont celles dont, faute d'un sixième sens assez subtil pour être capable de percevoir une

essence aussi subtile et aussi éthérée, notre nature terrestre et imparfaite ne saurait avoir une idée que par l'image de leurs effets.

Deux catégories de causes aussi puissantes, aussi actives l'une que l'autre, et qui, selon les circonstances, sont dans le cas de produire sur l'économie organique les mêmes résultats.

Une idée frappe aussi vite que le poison, elle frappe aussi vite que la foudre.

52. Les causes physiques, avons-nons dit (50), doivent être classées, sous le rapport qui nous occupe, en trois principaux groupes : 1° les causes privatives, ou qui interceptent les matériaux nécessaires à l'élaboration ; 2° les causes désorganisatrices, c'est-à-dire qui, par leur action chimique, décomposent les liquides organisateurs, ou désorganisent les parois de la membrane cellulaire ; 5° enfin, les causes destructives de la substance et de la forme des tissus (*causes mécaniques*) ; ce sont celles qui, par une solution quelconque de continuité, portent atteinte à l'unité de la cellule, et tranchent ainsi le fil, pour ainsi dire, de son élaboration, ou bien la transforment en une élaboration d'un autre caractère. Nous allons étudier ces causes de diverse nature, dans tout autant de chapitres spéciaux.

CHAPITRE PREMIER.

CAUSES PRIVATIVES DES MALADIES, OU CAUSES QUI AGISSENT, EN INTERCEPTANT LES MATÉRIAUX NÉCESSAIRES A L'ÉLABORATION DE LA CELLULE ORGANISÉE.

53. La cellule, cet élément de tout tissu organisé, ce germe de tout développement organique, ne saurait, avons-nous dit (52), élaborer et enfanter des cellules de même nature qu'elle, qu'en absorbant des gaz qu'elle transforme en liquides, des liquides qu'elle combine avec les sels en tissus. Mais son élaboration spéciale ne fonctionne que dans les limites d'un *minima* et d'un *maxima* de température, en deçà et au delà desquelles, elle ne rencontre qu'engourdisse-

ment ou désorganisation : la mort par la congélation des liquides ou la mort par la désorganisation des tissus (26).

Nous distinguerons trois genres principaux de causes privatives de maladie : les causes qui agissent en interceptant les gaz, *causes pneumatiques* ou *respiratoires;* les causes qui agissent en interceptant les liquides nutritifs, *causes diététiques* ou *digestives;* les causes qui agissent par l'abaissement ou l'élévation de la température, *causes thermaniques* (*).

PREMIER GENRE. — *Causes pneumatiques des maladies.*

54. L'air atmosphérique, c'est-à-dire cette enveloppe gazeuse, au centre de laquelle la terre est suspendue, par l'effet de sa pesanteur, cet air est l'élément et le principe de toute organisation. La plante et l'animal l'absorbent, se l'assimilent, l'élaborent et l'expirent; si simple que soit la structure de l'espèce, depuis la monade, ce point animal qui s'agite dans une goutte d'eau comme dans un océan, depuis le *byssus parietina*, ce globule végétal qui se propage par des globules, et tapisse nos murs de verdure, en ajoutant bout à bout ses générations d'infiniment petits, jusqu'à l'éléphant et à la baleine, ces deux colosses de la terre et de la mer, par la puissance de leur masse, jusqu'à l'homme enfin, ce colosse bien plus grand par la puissance de son intelligence, tout être organisé cesse de vivre, dès le moment qu'il cesse de respirer l'air actuel.

55. La respiration se compose de deux actes inséparables l'un de l'autre; l'un par lequel la cellule organisée aspire l'air qu'elle doit élaborer (*aspiration*), et l'autre par lequel elle expulse de son sein l'air qu'elle a dépouillé de ses principes assimilables (*expiration*). Il est évident que la cellule close et imperforée ne saurait ni aspirer, ni expirer toujours; dans le premier cas, elle crèverait; dans le second, elle s'épuise-

(*) *Pneumatiques*, de πνεῦμα, souffle de la respiration. — *Diététiques*, de δίαιτα, genre de vie, régime. — *Thermaniques*, de θερμαίνω, chauffer, réchauffer.

rait. Le jeu régulier de son élaboration spéciale exige que ses deux fonctions alternent régulièrement entre elles, et suivent, dans leurs mouvements, une espèce de rhythme, qui est le signe ainsi que le régulateur de l'état de santé, de l'état normal de l'individu.

56. L'analyse eudiométrique de l'air atmosphérique démontrerait une certaine invariabilité et une certaine uniformité dans les principes constituants de l'air, en quelque endroit de la terre et à quelque élévation que l'observation ait transporté ce moyen d'analyse. Il en résulterait que l'air atmosphérique serait un mélange constant ou une combinaison de 21 parties d'oxygène et 79 parties d'azote en poids, plus une quantité variable de vapeur d'eau, et une infiniment petite quantité d'acide carbonique, quantité plus variable encore que la première.

57. Il est sans aucun doute permis de considérer cette composition analytique, comme représentant l'état normal de l'air atmosphérique, celui qui suffit et qui convient le mieux au développement organisé. Mais il répugne à la logique et à l'observation, de l'admettre comme l'état constant et invariable d'un milieu qui est à chaque instant le réceptacle et l'excipient de tant et de si divers dégagements gazeux; l'expérience, sous ce rapport, avec tout son appareil graphique d'exactitude et de précision, a tort contre l'analogie.

Comment supposer, en effet, que l'air d'une salle de spectacle, à l'instant d'une représentation, soit aussi simple dans sa composition que celui de nos clairières? N'est-il pas contradictoire dans les termes d'admettre que l'air qu'on respire sur les bords des marais, à l'instant où leurs miasmes donnent les fièvres, ne se compose que des quatre éléments que nous respirons partout ailleurs pour le maintien de notre santé générale? Comment s'évanouiraient donc ces émanations ammoniacales, phosphorescentes, sulfureuses, hydrocyaniques, etc., que déchargent dans les airs par des milliers de bouches béantes, nos usines, nos manufactures, nos foyers, nos égouts, tout ce qui fermente et se décompose, tout ce qui

expire et restitue à l'air atmosphérique l'air désoxygéné,
imprégné de toutes les vapeurs qu'exhalent les surfaces respiratoires ? Pourquoi donc l'analyse ne les retrouvait-elle pas?
Cela venait de ce qu'elle n'avait pas eu la pensée d'abord
de s'en occuper. Elle commence à entrer dans cette voie,
depuis que nous l'en avons avertie, et à reconnaître que ses
premiers procédés n'avaient qu'une précision apparente et
de convention; en effet, pour évaluer les quantités respectives d'oxygène et d'azote, on avait recours soit à la détonation
électrique, soit à l'action du phosphore. Dans le premier cas,
on mélangeait au volume d'air employé une quantité d'hydrogène supérieure à 42 parties de ce volume; on faisait détoner l'eudiomètre, et l'on évaluait directement la quantité
d'oxygène par la quantité d'hydrogène transformée en eau ;
la quantité d'azote étant estimée par la différence, ou bien
en introduisant un bâton de phosphore dans l'éprouvette, pour
absorber l'oxygène et le transformer en acide phosphorique. La portion gazeuse non absorbée représentait un
mélange d'azote et d'acide carbonique; pour absorber ce
dernier, on employait une solution d'alcali fixe ; et l'analyse
n'allait pas loin. Le volume restant dégagé de son oxygène
par le phosphore ou la détonation, de son acide carbonique
par la potasse, ne pouvait être que de l'azote.

58. Or supposons que le volume d'air atmosphérique soumis à l'expérience eût renfermé, à l'état de combinaison
ou de mélange, d'autres éléments gazeux; examinons si, par
le mécanisme de ce procédé, l'analyse aurait été en état de
les surprendre. Quelques exemples nous mettront à même
d'apprécier la valeur de cette supposition. Admettons que l'air
renferme une certaine quantité d'ammoniaque libre; le phosphore se transformera en phosphate d'ammoniaque fixe, en
absorbant l'oxygène en même temps. Si l'ammoniaque existe
à l'état de sel alcalin et avec excès de base, le phosphore devenu acide phosphorique fixera ce sel, en le saturant et le
transformant en sel double à base d'ammoniaque. Mais dans
l'un et dans l'autre cas, cette quantité de gaz ammoniacal passera sur le compte de l'oxygène, à l'insu de l'expérimentateur.

Admettons l'existence dans l'air d'une émanation acide, de quelque nature que ce soit, cet acide passera sur le compte de l'acide carbonique, dans l'épreuve par la potasse. Enfin, les gaz que ce phosphore et la potasse n'auront pas absorbés, hydrogène sulfuré, carboné, oxyde de carbone, etc., sels neutres volatils, etc., tout cela passera sur le compte de l'azote, résidu de l'analyse, que l'analyse mesure et ne cherche plus à absorber ou à décomposer.

59. En conséquence l'air atmosphérique n'est pas, à tous les instants, aussi pur que semblait l'indiquer l'analyse eudiométrique ; sans doute l'existence de ces émanations dans l'air ne saurait être ni permanente ni invariable ; et il faut bien admettre que la puissance électrique du rayon solaire, que l'éclair qui sillonne l'immense eudiomètre atmosphérique, combine, décompose de mille manières diverses ces éléments déjà si divers entre eux ; pourquoi en serait-il, dans le récipient de l'air, autrement que dans les récipients de nos laboratoires ? Sans aucun doute. Ensuite l'air atmosphérique pourra être dépouillé de ces accidents de sa constitution : 1° par la pluie qui le lave et le purifie, qui s'imprègne de tout ce qu'elle a de soluble, et filtre dans la terre les sels qu'elle a dissous à travers les airs ; 2° par les bases chimiques du sol, à la surface duquel s'accumulent les particules les plus pesantes que l'air tient en dissolution gazeuse, si je puis m'exprimer ainsi ; 3° enfin, par la force des vents, qui transportent si haut et si loin tous ces éléments accessoires, les disséminent avec une rapidité que l'intelligence de l'homme ne pourra jamais reproduire, et facilitent ainsi les décompositions et les combinaisons, en multipliant les rencontres et les points de contact, par les mouvements et les tourbillons de la masse agitée. Mais il n'en est pas moins vrai qu'à un instant donné, l'air que nous respirons peut arriver dans nos poumons, imprégné de tous ces éléments gazeux, qui en altèrent la pureté normale.

On doit donc désormais procéder à l'analyse de l'air, par les mêmes réactions qu'à l'analyse des liquides ; et, quoique les travaux de nos chimistes commencent à se ressentir de ces nouvelles idées, dont nous avons déjà donné ailleurs un aperçu dès 1835, cependant nos savants ne tardent pas, après un si bon début, à retomber dans l'ornière de leur ancienne méthode.

60. Prenons cependant pour exacts les rapports de l'oxygène et de l'azote, ces deux principes essentiels de notre constitution atmosphérique :

$$\begin{array}{ll} \text{Azote.} \ldots & 79 \\ \text{Oxygène..} & 21 \\ \hline & 100 \end{array}$$

Si nous voulons bien reporter notre esprit à l'exposition de la théorie atomique, telle que nous l'avons donnée ailleurs (*), nous n'aurons pas de peine à considérer l'air atmosphérique, comme un mélange, ou plutôt une combinaison, d'un atome d'oxygène et de quatre atomes d'azote, *atome composé* dans lequel l'oxygène est l'atome central, l'atome solaire, dont les quatre atomes d'azote sont les satellites, les planètes, les atomes de la périphérie. On objectera que pour que ce rapport fût exact, il faudrait que l'analyse donnât :

$$\begin{array}{ll} \text{Azote.} \ldots & 80 \\ \text{Oxygène..} & 20 \\ \hline & 100 \end{array}$$

Mais on va concevoir qu'il n'est pas probable que l'analyse fournisse jamais ainsi des nombres proportionnels, sans résidus fractionnaires. En effet, nous avons fait voir, dans le même livre, que toute combinaison gazeuse ou liquide est dans le cas de tenir en dissolution une certaine quantité de l'un quelconque des éléments qui la composent. L'air, cette combinaison d'un atome d'oxygène et de quatre atomes d'azote, d'après ce nouveau système, l'air, cet oxygène quadriazoté, doit nécessairement tenir en dissolution des atomes libres d'oxygène, atomes qui se logent dans les interstices de l'atome composé, en sorte que l'oxygène soit encore le centre d'un groupe d'atomes composés, comme il est le centre et le soleil d'un groupe

(*) *Nouveau Système de chimie organique*, tome 3, 4ᵉ partie, 1838.

d'atomes simples. Nous n'en dirons pas autant de l'azote, par la raison que l'azote est à la périphérie; et que les atomes ne peuvent, dans ce système, être centraux et périphériques à la fois, vu qu'ils ne peuvent s'attirer que par leurs natures diverses. C'est donc cet atome d'oxygène dissous qui dérange, dans les résultats analytiques, les rapports des chiffres, par une unité de trop, dont est affecté l'oxygène. Afin de ramener ce rapport à l'exactitude, il faut se représenter la composition de l'air par la formule suivante :

$$\left.\begin{array}{ll} \text{Azote.} \ldots & 76 \\ \text{Oxygène..} & 19 \end{array}\right\} \text{oxygène quadriazoté.}$$

$$\text{Oxygène..} \quad 5 \qquad \text{oxygène dissous.}$$

$$\overline{100}$$

61. Mais nous savons, par nos expériences de laboratoire, que toute dissolution est d'autant plus intense, qu'on l'analyse à une plus grande profondeur du liquide, à cause des lois de la pesanteur. La dissolution atmosphérique ne saurait faire exception à cette loi. Il faut donc admettre que le chiffre de l'oxygène baissera progressivement, à mesure qu'on s'élèvera au-dessus du niveau de la mer et des terres habitables.

62. Nous commençons ici à rentrer dans le domaine de l'espace, et notre question va toucher, par mille points divers, aux plus hautes questions de la physique du globe et de l'univers ; expressions usitées dans le langage prétentieux des savants, et que je ne reproduis ici que pour en faire sentir le néant et la fumée ; car il n'y a pas, dans la nature, de questions plus hautes les unes que les autres ; toutes les sciences sont sœurs comme les muses, et se donnent la main : entrons en matière.

Nous avons exposé ailleurs (*) comment les atomes, supposés tous égaux en poids, diffèrent entre eux par le volume de la couche de calorique qui les enveloppe, et forme à chacun d'eux une atmosphère. Nous avons énoncé leurs rapports de pesanteur, en disant que les corps plus pesants, à nos balances, sont ceux dont les atomes sont enveloppés d'une plus faible couche

____

(*) *Nouveau Système de chimie organique*, loc. cit.

de calorique, partant, moins distants entre eux. Enfin, nous avons fait voir que les atomes les plus riches sous le rapport du volume de leur atmosphère, repoussent vers le centre de la masse sphérique qui résulte de leur rencontre, les atomes les moins riches, et cela dans l'ordre de leur volume. Ce qui fait que, renversant l'expression commune et vulgaire, nous avons dit que ce sont les corps légers qui repoussent les corps pesants, et les font graviter vers le centre du système qu'ils forment en se groupant, et en se mettant en mouvement les uns aux dépens des autres. Nous ne prendrons ici, de ces démonstrations, que ce qui a rapport à notre sujet beaucoup plus restreint.

Il en résulte que, dans les régions inférieures de notre atmosphère, l'atome composé d'oxygène quadriazoté possède une couche de calorique moins volumineuse que dans la région immédiatement supérieure, et ainsi de suite progressivement et d'une manière indéfinie. Plus on s'élève, moins la respiration introduit d'oxygène et d'azote, sous le même volume, dans la capacité de nos poumons. Continuons cette progression incessante, et nous serons forcés d'admettre, contre l'opinion reçue, que notre atmosphère terrestre, au lieu de s'arrêter brusquement à la distance de quinze à vingt lieues, ce que l'on suppose, sans trop pouvoir le préciser, s'étend jusqu'au point de contact de l'atmosphère de la lune (qu'on oublie un instant les dogmes de l'école). La lune, cet atome qui tourne autour de l'atome terrestre, comme, dans la formation de l'élément aqueux, l'atome de l'oxygène tourne autour de l'atome central de l'hydrogène, jusqu'à ce que les couches respectives des deux atomes arrivent à l'égalité de diamètre, d'où résulte le repos ; la lune a donc aussi une atmosphère, dont les atomes aériens augmentent de volume, par leur couche de calorique, à mesure qu'on s'éloigne du centre du satellite de la terre, progressivement jusqu'à la limite où se touchent les deux atmosphères. On objectera à cette idée que l'observation des occultations d'étoiles, par le disque de la lune, n'indique jamais, par les phénomènes de réfraction, l'existence de la moindre couche atmosphérique autour de la lune. Cette objection repose sur la fausse idée qu'on s'était faite des limites atmosphériques. Sans doute, si les atmosphères finissaient brusquement, et se tenaient ainsi à la distance de près de 86,000 lieues ; en vertu des lois de la réfraction, il arriverait que, dans le cas d'occultation des étoiles par la lune, on obtiendrait un indice de l'atmosphère lunaire, par la différence qu'offrirait l'image de l'étoile, dès que notre œil la percevrait, à travers ce milieu brusquement plus réfringent que l'éther ; et si cela n'avait pas lieu, on serait en droit de prononcer que la lune ne possède pas d'atmosphère. Mais tout ce raisonnement tombe devant cette nouvelle idée, que l'atmosphère de la terre, formée par couches progressivement plus légères, oscule l'atmosphère de la lune formée d'après les règles de la même progression ; et que les deux atmosphères, sur la ligne de contact se confondent par l'identité des couches de calorique qui enveloppent leurs atomes. Car, lorsque deux systèmes optiques se confondent et n'en font plus qu'un seul, il y a achromatisme et unité d'image, et non différence de réfraction. L'étoile que nous observons n'entre pas brusquement dans l'atmosphère de la lune, mais bien progressivement, et sans que nous puissions préciser l'instant où nous la voyons à travers notre atmosphère terrestre, et celui où nous la voyons à travers les deux atmosphères conjuguées. Mais, enfin, d'après les principes que nous croyons avoir démontrés ailleurs, on ne saurait supposer, dans l'espace, un corps solide, sans qu'il soit enveloppé par une atmosphère d'abord liquide, puis fluide, puis éthérée ; la partie solide de ce système n'étant que le résultat de la compression de la partie atmosphérique, et devant nécessairement se résoudre elle-même en atmosphère, si, par hypothèse, l'ancienne atmosphère venait à disparaître tout à coup et à laisser place vide. Donnez-moi un corps quelconque dans l'espace, et je le déclare enveloppé d'une atmosphère organisée sur le type physique de l'atmosphère terrestre, et n'ayant d'autre limite que le point d'osculation, si je puis m'exprimer ainsi, des atmosphères qu'il attire ou de l'atmosphère qui l'a attiré, c'est-à-dire, et en d'autres termes, de l'atmosphère de son soleil ou de celles de ses planètes et satellites.

63. Arrêtons-nous à un autre point de vue, qui va devenir

comme la scholie de ce qui précède. Puisque les atomes tendent de plus en plus à augmenter la couche de calorique, qui forme leur atmosphère, aux dépens de l'atome central, autour duquel cet échange les fait graviter, en tournant sur eux-mêmes ; puisque enfin les atomes les plus riches en couches de calorique sont toujours, et par le fait seul de leur volume, à la périphérie de l'atmosphère, à la superficie de l'océan aérien et gazeux, il s'ensuit nécessairement que les rapports de nombre des atomes satellites et de l'atome central doivent varier progressivement, de couche en couche de l'atmosphère planétaire. A la superficie de l'océan aérien, l'atome central d'oxygène doit être entouré d'un plus grand nombre d'atomes satellites d'azote qu'à la surface de la croûte terrestre ; car il est de l'essence de l'atome central d'avoir une sphère enveloppante d'un plus grand diamètre que celles de ses satellites, au moment où il les attire dans son orbite. D'un autre côté, l'atome central doit finir par s'envelopper d'autant de satellites que le comportera le rapport de leurs diamètres respectifs. Donc, là où l'atome oxygène ou atome central aura le plus grand diamètre, il aura aussi le plus grand nombre de satellites d'azote ; donc le rapport atomistique de l'oxygène et de l'azote, dans le groupe de l'oxygène quadriazoté, variera progressivement de la surface de la terre à la surface de son océan aérien ; le chiffre de l'oxygène en poids diminuant, à mesure qu'on monte et qu'il se raréfie, par l'augmentation en diamètre de sa couche sphérique de calorique, et le chiffre de l'azote augmentant dans la même direction et dans la même proportion.

64. Par les mêmes raisons, les émanations gazeuses ou en vapeurs, d'une pesanteur spécifique plus grande que celle de l'air, doivent séjourner à la surface de la terre et des mers, c'est-à-dire dans les couches les plus basses de l'atmosphère ; et si elles s'élèvent plus haut, ce ne peut être que par les mouvements de l'air, ou bien en augmentant le volume de calorique qui enveloppe leurs atomes, et par conséquent leur légèreté ; ou bien, enfin, en subissant, sous l'influence électrique de la lumière solaire, de nouvelles transformations synthétiques et des décompositions analytiques qui ramènent, entre leurs molécules et

celles de l'air supérieur, ou de l'éther, une plus ou moins complète identité. La vapeur d'eau qui se dégage de la surface de nos mers, de nos fleuves, de nos étangs, et va se dissoudre dans les airs, cesse d'être susceptible de se condenser en nuages, au-dessus d'une hauteur d'environ 16,000 mètres (plus de trois de nos lieues); et ces nuages ne retombent en pluie que lorsqu'ils sont descendus dans les régions les plus basses de l'atmosphère. La vapeur d'eau qui dépasse 16,000 mètres environ reprend sans doute là-haut, par des décompositions intimes, ses propriétés d'éther impondérable ou d'air raréfié. Nous ignorons expérimentalement ce qui se passe à cette hauteur; car la plus grande hauteur où se soient élevés nos aéronautes ne dépasse pas 7,600 mètres (une lieue et demie).

65. D'un autre côté, il est évident que plus on s'éloignera, à l'horizon, du foyer d'une émanation de gaz ou de vapeurs, moins on sera exposé aux effets de leur influence; et qu'à une certaine distance, variable selon les variations météorologiques, l'air s'en trouvera entièrement pur.

66. L'organisation, ce règne dont les individus sont émanés de l'association du carbone, de l'eau avec les bases terreuses, ou nitrogénées, en une cristallisation vésiculaire, douée de l'admirable propriété de se développer et de se propager indéfiniment, par une suite incessante de générations internes et externes, l'organisation s'est formée et a pris naissance sur la croûte du globe, aux dépens de l'eau ou de l'humidité d'un côté, et des éléments gazeux de l'atmosphère de l'autre. Lien commun et mystérieux, union intime et conjugale de tout ce que notre planète a de plus grossier et de tout ce qu'elle a de plus subtil; âme active, intelligente et féconde de ce grand tout, qui porte les volcans dans son sein et la foudre à sa superficie; créature et création, parasite et nourricière, prenant sans cesse et rendant sans cesse, elle orne l'univers sans s'appauvrir; elle en fait la parure et la richesse, les besoins et les ressources, l'harmonie et le mouvement. Fille jumelle de sa mère, qu'elle nourrit et engraisse à son tour, elles sont nées toutes les deux et à la fois sur le même point du cycle de l'éternité des âges, c'est-à-dire à l'instant où il s'est formé un noyau terreux, enveloppé d'une

couche gazeuze, humide, et perméable au rayon électrique du soleil. Au même instant, l'espace a eu une planète de plus, et l'intelligence universelle et éternelle a compté, dans son cadre sans bornes, le germe d'une intelligence de plus : l'organisation.

67. L'organisation étant le résultat immédiat de notre constitution atmosphérique, il doit paraître de la plus grande évidence que les changements survenus dans l'état physique actuel de notre globe entraîneraient la disparition complète de l'organisation actuelle, pour la remplacer peut-être par une organisation d'une tout autre nature, dans le cas où ces changements prendraient le caractère d'un bouleversement complet et d'une révolution générale, ou bien qu'ils apporteraient, dans les habitudes et les propriétés de l'organisation, des modifications plus ou moins importantes, selon l'importance des modifications des solides et de l'air. La botanique et la zoologie verraient se bouleverser de fond en comble le personnel de leur catalogue spécifique et générique; le catalogue actuel deviendrait antédiluvien par rapport à la nouvelle création ; et toutes les espèces actuelles seraient frappées d'asphyxie.

68. La rencontre d'une comète sera seule dans le cas de procéder, sur notre planète, avec cette brusquerie et cette généralité d'extermination ; car cette circonstance seule est capable d'imprégner les atomes solides de notre globe de couches développantes de calorique, qui les transforment en éléments de combinaisons de nouvelle dénomination. A part cet événement perturbateur, notre planète doit suivre son développement physique, en vertu de l'impulsion lente et progressive (lente par rapport à notre vie d'un instant qui nous paraît si long), en vertu, dis-je, de l'impulsion que lui imprime la couche enveloppante de calorique de l'atome central, notre soleil, couche de calorique dont notre planète imprègne la sienne, régulièrement, uniformément, mathématiquement; ce qui fait qu'elle tourne sur elle-même trois cent soixante-cinq fois, plus six heures neuf minutes neuf secondes, en suivant une résultante, qui est l'écliptique, avant d'arriver à son point de départ, sur ce grand cercle (*).

(*) Voyez *Nouveau Système de chimie organique*, tome 5, 4ᵉ partie.

Notre planète modifie ainsi chaque jour sa constitution atmosphérique, en enrichissant sa couche enveloppante d'éther aux dépens de la couche enveloppante du soleil ; modification que le raisonnement démontre, et que l'expérience ne saurait constater à nos sens et à nos souvenirs, pour nous dont l'histoire et la tradition remontent à peine à quatre mille ans, espace de temps pendant lequel la modification survenue ne saurait être sensible à aucun de nos instruments de laboratoire. Mais une fois qu'il est admis que notre planète modifie sa constitution chaque jour, il en découle cette vérité que l'organisation modifie ses formes et ses propriétés dans une progression constante.

69. La constitution atmosphérique n'étant pas uniforme, les rapports d'oxygène et d'azote, variant selon les hauteurs, et la pureté de l'air variant selon certains voisinages et la proximité de certains foyers d'infection, il en résulte encore que l'état physique des êtres organisés doit varier actuellement, en raison du concours plus ou moins étendu de ces diverses circonstances. En effet, l'organisation sur les hauteurs où l'air plus pur est plus raréfié, et renferme moins d'oxygène sous le même volume, l'organisation n'a pas les mêmes caractères que dans les vallées, dans les plaines arides que sur les bords des fleuves et des grands amas d'eau, etc. Ces différences constituent l'état normal de chaque localité respective. Que cette constitution normale s'altère dans une localité, et l'état normal de l'organisation se trouble et reçoit une secousse, la maladie succède à la santé, jusqu'à ce que l'organisation se soit façonnée à cette nouvelle constitution atmosphérique. Ce résultat est plus sensible à l'égard des animaux, et surtout des plantes, qu'à l'égard de l'homme, dont le génie créateur trouve, dans ses propres ressources, des correctifs à toutes les anomalies, des compensations à toutes les privations, des équivalents à tout ce qui manque, des ressources à tous les besoins et à tous les désirs, des leviers contre tous les obstacles, des abris contre tous les fléaux, c'est-à-dire des médicaments contre toutes les causes de maladie, et qui enfin équilibre les diverses constitutions

de l'atmosphère qui l'enveloppe, par la puissance de sa civilisation. Cependant, et en dépit des prodiges de son industrie, admirable reflet de l'esprit de Dieu, il ne lui est pas donné de se soustraire entièrement, et d'une manière durable, aux inexorables lois de la constitution atmosphérique; car il n'est pas en sa puissance de faire que la même cause ne produise pas le même effet, et que le même effet émane de deux causes différentes, parce qu'il ne peut pas faire que la même chose soit et ne soit pas. L'homme des montagnes n'est pas l'homme de la plaine; et s'il y descend, et qu'il y séjourne impunément, grâce aux changements qu'il adopte dans son régime, ce qui sert, pour ainsi dire, de condiment et de correctif à sa nouvelle alimentation, il n'en est pas moins vrai que son type s'efface dans les générations qu'il procrée, et que les enfants du montagnard ne tardent pas à devenir les hommes de la plaine, à la deuxième ou troisième génération.

Tout change, quand il change d'air; sous ce seul rapport, car dans ce chapitre nous n'avons que ce rapport à examiner, l'émigration ou le retour dans la patrie est un antidote ou un poison.

70. Toute soustraction, toute addition gazeuse à l'atmosphère qui nous enveloppe, est une cause immédiate d'*asphyxie,* cause plus ou moins prochaine de mort, selon les proportions du mélange; alors même que le gaz nouveau serait le gaz le plus inerte et le moins capable de désorganiser nos tissus. Il suffit que nous ne recevions pas assez de ce que l'élaboration de nos poumons réclame, pour que l'élaboration cesse de produire les mêmes résultats, de fournir, au développement incessant de l'individu, développement que nous nommons *nutrition,* les éléments organisateurs qui lui sont indispensables. La vie ne répare plus ce qu'elle dépense, ce qui est une des voies pour arriver, par le malaise, à la mort.

71. L'introduction de l'air atmosphérique, dans l'organe qui est destiné à l'élaborer se nomme RESPIRATION, fonction qui se compose de deux actions alternatives, l'*as-*

piration et l'*expiration*. Sous ce rapport général, la plante respire comme l'animal, le poisson comme l'homme. Mais, sous le rapport du mécanisme, la respiration diffère selon le règne de la nature organisée; et les divers individus de ce règne ne sauraient vivre dans le même milieu, sans modification aucune. Le poisson s'asphyxie dans l'air que nous respirons; l'homme, dans l'eau où le poisson respire; de même la conferve s'asphyxie à l'air, et la plante terrestre dans les eaux les plus pures. En histoire naturelle, ce sont là des différences essentielles, et des lignes de démarcation; en physique générale, ce ne sont que des modifications de la même fonction, fonction identique quant à la cellule respiratoire, différente quant aux véhicules et au mode d'introduction de l'air.

72. En effet, les uns et les autres individus de divers règnes respirent l'air atmosphérique : mais les organes respiratoires des uns ne sont aptes à respirer l'air qu'à l'aide du véhicule de l'eau ambiante ; les organes de même nom des autres peuvent la respirer dans l'air lui-même. Voilà une différence qui paraît bien tranchée au premier coup d'œil, et qui pourtant s'efface peu à peu par l'évaluation raisonnée des faits, jusqu'à prendre les caractères d'une simple modification du même phénomène; et l'on arrive à cette conclusion, que, dans le milieu aérien, comme dans le milieu aqueux, l'air ne saurait être aspiré et extrait par l'organe respiratoire qu'à l'aide du véhicule de l'eau. L'animal terrestre s'asphyxierait dans un air très-sec, quelle qu'en fût la pureté, s'il ne trouvait dans le besoin d'étancher sa soif, qui l'avertit du danger, et dans la sécrétion de ses glandes salivaires, un moyen d'entretenir, avec une certaine constance, l'hygrométricité de l'air qui, en passant par la cavité buccale, s'imprègne d'humidité, avant de se répartir sur les surfaces pulmonaires. Mais d'où vient que l'animal aquatique ne respire pas dans l'air atmosphérique, la respiration s'opérant également par le véhicule de l'eau? Cela vient uniquement de la différence de position de l'organe respiratoire dans l'une et dans l'autre classe. Chez les aquatiques, l'organe respi-

ratoire est placé à la surface du corps de l'animal, nu ou recouvert d'un opercule qui le protége contre les corps étrangers, mais qui, dès qu'il s'ouvre, met l'organe respiratoire tout aussi immédiatement en contact avec le fluide ambiant. Chez les animaux aériens, au contraire, l'organe respiratoire est plongé dans la profondeur d'une cavité thoracique, qui ne communique avec l'air extérieur qu'à l'aide d'un long tuyau de flûte, dont l'ouverture est, de plus, située dans le fond d'une cavité buccale qui exhale, par tous les pores, l'humidité nécessaire au jeu de cette fonction. Si le poisson avait ses arcs branchiaux emboîtés ainsi dans une cavité à une seule et étroite ouverture ; dès ce moment, et par le fait seul de cette modification de l'appareil, le poisson serait susceptible de respirer dans l'air comme l'homme ; car la branchie n'est qu'un poumon mis à découvert, et le poumon n'est qu'une branchie protégée, contre l'action évaporatoire de l'air, par des parois qui ne lui laissent arriver l'air qu'imprégné d'une humidité, qui lui serve de véhicule, pour suffire à la fonction de l'aspiration.

73. Quant aux plantes aquatiques et terrestres, on peut dire que les unes et les autres sont plutôt amphibies ; la plante terrestre étant aquatique en raison de ses racines qui périraient, en se desséchant par une constante sécheresse, et aérienne en raison de ses organes foliacés, qui pourriraient ou s'étioleraient par une constante humidité ; la plante aquatique ayant toujours un certain nombre de ses organes herbacés étalés à la surface des eaux, pour y respirer l'air, à la manière des plantes terrestres. Considérations qui font rentrer dans le domaine de la physiologie cet axiome que Linné n'avait formulé que pour la classification systématique : La nature ne procède jamais par bonds et par saccades : *Natura non facit saltus*. C'est une chaîne dont les anneaux sont des nuances et des modifications.

74. Pénétrons maintenant dans les mystères intimes de la respiration, et tâchons d'analyser ce phénomène. On est assez généralement persuadé que les lois des diverses respirations ont été formulées d'une manière précise et rigoureuse.

Mais on ne tarde pas à se désabuser, quand on s'applique à dépouiller les documents sur lesquels la formule se base, et que l'on y distingue avec soin ce qui est l'expression immédiate de l'expérience, et ce qui a été obtenu par voie d'induction. On s'assure alors que les études pneumatiques sont encore à reprendre au point où les avaient laissées Lavoisier, Sennebier et Saussure.

75. L'expérience directe nous apprend que la matière verte, se développant dans l'eau ou à l'air, absorbe l'acide carbonique et dégage l'oxygène au soleil, et qu'à l'ombre et la nuit c'est tout le contraire. D'où on a conclu que l'oxygène dégagé dans le jour provient de la décomposition de l'acide carbonique aspiré, et que l'acide carbonique expiré pendant la nuit provient de la combinaison, de l'oxygène aspiré la nuit, avec le carbone assimilé le jour. Quant à l'aspiration de l'air atmosphérique, on s'en est fort peu occupé; quant à l'expiration de l'azote, on ne l'a presque constatée qu'à l'égard des fleurs à corolle, à étamines, et à pistil.

76. Chez les animaux, la respiration semblerait avoir lieu d'une manière toute contraire. L'animal, à quelque règne qu'il appartienne, extrait et s'approprie l'oxygène de l'air atmosphérique dans l'acte de l'aspiration, et en rejette l'azote accompagné d'acide carbonique, dans l'acte de l'expiration; l'azote, par la décomposition de l'air; l'acide carbonique, dit-on, par suite de la combustion du carbone du sang et de sa combinaison avec l'oxygène aspiré.

77. En conséquence, et cela paraît vrai dans sa simple expression, le règne animal expire les gaz nécessaires à l'aspiration diurne de la plante, et l'aspiration diurne de la plante purifie l'air vicié par l'expiration des animaux; mais toutes les autres circonstances de l'explication sont hypothétiques, et souvent contradictoires dans les termes.

78. Si la plante rendait, la nuit, l'acide carbonique qu'elle se serait assimilé le jour, à quoi servirait cette alternative d'acquisition et de dépense, cette balance du *doit* et *avoir* établie chaque douze heures, cette exsudation égale en poids au produit de l'absorption? Que resterait-il à la plante de ce

qui est un des éléments de son développement, si elle ne le
gardait que douze heures, et si elle le rendait tout alors? La
respiration serait un jeu de bascule, et non une fonction; l'appareil respiratoire un crible, et non un organe. Comment
croire à la puissance foudroyante de l'asphyxie, si un être
ne respirait que pour si peu?

79. Quant aux animaux, comment se ferait-il qu'il y eût,
entre eux et les végétaux, sous le rapport de la fonction qui
fournit les premiers éléments à leur développement, une si
grande différence dans le mode et les résultats, alors que le
développement de l'un et de l'autre règne marche d'une manière si parallèle? L'organe respiratoire de la plante aspirerait-il impunément l'acide carbonique, quand l'organe respiratoire
de l'animal ne saurait aspirer ce gaz, sans danger d'une cruelle
asphyxie? N'y aurait-il pas quelque méprise et quelque *quiproquo* dans la désignation et la détermination des deux organes? L'organe qui, chez la plante, absorbe l'acide carbonique gazeux, occupe-t-il, dans l'échelle de son organisation,
le même rang que l'organe qui, chez l'animal, expulse ce fluide? Qui a jamais disséqué, et vu, à l'œil nu ou au microscope,
l'organe de la respiration chez les végétaux? Continuerait-on
à placer cet organe, dans ces cellules épuisées de l'épiderme
de la feuille que l'on nomme pores corticaux? Mais la conferve
ne devrait donc plus respirer, puisqu'elle est dépourvue de
ces sortes de pores. D'un autre côté, nous avons prouvé ailleurs (*) que l'air aspiré séjourne dans des cellules d'un tout
autre ordre, et que cet air, qui séjourne ainsi d'une manière
visible à l'œil armé de verres grossissants, est de l'air atmosphérique, au lieu d'être de l'acide carbonique pur.

80. Autres difficultés d'observation et d'interprétation. L'organe respiratoire de l'animal ne prend-il rien à l'azote de l'air?
n'aspire-t-il pas l'air atmosphérique de toutes pièces, pour
le dépouiller ensuite de son oxygène, qu'il s'assimile ou qu'il
élabore? Ou bien l'organe respiratoire absorbe l'air atmosphérique en entier, pour en dépouiller et en expulser ensuite

____

(*) *Nouveau Système de physiologie végétale* tome 1, § 689.

l'azote, par suite d'une élaboration spéciale; dans ce cas, l'azote expiré ne doit jamais représenter, à l'instant de l'expérience, la quantité d'azote contenu dans l'air aspiré. Si le dépouillement de l'oxygène a lieu en dehors et sur la surface de l'organe respiratoire, cas dans l'hypothèse duquel l'azote expiré n'offrirait pas de déficit, il faudrait admettre alors qu'un organe quelconque peut élaborer à distance, et comme par fascination. Cela n'est pas admissible; car, d'après ce que nous avons dit plus haut, on conçoit que l'atome d'oxygène de l'air atmosphérique puisse être séparé de la surface respiratoire, par l'un des atomes d'azote qui lui servent de planètes et de satellites. Donc il faut admettre que l'air atmosphérique est aspiré de toutes pièces par l'organe respiratoire, et que, partant, le volume du gaz expiré ne représente jamais le volume du gaz aspiré.

81. L'acide carbonique expiré provient-il de la combinaison de l'oxygène aspiré avec le carbone du sang; ou bien n'est-ce que l'acide carbonique introduit dans le sang par une autre voie de l'économie? L'expérience directe se tait à cet égard, et l'une ou l'autre hypothèse ne saurait s'établir que par voie d'induction et d'analogie. Mais, d'après nous, c'est en faveur de la dernière hypothèse que milite l'analogie. En effet, les molécules organiques du sang étant une combinaison des bases terreuses et ammoniacales avec la molécule organique, qui est elle-même une combinaison atomistique de carbone, d'oxygène et d'hydrogène; si l'oxygène aspiré a pour but de se combiner avec le carbone de la molécule organique, il faut, de toute nécessité, que l'oxygène et l'hydrogène de la même molécule soient mis en liberté, et se dégagent avec ce nouveau produit; car cette décomposition a lieu dans les couches superficielles de l'organe respiratoire, et l'oxygène et l'hydrogène dégagés n'auraient pas le temps d'être réabsorbés en entier, pendant que l'organe respiratoire est en voie d'élimination et d'expiration. Le poumon rendrait donc à l'air, par l'expiration, la quantité d'oxygène qu'il lui aurait soustrait par l'aspiration.

Or, dans les produits de l'aspiration, on ne rencontre

ni l'oxygène ni l'hydrogène en quantité suffisante. Dirait-on que l'oxygène et l'hydrogène de la molécule sanguine se dégageraient en se combinant en eau? Mais dans la molécule sanguine, l'hydrogène est en excès par rapport à l'oxygène. Enfin, on ne conçoit pas en chimie qu'il soit possible de décomposer une substance, à l'aide d'une simple addition de l'une des substances qui la composent; on ne décompose pas le sulfate de chaux avec l'acide sulfurique. On ne triomphe pas d'une affinité par l'action du même genre d'affinité; on ne brûle pas, avec l'oxygène, ce qui a déjà subi cette sorte de combustion. Si le carbone est combiné déjà avec l'oxygène et l'hydrogène, comment l'oxygène l'enlèverait-il à l'oxygène? Il y a là quelque part de l'absurde et de la contradiction; car il y a là quelque chose de contraire à tout ce que nous savons en chimie générale.

82. A défaut donc d'expériences précises, ayons recours à la combinaison analogique des faits.

La plante absorbe l'acide carbonique la nuit et le jour, soit par son système aérien, soit par son système souterrain et radiculaire. Ces deux systèmes ne sauraient fonctionner que dans leur milieu respectif, c'est-à-dire l'un à la lumière, et l'autre dans l'ombre et dans les ténèbres. Il s'ensuit de là que le système radiculaire doit fonctionner jour et nuit et sans interruption aucune, car son milieu est toujours la nuit.

Le système aérien, au contraire, doit subir une interruption égale à la durée de la nuit, et doit fonctionner avec une énergie et une activité proportionnelle à l'intensité de la lumière solaire. Il est des nuits d'été si chaudes et si éclairées presque, que la fonction crépusculaire de la portion herbacée doit toucher de bien près à la fonction matinale. Quel est le signe de sa fonction dans le jour? Le dégagement de l'oxygène qui provient, soit de la décomposition de la molécule aqueuse qu'apporte à ses organes multipliés la circulation vésiculaire, soit de la décomposition de la molécule d'acide carbonique que leur transmet l'aspiration des racines et sa propre aspiration. Mais à l'instant où son élaboration cesse faute de lumière et de jour, que doit devenir l'acide carbonique que lui transmet, non plus sa propre aspiration, mais l'aspiration incessante des racines ? Tout organe rejette, expulse de son sein, expire enfin ce qu'il n'est plus en état d'élaborer.

Le système herbacé, dans cette hypothèse seule, devra donc expirer la nuit de l'acide carbonique; ce qui n'empêchera pas le développement de la plante d'avoir lieu et de continuer sa marche incessante, à cause de l'incessante élaboration des racines, et l'incessante assimilation de l'acide carbonique aspiré.

85. L'animal semblerait exercer la fonction de sa respiration d'une manière toute contraire, aspirant nuit et jour l'oxygène de l'air, et expirant nuit et jour l'acide carbonique et l'azote, plus les autres produits gazeux ou en vapeurs de la respiration. Cette différence ne viendrait-elle pas d'une lacune dans l'étude de nos fonctions respiratoires ? Examinons la question sous ce point de vue particulier.

Nous aspirons l'air atmosphérique et les vapeurs répandues dans l'atmosphère ; et nous expirons les gaz éliminés et les vapeurs aqueuses, produits de la sueur par toutes les surfaces de notre corps. Sous ce rapport, la surface de notre corps n'est qu'une vaste branchie qui doit fonctionner à l'instar du poumon. La chimie pneumatique n'avait jamais tourné, il est vrai, ses recherches vers la solution de ce point le plus important de la question. Nous avons vu même la physiologie expérimentale refuser à la peau la faculté d'absorber l'eau des bains, l'admettre imperméable au milieu du liquide, et cela seulement parce que la physiologie n'avait pas vu changer le niveau de l'eau ; comme si le changement de niveau pouvait être sensible pour une absorption aussi minime, et comme si la transpiration n'était pas amplement en état de compenser le déficit de la plus ample absorption. La physiologie expérimentale s'est heureusement amendée dans l'intérêt des études classiques, depuis que nous avons démontré analytiquement et synthétiquement que les parois organisées sont perméables à tous les gaz et à tous les liquides, et les élaborent tous instantanément.

Mais il est démontré que l'absorption de l'acide carbonique, par notre branchie épidermique, nous serait proportionnellement aussi funeste que par notre organe doué de la spécialité de la respiration pulmonaire. Notre corps ne saurait donc aspirer l'acide carbonique sans danger ; il ne doit donc se procurer la proportion de carbone destinée à l'organisation de ses tissus, que par la voie de l'absorption des liquides nutritifs. Mais la plante a aussi la propriété d'absorber et de s'assimiler les liquides nutritifs qu'elle puise dans les engrais et dans la terre. La plante aurait donc en plus que l'animal la faculté d'aspirer impunément et de s'assimiler l'acide carbonique aspiré. Cela contrarierait ce parallélisme d'analogie qui se soutient entre les deux règnes, dans tout ce que l'organisation a d'essentiel ; ce défaut de parallélisme ne doit donc provenir que d'une lacune dans nos connaissances à cet égard. Cherchons à combler cette lacune, et nous aurons du même coup rétabli l'analogie.

84. Nous croyons avoir démontré ailleurs (*) que la digestion ne s'opère que sous la forme d'une fermentation consécutivement saccharine, alcoolique et acétique. Or, toute fermentation est accompagnée d'un dégagement de gaz hydrogène et d'acide carbonique. Mais pendant l'acte de la digestion, l'animal ne rend pas l'acide carbonique par voie d'éructation, au moins dans son état normal. Chez les ruminants mêmes qui n'ont ni la propriété de vomir, ni celle de se débarrasser des gaz par voie d'éructation, ce dégagement d'acide carbonique dans l'une des parties de la panse stomacale est si abondant, qu'il occasionne un météorisme très-souvent mortel. Mais dans l'état normal, et alors que la fonction de la digestion ne s'accompagne d'aucune espèce de météorisme, que deviennent l'hydrogène et l'acide carbonique, produits nécessaires de la fermentation digestive? S'ils n'arrivent pas au dehors par éructation, qu'ils ne séjournent pas dans la panse

---

(*) *Nouveau Système de chimie organique*, 1838, tome 3, § 3617.

stomacale par météorisme, il est de toute évidence qu'ils doivent être absorbés et aspirés par les parois de l'organe digestif. L'estomac devient ainsi tout à coup un organe respiratoire, qui absorbe nuit et jour l'acide carbonique, comme le font les racines des plantes. L'estomac est l'appareil diurne de l'animalisation; il fonctionne comme le font les racines dans la terre et les feuilles au soleil; il absorbe l'acide carbonique. Le poumon agit comme le feraient les feuilles à l'ombre; il absorbe l'oxygène et rend l'acide carbonique; il est l'organe nocturne; ou plutôt l'estomac est l'équivalent du système foliacé, et le poumon celui du système radiculaire, sous le rapport spécial de la respiration.

La démonstration la plus complète de cette idée, car elle est de tous les jours, nous est fournie par l'usage que nous faisons de boissons chargées d'acide carbonique, vin de Champagne, eau de Seltz, bière mousseuse, limonade gazeuse, bicarbonate de soude, etc., sans que nous rendions un seul vent, une seule éructation par la bouche.

Quant au dégagement d'oxygène, qui compléterait l'analogie, il doit paraître probable qu'il doit avoir lieu quelque part, mais qu'il doit être aussitôt réaspiré par l'un quelconque de ces organes, si divers de forme et de composition, qui rentrent dans la charpente de l'économie animale; la circulation portant avec sa rapidité ordinaire tous les produits de l'expiration, sur les surfaces douées de la faculté d'élection et d'aspiration.

85. L'acide carbonique est donc fourni, à l'élaboration de l'animal, par l'élaboration stomacale de l'organe digestif. La plante le puise dans les engrais qui enveloppent ses racines, et les feuilles dans l'atmosphère, réceptacle de l'acide carbonique expiré par les animaux et dégagé par les engrais. Tel est, dans l'état actuel du globe, le cercle indéfini d'échanges et de compensations, entre les êtres qui forment le domaine de la vie. Non pas que, si la vie venait tout à coup à cesser sur la terre, il ne restât plus d'espoir, faute d'acide carbonique, de la voir recommencer par une nouvelle création, alors même que cette révolution météo-

rologique aurait pu soustraire ou neutraliser tout l'acide
carbonique provenant de la gazéification de l'espèce organisée. Tant que la croûte du globe sera, comme elle est, carbo-
natée, l'acide carbonique ne manquera pas à l'atmosphère ;
et la lumière du soleil aura toujours la faculté de féconder
ces éléments de l'air, de les associer en molécule organisée. La création, qui se continue, aura toujours l'occasion
de recommencer sur une nouvelle échelle, après chaque
nouvelle révolution. En effet, l'équilibre des gaz exige im-
périeusement que l'atmosphère existe, ou se rétablisse, dès
qu'elle n'existe plus. Les carbonates dégageraient leur acide
carbonique ; ils passeraient de leur propre mouvement à l'état
alcalin, plutôt que d'en laisser manquer l'atmosphère; et les
phénomènes du marnage des terres nous apprennent suffisamment qu'aujourd'hui même, et dans l'état actuel de notre constitution atmosphérique, les carbonates se comportent ainsi.
La marne, en effet, ajoutée à une terre, même à une terre
normale, ne laisse pas que d'être un puissant principe de
fertilisation ; elle dégage son acide carbonique de surcroît et
de concentration, quand elle est une fois extraite des entrailles de la terre, et qu'elle arrive au contact de l'air, moins
riche que les profondeurs en acide carbonique ; la marne
enveloppe alors la plante, de l'atmosphère qui convient à son
développement. Que l'acide carbonique s'accumule dans les
profondeurs du sol, et y sursature les carbonates, cela est
assez démontré par ce dégagement d'acide carbonique qui
s'accumule au fond des puits, et qui ne saurait provenir, en cet
endroit, du produit de la respiration ou de la fermentation
de la matière organique ; il se dégage évidemment des carbonates de la couche géologique, dès que la profondeur du
puits l'a mise en communication directe avec l'air extérieur.

86. L'acide carbonique est condensé dans les couches
géologiques, par la compression qu'exerce, sur le globe, notre
constitution atmosphérique actuelle. Cela est dû aux rapports de
pesanteur de l'acide carbonique et de l'air atmosphérique ;
aussi voit-on l'acide carbonique qui se dégage de la fermenta-

tion des matières végétales et animales, et de la respiration des végétaux et des animaux, se tenir à la surface de la terre, sans pouvoir remonter dans les couches supérieures de l'air, et être repris à la fin par les bases terreuses du sol qui en purifient l'atmosphère, tout autant que peut le faire la respiration diurne des plantes. Ce qui expliquerait déjà comment il se fait que les végétaux, rendant la nuit, d'après nos physiologies, presque autant d'acide carbonique qu'ils en ont absorbé le jour, l'air atmosphérique pourtant n'en offre pas, en plus grande quantité, la nuit que le jour, à nos moyens analytiques.

87. D'où il faut conclure, et cela en raison de la loi de la compression et de la pesanteur, que les couches géologiques du globe sont d'autant plus carbonatées, qu'elles sont plus profondes; et d'un autre côté, que toutes les fois que l'air atmosphérique se raréfie, et exerce, sur les couches inférieures, une moins grande compression, il se dégage du sol une plus grande quantité d'acide carbonique, sans parler ici de tous les autres produits gazeux qui peuvent exister dans le sol. L'air qui se raréfie fait l'office d'une pompe aspirante, dont le piston marcherait de bas en haut.

§ 1ᵉʳ. *Mécanisme de la respiration animale.*

88. L'analyse et l'anatomie microscopique sont la voie la plus courte, pour réduire à une formule générale l'anatomie comparée du mécanisme de la fonction respiratoire. On arrive de cette manière à se convaincre, comme dans un tableau synoptique, que, chez tous les animaux, la respiration s'opère d'une manière identique, dans ce qu'elle a d'essentiel, et qu'elle ne diffère, d'une classe à l'autre, que par la différence des appareils accessoires qui forment le siége de la respiration.

89. Le principe fondamental de ce mécanisme est celui que nous avons établi ailleurs et plus haut (51), savoir, que toute surface qui aspire ou qui absorbe, semble être attirée par le fluide ambiant, qui fournit à cette aspiration et à cette

absorption ; que, dans l'action au contraire de l'expiration et de l'exsudation, la surface semble être refoulée par le fluide ambiant. Or, supposez que la surface respiratoire tapisse l'intérieur d'un organe utriculaire et qui communique à l'extérieur par un orifice ou un tube plus ou moins étroit ; il est évident que la surface respiratoire s'assimilera, aspirera, absorbera les molécules assimilables du fluide qui remplit la capacité de l'organe vésiculaire ; celui-ci semblera se contracter sur lui-même, puisque chaque molécule de la surface respiratoire sera attirée vers le centre de la vésicule, dans le sens du rayon. La capacité de cette vésicule se rétrécira donc, l'air qui y est contenu en sera expulsé par l'orifice qui communique avec l'air extérieur. La molécule organisée aspirera donc, au même instant que l'organe anatomiquement respiratoire expirera ; ce qui semblerait contradictoire au premier coup d'œil. Quand, au contraire, la molécule organisée expulsera de son sein les fluides qu'elle n'est pas apte à s'assimiler, le poumon se dilatera ; sa capacité augmentant, l'air extérieur s'y engouffrera. Le poumon aspirera donc, alors que les molécules organisées de sa surface expireront. En désignant les deux mouvements alternes du poumon, par les mots *d'inspiration* (mouvements du dehors à l'intérieur), et de *respiration* (mouvements de l'intérieur à l'extérieur) et en conservant aux mouvements alternes produits par l'élaboration des molécules organisées, les dénominations *d'aspiration* et *d'expiration*, nous dirons donc que les *aspirations* coïncident avec les *respirations*, et les *expirations* avec les *inspirations*.

90. Mais, pour qu'un pareil organe soit dans le cas de continuer l'alternative de ses fonctions, il faut que le poumon reste, pendant la *respiration*, toujours distendu par un certain résidu d'air inspiré ; car, autrement, et vu la force d'agglutination des molécules organisées, les surfaces respiratoires, en se rapprochant par le vide que leur aspiration opère, se souderaient entre elles, de manière à ne pouvoir plus se désagglutiner, pour coopérer au mouvement de la dilatation, et pour appeler l'air qui doit servir à une aspiration nouvelle. Supposez, en effet, que le poumon ait expulsé tout l'air qu'il

avait reçu par l'acte de l'expiration, dès ce moment il a perdu toute aptitude à la fonction de l'aspiration. Car les cellules respiratoires ont la propriété d'absorber l'air qui les recouvre, et dès ce moment s'opère l'aspiration. Mais si elles ne sont pas enveloppées et recouvertes de cette atmosphère, qu'absorberaient-elles? à moins qu'elles n'absorbent le vide. Si elles n'absorbent rien, elles ne sauraient rien attirer ni de près ni de loin, puisqu'elles n'attirent ce qui est loin qu'en absorbant ce qui est près, et que rien d'absorbable n'est supposé près d'elles.

91. La respiration, soit branchiale, soit pulmonaire, n'a donc pas besoin, pour s'exécuter, d'un autre appareil que sa propre structure; et toutes les longues dissertations qu'on rencontre dans les livres, sur les appareils musculaires qui sont dans le cas de contribuer à l'acte de la respiration, tombent ainsi devant une simple et microscopique idée. Il faut donc admettre que, dans l'acte de l'inspiration, tous les muscles qui se mettent en mouvement le font d'une manière passive; et que, s'ils se contractent pendant la période de la *respiration* (*expiration* de l'ancienne nomenclature), c'est plutôt, en quelque sorte, pour reprendre leur premier volume que par une spéciale activité. En effet, tout muscle est passif quand il se dilate; il n'est actif que dans la contraction. Quand le diaphragme refoule l'estomac et les intestins, c'est qu'il est refoulé lui-même dans ce sens par la dilatation pulmonaire; dès que cette dilatation ne pèse plus sur sa surface supérieure, les fibres musculaires distendues reprennent leur premier volume, ce qui est sans doute un auxiliaire, mais non la cause immédiate de la période de l'expiration. Il faut faire le même raisonnement à l'égard des muscles intercostaux; ce n'est pas par suite de leurs contractions que les côtes se relèvent de leur obliquité normale, et augmentent ainsi la capacité du thorax. Il suffit de se tenir le doigt appliqué sur l'un d'eux pendant l'*inspiration*, pour se convaincre de sa passivité consécutive dans cet acte. Du reste, si tous ces muscles se contractaient pour élever les côtes, ils feraient tout le contraire : ils les rapprocheraient davantage les unes des autres, ou bien ils ne produiraient que

repos, vu qu'en relevant la côte inférieure, le muscle tendrait à abaisser la côte supérieure; il partagerait son action en deux actions contraires l'une de l'autre. C'est dans la période au contraire de l'expiration du poumon, que les muscles intercostaux se contractent, et c'est alors que les côtes se rapprochent. Quand elles s'écartent en se relevant, elles cèdent à la dilatation pulmonaire. Que si les muscles intercostaux restaient rhumatismalement contractés, et si à cette contraction anormale se joignait celle des muscles pectoraux, ou des divers muscles du dos, et même du diaphragme, la poitrine en serait oppressée, mais la respiration n'en serait pas interrompue; les intervalles de l'aspiration et de l'expiration seraient plus courts, ces deux actes plus rapprochés; la respiration, enfin, plus saccadée; mais l'asphyxie ne viendrait pas immédiatement de là.

On objectera à cette explication que l'animal est asphyxié dès qu'on lui ouvre le thorax. Mais dans cette objection, on confond deux circonstances qui ont pourtant une signification bien distincte. Ce n'est pas par l'absence du levier des muscles intercostaux que les poumons restent affaissés sur eux-mêmes et n'aspirent plus; c'est par l'introduction de l'air extérieur dans une cavité qui lui était fermée; c'est par l'action, sur les séreuses, d'un fluide qui ne saurait être élaboré que par les muqueuses. C'est un cas d'empoisonnement traumatique, tout autant qu'un effet de la pesanteur de l'air. La surface plévrique du poumon se dessèche et se contracte; le sang des capillaires de cette surface reçoit l'air qu'ils n'étaient pas organisés pour élaborer. Il y a perturbation, spasme dans cette région ainsi révolutionnée. Il y a plus, la colonne atmosphérique, pesant de toute sa puissance sur la surface postérieure du poumon, ne trouve pas, dans la portion d'air inspirée, un volume suffisant pour lui faire équilibre; l'unité musculaire étant brisée sur une aussi grande échelle, l'aspiration ne rencontre nulle part des auxiliaires, mais partout des obstacles. Les parois internes du poumon doivent donc se rapprocher avec force et s'agglutiner, comme le feraient deux cellules aspirantes qui parviendraient enfin à se toucher de plus près, et sans l'intermédiaire d'une couche d'eau ou d'air interposée. Dès ce moment, elles se souderaient intimement. Dans l'expérience qui nous occupe, sous forme d'objection, une autre circonstance contribue encore à affaisser sans retour les poumons sur eux-mêmes : cette circonstance est une révolution qui déplace tout à coup le foyer de l'expiration microscopique de chaque molécule organisée; en effet, la faculté expiratoire se transporte tout à coup sur la surface plévrique, mise en contact avec l'air extérieur, par la solution de continuité pratiquée dans le thorax; l'exhalation est inséparable de l'expiration, et là il se fait tout à coup une exhalation énergique. Donc le poumon doit rester à jamais affaissé sur lui-même, puisque ses cellules internes aspirent et n'expirent plus, et que ses cellules, désormais externes, expirent et refoulent par conséquent les tissus vers le centre de l'organe pulmonaire. Le nouveau mode d'expiration et l'ancien mode d'aspiration concourent également alors à l'asphyxie.

92. Dès ce moment, la circulation s'arrête ou tend à s'arrêter, et ne se décèle plus que par des oscillations qui se perdent comme dans le lointain. Car l'organe pulmonaire est le mobile essentiel de la circulation; le sang est appelé, par le vide dans la branche afférente des capillaires respiratoires, pendant que la surface de ces petits vaisseaux est en train d'aspirer, puisqu'alors le tube vasculaire doit se dilater; il est refoulé vers la branche déférente des mêmes vaisseaux, pendant l'acte de l'expiration qui contracte et rétrécit la capacité du vaisseau. Alors que les tuniques internes des veines et des artères ne seraient pas douées de cette propriété d'aspiration et d'expiration que suppose la nutrition des organes, la fonction seule de l'organe proprement respiratoire suffirait donc pour mettre en branle et pour continuer le phénomène de la circulation sanguine, partout où s'étend le réseau des vaisseaux. Le cœur n'est qu'une anse vasculaire plus volumineuse; c'est un *repos* (terme de fontenier) de la circulation générale, au lieu d'en être le point de départ et la source. Il contribue pour sa part, mais seulement au même titre que les surfaces expirantes et aspirantes des veines et des artères, à ce mouvement incessant qui est le signe de la vie. Mais, livré

à lui-même, le système vasculaire ne tarderait pas à voir le mouvement de son liquide s'arrêter, si le poumon continuait son asphyxie. Car le sang ne pouvant plus subir la transformation pulmonaire que réclame la nutrition de nos organes, il perdrait dès lors la propriété qui le rend propre à être aspiré par les tissus. Or, sans aspiration plus d'expiration, car sans aspiration plus d'élaboration ; et sans l'alternative de l'aspiration et de l'expiration, plus de mouvement dans les solides et dans les liquides (50) ; repos partout, et mort (*).

95. Mais si à son tour la circulation souffre sur un point quelconque, même sur la maille la plus éloignée du réseau vasculaire, le sang, qui arrive au poumon, étant de moins en moins apte à subir la transformation pulmonaire, que nous avons nommée *hématisation,* l'organe respiratoire, dont les vésicules se nourrissent de ce sang et se maintiennent dans leur état normal à la faveur de cette nutrition, l'organe respiratoire, dis-je, ralentit de plus en plus, ou accélère de plus en plus les mouvements alternatifs de son inspiration et de sa respiration ; le principe de la circulation n'en devient plus que la conséquence ; la source de la circulation est empoisonnée par l'apport de ses innombrables canaux ; et la cause active de la circulation devient passive, comme le dernier et le plus simple de ses embranchements. Admirable unité que celle de l'organisation, où rien n'est le commencement et rien n'est la fin, où chaque molécule, si petite qu'on la suppose, est tour à tour *alpha* et *oméga,* le levier et la puissance, le facteur et le produit ; parce que les organes d'un même individu ne vivent que d'échanges, qu'ils reçoivent et rendent. La régularité de ces échanges, c'est l'harmonie ; l'harmonie, c'est la vie individuelle.

94. La capacité de l'organe pulmonaire varie nécessairement selon les espèces et selon les individus ; donc on ne saurait admettre, pour le volume d'air contenu dans les poumons, un chiffre uniforme. Mais la quantité d'air inspiré et respiré, pendant un temps donné, varie non-seulement selon les individus, mais encore selon l'état de calme ou d'a-

_____

(*) *Nouveau Système de chimie organique,* tome 5, § 5450.

gitation, dans lequel se trouve l'individu, à l'instant de l'observation. La plus simple expérience suffit pour le démontrer.
Que l'on applique son attention à compter le nombre d'inspirations par minute, et l'on s'apercevra quelque temps après
que, sous l'influence seule de ce travail de l'esprit, les inspirations deviendront de plus en plus fréquentes. A plus forte
raison devrait-il en être ainsi pendant un accès de colère,
pendant la course, pendant une conversation animée, ou dans
la fièvre d'une improvisation. Quoi qu'il en soit, on peut admettre en moyenne que, dans l'espèce humaine et chez les
adultes, les poumons peuvent contenir habituellement au
moins trois litres et demi d'air. Les poumons ne se vident
jamais d'air, ils ne le renouvellent que par fractions; s'ils se
vidaient dans l'acte de la *respiration*, ils perdraient dès ce moment la faculté de s'en remplir de nouveau, à l'aide de l'*inspiration:* les cellules respiratoires devant s'accoler et se souder
sans retour entre elles, s'il n'y a pas une couche d'air interposée qui les tienne à distance (90).

95. L'air contenu dans nos poumons se renouvelle, par
demi-litre, à chaque inspiration. Or, en admettant quinze inspirations par minute en moyenne, il s'ensuit que le volume
de la quantité d'air élaborée par nos poumons, pendant une
heure, ne s'élèverait pas au-dessus de quatre hectolitres et
demi; et par vingt-quatre heures, à cent huit hectolitres d'air,
c'est-à-dire à un volume d'air contenu dans une capacité cu-
bique de plus de quatre mètres et demi de côté.

96. D'où il ne faudrait pas conclure, qu'en emprisonnant un
individu dans une capacité de quatre mètres et demi de côté,
hermétiquement fermée, il pût vivre impunément pendant
vingt-quatre heures. Il est évident, en effet, que cet air, ainsi
renfermé, ne tarderait pas à altérer, par les produits de l'expiration, la pureté que réclame la fonction de l'aspiration.
Car chaque expiration vicierait l'air d'une quantité égale à
$\frac{1}{31600}$ du volume total que l'individu aurait à respirer pendant
vingt-quatre heures. En supposant que cette fraction se ré-
pandît uniformément dans cette atmosphère limitée pour l'expérience, il s'ensuivrait qu'à la première inspiration, l'aspi-

ràtion serait en souffrance pour $\frac{1}{24500}$ de sa fonction ; et cette souffrance, marchant pour ainsi dire en progression géométrique, alors que le chiffre de la viciation de l'expiration ne marcherait qu'en proportion arithmétique, il arriverait que le malaise de l'individu ne tarderait pas à se révéler par des signes pathologiques d'une gravité de plus en plus notable.

97. Ces notions préliminaires nous paraissent suffire à l'intelligence du mécanisme de la respiration. Nous allons passer à l'énumération des divers cas d'asphyxie proprement dite, c'est-à-dire par privation de l'air respirable ; renvoyant à une section spéciale, l'examen des causes gazeuses qui affectent le poumon par voie d'intoxication. L'asphyxie peut avoir lieu, soit par un obstacle météorologique et qui résulte d'un changement ou d'une modification survenue dans la constitution ou la composition de l'air ; soit par un obstacle mécanique, c'est-à-dire par l'interception du passage qui donne accès à l'air dans nos poumons. Cet obstacle mécanique peut naître, soit par occlusion, quand un corps étranger est introduit accidentellement dans les voies aériennes ; soit par un spasme musculaire qui suspend l'alternative des expansions et des contractions, et tient les voies aériennes ou constamment béantes ou constamment fermées ; soit par la compression exercée de diverses manières sur les voies aériennes. Nous traiterons de ces divers modes d'asphyxie, dans tout autant de paragraphes spéciaux.

§ 2. *Asphyxie météorologique.*

98. 1° *Asphyxie par le vide.* Toute soustraction à la quantité d'air atmosphérique que, dans un moment donné, l'organe respiratoire est habitué à respirer, est un commencement de vide ; l'être organisé tombe aussitôt dans un malaise, qui s'accroît en raison du volume de la quantité soustraite, et de la durée de cette modification apportée dans la constitution du milieu ambiant. Cet effet est relatif et dépendant de la structure et de l'état habituel de l'organe respiratoire. La raréfaction de l'air dans lequel vivent les habitants des mon-

tagnes est un commencement de vide pour les habitants de la plaine ; et plus on s'élève sur les hauteurs, plus cette influence accroît d'intensité ; car plus la raréfaction de l'air apporte de déficit dans la quantité d'air que nos poumons s'étaient habitués à respirer. Il faut, pour que notre malaise cesse, que nous les ayons façonnés progressivement à cette nouvelle constitution atmosphérique. Or, l'air se condensant vers les pôles de la terre, et se raréfiant vers l'équateur, il s'ensuit qu'en suivant le méridien, l'émigrant doit éprouver un effet analogue à celui d'une ascension sur les montagnes ; mais cet effet est moins sensible à cause de la longueur des voyages, qui permet aux poumons de se façonner chaque jour à ces insensibles modifications de l'état météorologique du milieu ambiant. Si l'homme était emporté tout à coup des climats du nord dans la zone torride, il serait asphyxié en quelques jours, et peut-être en quelques heures.

99. Le trouble dans la fonction respiratoire marche en progression géométrique, pendant que la soustraction de l'air respirable marche en progression arithmétique (96). De là vient que l'asphyxie serait parachevée et accomplie, bien avant que le vide fût complet. Les expériences sur les animaux par la cloche pneumatique le démontrent suffisamment. Au premier coup de piston, l'animal s'inquiète et cherche à fuir le danger ; au second il s'effraye, il lutte contre cet obstacle à la vie ; il bâille pour suppléer à l'impuissance de ses inspirations ; il s'agite, il tremble, il frémit, il succombe ; il palpite, pour obtenir du nombre de ses inspirations, ce qui manque à chacune d'elles ; il se relève : le rat se dresse sur ses pattes postérieures, comme pour aller trouver l'air qui lui fait défaut dans les couches supérieures, et il retombe, comme frappé de la foudre, parce que, dans les couches supérieures, il y a moins d'air ; l'oiseau bat des ailes, et ce mouvement, qui l'enlevait autrefois, l'applique davantage contre le plan sur lequel il repose. Le tétanos les prend et les renverse. Saisissez cet instant pour faire rentrer l'air sous la cloche, et vous leur rendrez la vie ; une seconde plus tard, il n'est plus temps, la vie est éteinte sans retour ; les poumons, plus ou moins vidés de la quantité

d'air respirable qui entretenait dans l'économie un reste d'existence, ont perdu sans retour leur aptitude à respirer ; car ils ne sauraient attirer l'air extérieur qu'à la faveur de l'air qui recouvre leurs surfaces (90) ; ils n'opèrent qu'à proximité.

100. A l'autopsie, on trouvera les poumons gorgés d'un sang noir, faute d'oxygène pour le colorer en purpurin (*), épais et coagulé, faute de cette quantité d'eau que chaque coup de piston lui a soustraite. Le cœur, ce premier réservoir, ce *repos* de la circulation et de l'élaboration pulmonaire, est distendu par des caillots de sang, beaucoup plus dans le ventricule gauche que dans le ventricule droit. La peau est injectée, car le vide, ainsi qu'une ventouse générale, a appelé le sang dans tous les capillaires superficiels. Le cerveau est congestionné. L'estomac éprouve une tendance impuissante au vomissement, en même temps que les excréments durcis se portent vers l'anus, qui se referme ; tout liquide se porte vers la périphérie par la voie la plus facile, qui, dans ce cas, est la plus courte, quelque longue qu'elle soit par ses dimensions. Et si le cadavre est abandonné ensuite à un air sec, il se décompose moins vite, parce que ses tissus ont été dépouillés, et de la quantité d'air et de la quantité d'eau, qui sont les véhicules nécessaires de toute espèce de fermentation.

101. Nous sommes placés, ici-bas, sous une grande cloche pneumatique, où le vide peut se produire complétement, non pas pour tous à la fois, mais au moins pour un individu, s'il se rencontre dans une circonstance donnée. Le piston qui soustrait l'air, c'est l'air lui-même. Si les couches supérieures de l'atmosphère se raréfient par la chaleur, c'est-à-dire si leurs atomes augmentent le volume de la sphère de calorique qui les enveloppe, elles compriment proportionnellement les couches inférieures ; elles refoulent l'air extérieur dans nos

---

(*) La coloration respective du sang artériel et du sang veineux serait-elle due à la prédominance d'un acide (acide carbonique ?) dans le sang artériel, et à celle d'un alcali dans le sang veineux ? le sang veineux ne serait ainsi que le sang artériel, dépouillé, par l'élaboration des tissus, de l'acidité dont la respiration pulmonaire l'imprègne. Les véhicules acides ou alcalins ne se décèlent à nos réactifs que par leur excédant, et non par leur suffisance et leur juste proportion.

poumons, ce qui active la respiration, et augmente la somme de la vie. Le mercure barométrique monte, ce qui est un présage d'un surcroît d'activité dans nos organes, et le présage du retour de la pluie ou du beau temps. Car, si l'atmosphère est chargée d'humidité, cette compression condensera l'humidité en gouttelettes de pluie ; si l'atmosphère est sèche, cette compression refoulera à l'horizon toute l'humidité qui aurait pris sa direction, vers le zénith du lieu sur lequel cette compression s'exerce. Que si, au contraire, les couches supérieures de l'air viennent à se condenser, en perdant de leur calorique, il se produira, dans les couches inférieures, un vide momentané, et proportionnel, en durée et en intensité, à l'action qui le détermine. Il est tel animal, qui, placé exactement dans la colonne où se fait le vide, pourra y périr asphyxié. La foudre n'agit pas autrement, quand elle n'agit pas par combustion ; la trombe qui s'agite en entonnoir et fait monter le vide vers les nuages, asphyxie plus ou moins les animaux qu'elle enveloppe.

102. Le vide, produit par l'explosion des grandes bouches à feu, asphyxierait l'artilleur, si la manœuvre ne lui ordonnait pas de s'incliner en sens contraire. Le vent du boulet a été relégué dans les fables ; il est pourtant très-probable que si le vide, produit par le passage rapide d'un projectile à la hauteur et fort près de la bouche, ne peut produire une asphyxie durable, il peut, dans certains cas, apporter un trouble grave dans la fonction de la respiration.

103. On a vu souvent des cas d'apoplexie foudroyante se suivre de près, dans l'intervalle de quelques heures, sur un espace assez circonscrit. Par ce que nous venons de dire, on comprendra que les cas de ce genre peuvent bien n'être que des cas d'asphyxie météorologique. Supposons, en effet, que la sommité de la colonne d'air, dans laquelle se trouve plongé un individu, vienne tout à coup peser violemment sur sa base ; il arrivera que les différentes colonnes juxtaposées, qui composent cette colonne principale, céderont sous le poids, en refoulant de part et d'autre les colonnes d'air ambiantes ; à peu près comme un faisceau de verges perpendiculaire au

plan de position, cède sous la main qui le presse de haut en bas. L'individu restera donc dans le vide, mais dans un vide produit avec la puissance proportionnelle d'un piston, qui agit sur un corps de pompe de quinze à vingt lieues d'élévation. Remarquez bien les deux temps de cette commotion météorologique, par rapport aux effets que chacun d'eux doit produire. Dans le premier temps, le vide incommensurable dans lequel se trouve subitement l'individu, va dépouiller la capacité de ses poumons de tout le volume d'air qui les distend ; et dès lors, et par le fait seul de cette soustraction, appeler tous les liquides circulatoires vers le zénith. Dans le second temps de la vibration, les colonnes atmosphériques, se rapprochant avec la même puissance qu'elles s'étaient écartées, refouleront l'air dans le corps de l'individu, par toute sa superficie épidermique ; l'air pénétrant par la plèvre augmentera encore, par sa pression externe, l'adhérence et l'inertie des cellules inspiratoires, et poussera, encore plus que ne l'avait attiré le vide, le sang, de la périphérie vers le cerveau. Et tout cela s'exécutera avec la rapidité de la foudre : l'individu tombera frappé sans retour, tandis qu'à quatre pas de lui, le passant aura à peine remarqué que le vent lui soufflait au visage. Or, une commotion de l'air n'est pas un mouvement solitaire ; une vibration ne s'arrête jamais à une seule ondulation. Si le hasard fait qu'un second individu traverse la colonne vibrante, à l'instant de sa dilatation, il sera, comme le premier, frappé d'asphyxie, ou plutôt d'apoplexie foudroyante ; foudroyé par la perte subite de la respiration, foudroyé par l'ascension subite des liquides vers le cerveau. Si l'on admet la possibilité de la circonstance météorologique, et qui oserait la nier ? on est forcé d'admettre, comme conséquence nécessaire, la possibilité de l'hypothèse pathologique que nous venons d'expliquer. Cependant on ne doit pas négliger de faire observer que certaines organisations se prêteront, mieux que certaines autres, à ce genre d'asphyxie ; car ce cas morbide étant un effet purement physique, il doit se modifier, en vertu des modifications de l'appareil mécanique de la respiration. On sait que les personnes trapues, et qui ont le cou très-court, sont prédisposées aux coups de cette influence, beaucoup plus que les individus d'une organisation contraire; de même qu'il est des machines pneumatiques qui se prêtent mieux au vide que d'autres.

104. Et cette explication va s'étendre à d'autres ordres de phénomènes. On sait aujourd'hui, grâce à une circonstance qu'un simple ouvrier a signalée à l'étude des savants, que l'air, qui est poussé violemment à travers un orifice, et qui subit, pour y passer, une compression de la part des parois, se dilate en sortant en un cône, et laisse partant un vide dans l'axe d'écoulement; aussi voit-on la plaque, que l'on place près de l'orifice, être attirée, au lieu d'être repoussée par la force du courant; le vide du cône d'échappement abandonne la plaque à la force d'impulsion de la colonne atmosphérique. Que la bouche d'un homme se trouvât placée dans l'axe d'un pareil cône développé sur une grande échelle, l'individu ne serait-il pas asphyxié, si le phénomène était durable? ou tout au moins gravement incommodé, si le phénomène n'était que passager?

105. Mais si l'on retirait la plaque en arrière, au lieu de l'abandonner à son propre mouvement, il est évident qu'on agrandirait d'autant le vide du cône. Quand donc un animal va à reculons, il fait, par rapport à la couche d'air qu'il a en face, l'office de cette plaque; il fait le vide devant lui, avec d'autant plus d'étendue que sa fuite est plus rapide. Que s'il est passif dans sa fuite, et que, sans bouger, il soit emporté à reculons par un moyen de transport quelconque, il devra éprouver, sinon une asphyxie complète (car nos moyens de transport n'agissent pas, sur la colonne d'air, avec une énergie égale à celle d'une puissance météorologique), du moins un malaise provenant du déplacement des liquides de la circulation et des éléments de la nutrition : dyspnée, congestion cérébrale, nausée et défaillance. Car le vide attirera en haut tout ce qui est en bas, et à l'extérieur tout ce qui est à l'intérieur. Nous avons dès lors l'explication des effets de la balançoire, des places du devant des voitures, et de ce terrible mal de mer qui ne finit qu'à la côte, et produit sur les passagers des effets si divers. L'action de la balançoire se compose de deux mou-

vements, qui se compensent chez certains individus, mais dont l'un a beaucoup plus d'influence que l'autre, chez certaines personnes d'une complexion délicate. Lorsque la balançoire recule, la bouche se trouve dans la colonne qui tend au vide ; quand la balançoire avance, l'air, au contraire, est refoulé violemment dans l'estomac et dans les poumons. De là vient que, dans le mouvement de recul, certaines personnes éprouvent des envies de vomir et un commencement de défaillance ; mais que, chez toutes, la respiration semble se suspendre et devenir plus difficile.

106. Lorsqu'on voyage, assis sur la banquette du devant, on est, pendant tout le temps du voyage, placé dans la position du recul ; on est donc continuellement forcé de respirer dans une espèce de vide ; de là, tous ces malaises que certaines personnes éprouvent dans cette position, ce qui fait que l'on attache un si grand prix aux places du fond.

107. Le *mal de mer* ne tient pas à une autre cause. Le roulis, les coups de tangage, la position du passager, par rapport à la direction du vaisseau, le placent presque continuellement dans un mouvement atmosphérique qui tend à faire le vide ; le malade doit ressentir un malaise qui le porte à croire qu'il va vomir ses boyaux, avec ses aliments.

108. 2° *Asphyxie par soustraction de l'un des éléments de l'air respirable.* Nous sommes, avons-nous dit (25), une combinaison vésiculaire et organisée d'air atmosphérique, d'eau, et de la terre sur laquelle nous vivons, dans des proportions qui varient à l'infini, pour modifier à l'infini les formes individuelles, qui constituent l'espèce et les variétés des règnes organisés. Notre développement n'étant que la continuation de notre naissance et de notre création, que l'assimilation progressive des mêmes éléments de la vie, ce grand acte ne saurait se prêter au plus petit changement, dans la constitution de ces éléments, sans marcher, d'une manière proportionnelle, vers la cessation de la fonction organique.

De là, il faut conclure que l'azote de l'air atmosphérique, quelle que soit la nature intime de ce gaz, n'est pas moins

indispensable, à l'assimilation de la respiration, que l'oxygène lui-même ; et il est temps de se défaire de cette idée que
l'azote n'est là que pour modérer l'action comburante de
l'oxygène ; car, autrement, la raréfaction de l'oxygène devrait
suffire aux conditions de la respiration, ce qui est contraire à
l'expérience. Ainsi, l'asphyxie peut provenir par soustraction de
l'azote, comme par soustraction de l'oxygène de l'air ambiant ;
mais, dans ce cas, elle n'est pas aussi foudroyante que par le
vide ; car la respiration peut vivre quelque temps aux dépens
de la quantité d'air respirable qui reste dans les poumons,
pendant la durée des alternatives d'inspiration et d'expiration.
L'asphyxie serait foudroyante, si toute cette quantité d'air
incluse venait subitement, et à la fois, à être remplacée exclusivement par une quantité égale, soit d'azote, soit d'oxygène.
Que si l'on s'amusait à respirer expérimentalement l'azote ou
l'oxygène pur, ou tout autre gaz par lui-même non délétère,
c'est-à-dire non désorganisateur, on ne manquerait pas d'é-
prouver des sensations insolites, des effets précurseurs de
toute asphyxie, de toute défaillance ; effets de quiétude et de
repos, qui rendent si doux le calme après l'orage, le sommeil
après la fatigue, et le dernier soupir après une longue agonie.
Mais le caractère de ces sensations varierait, selon les dispositions spéciales d'esprit et de corps dans lesquelles se trouverait,
en ce moment, l'expérimentateur, et non d'après la nature
du gaz inspiré ; car tout gaz non délétère, et toutes choses
égales d'ailleurs, produirait exactement les mêmes résultats.
L'homme qui cesse de respirer, cesse de souffrir. Il souffre
d'autant moins qu'il est plus près de l'asphyxie complète ; car
il est d'autant moins en rapport avec les corps extérieurs,
causes incessantes de ses douleurs, de ses contrariétés, de ses
souffrances. C'est peut-être là le bonheur de l'indépendance,
ce rêve de toute notre vie, qui ne se réalise pour nous complétement qu'aux approches de la mort ; et sous ce rapport,
pour quelques-uns d'entre nous, plus avides d'indépendance
que les autres, la mort, c'est la vie, et notre vie, c'est une mort.
« Qui me délivrera, s'écriait le Platon du christianisme, qui
me délivrera de ce corps, où circule cette mort que nous nom-

mons la vie? *Quis me liberabit a corpore mortis hujus?* » (Saint Paul, *Epist. ad Rom.*, cap. VII.)

109. En ne raisonnant que d'après les principes de la chimie pneumatique, fondée par Lavoisier, le rôle que l'on fait jouer à l'azote est déjà absurde. Que serait-ce, si l'on osait un instant reculer, par la hardiesse de l'induction, les bornes de l'horizon de la chimie actuelle, de cette chimie qui se voit débordée de toutes parts, qui ne suffit déjà plus aux premiers besoins de la science, et dont la rigidité classique ne peut plus se prêter ni servir de lien commun à toutes les anomalies qui surgissent de toutes parts, sous les pas de l'étude indépendante? Qui sait si l'alchimie, se régénérant dans le baptême de Lavoisier, ne viendra pas féconder de nouveau le champ de la chimie qui tombe de plus en plus en jachère? Qui pourrait prédire qu'alors l'azote, l'oxygène, l'hydrogène, l'acide carbonique, etc., conserveront leur ancienne place au soleil, et ne porteront pas au front un autre numéro d'ordre?

Mais en nous arrêtant, dans cet ouvrage qui n'a pas mission de remanier ce sujet, en nous arrêtant au rôle que notre scolastique fait jouer à ces gaz atmosphériques, nous pourrons nous former une idée des changements, que les lois météorologiques sont dans le cas d'amener, dans les conditions de notre fonction respiratoire. Si l'on reporte son esprit à notre théorie atomique (*), on admettra sans peine la possibilité de ce fait, que l'acide nitrique n'est peut-être qu'une combinaison de l'azote et de l'oxygène, en sens inverse de la composition de l'air. En sorte que, la molécule de l'air atmosphérique étant représentée par un atome central d'oxygène entouré de quatre atomes satellites d'azote, la molécule d'acide nitrique, au contraire, ne soit qu'un composé représenté par un atome central d'azote entouré de quatre atomes d'oxygène, ou au moins de trois d'oxygène et d'un restant d'azote en dissolution.

(*) *Nouveau Système de chimie organique*, tome 5, 4ᵉ partie, 1838.

$$\text{Air atmosphérique.} \left\{ \begin{array}{l} \text{Oxygène} = 21 \\ \text{Azote} \quad\ = 79 \end{array} \right\} = \text{O } 4\text{Az} + \text{O.}$$

$$\text{Acide nitrique.} \ldots \left\{ \begin{array}{l} \text{Azote} \quad\ = 26,15 \\ \text{Oxygène} = 73,85 \end{array} \right\} = \text{Az } 3\text{O} + \text{Az.}$$

Nombres donnés par l'expérience. — Rapports donnés par notre théorie atomique.

Or, il est démontré aujourd'hui que la puissance électrique de l'éclair et de la foudre transforme l'air atmosphérique en acide nitrique, que la pluie dissout et porte ensuite dans le sol et à la surface de nos murs; d'où nécessairement doit se dégager alors l'acide carbonique de nos carbonates pierreux. Mais ce qui ajoute encore à cet élément de perturbation de notre fonction respiratoire, en général et en particulier, c'est que l'acide nitrique n'étant qu'une transformation de l'air atmosphérique, où l'atome central devient tout à coup l'un des satellites du composé nouveau, il s'ensuit que la formation d'une molécule d'acide nitrique doit mettre en liberté onze atomes d'azote. Car, pour avoir pour satellites trois atomes d'oxygène, il faut que l'atome d'azote dépouille trois molécules d'air atmosphérique de leur atome central. Cela étant, les proportions de l'air respirable sont tout à fait bouleversées, et cet air, ainsi révolutionné, serait pire que l'air raréfié: car, dans l'air raréfié, nous recevons moins de ce qui est respirable; et dans l'air décomposé, au contraire, nous recevons à la fois, moins de la portion de l'air respirable, et plus de la portion d'air qui, seul, ne saurait suffire à la respiration.

110. Que si la bleuette électrique était dans le cas de combiner l'azote avec l'hydrogène dégagé, soit des matières organiques en putréfaction, soit de la décomposition de l'eau, cette dose d'ammoniaque, en s'associant dès lors, soit avec l'acide carbonique, soit avec les divers acides volatils que l'acide nitrique pluvial est en état de dégager des matières terreuses du sol, cette dose d'ammoniaque, dis-je, viendrait encore ajouter à cette constitution morbipare de l'atmosphère; mais nous nous étendrons ailleurs sur ce rapport de la question. Nous n'avons à nous occuper, dans ce paragraphe, que de l'asphyxie par privation de l'un ou l'autre des gaz respirables, et con-

séquemment par le dérangement de leurs proportions atmosphériques.

111. Nous ne connaissons pas assez bien l'histoire de l'azote (ce gaz pour lequel nous possédons si peu de réactifs), pour que nous puissions évaluer les diverses circonstances qui sont capables d'en faciliter l'absorption et la soustraction. Quant à l'histoire de l'oxygène, nous sommes plus avancés sous ce rapport. Le charbon allumé l'absorbe, pour le combiner, avec le carbone, en acide carbonique et oxyde de carbone. L'azote de l'air est donc mis en liberté; en sorte qu'alors même qu'on se préserverait de l'inspiration du gaz acide carbonique (en s'entourant d'une dissolution de potasse ou de chaux), et alors qu'il ne se dégagerait pas d'oxyde de carbone, on n'en serait pas moins asphyxié, et par l'accumulation insolite de l'azote, et par la disparition progressive de l'oxygène.

112. Il se passe quelque chose d'analogue dans la combustion du fer porté à l'incandescence, tels que le sont si souvent les tuyaux de poêle les plus voisins du foyer. Le fer incandescent absorbe l'oxygène de l'air atmosphérique, encore plus que son azote; il s'oxyde aux dépens de notre air respirable et au détriment de notre respiration, laquelle ne tarde pas à en éprouver plus ou moins les symptômes précurseurs d'une pénible asphyxie : dyspnée, mouvement fébrile, pesanteur de tête, vertige, éblouissements, etc. Tous ces symptômes découlent de l'action du fer incandescent sur l'air respirable; remplacez le fer par la brique et vous réparez ces désastreux effets. Ajoutez à cela que le fer incandescent décompose aussi l'eau hygrométrique de l'air, et en dégage de l'hydrogène, en s'oxydant; or, l'hydrogène n'est pas un gaz respirable.

113. Ces effets de la combustion des métaux ne sont pas aussi sensibles, dans les lieux élevés, que dans les appartements à planchers bas, dans les entre-sols et les mansardes, parce que l'azote, par sa légèreté, plus grande que celle de l'air, tend toujours à occuper les régions supérieures : de là vient que les forgerons établissent leurs ateliers sous des hangars élevés et à grand courant d'air; ils s'y trouvent plus dispos et mieux à leur aise.

114. Le voisinage des foyers de la fermentation, laquelle s'alimente de l'oxygène de l'air en plus grande partie que de l'azote, produirait un effet analogue, indépendamment du dégagement d'hydrogène et d'acide carbonique qui en résulte, si l'air ambiant n'était pas amplement renouvelé. La respiration nocturne des plantes et la respiration pulmonaire des animaux produit des effets analogues, en expirant de l'azote et de l'acide carbonique, en place de l'air atmosphérique inspiré ; il faut en dire autant de l'action des huiles fixes et volatiles, qui, étendues sur des grandes surfaces, pourraient être des causes au moins prochaines d'asphyxie par privation, à cause de la propriété qu'elles ont d'absorber l'oxygène de l'air atmosphérique.

115. 3° *Asphyxie par addition, à l'air atmosphérique, d'un gaz non susceptible de servir à la fonction de la respiration.* Nous renvoyons au chapitre de l'intoxication, ce que nous avons à dire des gaz délétères, ou qui ont la propriété de nuire à la respiration, non pas par leur inertie, mais par leur affinité pour les tissus qu'ils désorganisent, et pour les liquides organiques qu'ils décomposent. Tout gaz, fût-il inoffensif, dès qu'il n'est pas respirable, nuit, par sa seule présence, au mécanisme de la respiration, et détermine une asphyxie, soit complète, soit progressive, soit aiguë, soit lente et chronique, si je puis m'exprimer ainsi, selon ses proportions et sa permanence dans l'air ambiant. Les symptômes qu'il détermine dans l'économie animale varient en raison de ces deux circonstances principales, ainsi que d'une foule de circonstances accessoires inhérentes ou étrangères à la constitution de l'individu. Car la présence de toute molécule gazeuse non respirable dilate d'autant et raréfie l'air respirable ; d'où vient que, dans un temps donné, l'inspiration n'apporte plus, dans le poumon, la quantité d'air que réclame l'élaboration spéciale de l'organe respiratoire. A chaque inspiration, il y a perte nouvelle de produits organiques, perte dont les conséquences et les résultats marchent en progression multiple, dans des rapports incalculables et variables à l'infini.

116. Nous supposons ici ces gaz inertes, afin de nous conformer au langage de l'école, à qui il faut des résultats palpables et des symptômes appréciables, pour juger de l'activité et de l'énergie d'une substance ; mais, en réalité, on ne doit pas attacher une trop grande importance à cette distinction systématique des gaz entre eux. Nul gaz, en effet, absorbé par nos organes, ne saurait rester inerte dans le foyer de tant d'élaborations ; et s'il y est nuisible à la fonction, c'est, plus souvent que nous ne croyons, par une action directe, et non par l'inertie de sa présence. Les gaz ne sont inertes pour nous, que parce que leur inspiration ne détermine aucun signe appréciable à nos yeux. A la rigueur, dans l'état actuel de la science, on n'est en droit de classer, parmi les gaz inertes, et qui nuisent à la respiration par l'inutilité de leur présence, que l'azote et l'hydrogène ; l'azote, dégagé par la respiration des fleurs et des animaux ; l'hydrogène, un des gaz nombreux que dégage la fermentation, ou bien la combustion du fer incandescent dans un air chargé d'humidité.

§ 3. *Asphyxie par obstacle mécanique et par occlusion.*

117. L'asphyxie par occlusion peut être le produit de toute espèce de corps capables de faire l'office de bouchon, après leur introduction ou leur formation dans les voies aériennes. Les animaux à branchies ne connaissent pas ce genre d'asphyxie. L'obstacle mécanique est dans le cas, soit de s'arrêter au larynx, soit de pénétrer plus ou moins avant dans la trachée-artère, dans les bronches, et même dans les cavités pulmonaires. Les symptômes et la gravité de l'accident varient en raison de cette circonstance. Ce genre d'asphyxie peut donc se diviser en trois groupes principaux : asphyxie par l'introduction d'un corps étranger, soit solide, soit liquide, dans les voies respiratoires ; asphyxie par le développement d'un tissu parasite dans ces mêmes voies ; asphyxie par le rétrécissement mécanique des mêmes voies.

118. 1° *Asphyxie par l'introduction d'un corps étranger solide.* Un noyau de fruit, une graine (haricot, pois), un frag-

ment d'os, etc., en se trompant de route et pénétrant dans la trachée-artère, ou s'arrêtant même au larynx, ont suffi en bien des circonstances pour étouffer l'individu, sans que les secours de l'art aient pu triompher de l'obstacle. Dans ce cas le sang de l'aorte, refoulé violemment par la tuméfaction continue des poumons, se porte violemment à la tête ; la face devient bouffie, les yeux sortent de l'orbite et la conjonctive s'injecte de sang ; tous les tissus se colorent en pourpre ; et l'animal tombe sans convulsion, si l'occlusion est complète.

119. Si l'occlusion est incomplète, et que l'air puisse arriver aux surfaces pulmonaires par quelque lacune, quelque vide et quelque fissure, l'asphyxie est moins prompte et plus pénible ; la lutte organique amène la souffrance, la souffrance les convulsions. L'oxygénation du sang ne s'opérant plus que d'une manière de moins en moins complète, le sang veineux passe dans les artères, et les surfaces du corps deviennent livides, au lieu de s'injecter en pourpre, par la violence que l'obstacle imprime à la circulation.

120. L'asphyxie par occlusion se complique et tient de l'une et de l'autre espèce précédente, quand elle est occasionnée par l'introduction, soit d'un gros lombric intestinal, soit d'une sangsue, qui, outre-passant l'ordonnance du médecin, abandonne le lieu d'application et les parois buccales , pour s'insinuer dans le larynx. Les chevaux et les bestiaux que l'on met au vert, sur les bords des eaux stagnantes, sont exposés à ce genre d'asphyxie, parce qu'il leur arrive fréquemment d'avaler des sangsues, en s'abreuvant. Nous aurons à revenir sur ce sujet en traitant des insectes morbipares ; mais, en attendant, on prévoit que bien des cas d'apoplexie foudroyante, ou de syncope opiniâtre, peuvent n'être que des cas d'asphyxie par ces sortes d'occlusion, chez les enfants en bas âge surtout.

121. Nous ne faisons pas entrer, dans ce paragraphe, l'introduction des corps étrangers, sous forme de poussière ou autrement, parce que ce ne sont pas là des cas d'asphyxie par occlusion, mais des cas maladifs d'un autre ordre de phénomènes, dont nous aurons à nous occuper plus bas.

122. 2° *Asphyxie par occlusion, provenant de l'introduction*

d'un corps liquide dans les voies respiratoires. Il arrive fréquemment qu'une certaine quantité des liquides qui nous servent en boisson, prennent leur cours dans le larynx, s'il survient un spasme à la glotte; mais comme cette quantité de liquide n'est jamais assez considérable, pour envahir toute la capacité pulmonaire, et qu'une substance liquide se prête à tous les mouvements et à tous les passages, il s'ensuit que le volume d'air qui remplit les poumons a toujours la force de la chasser au dehors, en une ou plusieurs fois. Quand une fois ne suffit pas, le liquide est expulsé en partie par l'expiration; mais aussi, dans l'inspiration, la portion restante s'engouffre plus avant dans les cavités pulmonaires, ce qui détermine des quintes plus ou moins violentes, et des efforts convulsifs plus ou moins étourdissants. Le jeu du poumon fait l'office alors d'une pompe foulante; et le liquide, refoulé avec cette puissance, s'échappe mécaniquement par tous les passages, par la bouche, derrière le voile du palais, par le nez et même par le canal nasal, pour inonder les paupières de larmes venues à contre-sens; ces effets font monter le sang à la tête, et y déterminent des congestions, dont la gravité varie selon les constitutions et les prédispositions individuelles.

123. Que si un pareil accident arrivait à un individu affaibli déjà par une longue maladie, étendu sur le dos et à demi perclus de ses membres, qui fût incapable enfin de se prêter aux divers mouvements au moyen desquels la respiration se débarrasse de l'obstacle liquide, il est possible que l'asphyxie devînt définitive, quelque faible que fût la quantité du liquide ingurgité. L'enfant qui vient de naître serait dans ce cas, si, lorsque cet accident lui arrive par suite de l'allaitement, la nourrice n'avait pas la précaution de l'incliner en divers sens, de l'agiter et de le secouer avec une certaine violence. L'huile introduite dans les poumons, ou s'arrêtant même dans la trachée-artère, produirait des résultats plus prompts, non-seulement par la faculté qu'elle a d'absorber l'oxygène, mais encore et surtout en faisant office de vernis imperméable à l'air extérieur. Tout le monde sait avec quelle promptitude on tue un insecte, une chenille, par exemple, quand on a soin d'étendre,

au pinceau, une simple couche d'huile sur leurs stigmates respiratoires.

124. C'est là ce qui arrive, tant que l'organe respiratoire n'est séparé de l'atmosphère que par cette quantité de liquide interposée dans les premières voies aériennes. Mais tout change, quand l'animal terrestre est submergé, et ne peut plus se mouvoir que recouvert d'une grande nappe d'eau ; pour ne pas nous occuper des liquides, qui, par leur nature, sont dans le cas d'ajouter, à l'asphyxie, la complication d'un empoisonnement. L'asphyxie dans l'eau, autrement dite par submersion, ne supprime pas tout à coup la respiration ; et l'animal ne meurt pas subitement, comme dans le cas où on le plongerait dans un milieu entièrement privé d'air respirable. Car l'eau est un milieu respirable pour les animaux conformés d'une manière favorable à ce genre d'élimination ; elle n'est qu'incomplétement respirable pour les autres ; l'eau, en effet, est toujours saturée d'air atmosphérique ; nous avons même établi plus haut que la respiration aérienne ne s'opérait que par le véhicule de l'élément aqueux (72). Donc, alors même que les poumons seront ingurgités d'eau, la respiration ne sera pas supprimée ; les surfaces respiratoires feront un instant l'office de branchies, elles dépouilleront l'eau adjacente de la quantité d'air dont elle est imprégnée. Mais l'eau jouera ici le rôle d'un fluide non respirable interposé entre les molécules de l'air respirable ; et l'asphyxie par submersion rentrera ainsi, comme cas particulier et comme simple modification, dans le cadre de l'asphyxie par addition (115). Les poumons ne recevront plus la quantité d'air respirable, que leur capacité peut contenir, dans les proportions que réclame l'élaboration de chaque cellule respiratoire ; il y aura pénurie, souffrance, mais partant conscience de la position et du danger. L'animal se débat quelque temps contre les obstacles, il s'attache des pieds et des mains à toutes les branches de salut ; sa lutte le soulève et le ramène à la surface ; son propre poids le replonge dans les profondeurs ; le combat ne peut être long ; car les forces qui sauvent du danger s'épuisent vite ; l'intelligence, qui le prévoit et dirige les forces, se couvre vite

d'un voile, quand l'asphyxie envahit le poumon ; et ce corps, désormais immobile, reste au fond du fleuve, roulé par les flots inférieurs, comme un vil soliveau de chêne, jusqu'à ce que, infiltré par les gaz de la fermentation putride, il soit ramené à la surface, par la légèreté spécifique de la décomposition, pour retomber sans retour au fond des eaux, dès qu'au travail de la fermentation succédera ce dernier travail d'assimilation des bases terreuses, et, pour m'exprimer ainsi, de fossilisation aqueuse, qui tanne les tissus du cadavre, et semble les protéger contre la corruption. Le cadavre est alors blanc comme le marbre de Paros, et satiné comme un gant de peau de mouton ; tant la partie colorante du sang semble avoir été lavée par le mouvement des eaux.

125. S'il survient une main secourable qui retire le pauvre submergé hors de l'abîme, tout danger ne cesse pas pour lui sur le rivage. Après l'avoir sauvé de l'eau, il faut qu'on le préserve du danger des positions. Ce n'est pas la congestion cérébrale ou autre qui le menace trop ; car le sang a acquis, par l'imbibition des surfaces, en parties aqueuses, ce qu'il a perdu en degrés de chaleur. Tout est encore liquide dans les canaux et les réservoirs de la circulation sanguine ; point de ces caillots qui distendent le ventricule gauche du cœur, dans le cas d'une asphyxie sèche. Tout est encore liquide ; mais rien ne circule, et souvent rien ne coule par l'orifice qu'a ouvert la lancette ; parce que la saignée est impuissante, quand elle n'a pas pour auxiliaire l'aspiration et l'expiration des tissus, ces deux uniques mobiles de la circulation sanguine. Quoi qu'il en soit, prévoyons, par le jeu des lois physiques, ce qui va arriver dans les diverses positions que la déclivité et les accidents de surface imprimeront à ce corps, le jouet des eaux, et maintenant le jouet du hasard et du traitement.

126. Si le corps, attaché par les pieds à une branche d'arbre du rivage, se trouvait verticalement la tête en bas, il est évident que l'eau ingurgitée dans le poumon retomberait, de son propre poids, vers la trachée-artère. Mais là elle trouverait deux obstacles, pour s'écouler au dehors ; l'occlusion par l'épiglotte que la dilatation de la trachée et du larynx abaisse, et surtout

l'équilibre de la colonne d'air atmosphérique. En effet, le peu d'air contenu dans les poumons, et dépouillé de son oxygène (83), ne sera pas en état de contre-balancer le poids de l'air extérieur; l'eau sera donc retenue à la portion renversée du poumon, comme par le vide barométrique; les voies aériennes seront donc fermées à l'air extérieur, et l'asphyxie aqueuse continuera ainsi dans l'atmosphère. Rappelez-vous la difficulté et souvent l'impossibilité que l'on éprouve de vider une bouteille à goulot étroit, quand on la tient verticalement renversée.

127. Ou bien l'asphyxié sera tenu dans la position droite, et la tête en haut. Le résultat précédent aura lieu en sens contraire; car, obéissant à sa pesanteur, l'eau cessera à la vérité de boucher la trachée et les bronches; mais elle se portera dans les anfractuosités du poumon, et interceptera le contact de l'air. Et qu'on ne pense pas que l'expiration pulmonaire soit dans le cas de chasser, dans l'un et dans l'autre cas, cet obstacle à la respiration. Nous avons suffisamment démontré plus haut (90) que les surfaces respiratoires n'appelaient pas l'air à distance, et que la capacité pulmonaire ne renouvelait l'air qui la distend, que par l'élaboration de la couche d'air qui en revêt les surfaces. Dès que cet air superficiel est épuisé, les surfaces se taisent, elles n'aspirent et elles n'expirent plus. Or, dans l'un et dans l'autre de nos deux cas, l'aspiration et l'expiration des surfaces respiratoires ne tarderont pas à manquer de matériaux et d'étoffe.

128. Ou bien le corps sera étendu sur un plan incliné, et la tête un peu plus basse que les pieds. S'il est placé sur le dos, le poids de l'eau, tenant les poumons pressés dans la concavité dorsale, reproduira les effets de la position droite et la tête en haut. Si, au contraire, le corps est placé sur le ventre, et que la position déclive se rapproche beaucoup de l'horizontale, il s'ensuivra que l'eau, occupant la ligne inférieure, partagera la capacité du poumon en deux couches, l'une occupée par le liquide, l'autre par l'air, et que la ligne de séparation de ces deux couches, passant par l'axe de la trachée-artère, permettra tout accès à l'air extérieur; dès ce moment, les

poumons seront dans le cas de reprendre le jeu de leur respiration ; car il ne tardera pas à s'établir, dans leur intérieur,
deux courants inverses l'un de l'autre, l'un de l'eau, qui s'écou-
lera à l'extérieur, et l'autre de l'air atmosphérique, qui s'in-
troduira à l'intérieur. Que l'on vide une bouteille dans ces
diverses positions, et l'on s'expliquera, par une image sensible, le mécanisme de ce phénomène.

129. Mais ce mécanisme doit se modifier, selon la conformation individuelle, et surtout selon l'organisation et la structure spécifique des animaux : un quadrupède ne présentant pas,
à l'écoulement du liquide ingurgité, les mêmes pentes, dans la
même position que l'homme et les quadrumanes. Il faudra
donc bien en ceci, comme dans toutes les autres questions de
physiologie comparée (*) et expérimentale, se garder de faire
immédiatement à l'homme l'application des résultats fournis
par les expériences sur les animaux.

130. 3° *Asphyxie par le développement d'un tissu parasite
dans les voies aériennes, et sur les surfaces respiratoires.* Ce développement est l'effet maladif d'une cause que nous n'avons
pas à rechercher ici ; et cet effet devient cause à son tour d'un
trouble, dont la conséquence prolongée, c'est la mort. Ces tissus se développent plus fréquemment chez l'enfant que chez
l'adulte ; et à l'âge adulte, ils ne surviennent que chez les personnes lymphatiques, livrées à un régime doux, fade et débi-
litant, ou qui passent subitement d'un régime hautement épicé,
et de l'usage habituel des liqueurs alcooliques, aux privations

(*) Ce mot, dont l'idée remonte à Aristote, ne date pourtant que de 1820, époque
à laquelle un médecin de province, Destrés, exerçant à Vailly, département de
l'Aisne, présenta, à la Société de médecine, un manuscrit intitulé : *Traité de physiologie comparée.* (Voyez *Journal général de Médecine*, tome 74, page 15,
1820.) En 1828, Blainville a publié ses leçons, sous ce même titre, en trois volumes ; c'est une composition qui est bien loin de remplir le cadre, qu'avait tracé
le modeste docteur du département de l'Aisne.

Les seuls *traités de physiologie comparée* que nous possédions, sans qu'ils
en portent le titre, sont encore les ouvrages de Fontana, Spallanzani, Bonnet, et
surtout Haller. Aujourd'hui on tue beaucoup de chiens et de cabiais, croyant faire
de la physiologie ; mais, par les résultats que l'on obtient, il est évident que l'on ne
fait que de la boucherie.

                                      7

de la diète et du jeûne forcé ; nous donnerons l'explication de cette concordance, en son lieu. Nous nous contenterons ici de faire observer que le développement parasite s'opère avec une si effrayante rapidité, que, si les secours de l'art ne le paralysent pas et n'en arrêtent pas la marche, le malade en est étouffé en peu d'instants. On trouve alors la trachée-artère bouchée, comme par un bouchon de bouteille, par une masse cylindrique, qui en offre souvent la longueur et toujours le diamètre, et qui se moule sur les parois, de manière à porter l'empreinte de tous leurs accidents de surface. La respiration dure, tant que le diamètre du cylindre parasite ne coïncide pas encore avec le diamètre de la trachée ; mais, comme l'espèce du tuyau, où se forme la voix, se rétrécit de plus en plus, les efforts de l'expiration se traduisent, selon que le tissu parasite se forme au-dessus ou au-dessous des cordes vocales, et à différentes hauteurs, se traduisent, dis-je, en des cris de différents timbres et de différentes intonations, capables de parcourir toute la gamme chromatique et plusieurs octaves successivement ; phases, pendant lesquelles les accès de toux d'un simple rhume prennent les caractères des quintes de la coqueluche, et puis, enfin, ceux du *cri croupal*, ce cri de détresse et de désespoir, si l'on suit, pour parer le danger, certaines méthodes de traitement naguère encore fort en vogue. Le cou enfle, la face se bouffit, les yeux sortent de l'orbite, la peau s'injecte de sang versicolore ; à cette effrayante convulsion succède la prostration totale ; et la lutte est terminée, si l'art n'expulse pas l'obstacle, ou n'ouvre pas, à l'air extérieur, un autre orifice, pour pénétrer dans le poumon. Que si, même à l'instant désespéré, un effort quelconque détermine l'expulsion de ce bouchon organisé, l'enfant est préservé du danger imminent ; mais il n'est pas, pour cela, guéri de la maladie qui occasionne ces développements.

131. Les plantes, et les animaux à branchies, sont exposés à un genre d'asphyxie analogue ; car il arrive fréquemment, surtout quand leurs tissus, transportés dans un milieu moins propice, deviennent paresseux et languissants, il arrive, dis-je, que leurs surfaces respiratoires se couvrent de productions

parasites, capables d'intercepter, à leur profit et au détriment
du sujet, l'accès de l'air extérieur. Les moisissures, les mousses, les lichens envahissent les écorces, et finissent par les
étouffer. Les vorticelles ramifient indéfiniment leurs bouquets
d'artifice sur la surface des tissus respiratoires aquatiques ; et
la branchie est alors asphyxiée, comme le poumon, quoique
par un autre mécanisme ; cas maladif où, comme par un cercle vicieux d'influence, l'effet réagit sur la cause, et en augmente à son tour l'intensité.

132. Les effets progressifs de l'agonie, sur le poumon qui
se remplit d'une écume, que l'air expiré et aspiré traverse
ou repousse, avec ce bruit de gargouillement que nous désignons sous le nom de râle, ces effets ne constituent pas
un cas particulier d'asphyxie ; car, ici, ce n'est pas l'air qui
manque aux poumons, c'est le poumon qui manque à l'air.
Si les cellules respiratoires conservaient encore leur vitalité,
toute cette écume, qui s'accumule vers les bronches, serait
balayée, par le souffle de l'expiration, comme le sont les expectorations les plus compactes, dans la diathèse du rhume.
Dans l'agonie, l'écume s'accumule dans les premières voies,
parce que l'expiration ne fournit de gaz, que tout juste ce qu'il
faut, pour produire et distendre des bulles muqueuses ; car
ces gaz proviennent de l'épuisement des cellules respiratoires,
et non de leur élaboration normale et continue.

133. 4° *Asphyxie par strangulation et par suffocation.* α. La
strangulation est un cas d'occlusion, qui a lieu par le rapprochement et l'accollement des parois de la trachée-artère ;
accollement qui est le résultat d'une compression exercée
à l'extérieur et autour du cou, par le moyen de tout mécanisme qui imite celui du nœud coulant : les replis du serpent,
la constriction de la main qui saisit l'animal à la gorge, peuvent être des procédés de strangulation aussi puissants que le
nœud coulant de la potence. Mais les signes de la strangulation seront alors différents, soit par les empreintes que chacun de ces mécanismes aura laissées à la surface, soit par les
désordres plus profonds qu'ils auront déterminés ; et ces si-

gnes varieront encore, en raison des différences spécifiques et
même individuelles du patient. Qui ne voit en effet que, dans
le cas de strangulation par suspension, le poids du corps n'é-
tant plus supporté, dans l'espace, que par les muscles et les
ligaments qui attachent une vertèbre à une autre, les signes
internes et externes varieront, en raison du poids relatif de ce
corps ; de son état de jeûne ou de réplétion, et de la force relative des muscles et des ligaments, sur lesquels l'action porte,
d'une manière spéciale ; selon la position et la nature du
moyen de strangulation ; selon l'état moral, dans lequel le patient se sera prêté, ou aura été violemment soumis à cette
terrible épreuve? La médecine légale est fréquemment invoquée, devant les tribunaux, pour constater si un cas donné de
strangulation est le résultat d'un suicide, celui d'un meurtre
involontaire ou prémédité, et pour chercher à reconnaître et
à démêler, dans les traces qu'a laissées cette œuvre de mort,
la nature des moyens employés pour l'exécuter. Malheur,
dans ce cas, à l'expert qui, au lieu d'avoir recours aux données du plus simple bon sens, et de cette raison innée qui n'est
le partage exclusif de personne dans ce bas monde, se jette
tête baissée dans les dédales de ces livres classiques, que l'université a l'habitude de regarder, à chaque édition, comme le
Coran de la science! Il perd, à cette lecture, ce qu'il savait
le mieux ; il y apprend, à chaque page, ce qu'il se voit forcé
de désapprendre à la page suivante ; la règle générale se
perd, à ses yeux, dans la foule innombrable de ses exceptions.
Qu'il se hâte de fermer ces livres, s'il veut conserver toute
l'indépendance de son opinion ; qu'il ne se fie plus qu'à sa
propre expérience et à sa raison, s'il veut donner à la justice
un témoignage, dont la prudence puisse être appréciée par
tous. Car je pose en fait, que, si l'on soumettait l'appréciation
de l'un de ces cas de médecine judiciaire au jugement d'un
paysan ou d'un boucher de bon sens, à part quelques fautes
de nomenclature anatomique, ces deux docteurs illettrés don-
neraient, dans le plus grand nombre de cas, une réponse plus
conforme aux intentions de la justice que ces discoureurs as-
sermentés, qui ont intérêt à obtenir dans tous les cas une so-

lution quelconque. N'avons-nous pas vu, à l'occasion du genre de mort du prince de Condé, quatre à cinq médecins légistes chercher à démontrer, par mille et une raisons plus convaincantes, à leurs yeux, les unes que les autres : que la mort du prince était l'effet d'un suicide; tandis qu'il n'est pas un médecin qui ne sache, et qui n'ait professé bien des fois dans sa vie, que le suicide par strangulation est impossible au moyen d'une cravate, quand les pieds du patient touchent la terre, et qu'ils fournissent, au sentiment automatique de la conservation, un point d'appui, pour se satisfaire, et pour sauver l'homme de la violence de ses propres mains.

134. Les signes immédiats varient ; les signes cadavériques varient bien davantage. Ce n'est pas *à priori* et par avance qu'on est en droit de les caractériser ; chaque cas particulier offre le sujet d'une étude nouvelle. Prenez tout votre temps, avant de prononcer. N'exigez pas, des juges et de votre auditoire, qu'ils vous croient sur parole, et, comme si vous parliez *ex cathedra*. Mettez toute votre ambition à vous faire comprendre : l'expert ne se comprend pas lui-même, quand il s'exprime de manière à ne pas être compris.

135. L'effet de la strangulation est prompt comme la foudre ; parce qu'il n'est pas de moyen d'asphyxie, qui supprime plus vite tout accès à l'air extérieur. L'air contenu dans les poumons est dépouillé de son oxygène; l'air expiré se dilate, et dilate les poumons, qui compriment dès lors le cœur et ses dépendances, et refoulent ainsi le sang vers les extrémités, en même temps que la compression, exercée sur les artères carotides et sur les veines du cou, refoule le sang vers la tête. Les filets musculaires participent de cette pléthore violente : ils enflent et se raccourcissent d'autant ; le muscle est dans un état de contraction violente. Les cheveux se dressent, les paupières s'ouvrent, la langue sort de la bouche, le ventre se ballonne et se tuméfie par le refoulement des viscères, l'organe génital se redresse, comme par un priapisme insultant, et comme si ce cadavre n'était pas assez hideux à voir, sans que cette mort violente empruntât ses dégoûts aux impressions du cynisme.

156. Et pourtant, malgré tout ce qu'a de repoussant, pour l'exemple qu'on prétend donner au peuple, dans les exécutions de la vindicte légale, ce mode de punition; moi qui voudrais enfin que la société abdiquât le droit de tuer qu'elle a usurpé sur la puissance de la nature, si l'on me donnait à choisir, comme juge de la question, entre la strangulation et la décapitation, je préférerais revenir encore à la première méthode. Non pas que l'une soit plus ou moins révoltante que l'autre; mais seulement parce que la strangulation laisse une lueur d'espoir, que la décapitation tranche sans retour; l'espoir de pouvoir réparer, dans quelques cas, soit les torts de la société marâtre envers le coupable, soit les méprises (et l'histoire nous apprend qu'elles sont assez fréquentes) que la justice des hommes est exposée à commettre, sur la foi des circonstances, si souvent équivoques, et des témoignages des hommes, qui sont tous sujets à erreur. A côté de cette restauration pénale, l'on me verrait, moi qui ne suis pas suspect, redemander la restauration d'une institution religieuse, par les soins de laquelle la charité publique a si longtemps protesté, et quelquefois avec succès, contre la justice pénale; et, encapuchonné de la robe de deuil, j'irais me placer bien près du bourreau, pour surveiller tous ses mouvements, et arriver à temps, dans la réparation de son œuvre. A quand donc la société se pénétrera-t-elle de cette vérité bien simple à concevoir : Tuer, même un assassin dès qu'il est désarmé, c'est l'imiter et en prendre le caractère? Ce sera quand elle sera bien pénétrée des vérités suivantes : « on est coupable de punir ce qu'on aurait pu prévenir; le coupable est un malade que la société doit soigner et guérir, dès qu'elle n'a plus rien à en craindre. En cherchant à se venger d'un coupable, on n'est jamais sûr de ne pas frapper un innocent. »

157. β La *suffocation* s'opère par compression et non par constriction; l'asphyxie par suffocation est moins prompte que l'asphyxie par strangulation. Son agonie est longue et pénible; son mécanisme est facile à expliquer. L'air qui distend les poumons, fait équilibre un instant au poids qui comprime le coffre

thoracique. Mais cet équilibre est rompu à la première expiration, et la capacité du poumon diminue d'autant ; le poids extérieur s'opposant à ce que l'inspiration ne lui rende, par l'alternative, ce que l'expiration lui a fait perdre. Nouvelle perte de capacité, à l'expiration suivante. L'expiration donne plus que l'inspiration ne reçoit. La respiration est en déficit et en souffrance. Or tout souffre dans l'économie, dès que cet organe élaborateur du souffle de la vie souffre à son tour. Le sang porte aux organes une nutrition incomplète ; les organes rendent à l'économie leur tribut incomplet. Les poumons se vident de plus en plus d'air respirable, qui est remplacé d'autant par l'air vicié. Il arrive enfin le moment qui termine cette pénible agonie, ce cauchemar infernal : c'est celui où le dernier atome d'oxygène a été absorbé par la dernière vésicule pulmonaire (90) ; le patient expire, pour ne plus aspirer.

138. Ainsi que tout autre genre d'asphyxie, l'asphyxie par suffocation peut avoir lieu d'une manière chronique ou aiguë, pour me servir des termes de l'école hippocratique ; ce qui signifie en bon français, que l'asphyxie peut s'opérer dans un espace de temps plus ou moins long, selon que la cause en agit avec plus ou moins de puissance. C'est ainsi que l'usage des corsets, par lesquels la mode a si longtemps rétréci la taille, aux dépens de la santé, doivent être considérés comme une cause d'asphyxie chronique ; car le corset chaque jour resserré, recrécit d'autant chaque jour la capacité pulmonaire, et diminue d'autant la quantité d'air, que la surface respiratoire est dans le cas de réclamer. C'est une privation progressive, qui abrége la vie et tue lentement ; alors même qu'elle ne produirait pas mécaniquement des accidents, qui ne laissent pas que d'être encore plus graves, pour être accessoires à la question, sous le point de vue qui nous occupe : hernies, avortements, accouchements difficiles, céphalalgies, congestions cérébrales, maladies de cœur et de poitrine, etc.; enfin, toutes les lésions internes, qui peuvent provenir de la réaction élastique, mais violente, des viscères violemment contenus dans une trop étroite capacité.

§ 4. *Asphyxie spasmodique.*

139. L'asphyxie spasmodique a sa cause dans le désordre des appareils eux-mêmes de la respiration. C'est une espèce d'asphyxie, pour ainsi dire, spontanée, dans laquelle les muscles, qui concourent à l'alternative des inspirations et des expirations, perdent la régularité et l'harmonie de leur antagonisme, condamnés, par une paralysie plus ou moins longue, à un état de contraction ou de relâchement, d'où résulte l'inertie de la fonction respiratoire. L'asphyxie spasmodique peut s'exécuter, par tous les modes, dont nous avons plus haut décrit le mécanisme: par occlusion, par strangulation et par suffocation.

140. 1° *Par occlusion* (118). Que la paralysie s'attache principalement à la glotte elle-même et à l'épiglotte, ou à l'appareil qui les fait mouvoir; le larynx restera ouvert, si la paralysie surprend la glotte, dans le temps de sa dilatation, et l'épiglotte, dans le temps de son érection ; les liquides, se trompant de route, pourront produire l'asphyxie, par introduction d'un corps étranger liquide. Si la paralysie surprend la glotte dans son temps de contraction, et l'épiglotte dans le temps de son abaissement, le larynx se fermant par cette soupape violemment contractée, l'inspiration deviendra impossible, et l'asphyxie s'opèrera par occlusion, à moins que l'art ne trouve un moyen de pratiquer, à l'air extérieur, une ouverture nouvelle.

141. La paralysie de la glotte et de l'épiglotte peut provenir de l'action chimique d'une substance introduite dans la bouche, soit sur la glotte elle-même, soit sur ses muscles moteurs. Elle peut provenir encore de l'introduction, dans le pharynx, d'un corps étranger qui, arrêté au passage, et réagissant violemment sur tous les tissus environnants, en détermine l'inflammation par sa présence, et la paralysie par le progrès de l'inflammation, autant que par la pression violente, que ce corps étranger exerce sur les filets nerveux adjacents.

142. 2° *Par strangulation* (135). Si la contraction tétanique des muscles du cou, par suite de l'augmentation de leur volume dans le sens transversal, est telle que le diamètre du

larynx ou de la trachée - artère ne permette plus passage à la quantité d'air nécessaire à la respiration ; ou bien si le corps étranger introduit dans le pharynx et l'œsophage s'y tuméfie tellement qu'il vienne à rapprocher, par une compression progressive, les parois de la trachée ou du larynx ; ou bien, enfin, si cet effet de compression est le résultat du développement d'une production cancéreuse, ambiante ou interposée, et de l'engorgement des glandes situées à cette hauteur.

145. 5° *Par suffocation* (137). α Quand les muscles pectoraux, dorsaux, sterno-mastoïdiens, etc., restant trop longtemps dans un état de contraction tétanique, se refusent à l'expansion de l'inspiration, et rétrécissent d'autant, à chaque expiration, la capacité pulmonaire.

144. β Une course violente et trop longtemps continuée produit le même effet. La tension musculaire rétrécit et vide de plus en plus la capacité pulmonaire ; et l'homme tombe essoufflé, hors d'haleine, c'est-à-dire asphyxié. Le spasme de la joie ou de la terreur ne donne pas la mort, par un autre mécanisme, dans le plus grand nombre de cas

145. γ. La suffocation peut être l'effet plus ou moins lent de la pression qu'exercent contre les parois abdominales, et, par contre coup, sur les parois diaphragmatiques, la présence et l'accumulation des gaz et des liquides dans la cavité de l'abdomen, et surtout les résultats fermentescibles d'un excès de boisson ou de nourriture. En effet, quand l'homme se gorge de vivres et de vin, et surtout lorsqu'il boit frais et à la glace, il ne s'aperçoit pas d'abord qu'il en ingère plus que sa capacité stomacale ne peut en contenir. Dès qu'il cesse de boire et qu'il commence à digérer, et que la fermentation se manifeste, la masse ingérée augmente de plus en plus en volume ; si elle s'échappe au dehors, comme elle le ferait hors d'une cucurbite, et que l'individu puisse vomir, il est soulagé ; si, par sa position et par la nature trop compacte du bol alimentaire, l'ouverture cardiaque de l'œsophage refuse de donner passage à la quantité de surcroît, cette pâte qui enfle l'estomac et qui fermente de plus en plus, refoule les intestins en bas, le diaphragme contre les poumons ; la circulation, déjà tant compromise

par la réaction des boissons alcooliques, est gênée de plus en plus par la compression exercée sur la veine cave et sur l'aorte. L'asphyxie est imminente, si les secours de l'art ne débarrassent pas promptement ce goinfre, du démon qui le terrasse et dont il avait fait son dieu.

146. Ne l'exposez pas au froid ; dans ce cas le froid frappe comme la foudre. Car le froid, en contractant les parois, diminue d'autant la capacité abdominale, et ajoute une force de plus à la compression, indépendamment du trouble que le changement de température jette dans toutes les fonctions animales.

147. ♂ Enfin, le développement d'une hydatide, d'un cancer, ou de toute autre espèce d'organes parasites, est, dans certains cas, une cause prochaine et plus ou moins lente d'asphyxie, par suite de la compression que ces masses insolites peuvent exercer contre les poumons.

§ 5. *Asphyxie cutanée.*

148. Nous avons établi plus haut (25) que tout tissu, en contact avec l'eau, s'en imbibe, et en contact avec l'air extérieur, l'aspire. L'imbibition a pour corrélatif l'exhalation ; et l'aspiration, l'expiration. Notre système cutané est donc une branchie aérienne, elle a aussi sa respiration. L'air extérieur la pénètre de toutes parts ; elle l'exhale par tous les pores, après que les tissus l'ont suffisamment élaboré. Dans le bain on voit la peau se couvrir d'innombrables petites bulles, que l'eau redissout et ne laisse pas échapper. La peau transpire et respire ; et si on la revêtait d'un vernis imperméable aux alternations de cette double fonction, on tuerait l'animal à petit feu, comme on tue la chenille, en plaçant une goutte d'huile à l'ouverture stigmatique de ses trachées. Sorte de comparaison, qui n'est pas une similitude : car l'huile étendue sur notre système cutané ne produirait rien de semblable ; vu qu'elle est facilement absorbée par nos pores, et qu'elle est assimilable, au lieu de rester inerte comme un vernis ; l'huile n'agirait en qualité de vernis que si l'animal y restait plongé, la tête en dehors ; car cette couche trop épaisse d'huile inter-

cepterait tout passage à l'air ; l'animal finirait par y tomber dans une fièvre dévorante.

149. Les soins de propreté n'ont d'autre but que de tenir constamment les pores de la peau, dans un état favorable au jeu régulier de la transpiration et de la respiration. L'habitude de la malpropreté constitue l'homme dans un état physique et moral de souffrance.

DEUXIÈME GENRE. — *Causes diététiques ou digestives des maladies.*

150. Toute cellule organisée respire et digère, c'est-à-dire élabore, au profit de son développement et de sa reproduction, l'air qu'elle a aspiré, les liquides qu'elle a absorbés. Mais tout être organisé n'ingère pas, c'est-à-dire n'est pas toujours organisé de manière à maintenir, pendant un temps donné, dans un réservoir spécial, une certaine quantité de matière élaborable et nutritive, dont, à l'aide d'un appareil d'une structure spéciale, il aura fait le triage, dans le liquide ambiant ou dans les lieux environnants. La plante n'ingère pas ; il faut en dire autant de l'hydre, polype de nos ruisseaux, espèce d'entonnoir à une seule et grande ouverture, qui aspire et se nourrit par toutes ses surfaces, et à qui son unique cavité est bien moins un estomac, qu'un lieu d'asile où se replient ses tentacules, au moindre danger.

151. Considérée dans les animaux d'une structure plus compliquée, et qui sont munis d'un canal alimentaire spécial, animaux gigantesques ou microscopiques, la digestion stomacale, que nous désignerons ainsi, pour la distinguer de la digestion cellulaire, dont elle n'est qu'un appareil, la digestion stomacale est une et identique, dans son mécanisme, dans les matériaux qu'elle élabore, et les produits qu'elle en extrait. Elle ne diffère, d'un animal à l'autre, que par des modifications accessoires de structure et d'action.

152. Nous avons suffisamment établi ailleurs (*) que la digestion stomacale s'opère, au moyen d'une fermentation d'a-

(*) *Nouveau Système de chimie organique*, tome 3, § 3617, 1838.

bord saccharine, ensuite alcoolique, puis acétique, dont les produits gazeux, hydrogène et acide carbonique, sont absorbés par les parois stomacales, et dont les produits liquides acidifiés vont subir, dans l'intestin suivant, le *duodenum*, une transformation alcaline, que nous avons désignée sous le nom de digestion duodénale; digestion définitive, dont les produits sont absorbés par les vaisseaux chylifères, pour être portés dans le torrent de la circulation, et de là dans le poumon, où ils s'oxygènent et se colorent, au moins chez les animaux supérieurs et à sang rouge.

153. Toute fermentation suppose le concours et la réaction de deux substances immédiates au moins. La fermentation saccharine ne saurait s'établir qu'à l'aide d'une substance saccharifiable d'un côté, tel que l'amidon, et d'une substance saccharifiante de l'autre, telle que la matière glutineuse. Aussi n'est-il pas, dans le cadre zoologique, un seul animal, qui se nourrisse d'une seule substance réellement immédiate; pas un seul, par exemple, qui se suffise avec du sucre ou de la gomme seule; une telle nutrition serait l'absence de toute espèce de nutrition. Nous voyons des insectes qui ne se nourrissent qu'avec des feuilles, d'autres qui achèvent leur vie dans un même fruit, d'autres dans le tronc des arbres, d'autres, enfin, dans le derme, et d'autres dans la chair musculaire, etc.; mais ce genre de nourriture, que nous désignons par un seul mot, ne laisse pas que d'être une nourriture très-compliquée, chacune de ces substances alimentaires se composant d'une foule de produits immédiats, dont le concours peut déterminer dans un organe, en des circonstances spéciales, la fermentation stomacale.

154. Une nourriture incomplète affame ou empoisonne, parce qu'alors elle ne fermente pas, ou fermente d'une manière anomale; que ses produits sont nuls ou tout autres que ceux que réclame l'élaboration cellulaire. Une nourriture complète par ses éléments, mais insuffisante par sa quantité relative, ne nuit par elle-même qu'au développement; l'insuffisance n'est un poison et une cause de mort, que lorsque l'exigence est excessive.

155. Manger peu et fatiguer beaucoup, c'est dépenser beaucoup plus qu'on ne gagne ; c'est marcher à grands pas vers un excédant de dépenses sur les recettes, qui mène vite à la déconfiture ; c'est se frayer une pente rapide vers le marasme et l'épuisement. Avis aux chefs d'industrie qui exigent beaucoup de travail et rétribuent peu l'ouvrage, et qui imposent aux petits bras de l'enfance, les efforts et l'œuvre de l'âge adulte ;

156. Avis aux médecins qui abusent de la diète, l'imposent et la prolongent au hasard. La diète affame la maladie, mais elle affame bien plus encore la vitalité. Elle refuse au mal le genre d'alimentation qui l'entretient et le développe ; mais en même temps elle supprime à l'économie ce qui la fait vivre et se développer. Elle guérit d'un mal, bien souvent pour en faire naître un pire ; et l'on voit le malade être sauvé d'un mal de tête, pour périr de faim. Docte compensation !

157. Quoique le principe nutritif soit essentiellement le même chez tous les animaux, la digestion se modifie, avons-vous dit plus haut, selon les genres, les espèces, les individualités, les professions et la position géographique. La nourriture que dévore tel animal, serait un poison pour un autre ; car ses organes n'ont pas été conformés par la nature, ou ils n'ont pas été modifiés par l'éducation, pour élaborer avec fruit un tel bol alimententaire. La nourriture que recherchent les animaux du Nord, ne ressemble en rien à celle qu'affectionnent les peuples du Midi. Le même rapport existe entre les plaines et les montagnes : le Béarnais, si agile et si vigoureusement conformé, ne vit presque que de maïs et d'eau fraîche ; l'homme du Nord se repaît de viande et de vin. Transplantez ces individualités par l'émigration, et elles adopteront d'elles-mêmes l'alimentation du pays ; car c'est celle que l'homme élabore le mieux, à cette latitude et dans cette circonscription. Je ne sache pas de plus sottes sciences que l'agriculture, l'économie publique et l'hygiène, dès qu'il leur prend fantaisie, du fond d'un cabinet de Paris, de dicter des lois, qui soient les mêmes pour tout le monde, et qui enjoignent, à l'Africain basané, de se nourrir, de se vêtir et de se guérir, par les mêmes méthodes que le blond habitant de la Bretagne. Quand Isocrate (*) recommandait de se conformer aux religions des divers pays où l'on émigrait, il donnait pour son temps un excellent précepte d'hygiène, car les religions, de son temps, étaient des cultes et non des dogmes; en en changeant, on ne faisait que changer d'habitudes, on n'apostasiait pas; on adoptait, dans un nouveau pays, les nouveaux usages qu'y avait consacrés la tradition des générations passées, l'expérience des âges, cette voix du peuple, qui est la voix de Dieu. Les religions d'alors étaient toutes corporelles. Depuis qu'elles se sont constituées savantes, le précepte d'Isocrate serait un mauvais conseil; car il ne tendrait à rien moins qu'à nous permettre de professer comme vraie ici, une proposition que nous aurions considérée fausse là-bas. Moïse, qui n'a proclamé qu'un seul dogme, la création, n'aurait pas imposé, en France, les mêmes observances religieuses que dans l'Arabie; et les Juifs, qui, dans le nord de l'Europe, se condamnent à suivre ponctuellement la lettre du Pentateuque, traduisent Moïse à contre-sens; ils commettent un anachronisme; ils pèchent contre les lois de Dieu, en voulant se montrer austères observateurs des lois de Moïse; ils se suicident, eux et leurs races, par des privations que le climat condamne. Heureusement pour cette branche de la civilisation moderne, tous les Israélites ne sont pas aussi coupablement croyants; et il en est beaucoup qui dérogent au Talmud, ce qui est tout à fait conforme aux intentions de Moïse. Je ne dirai rien ici des chrétiens; il est défendu d'en parler dans un livre de chimie et de médecine.

158. L'homme est celui des êtres animés, qui peut se prêter, avec le moins d'inconvénient et de malaise, aux diverses espèces d'alimentations. Les animaux, qu'il a façonnés à la domesticité, participent, sous ce rapport et jusqu'à un certain point, de la docilité de ses organes digestifs. L'homme est herbivore ou carnivore, selon les climats, et souvent dans le même climat; ce qui revient à dire que sa digestion est plus active

(*) *Panégyrique.*

ou plus paresseuse, selon les climats et selon les individualités. Le but de la digestion étant de transformer la substance végétale en substance animale, l'herbe en chair, il s'ensuit que le canal alimentaire a bien moins d'énergie à dépenser, en digérant la chair des animaux ; car il n'a plus alors, pour ainsi dire, qu'à l'extraire. Là où la vie est la plus active, l'homme est herbivore : l'Indou ne vit que de fruits. Là où la vie est paresseuse et plus ou moins engourdie, l'homme est carnivore : un couvent de brahmanes se relâcherait bien vite, dans le Nord, de l'austérité de sa règle ; austérité qui n'est qu'une douce et facile hygiène, dans l'Indoustan.

159. L'homme n'a pas moins que l'animal l'instinct de ce qui lui convient ; cette prescience prend chez lui le nom de goût. Son goût, dans l'état normal, est la règle de ses besoins ; pour se bien porter, il n'a qu'à le consulter ; il n'a qu'à apprendre à se connaître : γνωθι σεαυτόν. Contrarier ces goûts naturels par des prescriptions doctorales, imposer des médicaments, à la place d'aliments, c'est faire, non de la médecine, mais du pédantisme ; ce n'est pas se montrer savant ; c'est vouloir paraître docte, auprès d'un être souffrant.

160. L'estomac n'est point une cucurbite, c'est un organe ; la digestion est sa fonction ; ses parois, avons-nous dit (84), absorbent, et l'acide carbonique qui se dégage du bol alimentaire, et les produits liquides qui résultent de cette intestine fermentation. L'estomac aspire et expire, absorbe et exhale ; le bol alimentaire, qui fournit à cette alternative de deux fonctions contraires, ne saurait rester immobile, contre l'influence de ces milliers de petits mouvements, contre ces impulsions si puissantes par leur nombre. Un corps, dont une paroi absorbe les molécules, et contre lequel se heurtent les jets innombrables d'une constante expiration, ce corps doit se mettre en mouvement sur son axe, comme cette boule qu'en soufflant l'on fait tourner, sur elle-même, au-dessus du godet d'une pipe à fumer. Ce mouvement circulaire du bol alimentaire est parfaitement visible, au microscope, à travers les parois transparentes de l'estomac de nos gros brachions (*).

(*) *Nouveau Système de chimie organique*, pl. 19, fig. 6, *s*.

De même les intestins ne sont pas une allonge ; ce sont encore des organes, dont les parois aspirent et expirent. Ces parois attirent donc le bol alimentaire par l'aspiration, et le chassent plus bas, par l'expiration ; de là leur mouvement péristaltique, et le mécanisme de la défécation. Les deux mouvements opposés, mais simultanés et contigus (de vésicule à vésicule) de l'aspiration et de l'expiration, ne sauraient produire qu'une même direction, quant à la marche du bol alimentaire et des fèces ; et dans l'état normal, et tant que l'élaboration continue, le bol alimentaire ne saurait remonter vers la bouche. En effet, la portion aspirée l'est successivement par toutes les surfaces suivantes, elle est attirée de devant en arrière ; la première vésicule, en l'attirant, la rapproche de la seconde, et ainsi de suite. L'expiration doit agir dans un sens contraire à celui de l'aspiration ; car autrement, il arriverait que l'ouverture de sortie serait exactement la même que celle de l'entrée, dans un organe qui exécute à la fois et continuellement la double fonction d'aspiration et d'expiration. L'expiration agira donc de manière à seconder, au lieu de contrarier, l'impulsion imprimée au bol alimentaire par l'aspiration ; elle tendra donc à pousser de plus en plus, vers l'anus, ce que l'aspiration y attire. Les aliments ne seraient dans le cas de remonter vers la bouche, que dans l'hypothèse que ces deux fonctions permuteraient pour ainsi dire ensemble, et que, sur la même vésicule, l'expiration prendrait la place de l'aspiration ; dès ce moment le mouvement antipéristaltique aurait lieu, et le vomissement en serait la conséquence.

161. La digestion stomacale est acide, la digestion duodénale est alcaline ; la digestion du côlon, cet estomac (*) des

---

(*) Cette expression est moins une figure qu'une analogie ; et j'invite à ce sujet mon lecteur à vouloir bien, pour en saisir le sens, recourir à la troisième partie de mon *Nouveau Système de chimie organique*, tome 3. Car, si l'on divise le corps humain en deux régions séparées par le diaphragme, et que l'on considère la portion sous-diaphragmatique, comme une déviation avortée du type sur lequel est organisée la région sus-diaphragmatique ; on trouvera, dans la première, le cadre plus ou moins développé de tous les organes de la seconde : l'anus, correspondant au pharynx, l'urètre et le vagin au larynx, le clitoris et la verge à la langue, l'extrémité du coccyx au crâne avorté. Dès ce moment, le rectum devient l'œsophage ; le côlon, la panse stomacale multiple, comme chez les ruminants, et dont le cœcum serait le duodenum, avec le vestige de son canal cholédoque et pancréa-

fèces, est ammoniacale. Toute alimentation et tout accident qui tendrait à intervertir cet ordre d'élaborations, tendrait, par cela même, à provoquer, par le mouvement antipéristaltique du canal alimentaire, le mouvement rétrograde du bol alimentaire ; à faire passer les fèces, du côlon dans les intestins grêles, dans le duodénum ; et la bile, qui se déverse dans le duodénum, dans l'estomac. Dès ce moment le vomissement serait inévitable ; chaque portion du canal alimentaire repoussant, au lieu d'attirer, la substance qui contrarie son alimentation ; le duodénum repoussant ce qui est stercoral, l'estomac ce qui est alcalinisé par la bile ; et chaque répulsion ayant lieu, dans le sens de l'impulsion rétrograde imprimée, par l'organe inférieur, à la masse indigeste, celle-ci serait forcément amenée vers l'orifice buccal ; il y aurait alors vomissement stercoral ou bilieux.

162. En physiologie générale, il n'existe qu'une seule espèce de digestion, qui est la digestion cellulaire, c'est-à-dire l'élaboration que fait la cellule élémentaire (au profit de son développement et de sa reproduction), des gaz qu'elle aspire et des liquides qu'elle absorbe. Ces matériaux lui sont apportés régulièrement, par le véhicule de la circulation qui, à son tour, est mise en jeu, par le mécanisme même de cette élaboration de la cellule.

163. En physiologie comparée, nous sommes obligés d'en admettre deux : la précédente et la digestion stomacale ; distinction spécifique, dont la similitude générique n'est fondée que sur notre ignorance ; car la cellule n'est point une espèce d'estomac ; elle élabore bien autrement que l'estomac ne digère.

L'estomac n'élabore pas comme la cellule : son élaboration est un travail de surface et de capacité ; le travail de la cellule est un travail intime et organique ; c'est le point de départ de toutes les fonctions des organes que nous appelons supérieurs.

164. Nous n'avons à nous occuper ici que de la digestion stomacale, de cette opération qui a pour but d'apporter, de préparer et de distribuer avec ordre, en quelque sorte, les engrais où s'alimentent, pour ainsi dire, les stomates radiculaires de

tique, dans l'appendice cœcal. Si la symétrie des formes et des développements avait pris la place de l'analogie, l'animal eût formé un groupe polypiforme double, dont l'ouverture ombilicale eût été l'ouverture anale commune.

notre corps. Sous ce rapport, on peut établir, sans trop s'écarter de l'analogie, que l'estomac des végétaux est externe, tandis que celui des animaux est interne ; l'estomac des végétaux est sur la superficie de leurs plus jeunes racines. Les fibrilles du méconium chez le fœtus, et les villosités intestinales chez l'adulte, sont, pour les animaux, les appendices radiculaires chargés d'extraire, de cette masse d'engrais, que nous nommons aliments, les substances élémentaires, destinées à l'élaboration cellulaire des divers organes, qui rentrent dans l'économie de l'individu.

165. La souffrance de la digestion, le trouble survenu dans cette fonction fondamentale, devient une cause essentielle de maladie par privation, cause moins prompte dans ses résultats que l'asphyxie ; car la privation de l'air tue en quelques instants. On a vu des individualités supporter d'assez longues abstinences, et continuer, sans paraître en souffrir, des jeûnes de plusieurs semaines. Quoi qu'il en soit, les privations dont nous nous occupons peuvent provenir, soit de la disposition défavorable des surfaces stomacale et intestinale, soit de la qualité vicieuse et de la quantité anomale de l'aliment ingéré.

§ 1. *Disposition des surfaces stomacale et intestinale, défavorable à l'élaboration digestive des aliments.*

166. Si, sous l'influence d'une cause physique et mécanique qu'il n'est pas encore temps d'éliminer, le réseau capillaire de la circulation sanguine envahit la place du réseau capillaire et superficiel de la circulation lymphatique et incolore, qui constitue la spécialité des surfaces du canal alimentaire, ces surfaces permutent dès lors leurs fonctions ; elles participent, par l'afflux du sang, de la nature des surfaces respiratoires ; leur nouvelle faculté de respiration étouffe et paralyse leur faculté caractéristique d'absorption ; la fièvre prend la place de la digestion ; l'animal s'épuise et par l'excès d'une fonction, et par l'absence plus ou moins complète de l'autre.

167. S'il arrive au contraire, par une influence quelconque que nous apprécierons plus bas, que les fibrilles intestinales prennent un développement inusité, que la surface sto-

macale elle-même se couvre de ces végétations parasites que,
dans le langage de l'école, on nomme *saburres*, *mucosités* ou
embarras gastriques, il existera dès lors, entre l'aliment et la
surface digestive, un obstacle, qui empêchera le contact, sans
lequel il n'y a pas d'élaboration possible, et qui, jouant le rôle
de vernis et d'épiderme, transformera la muqueuse digestive
en une simple couche inerte et de simple protection. L'animal
s'épuise sans fièvre et sans souffrance ; il voit les mets les plus
exquis sans appétence ; s'il y goûte par habitude, il s'en détourne par découragement ; chez lui la saveur et le goût se
taisent émoussés, parce que nos sens ont la prescience de l'impuissance de la fonction ; il n'y a pas de désir là où il n'y a plus
de besoin ; et le besoin cesse là où la fonction s'assoupit. Dès
ce moment le jeûne amène la langueur, et la langueur ajoute à
l'inappétence ; le pouls est faible, rare et obscur ; les facultés
morales baissent et s'énervent ; la sensibilité s'émousse ; l'animal dépérit, comme par une lente agonie, et il meurt enfin
d'abstinence, sans avoir éprouvé les symptômes de la faim.

168. La vie sédentaire, surtout lorsqu'elle succède à une
vie d'agitation et de mouvement, est dans le cas de contrarier
la marche de la digestion, de la rendre paresseuse et incomplète, et de la mettre sur une voie qui la conduit tôt ou tard
à l'un ou l'autre des deux premiers accidents. En effet, l'homme
physique est une de ces espèces animales, dont le corps a été
organisé pour le mouvement, comme le polype pour l'isolement. Le mouvement est l'auxiliaire de toutes ses fonctions et
de tous ses actes ; l'exercice musculaire imprime, à la circulation, une activité d'impulsion qui seconde admirablement l'activité des organes ; il dégage de la chaleur, et entretient ainsi
le feu sacré de la vie. La chaleur, en effet, accélère l'exhalation,
par la vaporisation des liquides ; les cellules élaborantes, expirant et exhalant avec une plus grande énergie, aspirent et
absorbent avec une nouvelle puissance, l'une des deux fonctions
étant toujours la contre-épreuve et le contre-poids de l'autre.
Or, souvenons-nous que la circulation est la résultante de ces
deux fonctions contraires, quasi simultanées. Il y a plus, et
c'est à ce point de vue qu'on a le moins songé, les exercices

musculaires contribuent à faire couler, dans le duodénum, les produits alcalins de l'élaboration du foie, produits sans lesquels la digestion duodénale ne saurait transformer, en chyle sangui-ficateur, le chyme que lui a transmis l'élaboration stomacale. La digestion est dès lors nulle, parce qu'elle est incomplète ; et l'estomac digère sans profit pour le corps, ce qui ne saurait durer sans une réaction pernicieuse. En effet, le repos trop prolongé engourdit les membres, appesantit la pensée, alourdit la tête, émousse l'appétit, prédispose à l'oppression du cœur et de la poitrine, à la migraine ; car le liquide circulatoire ne se régénère plus et n'apporte plus, à l'aspiration des tissus, que les produits, que les rebuts de l'expiration ; les intestins se ballonnent et s'enflamment, car les gaz dégagés de la fermenta-tion stercorale sont du genre de ceux que les tissus repoussent, faute de pouvoir se les assimiler, ou qu'ils ne s'assimilent, que pour en être désorganisés. Prenez par la main cet oisif sultan que l'édredon énerve et que le loisir empoisonne ! Odalisques dont les charmes commencent à l'ennuyer, entraînez-le dans vos courses et dans vos danses les plus folles ; janissaires, prêtez-lui vos armes et commandez l'exercice ; pauvres labou-reurs, qui avez si souvent blasphémé les lois de Dieu, en en-viant l'oisiveté du riche, sacrifiez-vous à votre idole ; échangez avec elle un instant votre condition ; déchargez-la de son sceptre, et prêtez-lui votre bêche. Si le tyran sans vigueur n'est pas d'une race tout à fait dégénérée, il ne tardera pas à voir que votre usurpation était son unique remède, et que le mouve-ment est un besoin, auquel nul d'entre nous ne saurait se sous-traire, sans déroger à l'humanité.

169. De même l'homme qui ne vit que dans les livres, et qui, pour mieux nourrir son esprit, ne fait pas d'autre mou-vement que celui de tourner un feuillet, est un homme qui se tue, pour ne pas apprendre grand'chose. Que peut l'esprit, quand le corps est faible ? La pensée, quelle qu'en soit l'essence, n'é-mane-t-elle pas de l'élaboration du cerveau ?

170. L'expérience démontre que les frictions et le massage, exercés sur la région du foie et du pancréas, sont dans le cas de suppléer aux exercices gymnastiques, en facilitant ou en ré-

tablissant le cours, dans le duodénum, des produits de la vésicule du fiel et de l'élaboration hépatique et pancréatique.

171. Il est des positions du corps capables de tenir l'embouchure du canal cholédoque et du canal pancréatique, dans un état d'occlusion, qui fait obstacle à l'écoulement des liquides élaborés par ces deux organes appendiculaires de la digestion duodénale. Ces positions, si elles sont habituelles, sont dans le cas de devenir des causes, par privation, de maladies et de mort. Nous invitons les philanthropes, partisans des peines corporelles, c'est-à-dire ces hommes charitables qui professent ce dogme pénitentiaire, qu'on n'aime jamais tant les hommes que lorsqu'on les fait souffrir, nous les invitons à ne pas oublier de placer, dans les plateaux de leur pieuse balance, le principe d'hygiène que nous venons de puiser dans le code de l'anatomie humaine. La position à quatre pattes, qui convient à la digestion des quadrupèdes, et spécialement du chien, est une cause de mort pour l'espèce homme, à laquelle le philanthrope, comme le prisonnier, a l'honneur d'appartenir.

172. Rendez à l'homme l'air et le mouvement que lui a octroyés la nature; ce sont deux biens inaliénables comme son moi; car ce sont là les deux leviers de sa puissance physique et de sa dignité morale. Quiconque les lui ravit est un usurpateur; il blasphème contre les lois de la création.

§ 2. *Causes privatives de maladies, relatives à la qualité et à la quantité des substances nutritives ingérées dans l'estomac.*

173. Nous entendons, avons-nous dit (153), par substances nutritives, les substances végétales et animales, qui réunissent au moins les deux éléments nécessaires à la fermentation saccharine, alcoolique et acétique; ces deux éléments sont, la substance saccharine ou saccharifiable, et la substance glutinique ou albumineuse. Il n'est pas une seule matière, du nombre de celles dont se nourrit le plus grand, comme le plus petit insecte, dans laquelle l'analyse ne soit en état de signaler la présence de ces deux substances à la fois.

174. Essayez de ne nourrir un animal quelconque, qu'avec

l'une ou l'autre des deux, et vous l'affamez. La physiologie expérimentale moderne ignorait cette distinction fondamentale, lorsqu'elle entreprit de reconnaître la faculté nutritive d'une substance, en l'administrant isolément à des chiens. Depuis que nous l'avons avertie du vice de son induction, elle a mis douze ans à refaire ses prémisses, et six mois à rédiger un rapport, qui finit, en nous priant d'attendre le reste; et nous attendons, pour avoir son avis, qui maintenant ne différera certainement pas du nôtre (*).

175. Ce principe une fois posé, il est facile d'admettre, en règle générale, qu'il n'est pas une substance végétale et animale, administrée comme elle est récoltée, qui ne soit nutritive, si toutefois elle ne réunit pas à cette qualité une qualité vénéneuse; car il n'est pas un être, végétal même, qui puisse se développer, sans élaborer et reproduire ces deux principes élémentaires, de la combinaison desquels résulte la nutrition, dont toutes les autres fonctions ne sont que la transformation. Ce que nous disons des végétaux est une loi encore plus générale chez les animaux; car il est douteux qu'il existe un animal vivant, et dans son état normal, dont la chair soit par elle-même vénéneuse; cette chair n'est un poison que lorsqu'elle est elle-même empoisonnée.

176. L'art seul nous donne des substances non nutritives, qu'il extrait des végétaux et des animaux; car extraire, c'est isoler. Or, quand deux choses ne tirent leurs qualités que de leur association, par leur isolement elles s'annulent. Alimenter les animaux, avec les produits de l'art, c'est très-souvent lester leur estomac, pour les laisser mourir de faim.

177. Toute substance nutritive, en général, n'est pas pour cela alimentaire, en particulier. La *substance nutritive* est celle qui réunit, en des proportions quelconques, les deux éléments de la fermentation saccharine, avec un excès de gluten ou d'albumine, qui fasse passer ensuite la fermentation alcoolique à la fermentation acide. La *substance alimentaire*, au contraire, est une substance nutritive, qui renferme les deux

(1) *Nouveau système de chimie organique*, tome 3, § 3602.

substances complémentaires de cette fermentation, dans des
proportions et dans un état de mélange et de gisement, si je
puis m'exprimer ainsi, qui conviennent à l'élaboration de
l'organe digestif d'un animal donné. La feuille du mûrier, par
exemple, est alimentaire pour le ver à soie, et non pour la
chenille du *bombyx cossus* qui corrode nos troncs d'ormes;
la sciure de bois, dont se nourrit cette dernière chenille,
n'est pas alimentaire pour les bestiaux. Quand on n'ajoute
pas une restriction spéciale, on entend, par substance alimentaire, une substance nutritive, dont l'homme peut s'alimenter
avec fruit et d'une manière normale. La substance indigeste
est une substance nutritive, qui n'est alimentaire que dans des
faibles proportions; elle ne fournit pas assez à la digestion;
elle constitue l'organe et ses dépendances, dans un état de
souffrance et de maladie; car souffrir, c'est ne pas recevoir
assez de ce qui nous est nécessaire.

178. D'où vient que la substance nutritive n'est pas alimentaire également pour toutes les espèces animales, et que telle
substance, alimentaire pour un individu, soit indigeste pour
un autre de la même espèce? Cela dépend d'une simple modification, dans la structure élémentaire des parois des cellules
élaborantes, dont se composent les tissus du canal alimentaire. S'il m'était permis de représenter, par une comparaison
grossière, l'organisation mystérieuse et invisible de ces admirables petites matrices de la nutrition et du développement,
je me serais hasardé de répondre à la question, par cette autre question : Dites-moi pourquoi telle molécule, qui est arrêtée par tel crible, passe librement à travers tel autre? On peut
concevoir en effet que les dimensions des globules élémentaires, qui, en se touchant entre eux par six points de leur
circonférence, forment la trame et le tissu de la cellule élaborante, que ces dimensions, dis-je, soient variables dans les
individus de la même espèce; que leurs interstices varieront
à leur tour dans les mêmes proportions, et que partant, chez
les uns, ils admettront et aspireront les molécules liquides ou
gazeuses, qu'ils arrêteront au passage, chez d'autres individus
de la même espèce. Ne savons-nous pas que la même substance

qui passe à travers un filtre de telle qualité de papier, s'arrête sur un filtre de papier d'une qualité différente ? Ne sait-on pas encore que la fissure du flacon, qui laisse échapper l'éther, retient hermétiquement un gaz d'une autre nature? Cette comparaison, ne sortant pas des limites d'une simple comparaison, nous suffit cependant pour nous faire comprendre que les différences, dans les résultats de la nutrition, ne tiennent qu'à des différences dans la conformation accessoire de la membrane animale ; et cette conformation, variant d'une espèce à l'autre sur une grande échelle, et d'un individu à l'autre sur une échelle moins étendue, peut varier en outre chez le même individu, avec l'âge, les saisons, le changement d'habitudes et de climat ; en sorte que telle substance, indigeste pour lui aujourd'hui, lui devient plus tard alimentaire, et réciproquement. On le voit convoiter alors ce qui lui répugnait, et rebuter ce dont, jusque-là, il avait été le plus friand ; car le goût, s'il n'est pas dépravé par une cause anomale, est la sentinelle avancée de l'organe digestif ; c'est l'expression de ses besoins par ses désirs ; c'est la conscience de son aptitude qui se manifeste instinctivement.

179. Tout ce que nous venons de dire de la nutrition des animaux s'applique avec une égale exactitude aux végétaux, si l'on se rappelle que leurs surfaces radiculaires sont, chez ceux-ci, les analogues des surfaces intestinales de ceux-là ; et que les engrais pétris avec des bases terreuses sont les analogues des aliments. L'estomac des végétaux est à l'extérieur de leurs organes plongés dans l'ombre, de leurs racines souterraines. L'engrais et la qualité du sol, où prospère telle espèce, est un poison pour telle autre espèce végétale, surtout quand elle y passe brusquement, et avant que, par des transitions habilement ménagées, ses organes digestifs et radiculaires s'y soient peu à peu façonnés.

180. L'expérience individuelle est donc seule capable de nous faire connaître dans quel degré une substance est nutritive, et l'analyse chimique, qui s'était substituée, naguère encore, à l'expérience économique, dans l'appréciation de la puissance d'un aliment, avait bâti sans avoir assuré sa base ;

elle n'y avait pas pensé ; aussi ne reste-t-il pas chiffre sur chiffre des immenses tableaux qu'elle avait dressés. Le bon sens populaire avait déjà fait justice de ses prétentions, avant que nous en eussions expliqué le vice.

181. Nous distinguerons, dans l'alimentation, trois catégories de substances, qui, quoique diverses, ne laissent pas que de concourir, chacune dans sa spécialité, à la régularité de la digestion : 1° *les substances nutritives proprement dites ;* 2° *les substances supplémentaires ;* et 3° *les substances protectrices de la digestion.*

182. 1° *Substances nutritives proprement dites,* ou substances qui réunissent les deux éléments complémentaires de la fermentation digestive (sucre et gluten ou albumine), dans un rapport qui convient à l'élaboration spéciale de l'individu. Nous croyons inutile de rappeler que nulle fermentation ne s'établit sans le véhicule de l'eau ; la présence de ce véhicule sera toujours supposée, dans ce que nous avons à démontrer plus bas. La gomme, et les tissus végétaux, qui ne sont qu'une transformation de la gomme, sont la substance la plus négative de toute espèce de nutrition ; car, associée avec le sucre, elle ne saurait jouer le rôle de gluten , et, associée avec le gluten, elle ne saurait jouer le rôle de sucre. La gomme, en effet, c'est le sucre combiné avec des bases terreuses ; c'est un commencement de tissu ligneux, le plus inerte des tissus, et celui dont la désagrégation est la plus lente.

183. Le gluten seul, ainsi que l'albumine solide et isolée de sa portion soluble, ainsi que le tissu animal séparé par expression et par lavage de tous les sucs solubles qu'il avait élaborés, viennent après la gomme, comme substances négatives ; mais elles se rangent en tête des substances complémentaires de la digestion ; et comme leur isolement chimique ne saurait jamais être complet, et que chacune d'elles renferme toujours, quoi qu'on fasse, un peu de la substance soluble, dont l'association les rendrait parfaitement nutritives, il s'ensuit que l'ingestion de ces trois ordres de substance, ou plutôt de ces trois formes de la même substance organique, peut suffire quelques instants

à la nutrition. Seules, elles ne sont qu'indigestes (175); elles ne fournissent pas assez.

184. La substance saccharine seule n'est pas tout à fait assimilable à la gomme; car les débris de la muqueuse, qui s'exfolie et se dépouille chaque jour, peuvent fournir, à cet élément, l'autre élément complémentaire de la digestion normale. Mais la digestion a lieu alors aux dépens de l'individu lui-même; on peut dire, en quelque sorte, que l'homme digère sa propre substance, qu'il se dévore pour se nourrir, ce qui ne saurait ni durer longtemps, ni se concilier avec la marche du développement indéfini qui constitue la vie. Les boissons saccharines dénudent les parois intestinales, et partant les enflamment, si elles n'ont pas leur complément digestif dans d'autres ingestions. La gomme en solution, au contraire, qui est entièrement négative, n'enflamme pas; bien au contraire : elle revêt les parois stomacales d'une espèce de vernis qui les soulage, les protége, mais ne les nourrit pas.

185. Que si l'on s'administre la gomme et le sucre à l'état solide, ces deux substances, sous cette forme, sont inflammatoires; elles dépouillent les parois du canal alimentaire, en les desséchant; et elles les dessèchent, par leur avidité pour les molécules aqueuses. Abandonnez en effet du sucre à une atmosphère un peu humide, et il tombera peu à peu en déliquescence : c'est là l'explication la plus naturelle de tous les accidents inflammatoires, qui accompagnent cette fâcheuse ingurgitation de sucreries, par laquelle les femmes et les enfants saluent le premier jour de l'an. Je ne voudrais certes pas causer la ruine des confiseurs, ces grands prêtres du gui l'an neuf; mais à leur tour, s'ils prennent à tâche de ne pas ruiner la santé des chalands qui les enrichissent, qu'ils profitent de cette révélation, et qu'ils exécutent mon ordonnance : Qu'ils ne fabriquent plus de bonbons qu'avec une pâte composée de sucre d'un côté, et de lait ou de blanc d'œuf, ou de jaune d'œuf, etc., de l'autre; en ayant encore soin d'inscrire pour devise, sur chaque forme de la même friandise : *Ceci est un poison lent, si on le croque, au lieu de le boire; buvez vos bonbons.* Je leur fais cadeau en cela, s'ils m'écoutent, d'une nouvelle branche de commerce et de débit; car le génie du goût

du jour de l'an, qui n'est que la susceptibilité d'un paroxysme de friandise, ne permettra pas de boire la confiture, dans une autre coupe que celle qu'aura moulée le confiseur.

186. La gélatine n'est pas un poison, à moins que, par négligence, malveillance ou malpropreté, on ne l'empoisonne ; mais c'est une nourriture grandement incomplète. Elle serait détestable au goût et désastreuse pour l'estomac, sans les compléments qu'on a soin d'y ajouter, sous le nom d'assaisonnements, tels que poireaux, oignons, carottes, navets, choux (qui, à eux seuls, sont déjà des substances nutritives), plus la quantité de bon jus de viande, avec lequel on étend la dissolution. On dissimule ainsi la gélatine, plutôt qu'on ne l'améliore ; mais on détériore certainement le bouillon de viande, par cette association. Les partisans outrés de la gélatine, et ses détracteurs passionnés, ont constamment commis, dans la discussion, une métonymie : ils ont confondu les effets de la diète, les uns avec les effets du poison, et les autres avec ceux de la nutrition. Les détracteurs, qui l'ont expérimentée sur eux-mêmes, s'en sont crus empoisonnés ; les tortures de leur empoisonnement n'étaient que les tortures d'une diète intempestive. Les partisans de la gélatine se sont récriés, en citant l'exemple des hôpitaux, où les malades se trouvent bien de cette alimentation, oubliant que, si la gélatine était réellement nutritive pour les individus bien portants, le médecin ne la prescrirait pas aux malades. Bref, tout inventeur d'une bonne chose en use ; je propose, aux partisans de la gélatine, de ne se faire servir sur leur table, à eux et à leurs conviés, et cela pendant trois mois seulement, la soupe gélatineuse qu'ils administrent au peuple, au pauvre, à celui qui n'a, pour sustenter ses forces, que cet unique mets. Je me fie à la bonne foi de leur organe digestif, pour qu'ils se rangent du côté de mes principes, et qu'ils placent la gélatine au nombre des substances qui contrarient notre digestion par leur insuffisance. La gélatine, avons-nous dit ailleurs (*), est un os à ronger sous une forme liquide.

(*) Voyez *Réformateur*, feuilleton du n° 1, 8 octobre 1854 ; et du n° 152, 18 février 1855.

187. L'amidon de pomme de terre est bien moins nutritif que la pomme de terre elle-même; l'amidon des céréales est mille fois moins nutritif que leur farine; ou plutôt, l'amidon seul, même cuit, n'est pas nutritif du tout; le gluten seul n'est qu'indigeste (173). D'où vient pourtant que l'amidon convient à l'estomac de l'enfant et des valétudinaires? C'est que l'enfant tette après la bouillie, et que, du reste, cette bouillie amylacée est préparée avec du bouillon gras, ou du laitage, ou du beurre, trois mélanges qui contiennent abondamment la substance complémentaire de la fermentation de l'amidon.

188. Les proportions relatives des deux éléments, qui rentrent dans la composition d'une substance nutritive, conviennent à tel animal, et constitueraient un aliment indigeste pour tel autre. Il en est de même d'individu à individu de la même espèce, et de l'individu à lui-même, selon ses prédispositions et ses états divers de santé. Le passage brusque d'un genre de nourriture à un autre équivaut souvent à un empoisonnement. Faites asseoir tout à coup le pauvre irlandais à la table des laquais d'un lord; en deux jours il gagnera une fièvre continue. Ce sera bien pire, si vous ramenez ce laquais, devenu friand comme les autres, aux pommes de terre qui ne suffisaient pas à sa faim. A ce retour, il gagnera certainement la fièvre typhoïde. Mettez ce manouvrier vigoureux et grand mangeur, au repos et à la diète, pour le moindre petit trouble survenu dans la plus accessoire de ses fonctions, et vous transformerez son indisposition en une maladie d'un grave caractère. Toute loi qui impose, aux diverses classes de la société, et la même peine et les mêmes privations, est une loi qui a plusieurs poids et plusieurs mesures; car la même peine, si cruelle envers celui-ci, peut être fort douce envers celui-là. L'organe digestif ne change pas l'habitude de son élaboration, au gré de nos caprices; car son mode spécial d'élaboration est le résultat de son mode d'organisation; et l'organisation ne change pas, elle se développe. Imitez donc, dans le changement d'habitudes, de mœurs et d'usages, la marche progressive du développement.

189. Une idée fâcheuse est venue engouer la vanité de notre alchimie économique. L'art a voulu supplanter la nature, et

remplacer la nourriture naturelle, par une nourriture de laboratoire. La nature a répondu, par la maladie, à ces artificielles digestions. La farine de céréales est la nourriture fondamentale de l'homme normal ; mais nous n'en avons plus assez pour tout le monde ; on a dit : Faisons du pain sans farine ; et l'on en a fait, du moins avec un peu de farine. Les académies ont couronné l'œuvre ; l'économie publique a haussé les épaules sur les juges et les lauréats. L'alchimie s'est rabattue alors sur l'élève des bestiaux ; elle a dit : La farine nourrit l'homme, le rebut de la farine nourrirait bien mieux les chevaux ; et elle a remplacé le foin et l'avoine par du pain : le cheval a préféré le son et la paille ; et l'on en est revenu au foin. Malheureux mortels, secondez donc la nature, et ne la torturez pas ; quand vous n'avez pas assez d'un produit, tâchez d'en semer davantage , car l'art ne peut pas créer et bouleverser sans crime ; demandez au travail, et à la fécondité de l'association des efforts, ce que l'imagination vous refuse ; défrichez votre sol, pour donner du pain, et du bon pain, à tous vos frères ; du foin et de la paille, puis du grain à vos animaux de travail : voilà ce que vous pouvez ; ne tentez pas l'impossible.

190. La mortalité qui, depuis quelque temps , frappe les vaches des environs des grandes villes, ne provient uniquement que de la substitution des marcs de nos féculeries, de nos sucreries et de nos distilleries, à la nourriture habituelle de ces animaux. Les marcs, déjà indigestes par eux-mêmes, puisque la pression les a dépouillés de tout ce qui les rendait nutritifs, les marcs ensuite fermentent vite, et leur fermentation ne tarde pas, à la lumière, à devenir ammoniacale. De là, les fièvres putrides, les météorisations, les coups de sang. J'ai vu guérir des vaches par le simple changement de nourriture, et en substituant le foin et l'avoine à ces rebuts, dont les féculistes se débarrassent, avec un si triste profit. Nous donnerons, plus bas, un autre genre d'explication à cette observation d'économie rurale.

191. Un aliment qui se compose d'un mélange de substances nutritives et de substances rebelles à la fermentation de la digestion, est plus indigeste encore que l'aliment qui est en défaut,

par le vice des proportions des deux éléments complémentaires de la digestion stomacale (182). En effet, l'instinct inné de l'estomac, l'appétit qui est sa prévoyance, le porte à exiger beaucoup de tout ce dont il ne peut extraire que très-peu. La masse alimentaire pèse sur ses parois de tout le poids de son inertie; elle augmente de volume par l'effet de la chaleur du milieu, et par celui d'une fermentation, dont nul organe n'absorbe les produits. L'organe digestif se distend et enfle; la tension affaisse les cellules élémentaires des parois digestives, c'est-à-dire paralyse d'autant la propriété de digérer. L'estomac refoule tout ce qui l'avoisine : intestins, cœur, foie, poumons, grosses veines et artères. Quel cortége d'accidents ne doit pas accompagner une perturbation aussi étendue? météorisation, éructations hydrosulfurées, aigreurs, palpitations, étouffements, coups de sang, apoplexie, asphyxie, etc., effets d'une cause mécanique, qu'un simple vomissement est dans le cas de guérir radicalement, quoique mécaniquement.

192. Ces principes une fois posés, il est aisé de deviner pourquoi certains de nos aliments habituels sont moins nutritifs et partant plus pesants les uns que les autres; cela vient de la quantité relative de principes nutritifs qu'ils renferment sous le même volume. Par exemple, les haricots verts sont une friandise et non un aliment; et, sous cette forme, plus ils sont avancés, moins ils nourrissent; parce que, chez les plus avancés, le tissu glutineux de la cosse s'étant transformé en tissu ligneux, les proportions complémentaires des deux substances fermentescibles ont été interverties. Le haricot blanc commence déjà à prendre rang, parmi les aliments proprement dits. Le chou est moins alimentaire que le haricot vert; tant la charpente indigeste abonde dans son tissu, et tant la substance nutritive est étendue d'eau, dans les vaisseaux qui l'élaborent; un chou de deux kilogrammes n'équivaut pas, sous le rapport de la nutrition, à une once de viande de veau. La viande du jeune veau est bien supérieure pour nous à celle du bœuf; tant elle est riche en tissus jeunes et glutineux, et en principes saccharins; elle renferme si peu de substance inerte et infermentescible, que le malade la digère sans effort. La viande

de vache est dure, coriace et indigeste, parce que ses cellules musculaires ont été épuisées de leur principe saccharin, ou saccharifiable, par la lactation, comme le serait un tissu spongieux, par l'expression. A l'aide de ces explications, on concevra comment les légumes, substances vertes et foliacées, sont moins nutritifs que les farineux, substances riches en produits saccharifiables et glutineux ; comment les farineux sont moins nutritifs que la viande de bœuf, ou celle de mouton ; celle-ci moins que la viande d'agneau et de veau ; enfin, comment il se fait que l'homme carnivore n'aime pas également certaines viandes, et qu'il ait horreur de quelques-unes. Nous mangerions du cheval sans répugnance, si la chair chevaline égalait la viande de bœuf, dans les proportions que réclame notre estomac.

193. Nous comprenons, dans les substances saccharifiables, les corps gras, surtout les oléagineux, à cause de leur fluidité à une température peu élevée. Quand les corps gras sont en excès, et dans une proportion qui les laisse sans complément fermentescible, leur excédant, faisant office de vernis sur les surfaces digestives, nuit d'autant à l'accomplissement de la digestion, et produit un genre de malaise que la langue bourgeoise exprime par cette périphrase : qui me *soulève le cœur ;* et que la langue populaire, toujours plus laconique, traduit par ce seul mot : qui m'*écœure* (ce terme, ainsi que tant d'autres, n'est pas académique). De là vient que la viande de certains poissons a besoin de certains ingrédients, pour être digérée par certaines personnes, pour lesquelles elle produit le genre de malaise dont nous venons de parler. Chez d'autres espèces également fluviatiles, ou bien chez les marines cartilagineuses, telles que la raie, le tissu musculaire est trop coriace et trop dur, pour fournir à la digestion son complément habituel de substance fermentescible.

194. 2° *Substances supplémentaires de la digestion.* Ces substances sont celles que l'on ajoute à l'aliment, dans le but de rétablir, d'un côté ou de l'autre, les proportions incomplètes de la substance alimentaire. Le génie de l'art culinaire n'est que l'auxiliaire de la nature altérée par la civilisation. Dans l'état de nature, l'animal est organisé pour digérer sans pré-

paration ; il est même des animaux qui digèrent, au moins pendant un espace assez long de temps, sans boire ; ils trouvent leur boisson dans leur genre d'alimentation. Mais pour nous arrêter plus spécialement à la digestion de l'espèce humaine, nous établirons, comme premier supplément de la digestion, la boisson aqueuse, ce véhicule obligé de toute espèce de fermentation.

195. Eau potable. Moins une eau est chargée de sels, plus elle est potable, en sa qualité de menstrue, de véhicule, de dissolvant des substances digestives ; car la capacité de saturation d'un liquide est limitée ; sa propriété dissolvante diminue, en raison de sa saturation. L'eau de source, cette eau filtrée à travers les couches sablonneuses du sol, est plus favorable à la digestion que l'eau de rivière, pourvu qu'elle ne traverse d'autres gisements que le granit ou ses détritus, le sable, le calcaire pur, et qu'elle ne coule pas sur un lit creusé à travers des couches d'une autre nature. Dans le cas contraire, l'eau peut devenir un médicament ; mais elle cesse d'être potable. Il est des rivières et des fleuves qui conservent leur pureté originelle, presque jusqu'à leur embouchure, parce que leur lit s'est creusé, de proche en proche, à travers des roches peu solubles : telle est l'eau du Rhône ; telle est l'eau de la Sorgue, si écumeuse, en dégorgeant de la fontaine de Vaucluse ; si pure et si limpide, à cent pas de là et pendant tout son cours ; telle est l'eau d'Arcueil, qui nous arrive à Paris, avec une pureté que ses conduits de pierre préservent heureusement des outrages de l'industrie, du contact impur de la Bièvre et de la vase accumulée dans ce vallon. L'eau de la Seine, que nos bornes-fontaines nous distribuent avec tant de parcimonie, a beau être prise sur la ligne médiane du cours d'eau, et fort près de la surface de la nappe ; elle renferme encore trop de sels, surtout après les grandes inondations, pour être potable dans toute l'acception du mot ; et la manière dont on la filtrait, avant la publication du nouveau système, la dépouillait, non pas des sels indigestes qu'elle renferme, mais de l'air atmosphérique dont la présence rend l'eau potable digestive. Plus tard on se ravisa, en ajoutant un sel de plus à ceux qu'elle possède déjà en si

grand nombre. Comment voulez-vous qu'il en soit autrement, quand on se condamne à ne prendre une décision municipale, que sur le vote d'un homme, qui a la prétention de parler de tout, et de tout ce qu'il comprend le moins, et qui n'entend pas qu'on lui refuse? Il en est arrivé que nous ne possédons pas encore un bon système de filtrage en grand.

196. L'eau de nos puits est *crue*, l'eau de Seine est *fade* ou *terreuse*; l'eau du canal est *saumâtre* et *marécageuse*. L'une est *indigeste*, l'autre *drastique*, et la troisième *fiévreuse*. Toute eau chargée de sélénite et de carbonate de chaux, paralyse certaines digestions, surtout les digestions légumineuses (telle est l'eau de nos puits (*)); toute eau chargée des lavages de nos voies publiques, de nos routes, de nos égouts, détourne, par la réaction de ses sulfures, la digestion, de la marche ordinaire de la fermentation saccharine (telle est l'eau de la Saône, de la Marne, de la Loire, de la Seine); toute eau stagnante et dormante finit par devenir ammoniacale et saumâtre, véhicule des produits de mille et mille combinaisons diverses de l'ammoniaque avec le phosphore, le soufre, le chlore, etc., tout autant de sels que l'estomac décompose, au détriment de ses tissus, et que le sang absorbe, au détriment de ses liquides. Essayez de faire de la bièreavec l'eau du canal de l'Ourcq, et vous manquerez vos cuites. En effet, la fermentation ammoniacale est incompatible avec la fermentation alcoolique.

197. L'eau la plus digestive n'est ni l'eau distillée, ni l'eau de pluie. L'eau n'est pas pure, pour en être réduite aux seuls éléments de l'eau, c'est-à-dire pour être de l'eau simple; sa simplicité nuit à sa puissance dissolvante. Voulez-vous lui rendre les qualités de l'eau de source: exposez-la à l'air atmosphérique, pour qu'elle s'en imprègne, ainsi que d'un peu d'acide carbonique, et cela dans un vase en calcaire, afin

(*) Au moins des puits, dont l'eau s'accumule et reste stagnante dans le fond, comme dans un tonneau. C'est tout autre chose, quand l'eau du puits est une eau courante, et qui se renouvelle à chaque instant ; dans ce cas, l'eau de puits est une eau de source.

qu'elle se charge d'une certaine quantité de carbonates terreux.

198. Voulez-vous avoir un bon système de filtrage pour l'eau impure : laissez là le charbon, qui lui soustrait ses gaz et ses sels; laissez là les chausses en laine, qui ne sauraient la dépouiller que de ses impuretés les plus grossières, et non de ses sels putrides et ammoniacaux. Imitez la nature, qui nous transforme en eau de source, par son système antédiluvien de filtrage, les eaux les plus bourbeuses des étangs les plus marécageux. Avec quels éléments obtient-elle ce départ si parfait? Son filtre est fait avec des couches de sable et des bancs de calcaire poreux; son principe réside dans la décomposition, et l'abaissement subit de température. L'eau impure, qui fermente à la chaleur de l'air, dépose tout à coup ses produits, en passant par les fraîches profondeurs des couches souterraines. Transportez tout à coup à 10° de température, l'eau qui a séjourné en été au soleil, et vous la verrez déposer presque en même temps; car le pouvoir dissolvant d'un liquide est en raison de l'élévation de température. Chaque grain de sable est un réfrigérant, où se précipite l'impureté de la goutte d'eau contiguë; chaque molécule de carbonate calcaire est un désinfectant, par voie de double décomposition.

199. Supposons donc qu'on nous livre à filtrer l'eau du canal, à la hauteur de la Villette; comment nous y prendrions-nous? Nous ouvririons un bassin d'une capacité proportionnée à la quantité d'eau que la consommation nous demanderait, mais d'une profondeur de dix mètres au moins; nous paverions le fond et les parois en meulière, avec la chaux hydraulique pour ciment; nous jetterions un lit, de un mètre au moins, de meulières en blocs et en pierres sèches, telles enfin qu'elles s'amoncelleraient, en tombant du tombereau. Par-dessus nous étendrions horizontalement un plancher de dalles calcaires libres et sans ciment, puis une couche de calcaire poreux de deux mètres de puissance, en bouchant les jointures tout simplement avec la poudre calcaire des déblais; et par-dessus tout cela, trois ou quatre mètres de sable de rivière ou de Meudon.

Voûtant enfin l'édifice, nous recueillerions, à la base de l'un des conduits qui la porteraient à domicile, une eau de source aussi pure que celle d'Arcueil.

200. En économie domestique, les filtres en pierres calcaires produisent, mais malheureusement trop lentement, cet effet.

201. Le changement d'eau, comme boisson, éprouve l'estomac, comme le changement de nourriture. Les organes digestifs ont besoin d'en contracter l'habitude. Nous avons fait observer, plus haut, que les eaux gazeuses sont de puissants auxiliaires de la digestion (84), et que nul besoin d'éructation ne suit cette considérable ingestion de gaz acide carbonique ; d'où nous avons conclu que le gaz acide carbonique est absorbé par l'estomac, ce qui assimile cet organe, sous le rapport de la respiration, aux organes foliacés des plantes. Nous devons ajouter que l'usage de ces eaux gazeuses corrige l'impureté des eaux potables, par une espèce de précipitation et de décomposition.

202. FRUITS VERTS, RAISINS NON MURS. L'ingestion de ces aliments liquides produit la dyssenterie, et peut déterminer même un accident analogue au *volvulus*. Car l'acide tartrique, dont ils sont chargés, précipite les sels calcaires, en un calcul insoluble et rude au toucher. Si cela a lieu dans les intestins, et que le calcul n'en intercepte pas le passage, ses aspérités déchireront les surfaces de l'intestin ; de là la dyssenterie. S'il intercepte le passage, de là *volvulus* et toutes ses conséquences. Il faut en dire autant du vin sûr et trop chargé d'acide tartrique libre.

203. Remarquez que les pellicules vésiculaires de chaque grain de raisin résistent, par leur contexture, et par suite de leur nature chimique, à l'action désorganisatrice de l'acte de la digestion. Elles passent donc intactes, dans l'organe de la digestion alcaline, dans le duodénum ; de là dans le côlon, cet organe de la digestion fécale, digestion non moins alcaline que la seconde. Ces pellicules promènent donc l'acidité, partout où les tissus n'aspirent les liquides, qu'à la faveur du véhicule de l'alcalinité ; leur présence prête donc à chaque

instant, au chyle et à ses autres transformations, une qualité
que les tissus repoussent. En conséquence, l'usage immodéré
de ces fruits non encore mûrs, amène de prime abord la diarrhée, et puis la dyssenterie, par le mécanisme que nous venons d'indiquer. La diarrhée ne provient que d'une déviation
de la digestion intestinale : c'est une transposition de la fermentation acide ; et, comme ce que les intestins repoussent,
doit être expulsé au dehors par la force même de la répulsion,
s'il se forme un obstacle mécanique au passage des matières
par la voie ordinaire, la diarrhée prendra les caractères du
miserere, du *volvulus* ; et le malade rendra par la bouche, ce
qu'il aurait dû rendre par l'anus.

204. Liqueurs fermentées. Dans l'état de nature, l'eau pure
est, pour tout être animé, la meilleure des boissons. La digestion forte et normale n'a pas besoin d'un autre véhicule; et dans
les pays chauds, le paysan et le voyageur trouvent encore à
l'eau, comme boisson, des qualités exquises, et qui la rendent pour eux préférable au vin. A leur goût, l'eau est le plus
doux des breuvages (*), et le vin n'est qu'un médicament; et
véritablement, dans notre état de civilisation, le vin ne joue
pas d'autre rôle : il est le correctif d'une digestion incomplète;
c'est une addition artificielle d'une certaine quantité d'alcool,
dans une masse alimentaire paresseuse à en produire ; car les
estomacs façonnés et abâtardis par la civilisation manquent
de cette énergie, et de ce feu sacré qui, chez l'homme de la nature, se suffit à lui-même, et n'a besoin, pour arriver à son but,
d'aucun prodige de l'art.

205. L'homme du Nord recherche plus les liqueurs fermentées que l'homme du Midi ; tant parce que le froid ralentit les
fonctions, que parce que, la transpiration étant moins abondante dans les climats à basse température, le bol alimentaire
se dépouille moins vite des particules aqueuses, qui servent de
véhicule à sa fermentation. Le vin tient le premier rang parmi
les boissons auxiliaires ; puis la bière, pourvu qu'elle soit bien
houblonnée, et cela pour des raisons que nous expliquerons

(*) Ἄριστον ὕδωρ. Pindare.

plus bas. La bière, moins alcoolique que le vin, plus chargée d'acide carbonique, et des éléments glutineux et saccharins de la digestion, n'est pas seulement tonique, elle est nutritive ; on fait une espèce de repas liquide, en la buvant. Le
kwass des Russes est une bière au seigle, au lieu d'orge. Le
cidre et les poirés, moins alcooliques que la bière, ont une
acidité qui ne convient pas à tous les estomacs, et exige pour
nous une habitude, que les Normands ont contractée dès leur
enfance.

206. Les liqueurs fermentées ne s'arrêtent pas au bol alimentaire ; l'excédant passe dans le torrent de la circulation ; et
elles y produisent, par l'action coagulatrice de leur alcool, sur
la partie albumineuse du sang, tous les phénomènes de l'ivresse.
En effet, les tissus des vaisseaux s'assimilant la partie aqueuse
du sang, l'alcool ainsi rectifié agit avec toute sa puissance ; et
l'albumine coagulée intercepte çà et là la circulation. Mais nécessairement, cette perturbation n'étant pas symétrique, l'antagonisme qui nous tient en équilibre est détruit ; l'animal chancelle, ramené à droite, à gauche, en arrière, en avant, selon
les irrégularités des effets alcooliques ; les progrès de l'ivresse
augmentent avec le temps ; et tel convive, qui se lève de table,
assez solide sur ses jambes, va tomber au coin de la borne, à
quelques pas plus bas, à mesure que l'alcool passe de l'estomac
dans le système circulatoire. Les membres enflent, la chair
bleuit ; car les caillots coagulés dans les capillaires s'opposent
au passage du sang des artères dans les veines ; la membrane
stomacale perdant, par l'action de l'alcool, les facultés d'aspiration qu'elle tient de son état humide, reste inerte et comme
paralysée, faute d'action ; elle repousse ce qu'elle attirait (160) ;
tous les efforts musculaires, qui la pressent, secondent cet
organe pour hâter le vomissement ; accident heureux, qui
débarrasse l'homme du démon qui le torturait.

207. Il n'y a pas deux manières de fabriquer les liqueurs
fermentées ; je ne connais que la fermentation ; tout art qui s'en
écarte, est une falsification. La chimie a beau, par la synthèse,
vouloir recombiner ensemble les produits, qu'elle croit avoir
isolés, par l'analyse du vin ; l'estomac qui a le malheur d'user

de ce chef-d'œuvre d'alchimie, ne tarde pas à en ressentir les funestes effets, et à se convaincre que l'art de l'homme est habile à fabriquer des poisons ; que la nature seule a la faculté de nous engendrer une nourriture. L'alcool surajouté ne se mêle jamais, quoi qu'on fasse, ni à l'eau ni au vin, comme le progrès de la fermentation les mêle ; qui sait ensuite, si l'alcool, que nous obtenons par la distillation, s'y trouvait sous la forme sous laquelle le récipient nous l'offre? Quoi qu'il en soit, il n'en est pas moins vrai que nos vins de Paris, même les vins naturels, dont les marchands de vin augmentent le titre avec une ou deux veltes d'alcool par tonneau, ne valent jamais, pour l'estomac, le vin du cru, même celui de Suresnes. L'estomac, en effet, absorbant vite la partie aqueuse, met à nu, avec la même vitesse, la portion alcoolique qui était non pas combinée, mais à peine mélangée à la première ; et cet alcool, devenu anhydre, cautérise dès lors la muqueuse, comme le ferait de l'alcool rectifié que l'on avalerait d'un trait.

208. On pourra se faire une idée de cette difficulté de répartition de l'alcool dans le vin travaillé, par le fait suivant : après avoir mis en chantier un tonneau de bon vin, de cent cinquante litres, divisez-le en trois zones horizontales de cinquante litres chaque. Si vous analysez à part le produit de chacune d'elles, vous trouverez que la zone du milieu renferme plus d'alcool que la supérieure et l'inférieure : cela vient-il de ce que la capacité de saturation est en raison de la masse, et que la zone médiane a plus de capacité que les zones inférieure et supérieure ? je l'ignore ; mais il n'en est pas moins vrai que les connaisseurs ont toujours soin de mettre à part, souvent comme vin de dessert, le tiers central de leur tonneau.

209. Si le changement de l'eau potable produit un certain trouble dans nos fonctions digestives, le changement de qualité de vins agit avec de bien plus mauvais effets. Le vin, en effet, porte avec lui un poison ou un auxiliaire de la digestion, selon les doses du mélange. Or, l'excès peut résulter de notre peu d'habitude ; tel vin fait pour ce buveur, est trop fort pour une personne du sexe, qui n'en a pas l'habitude. Calculez par là l'effet que doit produire, le dimanche, sur l'estomac du pauvre

ouvrier, buveur d'eau pendant six jours de la semaine, cet alcool de pommes de terre, que le marchand a étendu la veille avec de l'eau de puits, et qu'il a coloré à la hâte avec du myrtille? Vous concevrez encore pourquoi l'ouvrier du midi de la France n'est presque jamais ivre, et que l'ouvrier de Paris l'est toutes les fois qu'il sort du marchand de vin : dans le Midi, le vin est excellent et il est à bon marché; nul n'en manque, et partant, nul ne le fraude ; l'homme en a l'habitude et il n'est jamais forcé, par la cherté du produit, à en interrompre l'usage.

210. Un illustre académicien, qui travaille la statistique avec des additions et des soustractions seulement, faisait un jour observer à son auditoire, pour lui prouver combien les mœurs du peuple étaient corrompues, qu'on voyait tous les vingt pas un cabaret, dans la rue Mouffetard ; et que, dans la Chaussée-d'Antin, on rencontrait à peine un marchand de vin au coin des rues. Un ouvrier qui fait de la statistique avec du bon sens, lui répondit : « Cela vient de ce que, dans la Chaussée-d'Antin, chaque habitant a sa cave, et des meilleurs vins fournie ; et que, dans la rue Mouffetard, le peuple n'a d'autre cave que le cabaret. Mais, dans la Chaussée-d'Antin, chaque riche consomme plus, à lui seul, en un repas, qu'un pauvre diable ne parvient à le faire, au bout de trois semaines. » Tout l'auditoire, y compris le professeur, conçut parfaitement bien la justesse de cette contre-statistique.

211. La sobriété est une qualité relative. L'égalité est dans le droit, mais non dans les besoins ; celui-là est sobre, qui ne prend, en aliments, que ce qui lui est nécessaire, alors même que ce qui lui suffit causerait une indigestion à tel autre. J'ai vu des êtres assez malheureux, dans notre société pauvre et dénuée de ressources, pour supporter impunément douze bouteilles de vin chaque jour ; l'excès commençait à la douzième. Quel travail manuel pourrait fournir son nécessaire à une pareille sobriété?

212. Heureuse l'organisation sociale, où chacun pourra avoir ce qui lui suffit, et saura s'en contenter ! Quel triste rêve que le nôtre, puisque ce désir est encore à l'état de rêve ! Sobriété,

douce sagesse de l'aisance, exquise volupté du besoin ! charité intelligente, qui commence par soi, mais n'oublie pas les autres ; à qui l'instinct de l'estomac a si bien appris, ce que confirme l'instinct du cœur ; à savoir : que soustraire, à la masse commune, plus de produits qu'on n'en a besoin, c'est voler, à ses propres dépens, ceux qui en manquent ! Oh ! que je te dois de bonnes et longues matinées, de délicieuses nuits, et de déjeuners friands avec peu ! La pauvreté, qui m'a pris au berceau, m'a remis entre tes bras, pour le reste de ma vie ; ne m'abandonne jamais, et accompagne-moi jusqu'au tombeau : ma mort n'aura point d'agonie ; et je serai heureux, jusqu'à l'instant où je ne serai plus. Être heureux, ce n'est pas jouir ; c'est ne pas souffrir.

§ 3. *Substances protectrices de la digestion.*

213. Tout être organisé vit, au milieu de dangers qui menacent à chaque instant son existence, et d'ennemis qui cherchent à vivre à ses dépens. Il n'est pas une espèce qui ne soit l'ennemie des autres, et qui n'ait toutes les autres pour ennemies à son tour. Notre vie est un combat continuel, où nous nous trouvons successivement vainqueurs et vaincus, bourreaux ou victimes, souvent injustes et le plus souvent opprimés ; et toute notre intelligence, toutes nos ruses, toute notre activité n'ont d'autre but que de disputer, à tout ce qui nous entoure, cette frêle existence, qui chancelle à chaque pas. Tantôt c'est contre les éléments, tantôt contre la température qui baisse ou qui monte, contre la tempête qui nous brise comme du verre ou nous brûle comme la paille ; contre les géants des mers qui nous surprennent sous les eaux ; contre les géants des forêts qui s'attroupent autour de nos chaumières ; contre le ciron, si petit, qu'on peut l'écraser sous l'ongle, et si puissant dans son invisible travail, qu'il nous jette dans le sang un feu qui donne la fièvre, et nous dévore par une simple démangeaison ; enfin, contre nos propres écarts, nos propres excès, notre propre suicide. Pauvres rois de ces animaux qui pullulent et tremblent comme nous sur la terre ! tout conspire contre nous, jusqu'à cette intelligence, rayon sacré que nous avons ravi au ciel, et qui nous assimile au créateur ; à nous voir exploiter ce trésor, on dirait que nous ne voulons nous en servir que pour nous créer des obstacles, que pour placer avec art sur notre route des pierres d'achoppement. Ce n'est pas assez que nous soyons en butte à tout ; il faut encore que nous abusions de tout, même de ce qui nous fait vivre : volages par désœuvrement, inconséquents par inconstance, que n'inventons-nous pas, pour vivre autrement que la nature ne l'a voulu ; on dirait qu'à l'instigation de ce démon qui nous torture, nous allons ordonner à ces pierres de se changer en pain ; comme si l'indigestion n'arrivait pas assez vite d'elle-même, et par des chemins assez inconnus.

214. L'hygiène est heureusement là, pour protéger notre digestion, contre les écarts de notre régime. Cette hygiène qui, chez les animaux, est un instinct, est devenu un art, comme la pharmacie, une science comme la médecine, pour les hommes civilisés. L'art et la science ne sont que deux moyens de nous ramener à la nature, dont nous nous sommes écartés. Cet art préservateur, cette science protectrice, c'est l'art culinaire ; que je définirais volontiers l'art d'assaisonner notre nourriture, et d'embaumer, pour ainsi dire, la digestion, avec des condiments.

L'art de la cuisine est resté au point où en était, avec lui, l'art de la médecine, chez les Romains. La médecine a passé dans les arts libéraux ; l'art de la cuisine n'est pas encore sorti des attributions des esclaves. Le pharmacien s'élève à la dignité d'académicien et de baron de l'empire ; le chef de cuisine n'est jamais qu'un valet, même avec son cordon bleu. Et pourtant où est la différence ? Mêmes fourneaux, mêmes ustensiles, même laboratoire, même tablier ; et presque mêmes formules. L'un compose des mets qui doivent être exquis, pour qu'ils soient acceptables ; l'autre a toujours bien formulé, en composant ses drogues, pourvu qu'il n'empoisonne pas. Quelle science faut-il pour être pharmacien ? celle du *Codex* qui est le code des drogues officinales. Mais le livre du *Cuisinier bourgeois* ne s'apprend pas aussi vite que le *Codex*, et demande un plus long usage. La cuisine a besoin de plus de tact et d'habitude que la pharmacie, pour doser les substances ; car comment préciser, si ce n'est par les inspirations du goût, le point juste où le mélange cesse de flatter la friandise, et offense le palais? Si la cuisine avait eu un Hippocrate qui l'eût développée en grec, un Celse qui l'eût professée en latin, un peu plus doctement que ne l'ont fait Varron, Columelle et autres, et que pour l'apprendre, enfin, il eût fallu savoir le grec et le latin, le cuisinier, devenu docte par les sciences accessoires et pédant par profession, aurait marché l'égal du pharmacien, qui aujourd'hui le régente ; et nous aurions eu une cinquième faculté universitaire peut-être, où l'on aurait soutenu des thèses *de præstantia culinariæ*. La noblesse des professions ne tient, comme toutes les noblesses, qu'à l'élégance des manières, qu'aux artifices du beau langage, qu'au privilége d'une certaine oisiveté. De là la noblesse de la médecine, et la roture de la cuisine.

215. L'art culinaire est l'art de combiner le principe saccharifiable et le principe saccharifiant, de manière à favoriser la marche de la fermentation stomacale ; d'éveiller et de soutenir l'appétit, par une heureuse succession de raffinements, et de protéger la digestion, par le choix de condiments agréables. Il procède par des combinaisons, où le principe doux dissimule le principe amer qui en est l'antidote, et par une succession de services qui se préparent et se corrigent mutuellement ; faisant jaillir, de la variété des mets, et le plaisir et le remède ; éveillant l'appétit qui s'émousse ; renforçant la digestion qui faiblit ; et ordonnant l'économie de la table, d'après le nombre et les dispositions des convives, de telle sorte qu'il y en ait assez pour tout le monde, et que nul ne soit exposé à en prendre trop. Le cuisinier de génie est l'Esculape de la digestion ; et le changement seul *du chef* est souvent, pour une maison, une calamité domestique ; on s'y aperçoit, au bout d'une semaine, qu'on se porte moins bien.

216. Rasori et Broussais avaient brisé le sceptre de l'art culinaire ; la gomme avait pris tout à coup la place des condiments ; le poivre, le gingembre, la cannelle, l'ail, la muscade,

furent proscrits comme incendiaires ; et Vatel versa des larmes, en voyant ses convives s'astreindre à la loi du jeûne et
du régime, au milieu de ses plus belles inventions. Mais Co-
mus, irrité contre Esculape, lança dans son camp, au bout du
trait vengeur, l'épidémie de la gastrite chronique, de l'entérite, de la fièvre adynamique, avec un cortége effrayant de
symptômes et d'accidents ; et ceci n'est pas dit en figures ; nous
soutenons que cela est de la plus exacte vérité. Étrange abus
des théories, c'est-à-dire des mots équivoques et mal définis ;
ce ravage apporté, dans le régime, par une doctrine médicale,
se serait étendu à toutes les conditions, si l'observation ne
nous avait pas fait trouver la clef de l'usage des condiments,
et ne nous avait pas révélé le mot de l'énigme.

217. Les condiments sont des assaisonnements, qui protégent la digestion contre elle-même ; tel est le théorème dans
son expression générale ; il n'est pas encore temps d'en donner
la démonstration. Mais depuis que nous l'avons dit, ce mot, et
ce mot est bien simple, l'hygiène et la médecine ont marché
hardiment dans une route nouvelle, qui n'est autre que l'ancienne ; et nous n'avons jamais manqué de guérir les gastrites
chroniques, en ordonnant de manger hautement épicé, et d'éviter, comme un poison, tout ce qui est doux et fade au palais.
Bien des médecins se sont déjà rangés de notre avis, et ont
adopté notre méthode ; l'insuccès amènera plus tard les autres.

218. Nous diviserons les condiments en deux catégories,
lesquelles exigent des véhicules différents : 1° les sels, tels que
le sel marin, que l'on a tort d'appeler le sucre du pauvre ; car,
de ce sucre-là, le riche doit consommer autant que le pauvre,
s'il veut bien se porter ; le nitrate de potasse, dans certains
mets, et en faible quantité ; le bicarbonate de soude, en certains cas, etc. ; 2° les huiles essentielles qui sont des condiments
proprement dits : le beurre, l'huile, le vinaigre, la portion alcoolique du vin, sont les véhicules les plus ordinaires des
huiles essentielles, et dont l'art culinaire fait le plus fréquent
emploi, qu'il fait entrer ainsi à chaud dans les ragoûts, à froid
dans les salades et les condits. Les condiments le plus employés
sont le poivre, le gingembre, la fleur de girofle, la noix mus-

cade; l'écorce d'orange et de citron, qui a son véhicule dans son suc; les boutons du câprier (câpres), les jeunes fruits (cornichons) de concombres, que l'on fait confire au vinaigre; le persil, le cerfeuil, l'estragon, l'ail, les échalotes, les ciboules, les oignons, dont on extrait le suc de vingt manières différentes, mais toujours à l'aide d'un corps gras ou du vinaigre.

Le besoin de mets hautement épicés se fait d'autant plus sentir, qu'on approche le plus de l'équateur. Le bétel, le piment, etc., à des doses excessives, sont le condiment habituel des habitants de la zone torride. Les nourritures douces, le laitage, etc., qui seraient un poison dans les Indes, sont au contraire la ressource des Samoïèdes et des Lapons.

219. Tout animal a, comme l'homme, son condiment; il tombe malade, dès qu'on l'en prive. Que de bestiaux malades, quand on les sèvre du foin, cette thériaque composée de mille baumes d'espèces différentes, à la tête desquelles il faut ranger la tige des graminées, si riche en benjoin. Le chien et le chat vont, chaque matin, s'administrer une certaines dose de tiges vertes de chiendent, qui est leur condiment ordinaire. Les poissons sont si friands de condiments, qu'on les attire bien plus vite, en aromatisant l'hameçon avec du jus de joubarbe, de l'ail, du musc, de l'ambre, du camphre, etc.; il est même des gens qui, pour les prendre à la main, n'ont qu'à se frotter les doigts avec ces substances.

Annibal Camoux, qui était né à Nice, le 20 mai 1638, la même année que Louis XIV, et qui mourut à Marseille le 18 août 1759, âgé de cent vingt et un ans et trois mois, attribuait le phénomène de sa longévité à *la racine d'angélique*, qu'il mâchait habituellement. Ce brave homme n'avait pas tort; la racine d'angélique était son condiment.

L'homme du peuple et le fumeur ont leur racine d'angélique, dans le tabac que l'un mâche et que l'autre hume; si toutefois ils ne joignent pas à ce condiment, l'abus désastreux des liqueurs alcooliques. C'est un coup fatal pour eux, que de leur supprimer subitement cet usage. Que de malades ont trouvé la mort dans les hôpitaux, pour avoir été mis au régime et sevrés de leur condiment!

220. Le sel marin, qui est un condiment sur terre, est une cause occasionnelle de scorbut sur mer. Le condiment du marin, c'est l'eau douce du rivage, et la salade fraîche du ruisseau.

221. Nous avons promis de donner plus bas le mot de l'énigme de ces problèmes, ce chapitre ne comportant pas les développements dans lesquels nous entraînerait la démonstration.

TROISIÈME GENRE. — *Causes thermaniques des maladies.*

222. La combinaison physiologique des éléments de l'eau, de l'air et de la terre, en une vésicule, qui dès lors se trouve douée d'une faculté d'élaboration, que nous nommons la vie, faculté d'une indéfinie reproduction, que nous nommons développement ; cette combinaison serait impossible, sans le concours d'une certaine température. De ce théorème on peut obtenir une démonstration négative, en se rappelant que rien ne se combine à l'état solide : l'eau perd donc ses facultés de dissolution, et partant d'organisation, dès qu'elle est à la glace ; la cellule organisée ne saurait donc fonctionner à la température de zéro ; donc elle ne saurait y naître ; sur les glaciers de nos montagnes, ainsi que sous les pôles, nulle végétation possible. Mais si nous abordons la question d'une manière positive, et que nous cherchions à nous faire une idée réelle du rôle que la chaleur joue dans l'organisation, dès ce moment le problème étend sa portée, multiplie ses corollaires par ses scholies, et touche à toutes les sphères, par un point de contact, qui le confond avec tout ; chimie, physique générale, astronomie et cosmogonie, toute cette immensité, que mon œil ne peut atteindre, se résume, par la pensée, dans mon microscome, dans ma cellule microscopique, qui est un univers en miniature et réduit à sa plus simple expression.

223. La chaleur (*), sans laquelle il n'est pas d'organisation possible, n'est pas un être de raison ; c'est un élément comme

(*) Voyez *Nouveau Système de chimie organique*, tome 3, 4ᵉ partie, 1838.

les trois autres; élément impondérable, parce qu'il ne gravite nulle part, puisqu'il appartient à tout l'espace; subtil comme les gaz, mais saisissable comme eux; que nous isolons et que nous neutralisons, comme eux, par des doubles décompositions, et par d'infinies combinaisons; ou plutôt, élément sans lequel nulle autre combinaison n'est possible; qui est le centre de tout mouvement; le lien de toutes les affinités, comme de toutes les attractions; lumière, électricité, magnétisme, selon les organes et les instruments qui sont employés pour la percevoir, la chaleur enveloppe les atomes, comme les mondes; elle les associe en les attirant, les uns autour des autres; elle les sépare ensuite, en les attirant ailleurs, et toujours par la grande loi de l'équilibre qui tend à l'uniformité et au repos; tendance éternelle qui, s'exerçant dans un milieu infini, doit nécessairement produire et reproduire sans cesse le mouvement perpétuel, dont la plus belle harmonie est celle des révolutions.

224. De la vésicule organisée, la chaleur forme donc le quatrième élément organisateur. Vous la désorganisez, si vous venez à le lui soustraire; car vous détruisez dès ce moment la combinaison chimique, d'où son principe vital relève; et cette combinaison est en proportions définies, comme toute autre combinaison chimique. De même que l'analyse élémentaire nous montre la vésicule organisée, réduite à son premier état, comme étant composée d'environ moitié d'eau et moitié de carbone, le tout associé avec une base terreuse, dans une progression qui suit celle de l'âge de l'individu; de même, l'analyse physiologique nous montre cette vésicule, comme devant être combinée avec une quantité de calorique, qui a besoin, pour garder son équilibre, que l'air ambiant ne dépasse pas 30° du thermomètre, et ne descende pas au-dessous de 10° environ; à moins que ces deux écarts ne soient que passagers et peu durables. A 10° la cellule rapproche ses atomes élémentaires, par la soustraction de calorique qui les tenait à une distance convenable; les liquides tendent à devenir solides; et la circulation, ce torrent qui distribue la nutrition, devient paresseuse, oscillante, indécise, irrégulière, et

s'arrête sans retour. Au-dessus de 30°, le calorique, enveloppant les atomes d'une couche nouvelle, les tient à une distance, les uns des autres, qui détruit l'unité vésiculaire, et en confond les éléments avec tout ce qui n'est pas elle. Au-dessous de 10°, la vésicule se resserre, s'engourdit ; au-dessus de 30°, elle s'évapore. Vers le bas de cette échelle, hibernation ; vers le haut, combustion. Ici sommeil éternel ; là-haut mort, ou plutôt résurrection nouvelle ; car les atomes ne meurent pas, ils ne s'isolent pas ; ils se recombinent.

225. Entre ces limites *à minima* et *à maxima*, la vésicule organisée n'élabore pas d'une manière uniforme ; il est évident, au contraire, et comme par un corollaire du principe que nous venons de poser, que l'énergie de son élaboration diminue en descendant, et qu'elle augmente en montant. L'uniformité ne peut se maintenir qu'à une égale distance des deux extrèmes. C'est là la zone tempérée de l'organisation ; tout ce qui s'en écarte, marche, par la gauche, à la zone glaciale, et, par la droite, à la zone torride.

226. Nous serait-il possible d'évaluer, par nos procédés thermométriques, la somme de calorique, dont chaque vésicule organisée, réduite à sa plus simple expression, a besoin, pour son élaboration spéciale, la proportion enfin pour laquelle le calorique entre dans la combinaison vésiculaire ? Il peut se faire qu'un jour, nous soyons en état de nous représenter cette proportion par une image, par un chiffre ; mais, jusqu'à ce jour, par suite de l'imperfection et de la grossièreté de nos instruments, et surtout de la confusion, avec laquelle on a toujours cherché à se représenter les phénomènes de l'éther et de la lumière, on n'est arrivé qu'à des résultats, ou contradictoires, ou si excentriques, qu'ils menaient tous à l'absurde.

227. On a évalué au thermomètre, la chaleur qu'un corps vivant dégage ; et l'on a confondu cette quantité de calorique, avec celle que ce même corps possède. A peu près comme si l'on avait dit, *à priori* : la quantité de calorique que ce corps perd, est égale à celle qu'il possède. Ainsi quand on a cru trouver que telle partie du corps faisait élever la liqueur du thermomètre à 29° centigrades, on a dit : la chaleur de

telle partie s'élève à 29°, et c'est de cette manière qu'on a dressé des tables de la *chaleur animale*. En signalant ce vice de raisonnement, on renverse donc de fond en comble, tout l'édifice de ces expérimentations. Elles sont toutes à recommencer, sur de nouvelles bases.

228. Les expériences thermométriques ne nous ont fait connaître, jusqu'à présent, que la quantité de calorique dégagée par l'élaboration d'un corps, mais nullement la quantité de calorique absorbée par ce corps. Les végétaux, même ceux qui ne se développent qu'à la plus haute température de notre atmosphère, ne dégagent aucune quantité de calorique sensible à nos instruments de précision (*) ; cependant il est évident qu'ils en prennent beaucoup. Il faut en dire autant des animaux à *sang froid*, par rapport aux animaux à *sang chaud*. Il est probable que les animaux à sang froid prennent plus de calorique que les animaux à sang chaud ; car un corps qui nous paraît froid, est un corps qui absorbe le calorique, et qui par conséquent se combine avec lui ; un corps, qui nous paraît chaud, est un corps qui nous cède du calorique, et qui par conséquent en perd et s'en dépouille.

229. D'un autre côté cependant, il est vrai que bien des combinaisons dégagent du calorique, à l'instant où elles se forment. En effet, leurs molécules ne sauraient se rapprocher plus intimement, sans se dépouiller d'une fraction de la couche de calorique qui les tenait à distance. L'activité et la constance du dégagement de calorique, peuvent donc être les signes de l'activité et de la constance de l'une de ces sortes de combinaisons. En thèse générale, tout mélange gazeux qui se combine en liquide, dégage du calorique, et fait monter le thermomètre. Tout corps solide, qui se dissout dans un liquide, absorbe du calorique et fait descendre le thermomètre. Le mélange gazeux rapproche ses atomes, pour se combiner ; et

(*) Nous avions depuis longtemps signalé le vice des méthodes anciennes, pour constater la chaleur dégagée par les végétaux ; on en a appliqué de nouvelles qui sont plus vicieuses encore que les premières, à cause de cette extrême sensibilité, qui fait que les instruments de ce genre prennent de la chaleur à tout ce qui les entoure, avant d'en prendre au végétal.

chasse au dehors ce qui les tenait à distance, c'est-à-dire leur espace, leur éther, le calorique enfin qui les enveloppait d'une sphère isolante. Le corps solide, au contraire, et qui n'était devenu tel que par le rapprochement proportionnel de ses atomes, reprend, pour que ses atomes soient tenus à la distance qui constitue le liquide, le calorique dont chacun d'eux s'était dépouillé, pour arriver à la solidité.

230. Que si nous voulons évaluer la quantité de cette chaleur dégagée ou absorbée, et que nous ne tenions pas compte du milieu ambiant, nous tomberons dans les méprises les plus contradictoires. Observez la température de cet homme dans l'air, en lui plaçant le thermomètre sous l'aisselle, vous la trouverez de 29 à 30° dans notre climat. Mais si vous répétez la même observation dans un bain froid, vous ne rencontrerez plus que la température de l'eau froide; en passant dans le bain, cet homme sera devenu, sous ce rapport, un animal à sang froid. Or la différence des âges, des habitudes, du moral, de la nourriture, du vestiaire, etc., est dans le cas de faire varier ces différences thermométriques dans des limites assez étendues. Le thermomètre variera encore, selon la place du corps où l'on maintiendra la boule.

231. Tout végétal sommeille et hiberne, pendant toute la durée de l'abaissement de température qui distingue la saison froide; cependant il est des herbes si abritées dans le creux de terre où elles rampent, qu'elles reprennent le mouvement et la vie au premier rayon du soleil. Parmi les animaux terrestres, très-peu hibernent, et encore ceux-là se cachent dans les entrailles de la terre, ou dans des trous de rocher; nul d'entre eux ne pourrait hiberner sur le sol et exposé à l'air. Certains autres animaux vivent impunément dans une atmosphère glaciale; d'abord parce qu'ils n'y résident que passagèrement, et que le mouvement auquel ils se livrent dégage sans cesse une température que maintiennent, autour de leur corps, leurs vêtements, mauvais conducteurs de calorique; et puis de temps à autre, ils viennent se réchauffer au foyer d'une température constante. Sans le secours d'aucun foyer

étranger, l'auimal peut, à l'aide d'un certain système de vêtements, maintenir autour de son corps toute la chaleur qu'il
dégage, et qui forme ainsi une atmosphère favorable à son incessante élaboration.

232. On a cru devoir établir que le foyer de la chaleur
animale réside dans l'élaboration pulmonaire. On a mal inter-
prété les faits. Sans doute l'élaboration pulmonaire dégage du
calorique, puisque par elle les gaz de l'atmosphère se transforment en liquides (25) et se combinent avec le sang. Mais
le même phénomène a lieu sur toutes nos surfaces, car il n'est
pas une seule de nos surfaces qui ne soit perméable à l'air
extérieur, et il n'est pas une des cellules élémentaires de notre
corps, qui n'absorbe et n'élabore les gaz atmosphériques (148).
Toute cellule élémentaire dégage donc du calorique, comme
elle en absorbe tour à tour. Voyez du reste ce qui se passe
partout où, sur une surface quelconque de l'un de nos organes,
il se manifeste une élaboration anormale et extraordinaire,
si éloigné que soit l'organe de la position anatomique
du poumon : un flegmon brûlant ne tarde pas à marquer
la place de cette élaboration excentrique. Préservez cette
place du contact de l'air extérieur, en la recouvrant d'une
couche d'huile : et vous calmez la douleur qui en résulte, vous
en diminuez la température ; vous avez, en effet, asphyxié
d'autant cette branchie, cet organe aspirateur qui n'est pas à
sa place. En conséquence, tout ce qui fonctionne dégage de la
chaleur ; l'un de ces actes est la conséquence obligée et réciproque de l'autre ; l'estomac en dégage en digérant ; les intestins en déféquant ; le cœur, les artères, les veines, les capillaires en absorbant le sang et le mettant en circulation ; le
foie en élaborant la bile, et le cerveau en élaborant la
pensée.

233. Tout accident qui donne, dans un organe, accès à une
plus grande quantité d'air, amène un dégagement plus considérable de calorique ; cet accident accroît, en effet, l'énergie
de l'élaboration, en lui fournissant des matériaux en plus
grande abondance. Une solution de continuité produit
aussitôt une inflammation ; c'est là la traduction, en langue

classique, de notre théorème. En voici le mécanisme : la solution de continuité met une vésicule donnée en contact, par
une plus grande surface, avec l'air extérieur. L'air extérieur,
qui lui arrivait auparavant à travers le crible des cellules
adjacentes, la surprend tout à coup sous un plus grand volume. La cellule l'absorbe et l'élabore, parce que sa propriété
organisatrice est d'absorber, d'élaborer les liquides et l'air, toutes les fois qu'elle se trouve en contact avec ces deux éléments
de son existence ; et que l'activité de son élaboration ne
provient que de la quantité de matériaux, qui lui arrivent dans
un temps donné. Ce surcroît d'élaboration produit nécessairement un surcroît de développement : une fonction ne pouvant s'exercer sans produire, et les liquides et le gaz ne pouvant s'associer, sans créer une nouvelle génération d'organisations, de même nature que la cellule élaborante. De là
afflux du sang vers ce siége d'une élaboration insolite : puisque
la circulation reçoit une impulsion de l'absorption , sa rapidité
doit être en raison de l'activité de la fonction qui l'attire. La
violence de la circulation force les obstacles, quand la solution de continuité ne suffit pas pour lui ouvrir passage ; les
capillaires lymphatiques deviennent tout à coup des capillaires sanguins. Dès lors tuméfaction, par suite de ce développement insolite ; rougeur, par suite de l'afflux du sang coloré ;
fièvre, par suite des irrégularités et des intermittences d'une
élaboration excentrique ; activité de la vie, accélérant l'époque
de la mort partielle de cet organe improvisé. La première
couche de cellules achevant, la première, le cercle de son
existence, les vésicules se vident, s'épuisent, se dessèchent, se
transforment en une couche épidermique, qui s'oppose à la
continuation de ces phénomènes, dans les couches inférieures,
en interceptant le contact de l'air. Là commence une nouvelle
série de phénomènes : la diminution, dans l'élaboration respiratoire, amène la stagnation des liquides accumulés sur ce
point ; et nous avons eu déjà l'occasion de faire observer que
tout liquide, qui n'est pas vivifié par la puissance de l'élaboration, se décompose, au détriment de l'élaboration elle-même.
Le sang se transforme en pus de diverse nature ; la fermenta-

tion vitale se change en fermentation putride, dès que la vie ne l'anime plus; ainsi détourné de sa voie organisatrice, le produit devient un poison pour l'économie, si une nouvelle solution de continuité lui offre un moyen de pénétrer dans le torrent de la circulation sanguine.

234. Ainsi, tout animal, tout végétal, toute cellule organisée absorbe du calorique (puisque rien d'organisé ne se développe que sous l'influence de la température élevée), dégage du calorique (puisque le développement n'est que le résultat de la combinaison des gaz en liquides, des liquides en tissus (25)). Nous n'avons jamais tenté de mesurer la quantité de chaleur absorbée par l'organisation ; et cette quantité augmente nécessairement et varie avec la température ; car le développement de l'organe augmente avec elle. Voyez ce bourgeon si paresseux pendant le mois de mars, si peu actif pendant le mois d'avril, pousser des jets de dix centimètres, et s'allonger presque sous les yeux de l'observateur, aux mois de juin et de juillet. Placez un thermomètre à côté du rameau, et vous verrez que le développement végétal et le liquide thermométrique marcheront presque de pair et sur deux lignes parallèles. Que si vous dressiez des tables de comparaison, pour exprimer, sur deux colonnes, l'allongement du jet en centimètres et millimètres, et l'ascension du liquide en degrés centigrades, croiriez-vous par là avoir découvert la quantité de calorique que le développement absorbe? Non. Vous n'auriez obtenu qu'une concordance de deux résultats ; et vous auriez tort de voir, dans cette concordance, tout autre chose que ce qu'elle signifie ; car ce n'est pas la quantité de chaleur absorbée par le végétal que vous auriez mesurée, par l'observation des effets de la chaleur sur la dilatation d'un liquide; c'est tout simplement son développement. Toute autre interprétation serait une traduction infidèle; or nos erreurs en physique ne sont en général que des vices de traduction.

235. De même, les observations thermométriques ne sauraient nous donner la quantité de chaleur dégagée par l'élaboration organique. D'abord, parce que le thermomètre ne pourrait se rapetisser jusqu'à la taille d'une cellule élémentaire,

ce foyer élémentaire de tout dégagement de calorique ; ensuite parce que, même alors, il nous serait impossible de faire la part, et de la chaleur dégagée qui fait monter le liquide ther-mométrique, et de l'exhalation des vapeurs qui absorbent du calorique et tendent à faire baisser d'autant le thermomètre. Comment voudrait-on que la quantité de chaleur dégagée par une cellule microscopique d'un huitième de millimètre eût assez de puissance pour traverser, sans s'y répandre, l'épais-seur de deux ou trois millimètres d'un tube de verre de vingt à trente centimètres de long ? Calculez, par analogie, quelle masse d'élaborations cellulaires il nous faudrait réunir pour obtenir une somme d'effets appréciables à nos thermomètres, si délicats que nos artistes puissent les fabriquer. Quand donc nous obtenons des résultats d'observation appréciables, par la dilatation du liquide thermométrique, ce ne sont que des sommes d'une infinité d'élaborations que nous obtenons, sommes d'où il faut défalquer la somme de calorique dont est imprégné le milieu ambiant, et à laquelle il faudrait pou-voir ajouter la quantité de calorique que la sueur et la transpira-tion absorbent et soustraient à l'appréciation thermométrique. Aussi, dès que le milieu ambiant absorbe tout, ou que l'être vi-vant est trop petit, pour nous donner l'appoint de cette somme d'élaborations qui deviennent sensibles à ces instruments, que nous appelons si mal à propos de précision, dès ce moment le thermomètre, ou le galvanomètre, n'indiquant plus rien, nous prononçons que l'animal ne dégage point de calorique. Quelle chaleur sensible le thermomètre, ou le galvanomètre, pourraient-ils soustraire à un hanneton ? Pourquoi ne pas sou-mettre, à ce mode d'expérimentation, le ciron et la puce ? Et pourquoi donc vouloir tenter de prouver expérimentalement ce que l'analogie seule a le droit d'atteindre ? L'analogie, avons-nous dit ailleurs, n'est-elle pas infaillible toutes les fois qu'elle continue la ligne droite ou courbe qu'a tracée l'obser-vation rigoureuse des faits ? Et l'analogie ne prononce-t-elle pas assez haut que le ciron dégage du calorique autant que le ferait un groupe de cellules de même diamètre, pris sur un organe quelconque d'un animal supérieur ?

L'analogie nous mène à un résultat contraire, à l'égard des végétaux ; les résultats négatifs obtenus en grand, sur les troncs d'arbre, ne permettent pas de comparer la somme de calorique que dégagent les cellules élémentaires du tissu végétal, avec celle que dégage le même ordre de cellules, chez les animaux supérieurs ou inférieurs, mais aériens. A quoi tient cette différence? A une différence d'élimination chimique, que traduit suffisamment aux yeux la différence de leur développement respectif. Les végétaux absorbent du calorique autant et plus que les animaux ; car ils ne se développent qu'au contact immédiat des rayons solaires, que les animaux à sang chaud évitent, ou dont ils se garantissent. Ils en dégagent moins ; ils s'en assimilent donc davantage. Peut-être faut-il en dire autant des animaux à sang froid, des animaux à branchie ; s'ils ne dégagent point de calorique sensible à nos thermomètres, c'est qu'ils en absorbent plus que les animaux à sang chaud ; ils nous paraissent froids au toucher, donc ils s'échauffent aux dépens de tout ce qui les entoure.

236. COROLLAIRE ET APPLICATIONS DE CES PRINCIPES. 1° Nos organes étant le produit organisé de la combinaison de l'eau, de l'air, de la terre et de la chaleur, et le développement n'étant que la reproduction de l'organe, sur son propre type, et aux dépens de l'un quelconque des globules de la vésicule élémentaire, chaque organe s'est, pour ainsi dire, façonné au climat qui l'a vu naître ; ses vésicules élémentaires se sont arrangées, dans l'ordre qui convient le mieux à l'absorption de la chaleur, de l'air et des liquides, qui fournissent à sa reproduction indéfinie. Que tout ce qu'il reçoit lui arrive d'une autre manière, et tout ce qu'il élabore en souffrira. Il tombe malade, s'il change tout à coup de climat et d'habitudes ; il pâtit alors, même au milieu de l'abondance ; parce qu'il s'était organisé, pour recevoir les aliments de la vie, autrement et sous d'autres dimensions qu'ils ne lui arrivent à présent. S'il passe brusquement, d'un bout de l'échelle à l'autre, il meurt comme asphyxié. Il ne saurait arriver impunément d'un bout à l'autre, qu'en procédant par habitude, c'est-à-dire par gradation.

Que de maladies, que de morts subites, si l'hiver avec ses glaces survenait tout à coup au milieu de l'été, et *vice versâ*; si l'habitant du Nord était transporté tout à coup, et en une minute, sous le climat de feu de la zone torride, et *vice versâ*! Mais cette succession de saisons et de climats est inoffensive, parce qu'elle s'effectue par la graduation du zodiaque, ou par celle de la lenteur du voyage. Nous arrivons d'un bout à l'autre par des transitions insensibles, par des fractions infinitésimales; nous nous réchauffons et nous nous refroidissons peu à peu et par habitude, et non tout à coup. Tout vase, inerte ou organique, éclate par le passage subit d'un extrême à l'autre de la température. Le calorique force le passage qui ne lui est pas encore ouvert; c'est la foudre qui tonne, brise et renverse, au moindre obstacle qui l'empêche de se distribuer librement; donnez-lui le temps de se distribuer, en sphères isolantes, autour de chaque atome, et les atomes augmentant leurs distances respectives, l'absorption et l'aspiration, l'exhalation et l'expiration s'effectuant par des accès et des débouchés d'un plus grand diamètre, le calorique imprégnera, de fécondité et de vie, le tissu qu'auparavant il aurait pulvérisé.

237. 2° Or, en été, il est des cas où la température peut baisser à celle de l'hiver, d'une manière brusque et instantanée. Quand, par un jour de chaleur, et le thermomètre étant à 24 ou 30° centigrades, on plonge les mains seulement dans le seau d'eau qu'on vient de tirer d'un puits de trente mètres environ (90 pieds) de profondeur, on passera brusquement de la canicule au solstice d'hiver; car la température du puits étant à 10°, il se trouve qu'en y trempant les mains, on abaisse tout à coup la température de son corps, de 14 ou 20° centigrades; il y a là de quoi gagner la péripneumonie la plus grave et souvent la plus incurable, selon la délicatesse du tempérament; et cela non-seulement par la désorganisation des tissus ou de la coagulation des liquides, mais encore par la contraction des membranes, le rétrécissement consécutif des vaisseaux, et le refoulement du sang vers les régions internes et supérieures. C'est le cas d'Alexandre épuisé de chaleur, et se jetant tout à coup dans les eaux glaciales du Granique,

d'où on le retira mourant. Passez-moi la comparaison ; elle est pleine de justesse dans sa forme insolite ; c'est le cas du verre qui éclate et se rompt, si on l'enlève du feu pour le plonger dans l'eau fraîche ; et réciproquement, si on l'expose au feu brusquement, même par la température la plus élevée de l'atmosphère. Le calorique frappe comme la foudre, s'il n'a pas le temps de se distribuer autour des atomes, d'après les lois de l'équilibre.

238. 3° L'animal, dans l'état de nature, prend sa nourriture et sa boisson à la température ordinaire ; l'homme civilisé tâche de compenser les torts de la civilisation par ses avantages, il répare d'un côté ce qu'il a perdu de l'autre ; il entretient, à l'aide de l'art, une élaboration stomacale qui s'est écartée de la nature ; il active une digestion paresseuse et glacée, au moyen de mets servis chauds et de liqueurs incendiaires ; il tempère une digestion caniculaire, au moyen de boissons refroidies, avec la glace qu'il récolte en hiver et qu'il conserve dans les profondeurs de la terre. Mais l'usage des boissons glacées en été n'est pas également inoffensif pour tous les tempéraments et tous les âges ; et l'abus de la glace est souvent tout aussi pernicieux que celui des liqueurs alcooliques.

239. 4° Que sera-ce en thérapeutique, si l'on tient de la glace appliquée, des semaines entières, sur la tête d'un pauvre enfant épuisé par la diète et la saignée, et cela dans la crainte d'un peu de fièvre ? Il n'est pas sûr qu'il en guérisse ; mais, comme il est sûr que le froid désorganise les tissus, si le pauvre malade en réchappe, tremblez pour ses facultés mentales ; car l'espace qui sépare le cerveau, de l'atmosphère glaciale que vous entretenez autour de la tête n'a que l'épaisseur du crâne, qui est un excellent conducteur de calorique.

240. 5° L'humidité absorbant beaucoup de calorique, et cela d'une manière continue et indéfinie, toute atmosphère humide expose nos organes à un refroidissement brusque et instantané. Malheur à l'individu, si, autour d'un tel milieu, la température atmosphérique baisse, et surtout pendant son sommeil.

241. 6° Quand l'animal reste exposé à une température, qui se refroidit graduellement, et avec une lenteur qui égale la lenteur du développement, la modification apportée à l'élaboration, par ce changement progressif d'influence, imprime, à ses produits, des caractères chimiques qui communiquent, aux tissus du derme, la propriété de protéger les organes qu'il recouvre, en le dépouillant de la conductibilité de calorique, qui le distinguait auparavant ; et la substance organisatrice s'élabore en substance grasse et oléagineuse. On voit, en effet, l'animal engraisser en hiver et maigrir en été ; sa fourrure de poils ou de plumes épaissit en hiver ; et aux premiers rayons du printemps, l'animal mue : les plumes et les poils sont des végétations éminemment oléagineuses. La plante du haut des montagnes, ou qui végète près du 60° degré de latitude, s'élève peu, mais se couvre, sur ses feuilles et sur ses tiges, d'un feutre protecteur de poils. La nature, ce cercle d'harmonies et de compensations, ne manque jamais d'imprimer, à ses déviations mêmes, une impulsion qui en amène le remède.

242. L'observation journalière démontre du reste la puissance de l'abaissement de température sur la formation de la graisse, et sur l'engraissement des animaux. C'est en automne que l'on s'occupe de l'engraissement du cochon. Les ortolans que l'on prend maigres dans les champs ne tardent pas à devenir comme des pelotes de graisse, lorsqu'on les tient enfermés quelque temps dans une chambre obscure et fraîche, fournie de graines et d'eau, mais surtout ombragée par beaucoup de branches d'arbres. Les Hollandais engraissent leurs bœufs en les gardant immobiles à l'écurie, sans les jamais exposer aux rayons du soleil. Le chapon n'acquiert les qualités qui le font rechercher par les gourmets, autant que les poules l'évitent, que parce qu'on l'a mis désormais à l'abri des feux de l'amour, ainsi que de ceux du jour et des rayons indirects de la lumière. Les chasseurs sont en état de prédire, par les changements de température, le jour et l'heure où ils trouveront le gibier plus ou moins gras ; qu'il survienne un brouillard dans la nuit, et les grives, détestables

la veille, sont excellentes si on les prend le lendemain. La graisse est un de ces produits que j'ai appelés nocturnes, comme l'amidon chez les végétaux.

243. L'influence de la température n'est donc pas égale pour tous les individus ; l'un est en état de subir impunément une variation atmosphérique, qui sera fatale à l'autre. Celui-là est cuirassé ; celui-ci est à nu, s'il ne trouve une compensation dans son vestiaire.

244. 7° Quand la soustraction de calorique ne s'applique qu'à une surface circonscrite du corps, et que l'action ne s'en reporte que sur la couche sous-jacente des muscles, les effets maladifs s'arrêtent à cette région ; l'antagonisme musculaire est plus ou moins compromis dans cette zone ; la douleur qu'on en éprouve est rhumatismale, c'est une fraîcheur ; on en gagne de telles, en restant seulement assis sur un banc de pierre en certaines saisons. Plus on est avancé en âge, plus on est épuisé, et plus on est exposé à se ressentir d'une pareille circonstance, la femme plus que l'homme, l'homme à jeun plus que l'homme qui digère, la femme mère d'une nombreuse famille plus que la femme stérile. Car là où les organes élaborent moins, et d'une manière moins active, moins ils dégagent de calorique, et par conséquent plus ils en perdent, par le refroidissement.

245. 8° Un courant d'air rapide est dans le cas de produire, sur l'économie animale, des effets aussi désastreux que l'abaissement le plus fort et le plus instantané de la température atmosphérique ; car notre corps est tellement perméable à l'air, qu'il n'est pas une seule de ses vésicules qui puisse être considérée comme étant placée dans le vide ; notre corps est un corps poreux, c'est un crible, surtout pour l'air. Les effets de ces courants d'air sont, en certaines circonstances, si prompts, que, lorsque le mistral souffle dans le midi de la France, le voyageur, pénétré de part en part, se sent diminuer de volume, d'instant en instant, pour ainsi dire ; on croirait que ce souffle terrible s'introduit jusque dans la moelle des os : on dessèche sur pied, c'est presque à la lettre ; hommes, animaux et végétaux, tout languit, tout s'attriste, tout dépérit à vue d'œil ;

un souffle de mort a passé sur cette nature luxuriante, et a changé tout à coup ces fraîches et riantes plaines de la haute Provence, en steppes hérissées de broussailles. Ce que nous avons dit un peu plus haut de l'influence des courants d'air sur l'asphyxie (103) nous servira pour expliquer, avec la même facilité, le mécanisme du genre de refroidissement dont nous nous occupons en ce moment. En effet, supposons un homme debout, au milieu d'un courant d'air semblable, et le dos tourné au nord d'où souffle le vent; la colonne d'air qui lui frappe le dos, aura nécessairement bien plus de force que la colonne d'air, qui recouvre et protége la partie antérieure du corps et qui tendait auparavant à lui faire équilibre; donc la colonne d'air venant du nord, pénétrera, dans ce corps, avec une vitesse égale à son excès de force sur la colonne antérieure. Il y a plus encore : par l'effet de ce courant d'air d'une rapidité incalculable, la partie antérieure du corps se trouvera dans une espèce de vide, à cause de l'obstacle que le dos oppose au courant, qui, forcé de se diviser en deux courants latéraux, doit nécessairement entraîner toute la quantité d'air qui se trouve dans leur interstice, de même que nous voyons un courant d'eau, fendu en deux par un poteau, ne rejoindre ses deux branches qu'à une certaine distance du poteau même. Ce vide d'air sur la partie antérieure du corps, réduisant à rien la puissance équilibrante, permettra, au courant d'air qui frappe le dos, de traverser le corps de part en part, comme si l'on appliquait sur le ventre une machine pneumatique. Or, une pareille perméabilité ne saurait s'établir, sans que les liquides s'évaporent, que les cellules s'épuisant de sucs et se desséchant, n'accolent leurs deux parois en une seule, que par conséquent la circulation ne se ralentisse, que les tissus ne maigrissent, et que l'individu ne s'ossifie comme à vue d'œil. On se ressent de ces effets dans les maisons les mieux calfeutrées ; on en mourrait dans les champs.

246. Ce que nous venons de décrire sur une grande échelle se passe, avec de moindres proportions, dans toute espèce de courant d'air. C'est le même mécanisme dans l'action ; ce sont les mêmes résultats dans les effets ; les proportions

seules en sont variables. Mais ce n'est pas, au moment de la réaction même, que les symptômes s'en révèlent, que les conséquences en sont appréciables. Ce n'est pas, en effet, quand tout fonctionne sous une influence uniforme, que l'on est averti, par la souffrance, de la gravité de la déviation; ce qui est régulier, même ce qui épuise, peut laisser de longs regrets, mais ne se signale par aucun trouble; la proposition contraire serait contradictoire dans les termes. C'est après que l'influence a cessé, que l'on commence à en éprouver les conséquences. La cellule, en effet, s'épuisait, mais elle s'animait, et s'alimentait, par ce courant d'air qui traversait les tissus; dès que le courant d'air perd de sa puissance, la cellule épuisée perd de son alimentation aérienne; les capillaires s'obstruent, car leurs parois se rapprochent et se soudent; la circulation est interceptée; les divers organes ne se font plus d'antagonisme; ils reçoivent diversement, et quelques-uns pâtissent, pendant que d'autres surabondent : privation ici, pléthore plus bas ; plus d'harmonie nulle part. De là une prédisposition à tous les maux, selon les occurrences et les accidents; l'occasion seule détermine le lieu d'élection et de préférence : la maladie, qui est partout en germe, change de nom, selon l'organe qu'elle envahit; et elle envahit toujours les plus délicats et les plus faibles, s'ils sont restés exposés aux mêmes influences que les plus forts. De là les coryza et les rhumes, si la bouche et l'organe olfactif se sont trouvés seuls exposés au courant d'air; les diverses otites, si c'est l'oreille; la gastrite et l'entérite, si c'est la région abdominale; enfin, les douleurs rhumatismales, si tel ou tel muscle a subi seul cette influence ; et ainsi des autres organes et des autres régions.

247. 9° Dans l'évaluation physiologique des phénomènes thermaniques, il ne faut jamais perdre de vue ce principe général, que le calorique est une substance, mais que le froid n'est qu'une négation, une idéalité. Le corps le plus froid, dans le langage ordinaire, n'est, dans notre théorie, qu'un corps dont les atomes sont enveloppés de couches isolantes de calorique, moins volumineuses que chez les atomes du corps, qui nous sert de comparaison, et qui nous paraît chaud.

Ce dernier deviendrait froid à notre toucher, si la chaleur de notre corps s'élevait davantage. Le froid et le chaud ne sont que des rapports de quantité de la même substance, qui est l'éther universel, distribué inégalement dans les différents corps de ce monde. La glace des pôles a une chaleur latente et spécifique, comme les corps placés depuis longtemps à la température de notre atmosphère ; et plus le froid atmosphérique augmente, plus la glace perd de sa chaleur ; en sorte que la glace des pôles a moins de calorique que la glace de nos climats. Deux corps, l'un froid, l'autre chaud, possèdent tous les deux une couche de calorique, autour de leurs atomes ; ils ne diffèrent, entre eux, que parce que la couche de calorique qui enveloppe, de son atmosphère, chaque atome, est plus volumineuse chez le premier que chez le second. Dès qu'on les met en contact, il se fait un échange, ou plutôt une soustraction, au profit des atomes du corps dit froid, et aux dépens du corps dit chaud ; tout mouvement de calorique cesse, quand l'équilibre est rétabli ; l'équilibre est rétabli, quand les atomes des deux corps se sont enveloppés d'une couche de calorique de même volume ; et le repos dure jusqu'à ce que vienne le troubler, par des additions, l'approche d'un corps plus chaud, ou celle d'un corps plus froid, par des soustractions. L'inégalité est la source de tous les mouvements, parce que l'égalité est le but où tendent tous les êtres.

RÉSUMÉ FINAL DE CE CHAPITRE PREMIER.

248. 1° La nutrition, et le développement qui en est la conséquence, réclame le concours constant et régulier de la respiration, de la digestion et de la température. La privation de l'un ou de l'autre de ces trois matériaux de l'élaboration est une cause immédiate de mort ; la moindre variation, dans les proportions, est une cause de prédisposition maladive, variable dans son intensité.

249. 2° L'air respirable le plus vital, c'est l'air atmosphérique, pur de toute émanation étrangère à sa constitution.

250. 3° La nourriture la plus digestive est celle qui réunit,

dans les proportions que réclame l'organisation individuelle de l'estomac, les deux éléments indispensables de la fermentation d'abord alcoolique, puis acétique, plus les condiments destinés à protéger la digestion.

251. 4° La température la plus convenable est la température habituelle, dans les limites de 10° à 24°. Toute variation brusque, soit en plus, soit en moins, est une cause de maladie. Si la température baisse, l'air se condense; il se raréfie, si la température s'élève : dans l'un et dans l'autre cas, la respiration ne reçoit plus son aliment dans la dose ordinaire; tous les autres organes éprouvent, de même que l'organe de la respiration, une révolution qui ne peut être qu'une cause de trouble dans leurs fonctions. La somme de ces troubles divers caractérise l'intensité des dangers, qui compromettent la santé ou menacent la vie.

252. 5° L'action de l'abaissement graduel de température est une action narcotique, qui, ralentissant la circulation graduellement, endort plutôt qu'elle n'inquiète, et ne mène à la mort que par l'agonie du sommeil. Les animaux aquatiques, au moins ceux du bas de l'échelle, peuvent supporter longtemps ce sommeil glacial, sans perdre la faculté de se réveiller, dès que leur tombeau de glace fond, à une température qui s'élève graduellement. Par une influence contraire, nous voyons le rotifère et le vibrion du froment supporter la dessiccation la plus complète au soleil de juillet, sans perdre pour cela leur propriété de reprendre la vie, dès qu'on les humecte d'une goutte d'eau. Nous ignorons combien de temps ce double sommeil narcotique et par privation est capable de durer, sans passer à l'état d'une mort définitive.

253. 6° L'uniformité des influences garantit la régularité des fonctions organiques, et celle-ci la durée de l'individu; l'immuable serait éternel.

CHAPITRE II.

254. Dans le sérum du sang, ou dans une dissolution aqueuse et limpide de blanc d'œuf, versez une goutte d'alcool, ou d'acide sulfurique ; et tout à coup il se formera un précipité caillebotté blanc ; signe évident d'une décomposition de ces liquides. Placez une goutte de nitrate d'argent sur la peau, et vous ne tarderez pas à voir la peau prendre une couleur violacée bleuâtre ; déposez un morceau de chair dans la potasse caustique liquide, ou dans l'acide sulfurique concentré, et vous verrez la chair se recroqueviller, se dissoudre et fondre, pour ainsi dire, dans ces liquides, comme un cristal de sel marin dans l'eau. Le tissu se *désorganise* de la sorte, dans un cas, parce qu'une base énergique lui soustrait l'acide carbonique, dont les éléments concouraient à constituer la molécule organique; dans l'autre cas, parce que l'acide sulfurique lui soustrait la base terreuse, qui s'était associée, avec la molécule organique, en tissu organisé.

255. Notre individualité est enveloppée, à un instant ou à un autre de notre existence, par des causes de désorganisation analogues, qui, pour ne pas opérer sur une aussi vaste échelle, et partant avec une si effrayante intensité, ne laissent pas que de pouvoir arriver à la consommation de leur œuvre de mort, par une action lente, souvent d'autant plus dangereuse, et d'autant plus inévitable, qu'elle est plus invisible. Ces causes ne produisent que des maladies locales, quand elles s'arrêtent à la superficie, ou qu'en s'attachant à un organe placé à une plus grande profondeur, elles en interceptent cependant la communication avec la circulation générale ; et, dans ce cas, l'organe peut se trouver gravement compromis, sans pour cela que la vie générale éprouve un trouble plus sérieux, que cette fièvre, qui provient du dérangement d'équilibre, dans les fonctions organiques. Malheur à l'individu, si

une parcelle de ce qui afflige cet organe venait à passer immédiatement dans la circulation générale, si peu grave que paraisse le mal. Cette goutte d'acide nitrique que vous pouvez impunément vous placer sur la peau, frapperait un animal comme la foudre, si on l'introduisait dans une veine d'un assez grand calibre. D'où l'on doit conclure que c'est la décomposition, et non la désorganisation, qui est dangereuse pour la vie, et que, par conséquent, nul poison n'agit que par le véhicule de la circulation. La désorganisation dont l'action s'exerce sur une surface organisée, produit une escarre qui tombe, et rien de plus ; car un agent absorbé est un agent neutralisé, et dont l'action ultérieure est annulée. Cette observation étant sous-entendue, dans le cours de tout ce que nous avons à dire en ce chapitre, nous diviserons les causes désorganisatrices en trois genres, ou groupes, corrélatifs avec les trois genres du chapitre précédent, chacun à chacun et dans le même ordre : 1o les causes désorganisatrices qui agissent par le véhicule de la respiration ; 2° celles qui agissent par celui de la digestion ; 3° celles qui agissent par nos surfaces extérieures et cutanées, et, pour ainsi dire, par absorption et imbibition.

PREMIER GENRE. — *Causes désorganisatrices qui agissent par le véhicule de la respiration* (88).

256. Afin de se faire une idée exacte des effets d'une substance délétère, qui s'introduit, dans un corps organisé, par le véhicule de l'aspiration, on n'a qu'à expérimenter sur un tube de *chara*, préparé de la manière que nous l'avons indiqué ailleurs (*), pour nous servir de toxicomètre. On verra avec quelle rapidité la plus petite goutte d'une substance intoxicante pénètre à travers les parois du tube, sans les désorganiser, et va paralyser la circulation du liquide, comme par un coup foudroyant. D'où il faut conclure que l'intoxication, par le véhicule de la respiration, agit sur le liquide de la circulation, bien plus que sur les

(*) *Nouveau Système de physiologie végétale*, tome 2, page 85, 1836.

tissus qui la protégent, et produit, même en minime quantité, les effets les plus prompts et les plus étendus.

257. L'air atmosphérique, en sa qualité de fluide, jouit,
comme les liquides, d'une faculté de dissolution qui croît avec
la température. Tout ce qui se gazéifie ou se vaporise est de son
domaine, et se mêle à lui d'une manière d'autant plus intime,
que la science possède très-peu de réactifs pour l'en dépouiller.
L'action du froid en précipite les vapeurs, sous forme de brouil-
lards ou nuages, de pluie, de neige floconneuse, ou de grêlons
compactes et d'un volume variable, selon la rapidité, avec
laquelle la température s'est abaissée. Mais les gaz permanents
s'en précipitent moins facilement, ou sous des formes moins
visibles ; ils occupent seulement des étages plus hauts ou plus
bas, selon la spécificité relative de leur pesanteur.

258. Parmi les gaz ou les vapeurs qui imprègnent l'air, il
en est qui nuisent à la respiration par leur présence seule, et
par cela seulement qu'ils ne sont pas de l'air atmosphérique ;
d'autres qui nuisent encore par leurs qualités délétères. Les
premiers sont *asphyxiants*, les seconds *intoxicants*. Ceux-là
ne tuent ou ne nuisent qu'en privant l'organe respiratoire de
la quantité d'air que réclame son élaboration. Les autres, au
contraire, joignent à cette faculté primitive une faculté destructive; ils n'asphyxient pas seulement, ils désorganisent; ils n'af-
fament pas seulement l'organe, ils le dévorent en le décomposant.

259. *α* Les *gaz asphyxiants* opèrent, sur l'économie animale
ou végétale, par affaiblissement et par une espèce de lente ex-
tinction. Les tiges herbacées se courbent et vont se coucher sur
le sol ; les feuilles, que leur incessante aspiration tenait dans
la position horizontale, deviennent flasques, et se plissent en
retombant ; tout languit dans la plante, rien n'y souffre ; la
fleur se fane, le fruit se ride, la tige se flétrit ; mais rien ne se déchire et ne se tord convulsivement. L'animal s'endort, comme
dans un rêve qui n'a rien de pénible ; sans crainte, puisqu'il
croit s'endormir, comme la veille du jour où il s'est éveillé ;
sans souffrances, comme lorsqu'on se sent défaillir, et que le
système nerveux s'émousse ; si la journée a été pénible, ora-

geuse, agitée par des peines d'esprit, ces premiers instants de
l'asphyxie peuvent communiquer à notre pensée un certain
reflet d'insouciance et de bonheur. Heureux celui qui ne peut
plus retourner ses forces contre lui-même ; heureux celui qui
les perd toutes, au moment où il allait en abuser ! heureux
celui qui s'endort, au prélude d'une cruelle idée ou d'un inef-
façable remords !

260. Si l'on voulait vérifier théoriquement cette expérience
que tant de gens ont faite d'une manière empirique, on ne
manquerait pas de découvrir quelques variantes à cette version.
Mais il faudrait tenir compte alors, plus qu'on ne le fait ordi-
nairement, de la différence qui existe, entre une expérience
physique réfléchie et un accident involontaire. Le chimiste qui
veut noter, point par point, ce qu'il éprouve, en respirant, la
bouche collée sur un ballon de verre, l'influence d'un gaz asphyxiant, ne se trouve pas dans les mêmes conditions de corps
et d'esprit, que l'infortuné que l'asphyxie enveloppe par toutes
les surfaces respiratoires. Le chimiste conserve une idée fixe
qui le met en garde, et lutte contre le danger ; son asphyxie
n'est jamais exempte de l'introduction d'un peu d'air atmosphérique, qui fait irruption par les narines, ou par le moindre jour que le mouvement des lèvres lui ménage, et vient lui
rendre, par contraste, le sentiment de sa position : ce qui est
plus ou moins pénible, selon la force d'esprit de celui qui se
soumet à l'expérience, que tant d'autres ont subie sans le vouloir et sans y penser.

261. L'expérience, par le vide de la machine pneumatique,
ne représente pas non plus ce qui se passe, dans l'asphyxie par
privation d'air respirable. Que l'on place, en effet, un petit
animal (souris, oiseau) sous la cloche de la machine, et qu'on
se mette à faire le vide ; dès le premier coup de piston, on
verra l'animal s'agiter convulsivement ; car ici cette soustraction d'air est brusque et instantanée ; elle imprime à tous les
organes un violent choc, une brusque commotion. Il n'en serait
pas de même, si l'on désoxygénait l'air d'une manière lente et
graduée. On verrait alors l'animal s'affaisser et s'éteindre, par
une lente et insensible gradation.

262. Nous venons de décrire les effets de l'asphyxie par l'azote, l'hydrogène, le calorique, le deutoxyde d'azote et l'oxyde de carbone, etc. , gaz asphyxiants et non intoxicants.

263. β Les *gaz intoxicants* asphyxient, avec un cortége de tout autres phénomènes. La désorganisation, en effet, a toujours pour symptôme la douleur ; la souffrance a été donnée, à tout être qui pense, pour le prémunir contre sa propre destruction. Les symptômes de cette intoxication pneumatique varient selon l'énergie, la dose et le mode d'action du gaz intoxicant : l'un agit comme la foudre, par des quantités impondérables, et avec l'instantanéité de l'éclair; telle est la vapeur d'acide hydrocyanique ; tel est le gaz indéterminé qui s'échappe des fosses d'aisance, à l'instant où l'on en descelle la dalle ; cette intoxication foudroyante n'a pas d'antidote. D'autres gaz agissent avec des tortures plus lentes, et vous avertissent, pour ainsi dire, avant de vous tuer. L'animal éprouve un malaise qu'il ne définit pas ; la tête s'alourdit, la pensée se trouble ; un état convulsif d'impatience et d'inquiétude se révèle par des bâillements, des pandiculations, des soubresauts, par une agitation fébrile courte et saccadée, qui élève et abaisse successivement le pouls ; le sang se porte à la tête et au cœur où il se congestionne ; l'estomac repousse ses aliments par des nausées, des hoquets et des hauts-le-corps qui ne le débarrassent point ; la voix s'éteint, l'œil se trouble, l'oreille bourdonne et tinte, l'odorat se perd, et le toucher se paralyse ; l'animal étouffe en palpitant, il meurt en se débattant contre son agonie. Ainsi agissent les gaz intoxicants, qui se mêlent à l'air peu à peu et par petites doses successives. Leur action serait foudroyante, si l'asphyxie privative (108) se joignait tout à coup à l'asphyxie intoxicante (258) ; et le même gaz opérerait dans ces deux cas de deux manières opposées. Voilà pourquoi l'homme meurt plus ou moins lentement, par l'acide carbonique, selon la capacité de l'appartement, le volume du combustible, et l'activité de la combustion ; et qu'il est frappé si vite, quand il a l'imprudence de descendre dans le fond des puits et des cuves à vin, où l'acide carbonique se condense et remplace totalement l'air extérieur.

264. Afin de mettre un certain ordre dans la classification des recherches ultérieures, et de fournir un cadre méthodique à l'expérimentation, nous diviserons les gaz intoxicants en deux catégories principales, que nous désignerons par les mots d'*émanations* et d'*exhalaisons* ou *miasmes*..

265. Nous comprendrons sous le nom d'*émanations* les dégagements de gaz ou de vapeurs délétères, qui ne sont le produit que d'un accident passager, et dont le foyer est accessoire à la localité où le phénomène a lieu. La fumée, les produits divers de la combustion, les vapeurs ou gaz dégagés de nos usines, de nos cloaques, de nos égouts, etc., sont des *émanations*.

266. Les *miasmes* sont aux *émanations* ce qu'est la géographie à la topographie. Leur foyer étant constant, ils deviennent partie intégrante de l'atmosphère locale. Ils se dégagent des eaux qui croupissent ou du sol qui se crevasse ; leur influence est durable, comme la nature de la localité qui la produit. Les marais, les volcans répandent des *miasmes* ou *exhalaisons* (*).

267. Chacune de ces deux catégories peut se diviser en deux fractions : l'une qui comprend les gaz ou vapeurs acides ; et l'autre, les gaz ou vapeurs avec excès de base et d'alcalinité. Enfin chacune de ces deux fractions peut se subdiviser en deux autres : les substances simples et les substances composées, et qui ne sont acides ou alcalines, que parce que l'acide ou la base prédomine.

268. L'action intoxicante d'un gaz ou d'une vapeur délétère varie d'intensité et de caractère, selon ces diverses circonstances ; l'acide, qui n'est destructeur qu'en s'emparant des bases du tissu (25), ou des bases salines du liquide, ne doit pas agir en effet de la même manière que la vapeur ammoniacale, qui n'est destructive qu'en se carbonatant, aux dépens de la molécule organique du tissu organisé, ou bien

---

(*) On confond fréquemment ces mots ensemble. Le mot *méphitisme* comprend le mode d'action des uns des autres. On pourrait dire que, dans le langage ordinaire, une émanation s'opère sans signes visibles ou sensibles, et qu'une exhalaison se fait sentir ; que le miasme enfin est une émanation sur une grande échelle.

qu'en dissolvant les tissus albumineux, qui sont en voie d'une organisation plus solide.

§ 1. *Émanations et exhalaisons acides, ou qui procèdent à la manière des acides.*

269. L'introduction d'une certaine quantité d'une substance acide dans le torrent de la circulation, dénature tout à coup ses propriétés, dont la base est alcaline, et le rend impropre à la nutrition des tissus, qui dès lors ne l'aspirent plus ; et la circulation s'arrête.

270. 1° FUMÉE. La fumée est le produit de la combustion des tissus végétaux. Ces produits, aussi variables que peut l'être l'organisation d'où ils émanent, se composent en général de vapeurs aqueuses, de sels ammoniacaux, d'hydrogène carboné de toutes les espèces et sous toutes les formes, d'acide et d'oxyde de carbone, d'acide acétique plus ou moins imprégné d'huile essentielle et plus ou moins pyroligneux (*); enfin, de sels volatifs à base d'ammoniaque, et de sels fixes, ainsi que de particules de charbon, que la vapeur d'eau est en état de pousser jusqu'à la région des nuages, mais qui s'arrête dans les tuyaux de cheminée, et se dépose en suie sur les parois, depuis la base jusqu'au sommet, partout où la vapeur d'eau, qui leur sert de véhicule, se condense. Par suite de cet inextricable mélange, la fumée porte avec elle les antidotes de ses nombreux poisons. Elle fatigue plus qu'elle n'empoisonne. Elle irrite les muqueuses, provoque les larmes, la toux, l'éternument, par ses huiles essentielles ; mais si l'air se renouvelle et que le foyer se décharge ailleurs, on peut rester longtemps impunément dans une atmosphère surchargée de ces vapeurs. On y souffre, mais on y respire ; et il reste peu de traces de cet étouffement, dès qu'on arrive à l'air libre et pur du dehors. Cependant l'habitude d'une semblable atmosphère ne saurait qu'exercer les plus tristes influences sur les habitudes de l'esprit et du corps : elle nous rendrait moroses, im-

(*) Voyez *Nouveau Système de chimie organique*, tome 3, § 3985.

patients, irritables, incapables d'un travail réfléchi ; et un état de veille ainsi contrariée, ne nous léguerait qu'un sommeil violemment agité.

271. 2° COMBUSTION DU CHARBON DE BOIS. Le charbon de bois n'est pas du carbone tout à fait pur ; il renferme encore de l'hydrogène carboné, soit gazeux, soit en huile essentielle, qui vient compliquer, en se dégageant, les phénomènes de l'asphyxie que détermine sa combustion. Le charbon en brûlant s'empare de l'oxygène de l'atmosphère, pour se transformer en acide carbonique et en oxyde de carbone ; par le seul fait de cette absorption de l'oxygène, cette combustion, ainsi que toute combustion en général, est déjà asphyxiante, mais ses qualités délétères sont inséparables de ses qualités privatives ; la combustion ne peut priver un milieu d'oxygène, sans y dégager les produits de la combinaison. Il y a près de quatorze ans (*) que j'ai exhumé des expériences fort intéressantes de Fontana, sur le sujet qui nous occupe : ces expériences étaient totalement tombées dans l'oubli. Fontana avait établi, par des expériences sur les animaux vivants, que l'on doit distinguer, dans la combustion du charbon, deux phases différentes ; la première pendant laquelle il s'allume, et la seconde lorsqu'il est embrasé et totalement incandescent. Dans la première période il se produit plus d'acide carbonique que d'oxyde de carbone, et dans la seconde beaucoup plus d'oxyde de carbone que d'acide carbonique. Dans cette période-ci, l'asphyxie doit donc être plutôt privative qu'intoxicante ; c'est le contraire dans celle-là. La marche de l'asphyxie ou de l'intoxication est d'autant plus rapide, que la combustion est plus active, que le milieu est moins accessible au renouvellement de l'air ; et que sa capacité lui permet de s'échauffer davantage et plus vite.

272. L'asphyxie par le charbon de bois est une asphyxie pénible et convulsive ; car la lenteur, avec laquelle il s'allume permet à l'oxygène, de se combiner longtemps, avec le carbone, en acide carbonique ; la flamme qui s'en dégage indique en outre

(*) *Archives de Médecine,* 1828.

suffisamment que le combustible est encore riche en huiles essentielles et hydrogène carboné. Il s'effectue peu de suicides par ce procédé ; parce que la souffrance ne tarde pas à vaincre la résolution, que le sentiment de la conservation reprend le dessus, dès que la raison s'égare, et que les convulsions réveillent automatiquement les forces. Le malheureux cherche alors à fuir la mort, qu'il avait appelée de tous ses vœux ; il ne la trouve plus douce et bienfaisante, comme il l'avait rêvée ; il s'élance de son lit, pour briser ou la vitre ou la porte, et donner accès, à l'air extérieur, antidote du poison qui lui fait acheter trop cher son adieu à la vie.

273. L'asphyxie est bien moins intoxicante par la *braise*, qui est un charbon qu'une première incandescence a dépouillé de ses parties aqueuses et oléagineuses, et qu'elle a rendu plus poreux et plus léger. Ce charbon, s'allumant plus vite, passe plus vite à l'incandescence, c'est-à-dire à la période, où le carbone se combine, avec l'oxygène, en oxyde de carbone. Le malheureux qu'enveloppe ce gaz, s'endort sans souffrance ; sommeil doux et léger, qui réalise déjà d'avance, à ses yeux, ce repos qu'il demandait à la mort. Comment lui reviendrait l'amour de la vie agitée, qui le torturait comme un cauchemar, puisque la mort l'enveloppe sous les traits de la délivrance et d'un rêve heureux ?

274. J'ai eu l'occasion dernièrement d'observer attentivement les phénomènes d'asphyxie par le charbon, en m'occupant de constater les qualités de notre nouveau combustible charbonné, pour lequel M. Wurmser a pris un brevet d'invention. Ce nouveau charbon, composé de rebuts que l'on jette à la rue, ne répand ni odeur ni fumée, et brûle comme le charbon ordinaire ; il s'allume plus vite et dure plus longtemps ; on peut en fournir à la consommation de tout Paris, laquelle s'élève à 1,500,000 voies par an, sans avoir besoin d'arrivage, ni de la moindre addition de bois, et au moyen des seuls marcs et rebuts de la capitale même. Or, en procédant aux expériences comparatives, sur les qualités asphyxiantes de l'un et de l'autre charbon, je n'ai pas manqué de rencontrer des anomalies, que j'aurais peut-être été tenté de traduire en

règles générales, si je m'y étais arrêté sans plus ample examen. Je me servais d'une étuve en tôle faite en forme de buffet, de la capacité de cinquante litres d'air environ, et percée sur le milieu de sa tablette, d'un trou de poêle, que l'on recouvrait d'une cloche en verre, sous laquelle pouvait s'abriter une petite souricière, ou une cage. L'animal se trouvait à 50 centimètres au-dessus du réchaud allumé. Le réchaud avait 20 centimètres de diamètre, et pouvait contenir 500 grammes de charbon.

Le 21 avril 1842, je plaçai une souris bien portante sous la cloche, et j'introduisis, dans l'étuve, un réchaud de charbon ordinaire qui commençait à s'allumer. Il était trois heures douze minutes ;

La souris ne commença à se débattre qu'à quatre heures sept minutes ; à quatre heures huit minutes elle était morte.

J'enlevai la cloche, je ventilai l'appareil, et je recommençai l'expérience, avec une autre souris, également bien portante, que je soumis cette fois à l'influence de notre charbon. Le réchaud, qui commençait à s'allumer, fut introduit dans l'étuve à quatre heures quarante-six minutes ;

A quatre heures quarante sept minutes, la souris s'agite, en mordant les barreaux de la souricière ;

A quatre heures cinquante, elle se couche convulsivement sur les flancs ;

A quatre heures cinquante-cinq, elle est morte.

Cette expérience avait été expédiée en moins de huit minutes.

La première avait duré près d'une heure.

D'où venait la différence ? De ce que le charbon ordinaire de bois est très-long à s'allumer, et que le nôtre s'allume presque instantanément.

En effet, les effets de l'une et de l'autre asphyxie s'opèrent avec une égale promptitude, quand on introduit les deux espèces de charbon, à l'état incandescent, dans l'étuve.

C'est ce que démontrent les deux expériences suivantes, qui furent exécutées le 25 avril suivant, sur deux moineaux.

Avec le charbon ordinaire :

Introduction du réchaud tout à fait allumé, à deux heures cinquante-cinq minutes ;

A deux heures cinquante-sept, l'oiseau palpite et se débat ;

A deux heures cinquante-huit, il est mort.

Avec notre charbon :

Introduction du réchaud, également allumé, à trois heures dix-neuf minutes ;

A trois heures vingt et une minutes, l'oiseau est essoufflé et tombe sur le flanc, en se débattant ;

A trois heures vingt-deux minutes, il expire, il est mort.

Trois minutes ont suffi, comme on le voit, pour que, dans l'un et dans l'autre cas, l'asphyxie ait été complète ; et l'animal n'est point revenu à la vie, quoiqu'on ait eu soin de soulever la cloche, et de lui donner de l'air, en le voyant tomber mort.

L'asphyxie par le charbon est donc convulsive, comme l'avait dit Fontana. Quoique sa marche varie en raison de la capacité du local, du volume relatif du charbon allumé, de la chaleur qui en résulte, et de la taille de l'animal qui le respire, cependant on voit que, dès qu'elle se réalise, ses résultats sont irrévocables ; les secours, si prompts qu'ils arrivent, arrivent presque toujours trop tard.

275. L'asphyxie par le charbon allumé n'est donc pas seulement une asphyxie par privation, c'est encore et principalement une asphyxie délétère et convulsive ; car elle introduit, dans le sang, un principe, dont l'acidité en change tout à coup la nature alcaline, et partant la destination physiologique (*).

276. 3° Gaz d'éclairage. Ce gaz est un composé plus ou moins compliqué, quand il est impur, mais où le carbure d'hydrogène prédomine. On doit juger par là de la gravité de sa respiration.

277. 4° Dégagement d'acide carbonique par la fermentation alcoolique, ou par tout autre moyen météorologique. La fermentation alcoolique ne s'établit qu'en dégageant de l'acide carbonique et de l'hydrogène. L'acide carbonique, plus pesant que l'hydrogène et que l'air, séjourne à la

______

(*) Cette réflexion n'implique pas contradiction, avec ce que nous avons dit plus haut (84), de l'absorption de l'acide carbonique par les parois de l'estomac et par les tissus herbacés et verts des plantes ; car, dans ce dernier cas, l'acide carbonique est décomposé, et par conséquent n'arrive point au sang, à l'état d'acide.

surface du sol, tant qu'un courant d'air violent ne le chasse pas de cette place. Aussi séjourne-t-il des années entières dans le fond des cuves, et dans celui de certains puits; tout le monde connaît le phénomène de la *Grotte du Chien*, au pied du Vésuve, ainsi nommée, parce que les chiens y tombent morts, tandis que leurs maîtres qui y entrent, restent debout sains et saufs, vu que la couche d'acide carbonique qui y séjourne, ne dépasse pas la taille d'un chien.

L'asphyxie dans ces cas divers, revêt les mêmes caractères que celle par le charbon, moins pourtant les symptômes qui sont dus à l'élévation de température, et au dégagement simultané des gaz oléagineux, d'hydrogène carboné. C'est une asphyxie convulsive, et d'autant plus rapide, qu'elle est délétère.

278. Toute espèce de fermentation dégage de l'acide carbonique; mais dans certains cas, tel que celui de la fermentation putride, ce gaz se sature en se dégageant, ou se dissout dans le liquide, comme on le voit dans le rouissage du chanvre.

279. On doit donc apporter la plus sérieuse attention à ces considérations, toutes les fois qu'il s'agit de faire descendre les ouvriers, dans une cuve ou une fosse, au fond de laquelle on a laissé séjourner des marcs ou autres matières végétales humides; car il est impossible qu'à la faveur de l'humidité, il ne se soit pas établi une fermentation quelconque, et par conséquent un dégagement considérable d'acide carbonique. J'ai été consulté, en 1840, par le bâtonnier des avocats d'Albi, sur un cas semblable, qui donnait lieu à une réclamation de dommages et intérêts. Un propriétaire, oubliant sans doute qu'il avait abandonné le marc de raisin au fond de sa cuve, y fit descendre un pauvre ouvrier maçon, pour y exécuter quelques réparations, et ajouta à cette première imprudence, celle de s'éloigner de là pour vaquer à ses occupations; quand il revint, l'ouvrier était mort asphyxié. Il fut évident à mes yeux que le propriétaire était coupable, par imprudence, de la mort de ce malheureux ouvrier, et ne pouvait mieux réparer sa faute, qu'en accordant une pension à la veuve et aux enfants.

280. On peut attribuer, avec beaucoup de probabilité, la plupart des phénomènes morbides, qu'on éprouve dans les

lieux bas et humides, au dégagement d'acide carbonique, provenant du sol. En effet, les matières végétales que renferme le sol ne peuvent manquer d'être, dans ce milieu, en état constant de fermentation ; mais il y a plus, c'est qu'à chaque changement dans la pesanteur de l'air, il peut s'opérer un dégagement d'acide carbonique, provenant de la décomposition spontanée des carbonates calcaires. En effet, que l'on fasse le vide, sous la cloche pneumatique, après avoir jonché le plateau, de fragments de calcaire extraits récemment des entrailles du sol, et l'on ne manquera pas de trouver, dans la cloche, une quantité assez considérable d'acide carbonique. Or, quand l'air se raréfie, il se fait une espèce de vide analogue, et qui doit produire d'analogues effets. Aussi les pauvres malheureux que le hasard de leur naissance condamne à travailler dans les lieux bas, ne tardent-ils pas à être victimes de ce méphitisme qui leur décompose le sang, bien plus encore qu'ils ne le sont, eux et leurs familles, de l'humidité qui les glace, de l'obscurité qui les étiole, et des courants d'air qui les traversent de part en part. L'atmosphère est une immense cloche, où la chaleur, les trombes, les coups de vent, l'éclat de la foudre font souvent le vide, et cela dans de larges proportions ; à chacun de ces coups de piston atmosphériques, la terre répond par des délétères exhalaisons.

281. La construction vicieuse de nos fourneaux de cuisine est le fléau de la santé de nos mères de famille de la classe pauvre, et surtout des cuisinières de la classe aisée et des cuisiniers de la classe riche. L'acide carbonique, qui se dégage de ces fourneaux à hauteur d'appui, arrive directement aux poumons de celui qui manipule. De là un sang vicié, congestionné, une digestion pénible, une inappétence habituelle, de la bouffissure, des vertiges et des tournoiements, etc., et à la suite, une prédisposition des tissus, pour recevoir les maladies de tout genre, par quelque véhicule qu'elles leur arrivent. Et tout cela serait admirablement réparé, s'il existait, entre nos diverses industries, un lien d'harmonie, qui conciliât leurs exigences respectives, et fit concorder leurs produits. Le maçon construit le tablier et le

manteau, sans s'assurer du tirant de la cheminée ; le marchand et le fabricant de fourneaux en donne le dessin à la fabrique, sans s'occuper de la forme que l'on donnera aux mar-
mites et aux casseroles. De là vient que rien ne s'ajuste, que
rien ne s'adapte ; que la flamme et la fumée s'échappent de tous
les coins, et que le cuisinier s'empoisonne ainsi par tous les
pores. Pauvre société que celle, où plus les hommes pullulent,
plus ils s'entassent, étouffent, et meurent en s'isolant ! et où,
pour se sauver cependant, ils n'auraient qu'à se donner la
main !

282. 5° COMBUSTION DU CHARBON DE TERRE. La combustion
du charbon de terre est peut-être moins nuisible à la respiration que salissante, quand on le brûle dans une bonne cheminée. Les gaz qui s'en dégagent sont trop mélangés pour n'être
pas lourds, et ne pas s'arrêter terre à terre, alors que le courant d'air n'a pas assez de tirant, pour les entraîner dans le
tuyau de la cheminée. Le soufre se sature avec les bases,
presque aussitôt qu'il s'oxygène en acide sulfureux ou sulfurique ; l'huile essentielle, qui y surabonde, y savonule l'acide
carbonique et les sulfures volatils, de manière à les rendre
moins propres à la respiration qu'à la déglutition ; et leur
action dans l'estomac, sous cette forme, et en très-petite
quantité, n'est nullement nuisible ; elle fait même assez souvent
l'office de condiment (213). Le suicide n'est pas trop possible au moyen de ce charbon, parce que les gaz qu'il dégage
agissent avec trop de violence, quand ils séjournent dans un
local sans courant d'air, pour que le patient ne soit pas réveillé
de la léthargie de son cruel projet, dès les premières atteintes.
Qui ne sait que la combustion du charbon de terre, n'est pas
supportable, quand la fumée rabat, et se porte tout entière
dans les organes de l'olfaction et de la repiration ? Qu'on se
rappelle que le charbon de terre est un mélange intime
d'huile essentielle empyreumatique, de sulfures décomposables, de carbone infiniment divisé, de résine, et puis de terres
avec lesquelles tout cela est pétri.

283. 6° DÉGAGEMENT DES VAPEURS ACIDES DE NOS FABRIQUES.
Le voisinage de certaines fabriques est le fléau de la végétation

du voisinage, quelque soin que l'on prenne d'élever haut le tuyau des cheminées. Les acides, en effet, étant plus pesants que l'air, retombent sans cesse sur le sol en une pluie dévorante. Les grands arbres de la route se dessèchent sur pied, et les herbes se fanent en germant; il est évident que la santé des voisins doit en ressentir d'aussi rudes atteintes. Quant aux ouvriers de l'établissement, ils peuvent en être préservés par la bonne disposition des lieux; et l'on aurait tort d'arguer de leur état de santé permanent, pour se donner le droit de repousser les plaintes, trop malheureusement fondées, du voisinage. Comment la respiration animale ne s'en ressentirait-elle pas, quand, à de grandes distances même, on voit tout ce qui est vert jaunir, tout ce qui est bleu rougir, et la surface des murs, ainsi que la superficie du sol, se couvrir d'une efflorescence nitreuse? Ces émanations réagissent avec d'autant plus d'énergie, sur la respiration animale, que l'air est plus sec et la terre plus poudreuse. En effet, les émanations acides qui séjournent sur le sol ne sauraient se combiner et se neutraliser avec ses bases terreuses, qu'à la faveur de l'humidité des arrosages ou de la pluie; par un temps sec, elles séjournent, en couches de plus en plus épaisses, à la hauteur de l'homme et des animaux, qui les respirent alors par tous les pores.

284. Les fabriques de vitriol, de chlore, d'eau-forte, d'acides hydrochlorique, hydrocyanique, acétique et pyroligneux, etc., de phosphore, de poudres fulminantes, de décapages de fer ou de cuivre, mais de cuivre surtout (*), etc, etc., doivent, sous ce rapport, spécialement fixer l'attention de l'administration locale, qui ne doit jamais perdre de vue que les enfants sont plus accessibles à ces émanations terribles, que les adultes, non-seulement à cause de la susceptibilité de leurs jeunes tissus, mais encore et surtout parce que la petitesse de leur taille les tient constamment plongés dans la couche la plus dense de ces vapeurs corrodantes.

(*) Lorsqu'on trempe le cuivre dans l'eau-forte ou eau-seconde, il s'en dégage des vapeurs bleues et rutilantes, particules de nitrite de cuivre soulevées par le gaz acide nitreux; ce qui ajoute aux qualités délétères du gaz acide nitreux les qualités bien plus délétères encore du sel de cuivre.

285. De là, en effet, le ramollissement des os ; la transformation des tissus muqueux en mucosités expectorables ; l'amincissement des parois ; la dénudation inflammatoire du réseau capillaire ; la substitution anormale d'une fonction à une autre, de la fonction respiratoire à la fonction digestive ; les douleurs d'estomac et d'entrailles ; les digestions incendiaires, les vomissements, les étourdissements et les vertiges ; souffrances dont les effets survivent à leurs causes, et lèguent à une vieillesse anticipée toutes les tortures d'un long empoisonnement.

286. Dans tout ce qui précède, il est sous-entendu que ces émanations, pour produire de tels effets sur l'économie animale, doivent se dégager sous un volume considérable, et séjourner assez longtemps à l'état libre, dans l'atmosphère. Car l'acidulation modérée de l'air atmosphérique par une faible quantité de chlore, d'acide pyroligneux ou de tout autre acide, ne peut être que favorable à la salubrité publique, quand l'air est chargé de miasmes putrides ; que l'influence contagieuse sévit parmi les populations affligées ; que l'humidité des rues entretient la fermentation des ordures ; sur les bords des marécages et des eaux stagnantes ; là où la tangue pourrit en engrais, là où le chanvre et le lin rouissent ; près des abattoirs, des voiries, des boyauderies, etc., et de tous les lieux enfin, où la putréfaction règne en permanence, et décharge ses miasmes dans les airs.

287. 7° VAPEUR D'IODE. La vapeur d'iode peut produire l'asphyxie par privation ; mais on a exagéré infiniment trop son action toxique sur les voies respiratoires. Lorsqu'en 1828 je m'occupais activement de l'étude des fécules, il m'arriva, à mon insu, de passer près de quatre heures dans une atmosphère épaissie par un dégagement non interrompu d'iode ; je m'étais tellement familiarisé avec cette odeur, que je ne l'avais pas sentie ; et je ne m'aperçus du danger dont les livres de toxocologie me menaçaient, qu'après avoir été prendre l'air au dehors de cette chambre, et y être rentré un instant après. Je ne ressentais pas la moindre incommodité ; je crus cependant prudent d'avaler quelques gouttes d'ammo-

niaque, dans un verre d'eau sucrée ; j'allai me coucher, après avoir mis fin à l'expérience, et je passai une excellente nuit.

288. 8° HYDROGÈNE CARBONÉ, CARBURE D'HYDROGÈNE, HUILES ESSENTIELLES ET VOLATILES ; OU COMBINAISONS, EN PROPORTIONS VARIABLES, D'HYDROGÈNE ET DE CARBONE. L'hydrogène a une grande affinité pour tout ce qui se gazéifie ou se vaporise ; mais il le cède facilement ensuite à la moindre réaction. Il me paraît probable que nos organes respiratoires ont la propriété de transformer son carbone en acide carbonique, et que c'est par ce mécanisme que ce gaz devient, en réagissant sur nos poumons, un gaz de nature délétère. L'action de certaines huiles essentielles se complique des substances qu'elles tiennent en dissolution ; de là la propriété drastique des unes, narcotique des autres, etc., et ces propriétés s'exercent sur l'économie animale, même par le seul véhicule de la respiration.

289. Le 30 janvier 1840, à quatre heures du soir, je m'occupais à frictionner, avec de l'essence de térébenthine, le genou et la jambe de mon fils aîné, pour combattre des douleurs ostéocopes qui résistaient opiniâtrément, depuis plus d'un mois, à l'action des cataplasmes, à la graine de lin, à celle de l'alcool camphré, de la pommade camphrée, de l'eau sédative. L'odeur d'essence de térébenthine s'était répandue dans toute la maison, qui n'était habitée que par nous. Sa mère monte à cet instant, et à la première odeur, elle se sent soulever le cœur, elle éprouve des vertiges, une céphalalgie violente ; elle n'a que le temps de descendre, pour se laisser tomber sur une chaise. Je lui appliquai de l'eau sédative sur la tête, lui fis respirer du vinaigre ; le soulagement suivit immédiatement la médication ; une heure après, elle dînait avec bon appétit. Je continuai de brûler du vinaigre dans toute la maison ; et tout le monde dormit comme à l'ordinaire. Mais nous avions pris à dîner trois ou quatre pincées d'aloès entre deux soupes, ce qui en général ne nous produisait qu'un effet modéré ; et cette fois, l'effet de ce médicament prit un tout autre caractère. Le lendemain matin, en effet, j'eus une première selle assez dure ; je

ressentais, dans le côlon transverse, des douleurs pungitives, que je dissipai en appliquant du camphre en poudre sur la partie affectée ; j'eus, une heure après, une selle liquide verdâtre subite et des plus abondantes, remplie d'ascarides vermiculaires, et qui répandit dans la chambre une forte odeur de térébenthine ; et tous ceux qui avaient pris de l'aloès, et respiré la veille l'odeur de térébenthine, éprouvèrent les mêmes effets, et observèrent le même phénomène. L'essence de térébenthine s'était donc introduite, dans la circulation, par le véhicule seul de la respiration.

290. Les manipulateurs qui sont chargés de concasser, moudre et broyer les graines de ricin, éprouvent, par le seul effet de l'odorat, tous les effets thérapeutiques de l'ingestion de l'huile de ricin même.

291. 9° L'HYDROGÈNE SULFURÉ est un poison d'autant plus violent, que le soufre, en s'emparant de l'oxygène, à l'état de gaz naissant, pendant l'acte de la respiration, se transforme en acide sulfurique, et réagit immédiatement, sous cette forme dévorante, sur les liquides et sur les tissus.

292. 10° HYDROGÈNE ARSÉNIQUÉ. De même que le cuivre n'est vénéneux que par ses sels et ses oxydes, et non à l'état métallique, c'est-à-dire à l'état d'isolement et de base, de même les vapeurs arsenicales peuvent être respirées impunément, tant qu'elles conservent leur odeur alliacée, et que partant elles se dégagent à l'état métallique ; elles ne deviennent nuisibles et capables de produire, sur l'économie, des effets plus ou moins terribles, que lorsque l'arsenic, en se dégageant, se combine avec l'hydrogène ou l'oxygène, en hydrogène arséniqué, et en acide arsénieux, ou oxyde d'arsenic, pour ne pas parler ici du prétendu acide arsénique, qui n'est, à nos yeux, que de l'acide arsénieux rendu plus soluble par la présence de l'acide nitrique. Dans les mines d'argent arsénifère et autres mines arsenicales, on est suffoqué, en entrant, par une odeur d'ail, qui s'y maintient en permanence, comme un signe évident d'un dégagement d'arsenic à l'état métallique ; et pourtant les mineurs ne paraissent pas incommodés de ce vice de l'atmosphère ; ils y vivent aussi longtemps que partout ailleurs. Tandis que dans

les forges, où l'on extrait le fer d'un minerai arsenical, les ouvriers qui alimentent les fourneaux, s'éloignent en toute hâte, dès qu'ils s'aperçoivent que le vent fait rabattre les vapeurs d'arsenic; car à cette haute température, l'arsenic ne peut éviter de se transformer en acide arsénieux. L'acide arsénieux, presque toujours mélangé à un peu d'arsenic métallique, qui a échappé à l'oxygénation, se décèle par un restant d'odeur alliacée, et avertit ainsi du danger dont on est menacé. Il n'en est pas de même de l'hydrogène arséniqué, le plus foudroyant de tous les gaz qui échappent à l'odorat; car l'acide prussique s'annonce par une odeur qui lui est propre. Le jeune et infortuné Ghelen, chimiste d'au delà du Rhin, qui est mort empoisonné par l'hydrogène arséniqué, n'avait fait que reconnaître, en flairant, s'il n'y avait pas quelque fuite, à travers le lut de ses allonges; il se sentit pris tout à coup de vertiges, de défaillances et de vomissements, et mourut dans la huitaine. Cependant rien de semblable ne s'est représenté, depuis qu'on a repris les recherches sur l'arsenic, soit en chimie pure, soit dans le but d'éclairer la justice; et cependant les divers essais, auxquels chacun de nous a dû se livrer, pour évaluer les indications fournies par l'appareil de Marsh, ont dû nous exposer bien des fois à respirer l'hydrogène arséniqué, en plus grande quantité que ne l'a fait Ghelen. A l'époque où je me préparais au procès de Dijon, c'est-à-dire vers la fin de novembre 1839, je n'avais à ma disposition, pour me livrer à mes expériences comparatives, qu'un petit cabinet au rez-de-chaussée, et dont le plafond était peu élevé. J'avais placé mes appareils à dégagement d'hydrogène arséniqué sur le devant de la cheminée, sans m'apercevoir que le vent rabattait; la plupart de ces appareils fonctionnaient sans être allumés; il dut donc se dégager une quantité effrayante d'hydrogène arséniqué. Or, depuis trois jours je passais mes journées tout entières, enfermé dans ce laboratoire rétréci. Le troisième jour, je me sentis pris de vertiges et de douleurs d'estomac; j'eus pourtant la force de monter pour me jeter au lit; et là, en réfléchissant sur la nature des symptômes extraordinaires que j'éprouvais je restai persuadé que je me trouvais en proie à un empoisonnement par l'hydrogène arséniqué : prostration des forces, fièvre cérébrale, amblyopie, crudités d'estomac, nausées et épreintes. Je n'eus que le temps d'ordonner ma médication, et de prier la personne chargée du ménage, de se jeter dans le cabinet, en retenant son haleine, de briser du pied tous les vases qu'elle trouverait à l'entrée de la cheminée, et de les pousser dans les cendres, pour jeter ensuite le tout dans les champs qui étaient à notre porte; ce qui fut rapidement exécuté. Mais, malgré toutes ces précautions, cette personne ne put échapper à toutes les atteintes; elle fut incommodée, à son tour, d'une manière, il est vrai, moins alarmante que moi. Il est bon de faire observer que ce cabinet n'était séparé que par une porte entr'ouverte, de la pièce où avait travaillé toute la journée une couturière, laquelle ne se ressentit de rien, et où avaient joué les enfants, qui n'éprouvèrent aucun de nos symptômes. Je pris à l'intérieur des alcalis étendus d'eau et du laitage; je me frictionnai avec de l'alcool camphré, et le lendemain j'étais sur pied, pour procéder désormais avec plus de prudence.

293. Doit-on voir, dans ce résultat, un fait contradictoire avec la triste expérience de Ghelen? Nullement; et la contradiction apparente ne provient que de la mauvaise interprétation du phénomène. En effet, il faut se rappeler que l'hydrogène cède les radicaux aussi vite et avec autant de facilité qu'il s'en empare; les combinaisons gazeuses tiennent peu contre la puissance des décompositions. L'hydrogène arséniqué n'est donc un poison si actif, que parce qu'il cède vite son arsenic à tous nos tissus, qui se désorganisent, en permutant de base. Si donc, avant d'arriver à nos poumons, ce gaz rencontre, dans l'atmosphère, des combinaisons organiques ou organisées, il est évident qu'il leur cédera, avec la même facilité, son arsenic, dont notre respiration sera dès lors préservée. Que sera-ce quand cette rencontre atmosphérique aura lieu, sous l'influence des rayons lumineux solaires, dont l'action électrique opère tant de décompositions et de combinaisons, que nous ne saurions reproduire dans nos laboratoires? Il y a donc une grande différence, sous le rapport physiologique, et par conséquent toxicologique, entre l'action de flairer un dégagement d'hydrogène

arséniqué, en se tenant le nez sur la fissure, et celle de le flairer à une certaine distance et à une certaine hauteur. Dans le second cas, on pourra bien ne respirer que de l'hydrogène débarrassé de son arsenic, pendant le trajet de la distance ; dans le premier cas, au contraire, on se gorgera les poumons d'une vapeur arsenicale, dans sa toute-puissance de désorgani-sation. En conséquence, quoiqu'il se fût dégagé, de mes appa-reils, une quantité d'hydrogène arséniqué, infiniment supé-rieure à celle qui se dégageait de l'appareil de Ghelen, il est évident que, par le fait seul de la distance, j'ai dû en respirer infiniment moins que cet infortuné chimiste. Nous ajouterons que, ni Schéele, qui a découvert l'hydrogène arséniqué, ni Pel-letier père, qui en a répété toutes les expériences, et qui même un jour eut la main recouverte d'arsenic métallique, en faisant détoner ce gaz, n'ont jamais éprouvé les symptômes les plus légers de l'empoisonnement de Ghelen. Schéele et Pelletier opé-raient dans des éprouvettes renversées et l'ouverture en haut ; l'hydrogène arséniqué, à cause de sa pesanteur, restait au fond de l'éprouvette et ne s'en échappait point, si ce n'est en dé-tonant, et par conséquent en se décomposant : ils ne l'ont donc pas respiré dans les conditions où était placé Ghelen. Enfin, les gaz respirables n'opèrent pas plus d'une manière infinitésimale que ne le font les poisons ingérés ; ils ne sont pas nuisibles par leur atome, mais par leur volume ; et cette re-marque s'applique à l'hydrogène arséniqué, comme à toutes les autres espèces d'hydrogène. Si donc ces gaz arrivent intenses à la respiration, et qu'on les avale purs dans une seule aspi-ration, ils pourront porter dans nos organes un désordre, qu'un de leurs mélanges y aurait à peine déterminé, par cent aspirations successives, quand, au bout de ces cent aspirations, la quantité serait par le fait égale à la première. C'est ce qui explique la mort si hideusement extraordinaire de ce mari dont ont parlé nos journaux judiciaires, dans la bouche duquel sa drôlesse de femme avait cru déposer une simple plaisan-terie, en y lâchant un vent.

294. Si donc on voulait procéder, sur ce sujet, à des expé-riences comparatives, au moyen de l'empoisonnement des ani-

maux, on devrait tenir compte et des distances, et de l'hygrométricité de l'air, et de la force du courant du dégagement,
et de la position naturelle de l'animal, pendant l'acte de la
respiration ; les animaux qui respirent la tête haute, ne devant
pas recevoir en plein le jet arsenical, comme ceux qui respirent dans une direction perpendiculaire au plan de position.

295. Quand on songe que l'arsenic est répandu partout autour de nous, et dans les entrailles de la terre, et que d'un
autre côté l'hydrogène, ce produit de toute espèce de fermentations, s'en empare et se l'associe, partout où il le rencontre
en se dégageant, on ne peut manquer de soupçonner que bien
de phénomènes miasmatiques, dont l'histoire nous a laissé de
si inexplicables souvenirs, peuvent s'expliquer par un dégagement météorologique d'hydrogène arséniqué, ou de toute autre
espèce de combinaison gazeuse d'hydrogène ; et l'on concevra
en même temps la raison pour laquelle la combustion des
grands feux allumés dans le voisinage, est, dans certains cas
d'épidémie, une excellente mesure d'hygiène publique ; toute
combinaison gazeuse d'hydrogène se décompose par le feu.

296. 10° ACIDE HYDROCYANIQUE OU PRUSSIQUE. L'hydrogène, à l'é-
tat de gaz naissant, est capable de former, avec les autres gaz,
des composés moins simples, et partant plus actifs dans l'acte de
leur décomposition. Par exemple, en s'associant avec le carbone d'un côté et l'azote de l'autre, il forme l'acide prussique,
substance dont la puissance foudroyante sur la respiration est
moins problématique que celle de l'hydrogène arséniqué, et
qui se décompose à la lumière bien plus facilement que ce dernier gaz, en sorte qu'il est bien difficile, même à l'obscurité,
qu'il se conserve quelque temps, au moins au même degré
qu'on lui a reconnu, immédiatement après la distillation. Or,
quand un pareil acide arrive dans nos poumons, il peut procéder à son œuvre de mort par sa décomposition instantanée,
sous l'influence de l'oxygène qui transforme son carbone en
acide carbonique, et son azote en acide nitriqué, lesquels réagissent sur nos tissus, chacun de la manière qui leur est propre. Quoi qu'il en soit de son mode physiologique d'action, il
n'en est pas moins certain que la formation de l'acide hydrocya-

nique peut avoir lieu partout où l'hydrogène se dégage par la fermentation, et que les résultats foudroyants de certaines émanations ou exhalaisons méphitiques sont de nature à s'expliquer très-bien par l'action de cet acide si peu stable, soit à l'état libre, soit à l'état de combinaison.

297. 11° MIASMES DES MARAIS. Toute nappe d'eau peu profonde et stagnante donne lieu à une fermentation, ou plutôt à une végétation herbacée, qui exhale dans les airs un gaz saumâtre et fétide, d'une nature acide spéciale, lequel se mêle à l'hydrogène carboné, à l'acide carbonique, et produit, sur l'économie animale, par le véhicule de la respiration, des effets désastreux sur les populations riveraines. L'air atmosphérique est non-seulement vicié par la soustraction de son oxygène, mais encore par la présence de gaz délétères qui s'accumulent sur le sol, et y séjournent sans obstacle et sans que rien y vienne les décomposer. L'animal respire la mort par tous les pores, mais une mort lente et à petites doses. L'acidité qui pénètre dans le sang, par le véhicule de la respiration, le décompose bulle à bulle (100). La nutrition digestive souffre de la souffrance de la nutrition générale ; une fièvre lente et adynamique dévore l'organisation par des intermittences plus ou moins rapprochées, par des accès, plus fréquents vers le soir que dans le jour, à l'ombre, où le miasme se maintient, qu'à la lumière où il se décompose. Tout s'affaiblit, tout s'affaisse dans l'organisme ; l'animal se traîne plutôt qu'il ne marche ; ses joues se creusent, son œil est terne et cave, son front se ride, ses membres s'émacient ; la pâleur hâve et blême, compagne de la maigreur, se répand sur toutes ses surfaces ; la tristesse le mine, comme le ferait la faim ; malheureux être, condamné par la position géographique où l'a surpris sa naissance, à ne se développer que pour souffrir.

298. Quelle est la nature et le nombre de ces gaz délétères ? La science ne le sait qu'imparfaitement, à cause de l'imperfection de nos méthodes d'analyse ; quant au mécanisme de leurs effets pathologiques, voici comment je le conçois : Dès qu'une molécule d'acide s'infiltre dans le sang, ce liquide se trouve, de proche en proche, dans des conditions qui le ren-

dent impropre à être absorbé et aspiré par les tissus. Les tissus, sur le point envahi, sont donc frappés d'impuissance ; ils cessent d'élaborer ; ils produisent donc moins de calorique qu'ils n'en cèdent à l'air extérieur ; de là le frisson et le sentiment d'un froid d'autant plus extraordinaire, qu'on a la conscience qu'il ne vient pas de l'abaissement de la température ambiante. Mais la circulation peut bien ne pas tarder de ramener, sur ce point, une quantité de sang qui aura conservé son état normal ; et dès ce moment, les tissus paralysés reprendront leur activité première ; l'élaboration dégagera de nouveau du calorique, qui paraîtra à nos sens d'autant plus élevé, que cette portion s'était refroidie davantage ; de là, bouffées de chaleur, et transpiration abondante. Alternances de frissons et de chaleurs, qui servent à caractériser, par leur périodicité, les fièvres dites intermittentes.

299. 12° ÉMANATIONS MÉTÉOROLOGIQUES DU SOL. Nous avons dit (245) que le mouvement de l'air est dans le cas de faire un vide, sur une plus ou moins grande échelle, à la surface du sol. Si cela arrive, il devra se dégager de la terre tous les gaz que la compression atmosphérique y tient, à un état de combinaison ou de dissolution : acide carbonique, acide nitrique, hydrogène sulfuré, arséniqué, antimonié, sulfures volatils, dans notre bassin parisien ; sels mercuriels, mercure, etc., dans le voisisage des égouts, où se déchargent les eaux des fabriques, des pharmacies, des hôpitaux, etc. ; miasmes qui varieront de nature et de propriétés, selon la nature géologique du sol et du sous-sol, selon les divers modes d'exploitation des mines et de la manipulation des produits ; émanations d'autant plus funestes, qu'elles seront moins explicables, et qui, si elles ne sont pas la cause immédiate ou matérielle de certaines épidémies, peuvent cependant y disposer le corps, et préparer les organes à leur invasion, en suspendant l'équilibre et le concours de leurs fonctions, et dénaturant les produits de leur élaboration spéciale. Et, nous le répétons, ce vide météorologique, cette trombe qui pompe les miasmes, peut avoir pour base toute la surface d'un bassin géologique, sans que les habitants se doutent, à aucun signe appréciable, d'en être ainsi enveloppés. Il suffit

souvent pour cela que la colonne barométrique descende tout
à coup de plusieurs degrés.

300. Ce n'est pas encore là que s'arrête la puissance météorologique. Nous savons que la bleuette électrique n'a qu'à
traverser un mélange de gaz, pour en opérer la combinaison
intime, et notamment pour combiner l'azote avec l'oxygène,
en acide nitrique. Jugez de la variété et du volume des produits, quand c'est la foudre qui réagit dans cet immense laboratoire des airs, et traverse, en un clin d'œil, tant de lieues,
par un seul jet, et des mélanges si compliqués, par tant d'embranchements électriques.

§ 2. Émanations et exhalaisons basiques ou alcalines, ou qui agissent à
la manière des bases et des alcalis.

301. Les tissus organisés étant composés, sous le rapport
chimique, d'une portion organique qui joue le rôle d'acide,
et d'une portion terreuse qui joue celui de base, peuvent
être également désorganisés par la puissance décomposante
d'un acide qui s'empare de leur base, ou par celle d'une base
qui s'empare de leur portion organique ; ce qui forme avec elle
un nouveau tissu non capable de vie et de développement, un
savon, pour ainsi dire, soit albumineux, soit adipeux, selon que
cette base rencontre, sur son passage, de l'albumine ou un corps
gras ; savons solubles ou insolubles, selon la base elle-même.
Nous allons énumérer les principales bases, à l'influence desquelles notre respiration se trouve le plus habituellement exposée.

302. 1° AMMONIAQUE LIBRE. L'ammoniaque a la propriété de
dissoudre l'albumine et la fibrine, et par conséquent de désorganiser la charpente de nos tissus. Mais il faut pour cela que ce
réactif possède un certain degré de condensation, et agisse
comme liquide. Or, lorsqu'il arrive à nos poumons, il est à
l'état gazeux, et plus ou moins mélangé à l'air atmosphérique ; sous cette forme, il agit moins sur nos tissus, qu'il ne
passe dans le sang ; et là, en petite quantité, son influence est
en général assez salutaire, le véhicule du sang étant alcalin,
et l'ammoniaque ne pouvant que prévenir les congestions et

la précipitation de l'albumine. Nous sommes avertis de l'instant
où le dégagement de ce gaz commence à compromettre la respiration, par son action irritante sur la membrane conjonc-
tivale, et par le larmoiement qu'il y provoque. Tant que les
yeux ne nous donnent pas cet avertissement, la présence de
l'ammoniaque dans l'air respirable n'est pas dangereuse pour
la santé; c'est plutôt, dans certains cas, un agent protecteur de
nos fonctions, un condiment atmosphérique. J'ai vécu près de
six mois dans une atmosphère ammoniacale, et je ne me suis
jamais si bien porté; c'était au temps où le choléra ravageait
la capitale et ses environs. Cependant, si l'aspiration n'apportait dans les poumons que la vapeur ammoniacale, si l'on
inspirait, par exemple, un certain temps, un flacon ouvert
d'ammoniaque, ce gaz deviendrait alors, non-seulement asphyxiant, mais encore délétère; il réagirait sur les tissus, par
le véhicule des mucosités et de l'humidité des poumons, et ensuite par le véhicule du sang, qui en charrierait l'excès sur la
surface de tous les vaisseaux circulatoires. Dans ce cas l'ammoniaque gazeux est capable d'agir avec la violence de l'ammoniaque ingéré. Ainsi, rien n'est plus dangereux que d'abandonner, sur le poêle ou la cheminée d'une chambre à coucher, un
flacon d'ammoniaque, dont la chaleur peut faire sauter le
bouchon, et répandre la vapeur dans toute la capacité de la
chambre.

303. J'ai bien des fois inspiré des bouffées d'ammoniaque,
en me plaçant un flacon de ce réactif pur contre la bouche.
L'effet de ce gaz est prompt comme l'éclair; ce qui s'en
échappe dans les yeux vous aveugle et vous force à fermer
violemment les paupières; ce qui s'en échappe dans le nez y
produit la même impression que sur les parois buccales et sur
le larynx et le pharynx; impression de dessiccation et comme
de tannage de la membrane; l'ammoniaque, en effet, étant
très-miscible à l'eau, en est très-avide, et en dépouille par
conséquent, avec violence, les tissus; on perd subitement
connaissance; on souffrirait peu, si l'asphyxie était complète;
on reprend la conscience du goût que l'ammoniaque laisse
dans la bouche, lorsque enfin de nombreuses inspirations d'air

viennent étendre ce qui reste de ce gaz; alors nos organes respiratoires recommencent à fonctionner, et par la toux qui vous prend à la gorge, et par le coryza, qui simule un rhume de cerveau.

304. J'avais publié en 1851, dans un journal d'agriculture (*l'Agronome*), un moyen de transformer sur place les vidanges des lieux communs en engrais inodores, de préserver ainsi et nos habitations de miasmes ammoniacaux, et les malheureux ouvriers vidangeurs, du *plomb* qui les frappe subitement. Rien n'était plus simple à concevoir et à exécuter, avec le concours de l'autorité municipale. Aussi l'ordre fut-il donné à un faiseur officiel, aujourd'hui membre de l'Institut, d'exploiter l'idée pour son propre compte, et surtout en s'en disant l'inventeur. Il s'agissait de diviser les lieux d'aisance en deux compartiments, communiquant à l'extérieur par une ouverture chacun; pendant que l'un était en service, on manipulait l'autre, en y jetant chaque jour de la marne calcinée, ou de la chaux que l'on mêlait à la substance avec un refouloir; et l'on retirait la *gadoue*, dès qu'on reconnaissait qu'il ne s'en dégageait plus ni miasme ni odeur. Dans cet état la gadoue était transformée en excellente poudrette. J'avais indiqué un moyen d'utiliser l'ammoniaque, qui se dégagerait nécessairement par la réaction de la chaux. Malheureusement mon sosie officiel ne prit pas garde à cette dernière circonstance. Aussi la première fois que l'on procéda, devant la commission, à l'ouverture de la fosse, trois ouvriers tombèrent à la renverse; les bouffées d'ammoniaque les avaient asphyxiés. Ce déplorable accident découragea, dit-on, la commission municipale; on laissa là les essais, ce qui était un excellent moyen de ne pas en rendre compte, et d'ensevelir, dans le silence, le résultat d'une coupable imprudence de la part de l'expérimentateur. Si on reprend les essais, j'invite les commissions à ne pas oublier la leçon.

305. 2° CARBONATE D'AMMONIAQUE. C'est sous cette forme que l'ammoniaque se dégage habituellement de nos fosses d'aisance, et c'est là ce qui achève d'expliquer l'innocuité du

voisinage de ces lieux. L'ammoniaque est moins actif, en raison de ses combinaisons.

306. 5° PRODUITS DE LA FERMENTATION DES SUBSTANCES ANIMALES ET DES SUBSTANCES VÉGÉTALES GLUTINEUSES, OU FERMENTATION PUTRIDE. En chimie organique, nous ignorons presque tout ce qui se passe, dans cette dernière scène de la vie animale et végétale; marche et filiation des phénomènes, réaction et nature des produits, tout nous échappe, tout s'y joue de nos théories et de nos analyses, aussi bien que de la salubrité publique.

Ce qui est moins problématique, c'est certainement leur effet toxique sur la respiration. Qui ne sait que les maladies les plus pestilentielles succèdent presque toujours à ces grandes boucheries d'hommes, où les vainqueurs n'ont, pas plus que les vaincus, le temps d'enterrer leurs morts.

Il est en outre, dans l'histoire de la fermentation, deux points sur lesquels nous sommes fixés depuis longtemps : c'est que la fermentation des substances dites animales prend des caractères bien plus funestes quand elle s'opère dans l'obscurité et dans l'ombre, qu'à la face du soleil. A en juger par les effets, on serait porté à croire que les produits sont entièrement différents, dans l'une et dans l'autre circonstance; en sorte qu'on serait en droit de considérer la fermentation qui s'opère dans l'obscurité, comme une espèce distincte de celle qui s'accomplit au grand air et à la lumière solaire; nous appellerions volontiers l'une *fermentation nocturne*, et l'autre *fermention diurne*; et nous appliquerions la même distinction à la fermentation putride des végétaux. On comprendra plus facilement, en théorie, la justesse de cette distinction, si l'on veut bien avoir présente à l'esprit l'action décomposante du rayon solaire, et son analogie avec la bleuette eudiométrique. En pratique, il n'est personne qui n'ait passé impunément tout près de ces cadavres d'animaux qui, par l'incurie de nos comités de salubrité publique, sont abandonnés sur nos boulevards, derrière les murs de nos jardins, et surtout sur le bord des rivières, à tous les phénomènes successifs de leur propre décomposition. Voyez, au contraire, que de précautions il faut prendre pour se préserver des premières bouffées qui s'exhalent d'un cercueil, à l'instant de l'exhumation. Cet exemple suffit pour démontrer la différence locale des deux fermentations putrides. Quelle est la différence des produits ? la subtilité de leurs complications sera peut-être longtemps encore un obstacle à la réalisation d'une analyse exacte ; et l'on serait étrangement dans l'erreur si, après quelques essais eudiométriques faits en courant et sur un cas particulier, on se croyait en droit de conclure que les gaz méphitiques ne diffèrent des autres que par une différence dans les proportions de l'oxygène, de l'azote, de l'acide carbonique, et dans la présence de l'hydrogène sulfuré. Un jour on pourra apprécier combien nos méthodes actuelles d'analyse sont encore dans l'enfance ; car d'avance et *à priori*, nous pouvons concevoir que l'atmosphère qui se forme autour de ces foyers pestilentiels, se charge : 1° par le véhicule de l'ammoniaque, des acides les plus faciles à se décomposer par l'action de nos tissus ; 2° par le véhicule de l'hydrogène, de toutes les bases toxiques que peuvent recéler les ordures en fermentation, ou les terres adjacentes ; 3° enfin, l'acide prussique et les prussiates doivent venir grossir la liste de ces émanations déjà si mortelles par elles-mêmes : laboratoire aux mille réactions, dont une seule peut-être est en état de compromettre la vie et souvent la raison.

307. Nous avons rangé les produits toxiques de ces sortes de fermentations, parmi les produits basiques et alcalins, parce que l'ammoniaque y joue le rôle principal, tandis que, dans le précédent paragraphe, nous ne le retrouvions que comme accessoire.

308. 4° AMAS D'EAUX BOURBEUSES. La fermentation des matières animales est presque sans danger quand elle a lieu sous une nappe d'eau proportionnellement assez considérable ; car à mesure que ses produits se dégagent, ils se dissolvent dans l'eau, qui de cette manière en préserve les airs. Si l'eau est courante, elle redevient potable ; si elle est stagnante, elle reste empoisonnée ; mais l'air extérieur en est moins vicié. Il n'en est plus de même quand la matière animale ne

trouve autour d'elle que la quantité d'eau nécessaire à la marche de la putréfaction : l'air ne tarde pas à devenir le réceptacle de tous les produits qui s'en dégagent, et il les garde longtemps, si le rayon solaire ne vient pas l'en purifier. Nos rues étroites de Paris, nos égouts si mal construits et si mal ventilés, sont un exemple malheureusement journalier des résultats de cet air respirable sur la santé publique. Quand les rues seront largement ouvertes à l'air et à la lumière, les matières végétales, qui y séjournent sous forme de boue putride, se résoudront en poussière ou en détritus secs et solides, dont un simple coup de balai nous débarrassera aisément.

309. 5° Égouts de Paris. Nous avons fait remarquer, dans le *Nouveau Système de chimie organique*, combien était vicieuse la construction de ce réseau d'égouts, qui nous rendent, en miasmes méphitiques, par leurs cent bouches du coin des rues, les ordures que le ruisseau y décharge dans leur état d'innocuité. On a cru diminuer la gravité du mal au moyen du curage. Mais cette opération exige de telles précautions et une abnégation personnelle si grande, que, dans cette ville de parias jouisseurs, on n'a trouvé, pour l'exécuter, qu'une seule famille de parias, pour qui ce métier est devenu un monopole héréditaire ; le privilége donne du prix, même aux conditions les plus abjectes. Or quelque habitude que possèdent ces égoutiers, ils sont assez fréquemment victimes même de leur prudence : le danger s'annonce par ce que les ouvriers désignent sous le nom de *mitte;* ils éprouvent, dans les yeux, une fraîcheur et un picotement analogue aux phénomènes qu'y détermine l'ammoniaque, mais qui cependant ici offre un caractère plus irritable, à cause de la présence de l'hydrogène sulfuré. L'œil devient rouge, la respiration pénible ; les artères temporales battent fortement ; un sentiment de froid se manifeste à la région épigastrique ; le cerveau s'affaiblit, les yeux se troublent ; le corps s'engourdit en frissonnant ; on tombe en syncope, si l'on n'est vite retiré du foyer de cet empoisonnement ; car les produits amoncelés des jouissances de la civilisation prennent le malheureux égoutier à la gorge, et sont dans le cas de l'étouffer sans retour.

310. 6° Fosses d'aisance ; vidange. Les gaz qui se dégagent des lieux d'aisance sont plus fétides que nuisibles ; c'est principalement le carbonate d'ammoniaque de l'urine, qui monte ainsi par sa légèreté spécifique. Les gaz les plus terribles sont, par bonheur, en même temps les plus pesants ; ils restent au fond des fosses d'aisance. Malheur à qui en approche à l'instant où l'on soulève la dalle : il tombe frappé de mort, s'il procède sans précaution à l'ouverture ; et le méphitisme jusque-là contenu, par ce dégagement ammoniacal qui se faisait à travers le tuyau étroit des latrines, prend tout à coup une telle puissance d'expansion, que tout ce qui est argenté noircit, de la cave au grenier de l'édifice ; que tout tissu herbacé se fane et jaunit. L'hydrogène sulfuré pénètre dans les appartements par toutes les fissures ; la flamme qu'on entretient autour de la fosse offre une auréole lumineuse, gris-sale au centre, jaunâtre vers les bords, et irisée à la périphérie ; à ce signe les vidangeurs reconnaissent qu'ils brûlent le *plomb* ; c'est sous ce nom qu'ils désignent ce gaz qui les frappe au cœur comme une balle de plomb, et les étend roides morts sur place ; car ici l'hydrogène sulfuré est si intense, qu'il s'engouffre dans les poumons, sans mélange d'air extérieur, et y porte le poison désorganisateur, avant même l'asphyxie. Quand le carbonate d'ammoniaque est plus abondant que l'hydrogène sulfuré, les vidangeurs sont à l'abri du *plomb* ; mais ils peuvent attraper la *mitte* aux yeux, selon la dose de ce gaz qui, à force de provoquer les larmes, d'irriter la glande lacrymale, pénètre assez avant dans la conjonctive et dans la cornée transparente, pour déterminer une amaurose, une photophobie grave, et compromettre pendant quelque temps l'organe de la vue. Les souffrances qui arrivent à la suite de la *mitte* sont si fortes, que le malade en perd quelquefois la raison. Quelle idée que celle de laisser pourrir, dix ans, dans une fosse, les matières fécales, pour les retirer ensuite, au prix de tant de dangers de mort !

311. 7° Vapeurs ou poussières métalliques. Les principales espèces de ces vapeurs ou poussières, que les ouvriers sont exposés à respirer, sont les vapeurs mercurielles et celles de plomb; l'affinité de ces deux bases pour nos tissus et les substances organisatrices, est telle, qu'il suffit que le contact ait lieu, pour que la décomposition s'opère. Versez une goutte d'un sel de plomb soluble, dans une dissolution de gomme ou de sucre, et tout à coup il se formera un précipité blanc floconneux, dont le plomb formera la base; et qui ne sait que le mercure s'éteint avec les graisses, c'est-à-dire forme avec elles une véritable combinaison? Le plomb opère, sur l'économie, d'une toute autre manière que le mercure; celui-ci pénètre plus avant, et passe dans le torrent de la circulation; il s'attaque aux glandes, surtout aux glandes salivaires, et détermine une salivation abondante que l'on désigne sous le nom de ptyalisme; il s'attaque à la substance nerveuse, par son affinité pour la substance grasse, et détermine, outre les affections cérébrales, des tremblements nerveux qui résistent ensuite à tous les traitements. Le plomb aspiré produit des accidents moins graves, parce qu'il s'arrête aux tissus et passe moins vite dans le torrent circulatoire; il fatigue la respiration, en désorganisant la membrane respiratoire, procure des étourdissements, de la lourdeur, de violents maux de tête, par le trouble que sa vapeur apporte dans l'hématose pulmonaire; il faut qu'elle soit bien abondante, pour qu'elle porte ses ravages dans les intestins, à la faveur de la déglutition. C'est bien différent quand l'atmosphère se charge, par l'agitation de l'air et le mouvement des machines, de poussières métalliques vénéneuses, telles que le cinabre (sulfure de mercure), le sublimé corrosif (deutochlorure de mercure), etc.; la litharge (oxyde de plomb), la céruse (carbonate de plomb), le sulfate de plomb, etc.; le verdet ou acétate de cuivre, le carbonate de cuivre, et autres sels vénéneux. Car, dans ce cas, ces poisons agissent par ingestion et non par le véhicule de l'aspiration; et sous ce point de vue, nous nous en occuperons, d'une manière plus spéciale, dans le paragraphe suivant.

512. Tous les ouvriers sur étain, sur bronze, sur laiton, les plombiers, zingueurs, fondeurs, potiers, etc., sont plus ou moins exposés aux émanations de plomb, parce que la plupart de nos alliages en contiennent. Les étameurs de glace et les do-

reurs sur métaux sont plus spécialement exposés aux vapeurs énervantes du mercure. La nouvelle dorure au trempé aurait été un bienfait immense pour l'industrie, si on pouvait l'appliquer aux grands bronzes, tels que pendules, candélabres, etc., partie où elle se trouve en défaut. Cependant cette nouvelle méthode de dorure n'est pas tout à fait exempte de reproche, sous le rapport sanitaire, à cause des émanations d'acide cuivreux, qui se dégagent pendant les opérations du décapage (284).

313. 8° FUMÉE DE TABAC, OPIUM, STRAMONIUM, ET AUTRES NARCOTIQUES. La fumée de ces substances, obtenue par la combustion des cigares que l'on tient à la bouche, agit plutôt comme médicament que comme poison. Le principe actif arrive trop décomposé par le feu, à l'estomac, dans le véhicule de la salivation, et aux poumons, dans le mécanisme de l'inspiration, pour produire des effets toxiques à haute dose. Cet empoisonnement s'arrête aux proportions d'un condiment, si l'on n'en fait pas un abus tel, qu'il prenne la place de la quantité d'air qui est nécessaire à la respiration, et des sucs nutritifs qui conviennent à la digestion.

314. 9° MIASMES PESTILENTIELS, CONTAGIEUX ET ÉPIDÉMIQUES. La peste et les épidémies proviennent-elles de miasmes dont l'air serait dépositaire? On le dit généralement dans tous les livres classiques ; on ne l'explique, on ne le démontre nulle part ; on le croit, parce qu'on n'en sait rien. La foi en tout n'est pas autre chose : c'est le signe d'une lacune dans nos connaissances, lacune qui attend son révélateur.

Si la peste et les autres contagions épidémiques provenaient de la vicieuse constitution de l'air, il faudrait que tout ce monde, qui vit dans le sein de cette atmosphère, tombât malade à la fois. L'un de nous ne saurait vivre dans un air où l'autre étouffe asphyxié.

Si l'épidémie provenait d'un miasme ajouté à la masse de l'air ordinaire (115), et que ce miasme fût un gaz miscible à l'air, le même résultat aurait lieu, en suivant le mode de propagation du miasme, et la marche de sa dissolution dans l'air. Dès qu'un individu tomberait atteint ou frappé du mal, nul de ceux qui l'entourent ne pourrait rester sur ses jambes ; la contagion procéderait par groupes et non par individus. Or il arrive constamment tout le contraire ; et jamais la contagion, sous quelque forme qu'elle ait fait irruption sur la terre, n'a procédé collectivement. Ceux qu'elle atteint simultanément se trouvent presque toujours à une certaine distance les uns des autres ; les intermédiaires en sont exempts pour le moment ; le fléau ne frappe pas en *moissonnant*, mais en *jardinant*, pour me servir d'une expression forestière, de distance en distance ; on dirait que la nappe d'air atmosphérique est plutôt piquetée et pointillée, qu'infectée par le miasme ; ce qui ne saurait se concilier avec l'idée d'un gaz dissous dans l'air respirable.

D'un autre côté, un fléau qui procéderait par le véhicule de la respiration ne commencerait pas l'histoire de ses symptômes par un bouton isolé survenu sur la peau, ou par un mal d'entrailles. L'asphyxie ou l'empoisonnement par une vapeur délétère ne s'annoncent jamais ainsi.

Donc, pour concilier les faits observés, avec l'opinion de ceux qui font provenir de l'air la cause des épidémies, il faudrait admettre que l'air serait le dépositaire et non le véhicule de la cause du mal ; que cette cause, sous une forme quelconque, y serait suspendue, ou en serait supportée ; qu'elle y existerait, enfin, à l'état de poussière, et non à l'état de dissolution : petit atome, dont un seul suffirait pour engendrer une terrible maladie. Mais les atomes toxiques n'agissent pas ainsi, en raison inverse de leur masse ; une molécule inorganique ne saurait engendrer un fléau. Il s'ensuit donc que cette molécule, en supposant que le fléau vienne d'elle, doit agir à la manière des germes de nature végétale ou animale ; germes microscopiques, d'où peuvent naître des géants. Nous ne connaissons pas de tels germes dans ces deux règnes ; nous nous jetons dans les rêveries, en en supposant d'un autre ordre dans les espèces de la création ; et nous imaginons une nature différente de celle que l'observation ou l'analogie nous démontrent. Or, il vaut mieux ne rien savoir, que d'apprendre de pareilles choses, et déposer là un x algébrique, que d'avoir l'air d'éliminer l'inconnue, par une formule qui ne tient à rien. Si le fléau de la contagion nous arrive par un germe, que nous

apporté le mouvement de l'air, la maladie doit être l'effet de
son développement, et non la forme de ce développement
même. La maladie, avons-nous déjà dit (46 3°.), n'est pas une
entité ; c'est un trouble apporté dans les fonctions, par une cause
physique étrangère à nos organes. Le germe du mal doit donc,
en se développant, revêtir une forme analogue au moins à l'une
de celles que nous avons inscrites dans nos catalogues ; c'est là
qu'il faut chercher la solution du problème ; partout ailleurs,
il n'y a qu'anomalie et obscurité. Mais pour l'aborder ici, nous
serions obligé de sortir de la spécialité négative de ce paragraphe ; nous la reprendrons plus bas et en son lieu.

DEUXIÈME GENRE. — *Causes désorganisatrices qui opèrent par le véhicule
du canal alimentaire.*

315. C'est à cet ordre de substances que s'applique plus
spécialement la dénomination de poisons ; leur ingestion
se nomme *empoisonnement*, comme l'empoisonnement, par le
véhicule de la respiration, prend plus spécialement le nom d'*asphyxie*. Les poisons, de même que les vapeurs, ne produisent
des effets toxiques qu'en raison de leur volume ; en faible quantité, ils peuvent remplir le rôle de médicaments. Nous les diviserons en deux catégories, comprenant : 1° les substances qui
passent dans le sang, sans désorganiser les tissus ; 2° celles qui
désorganisent les tissus, tout en passant dans le torrent de la
circulation.

§ 1er. Substances désorganisatrices qui passent dans la circulation, sans
désorganiser les tissus.

316. L'ingestion de ces substances en quantité toxique, produit des symptômes, sans laisser la moindre trace de leur action
et de leur passage sur la surface intestinale. Leur action est encore un mystère, pour le médecin et pour le chimiste ; comme
elles ne procèdent pas par déchirement, par solution de conti-

nuité et par excoriation, elles n'occasionnent pas de souffrances violentes, de luttes convulsives, de fièvres aiguës. Elles versent la mort dans le torrent circulatoire, avec la coupe du sommeil; elles éteignent la vie, elles ne la brisent pas; elles sont principalement narcotiques. La théorie de nos écoles se les représente, comme agissant plus spécialement sur les nerfs, en les soporifiant; c'est la traduction, en d'autres termes, de la même idée. Les nerfs perdent leur sensibilité, quand la circulation se dépouille de ses propriétés nourricières, et que l'élaboration des organes cesse, faute d'aliments; car les nerfs sont composés d'organes vésiculaires doués d'une spéciale élaboration. C'est alors plus que le sommeil, si ce n'est pas la mort encore; c'est un état de stupéfaction, de narcotisme et de léthargie, qui est mortel, s'il est durable, et si l'action de quelque fluide ne vient pas réveiller l'élaboration des organes, en neutralisant le poison qui les paralysait. En résumé, tout ce qui porte son action décomposante sur le sang et ne désorganise pas les tissus, agit à la manière des narcotiques. Mais les signes ou symptômes de l'invasion peuvent varier selon les circonstances des mélanges et des combinaisons, qui distinguent ces diverses substances. Un poison narcotique, par exemple, qui ne passera dans le sang que par le véhicule de la digestion, ne complétant son action que par saccades, que par phases successives, semblera, par ce fait, produire un effet convulsif, en détruisant l'antagonisme musculaire et l'antagonisme de la sensibilité; le poison ayant porté son action narcotique sur tel organe, pendant que l'autre jouit encore de la plénitude de sa vitalité. Le poison narcotique pourra revêtir alors les caractères des poisons irritants et spasmodiques.

317. Les poisons, dont nous nous occupons, sont tous d'origine animale et principalement végétale. Ils ne laissent aucune trace de leur action sur les tissus, aucune trace dans les liquides; ils se décomposent par l'action digestive du canal alimentaire; il faut qu'ils aient été pris en quantité bien considérable, pour qu'une portion en échappe à la décomposition, et se décèle, après la mort de l'individu, aux réactifs du chimiste; et il nous paraît que c'est à cette facilité de décompo-

sition, qui les distingue, dans leur contact avec les liquides de la circulation, soit sanguine, soit incolore, qu'il faut attribuer leur mode toxique d'action. Or, puisque l'azote entre, comme élément, dans la composition de tous, et que la plupart ne doivent être considérés que comme des sels ammoniacaux basiques à acide végétal, il serait possible qu'ils n'agissent sur la circulation, qu'en dénaturant les proportions vitales du sang, qu'en le rendant impropre à l'élaboration des organes. L'ammoniaque, tamisé par les tissus, est capable d'arriver au sang, avec la propriété de redissoudre les congestions et les coagulations qui en troublent la circulation. Il produit un effet tout contraire, par la décomposition de ses sels opérée dans le sang même, et en tenant ce liquide dans un état alcalin de fluidité, qui ne provoque plus l'aspiration des cellules élémentaires, dont se forme la charpente de l'économie animale et végétale. (Car ces substances agissent sur les végétaux, quand on en arrose leurs racines, comme sur les animaux, quand ils les avalent.) Or supposez, par exemple, que l'action de ces poisons se porte plus spécialement sur le système veineux, le sang artériel ira s'accumuler vers les régions extrêmes, et par conséquent dans le cerveau ; de là compression exercée sur cet organe principe, foyer de la pensée et de la sensibilité. Or, on sait que la stupeur, l'idiotisme, la fureur, etc., peuvent ne dépendre que d'une différence de compression, exercée sur la pulpe cérébrale.

318. Remarquez en outre que presque toutes les bases, et substances, narcotiques dont nous allons parler, procurent des nausées et souvent le vomissement ; leur décomposition dans l'estomac transformant la digestion acide, en digestion alcaline (161). Leur action en lavement produit des phénomènes bien différents qu'en ingestion ; parce que la digestion colique et fécale est une élaboration, que la présence de l'ammoniaque est bien loin de contrarier et de prendre à rebours (161).

La marche de leur action stupéfiante est proportionnée à la dose qu'on administre et à la constitution du sujet. A petites doses, elles opèrent comme médicaments ; et ce n'est pas dans cette classe, que l'on trouverait matière à ce qu'on appelle des poisons lents. La santé ne s'en ressent pas, si l'on revient à la vie ; car le sang momentanément altéré se refait vite ; n'en perd-on pas impunément, par les émissions sanguines, des quantités assez considérables ? Les poisons qui agissent sur les tissus, laissent des traces, qui ne sont pas aussi vite et aussi complétement réparables.

319. La description des symptômes de semblables empoisonnements, est un thème que l'on peut broder à l'infini, avec des mots et des circonstances, qui changent et se modifient à chaque cas particulier ; c'est le tableau de la mort sans blessures, qui varie, selon les prédispositions de celui qui pose, autant que selon les idées préconçues, ainsi que la force d'attention du peintre et du descripteur. Quand donc il s'agit d'établir des principes généraux sur ce point, plus on est succinct, moins on s'éloigne de la vérité. Nous allons énumérer ces substances, sans nous astreindre à une classification, qui, dans l'état actuel de la science, ne saurait être qu'arbitraire.

320. 1° ACIDE PRUSSIQUE OU HYDROCYANIQUE (296). Il suffit de cinq à six grains (25 à 30 centigrammes), ou gouttes de cet acide, même quand cette quantité est étendue dans dix fois son poids d'eau, pour frapper de mort, comme la foudre, l'homme le plus robuste. A peine quelques convulsions précèdent-elles la syncope ; la pupille se dilate, l'œil se fixe, la bouche écume, le cou gonfle, une sueur froide et visqueuse inonde le corps, en commençant par les extrémités ; le pouls bat en désordre, et l'individu n'est plus qu'un cadavre, avant même son dernier soupir. Ne jouons pas, en médecine, avec un médicament aussi variable dans sa composition, et partant aussi difficile à doser. Les traces que son action laisse dans les organes, sont plutôt des effets consécutifs de ses désordres, que des produits immédiats de sa réaction ; et les rougeurs que l'on rencontre çà et là à l'autopsie, sont plutôt dues à des congestions violentes qu'à des érosions. On conçoit, du reste, qu'un désordre aussi subit et aussi profond doive amener une décomposition cadavérique très-rapide ; circonstance dont on doit tenir compte, dans les examens nécroscopiques.

321. Ce genre d'empoisonnement n'a pas besoin, pour ac-

complir son œuvre terrible, d'être ingéré ; il suffit d'en déposer une goutte sur la langue d'un chien, pour que l'animal tombe roide mort, après avoir inspiré deux ou trois fois avec force. Dans ce cas, l'acide agit principalement par le véhicule de la respiration.

322. 2° OPIUM, MORPHINE, NARCOTINE, ETC. La narcotine est un sel qui existe dans l'opium ; la morphine ne nous paraît qu'une modification de ce sel par les alcalis employés dans la manipulation ; l'opium est le suc que l'on extrait, par incision, des capsules du pavot (*papaver somniferum*, L.). La narcotine opère proportionnellement comme l'opium ; il n'en est pas de même de la morphine, et encore moins de ses sels (acétate, sulfate, hydrochlorate, hydriodate, etc.). En effet, dans ceux-ci, la décomposition digestive isole les acides, qui doivent agir dès lors, pour leur propre compte, sur les tissus et les liquides de l'organisation. L'opium, administré modérément, en pilules, en infusions, en teinture, produit tous les phénomènes de l'ivresse, moins l'indigestion ; de la rêverie, moins le cauchemar et la panique ; du coma vigil, moins l'idiotisme. Cause continue et non intermittente d'une congestion modérée, et qui ne fait pas obstacle à la circulation, son influence promène, pour ainsi dire, la compression sur tous les lobes et dans toutes les anfractuosités du cerveau ; y met en jeu successivement tous les organes, par un désordre qui ne le blesse pas, par une irrégularité qui permet aux idées les plus distantes de s'associer et de se combiner en images les plus disparates, mais toujours agréables ; puisque leur inconstance les préserve des calculs pénibles de la prévoyance, et que leur spontanéité n'impose aucun effort. C'est une jouissance passive ; la plus douce de toutes les jouissances ; puisqu'elle ne nous coûte rien, et qu'elle nous vient d'en haut, c'est-à-dire du simple concours des lois qui président à la vie.

Quand l'estomac n'est point surchargé de vivres, le vin généreux, pétillant et léger, produit, sur certaines organisations, une surexcitation de ce genre.

L'homme tient à la vie, de par sa nature ; et il y souffre tant, de par la civilisation, qu'il demande souvent, au vin et à l'o-

pium, le moyen de concilier, dans un sommeil qui n'est pas la
mort, dans une activité qui n'est pas la vie, sa double crainte
du néant et de la souffrance; il s'enivre de vin ou d'opium; il se
procure d'heureux rêves, par de douces congestions cérébrales.
Le sage a rencontré un moyen terme dans le café; doux
opium qui prête, au travail et à l'activité normale de la pensée,
toute la volupté de l'ivresse.

323. De cet état de volupté physique et intellectuelle, à la
fureur et au délire, il n'y a que la dimension relative d'un
volume à un autre, d'un produit à un autre de la congestion.
A telle pression, rêves heureux; à telle autre, paroxysme de
l'exaltation furieuse; c'est l'histoire de notre moral, dans
tous les actes de notre vie. La sagesse ne consiste qu'à nous
préserver des accidents qui causent la différence. Les effets
cessent d'être en notre puissance, dès qu'ils se déclarent : sous
l'influence du poison, la vierge deviendrait lubrique, Démocrite
pleureur, Héraclite éclaterait de rire, et tous les rôles seraient
intervertis.

324. La morphine ne produit rien de semblable; donc elle
n'est pas le principe actif de l'opium; la narcotine en approche, mais de fort loin; elle agit isolément; tandis que l'action de l'opium est une action collective de plusieurs médicaments à la fois.

L'habitude de l'opium, comme celle du vin, et comme l'a-
bus de toutes les autres jouissances, finit à la longue par compromettre la santé, et par amener une vieillesse et une caducité
précoce. L'opium peut agir comme un poison lent, non pas par
son action chimique, mais par ses conséquences : il concentre
la vie, comme dans un foyer qui la dévore; il en restreint le
cadre, en usant vite ses ressorts; il en abrége la durée, en
multipliant son activité; la longueur de la route que nous
avons à parcourir, dépend uniquement de la vitesse de la
course. Le fumeur d'opium semble tomber dans l'idiotisme,
dès qu'il ne fume plus, et que son ivresse est passée; il tremble, et ne marche qu'en chancelant. Quelle nourriture profite-
rait à la réparation et au développement des organes, dans un
tel état de spasme et de quiétude? Le pain que l'on gagne, à la

sueur de son front, ne se digère qu'à la faveur du mouvement et de la fièvre. Vaincue par tant de jouissances sans profit, toute organisation se vicie; la taille se déforme et se tourmente; les membres se contournent; le moral s'affaiblit. Rien ne plaît au malade, tout l'afflige; la vie est un fardeau qui l'accable; il veut s'en débarrasser ou l'oublier; la mort ou l'opium; le néant, ou son ivresse chérie, qui lui tenait lieu de maîtresse, de couronne et de santé. Il n'est plus citoyen d'ici-bas; ne lui parlez ni de ses droits, ni de ses devoirs; sa patrie est dans les espaces imaginaires; au milieu des hommes, il n'est qu'un dormeur, qui s'épuise de jouissances et d'inanition.

325. D'où il faut conclure, que la durée de l'abus est proportionnée à la dose. Tous les symptômes de la vie d'un fumeur d'opium, peuvent se concentrer en sept heures; et la dose qui concentre ainsi tous les effets narcotiques dans un court foyer, n'a pas besoin de s'élever à un gramme. La quantité qui suffit à son action soporifiante, comme médicament, ne dépasse pas, en général, cinq centigrammes (un grain) par jour.

326. 1° TABAC (219). L'usage du tabac est une passion toute moderne, dans notre continent. Il faut pourtant qu'il ait répondu à un besoin réel, pour se propager, avec une telle rapidité, d'un bout de l'Europe à l'autre, et s'y maintenir, avec tant d'opiniâtreté, en dépit du dégoût qu'il inspire aux fumeurs, et de la proscription, dont l'ont frappé tant de systèmes de médecine, laquelle, comme l'on sait, n'entend pas raison, en fait d'ordonnances. L'usage doit donc en être bon à quelque chose, en fait de santé, puisque tant de gens s'en accommodent et ne s'en portent que mieux; otez-leur, en effet, l'usage de la pipe, et ils tombent malades. Quel est le but de l'usage d'une substance, dont l'abus est un poison? Ce n'est, certes, point la nutrition. Donc c'est une médication; le tabac pris modérément est donc un condiment, avec lequel se familiarisent certaines personnes.

On le fume (219), on le prise, on le mâche; dans l'une ou dans l'autre manière d'en user, le tabac agit évidemment, par une propriété dont l'ammoniaque est la base.

En effet, que l'on humecte le tabac ordinaire avec un peu

d'ammoniaque, et on lui rend un fumet qui lui donne du prix. Pilez et broyez avec la potasse, les feuilles du noyer, dans un mortier brûlant, ou dans une poêle à frire, et vous obtenez une poudre qui se comporte comme le tabac à priser, et qui est même d'une odeur plus relevée, surtout si on y ajoute quelques gouttes d'ammoniaque; et j'ai tout lieu de croire que l'on ne sophistique pas autrement le tabac ordinaire. On peut remplacer les feuilles du noyer, avec celles de pomme de terre, de jusquiame, d'ellébore, d'aconit, avec les graines d'*elaterium* et coloquinte, etc.

327. Le tabac prisé agit, soit mécaniquement, et par sa forme pulvérulente, en titillant les papilles de la membrane pituitaire, soit par ses qualités ammoniacales et le narcotisme de ses sucs, sur l'organe olfactif.

328. Le tabac mâché, ou plutôt sucé sous forme de boule, que l'on tient dans la bouche, et que les hommes du peuple appellent *chique*, est un condiment, qui leur deviendrait nuisible, s'ils n'avaient soin de rejeter la salive qu'il provoque, et qui s'en imprègne et s'en colore d'une manière dégoûtante. L'estomac n'en reçoit que la quantité, dont s'imprègne la salivation ordinaire; les poumons en hument l'odeur, moins décomposée que par le procédé de la pipe ou du cigare.

329. Nous avons dit que l'effet du tabac est un effet ammoniacal et partant antidigestif. Aussi le débutant, qui fume immédiatement après son dîner, est sûr de décharger son estomac, encore plus facilement et avec bien moins d'efforts que par l'émétique. Le tabac porte au cerveau une ivresse pénible et convulsive, un tournoiement des objets environnants qui rend la station impossible; son suc appelle la bile dans l'estomac, et de l'estomac dans la bouche; il épaissit, comme en la savonnant, la salive et surtout les expectorations pulmonaires; l'organe du goût, à qui l'acidité plaît tant, éprouve une répulsion, par l'afflux de sucs d'une saveur contraire; un sentiment de nausée accompagne tous les actes de la déglutition et de l'expectoration; on est malade, on subit un commencement d'empoisonnement, qui serait complet, si la dose était plus forte. Or l'habitude peut finir par faire trouver du

charme et un certain bien-être, en ce qui, pour d'autres, porte le caractère d'un trouble grave, dans toutes leurs fonctions. On s'habitue au tabac, comme Mithridate au poison, par une espèce de *tannage* de nos membranes, qu'on me passe l'expression ; en sorte que la dose du poison semble diminuer, en raison de la petite quantité qu'en laissent passer les parois du canal alimentaire ; tout organe, en effet, s'endurcit au mal qui l'afflige. C'est toujours, du tout à ses parties élémentaires, l'histoire du pauvre, qui finit, en souffrant, par suffire à la tâche, à laquelle succomberaient l'oisif et le riche.

550. L'empoisonnement, par l'ingestion du tabac en infusion, n'est qu'un accroissement d'intensité des phénomènes morbides que nous venons de décrire ; c'est leur durée qui tue, en suspendant toutes les fonctions d'aspiration et partant de nutrition ; c'est la dose relative qui fait leur durée. Tout est excès, dans ce dont on n'a pas l'habitude. Le mauvais tabac est un double poison, par la nature de la sophistication et du mélange.

551. On administre le tabac en lavement, dans beaucoup de cas de constipation opiniâtre, ou pour débarrasser le côlon des helminthes qui y pullulent. La dose ne doit jamais dépasser une pincée dans un lavement amidonné ; car autrement, et à trop forte dose, l'intoxication peut tout aussi bien se réaliser que par l'ingestion dans l'estomac. Ces lavements possèdent, à faible dose, une vertu purgative énergique ; et en outre ils entraînent au dehors des masses d'ascarides vermiculaires vivantes, et souvent des fausses membranes, qui sont le produit de l'exfoliation des intestins dévorés de ces helminthes, membranes que l'on prendrait, au premier coup d'œil, pour des portions d'intestins même, lesquelles se seraient détachées, par suite d'invagination.

552. 4° JUSQUIAME, BELLADONE, ACONIT, STRAMONIUM OU POMME ÉPINEUSE. Plantes vénéneuses dans toutes leurs parties, mais surtout dans les racines et les feuilles. La congestion cérébrale est si forte par les deux premières, qu'elle s'étend, comme une pléthore nerveuse, jusque dans le globe de l'œil, dont l'humeur vitrée, augmentant en volume, dilate par conséquent

la pupille d'une manière extraordinaire ; la vision se trouve suspendue comme toutes les autres fonctions ; l'ivresse qui résulte de ce genre d'empoisonnement peut aller jusqu'au délire. Mais ce dernier signe n'est pas de mauvais augure, comme le serait le coma, la léthargie, et une prostration de forces qui durerait trop longtemps.

333. 5° GRANDE ET PETITE CIGUË, NOIX VOMIQUE, RENONCULE SCÉLÉRATE ET ACRE, MANCENILLIER, etc. Le mode d'action de ces diverses plantes est analogue à celle des précédentes ; les différences ne tiennent qu'à des modifications ; quant aux symptômes, ils varient selon les doses, les circonstances, selon les prédispositions individuelles, et surtout selon celles du descripteur. Dépouillez ces assommantes descriptions de cas particuliers, qui ont force d'arrêts dans les écoles, de l'appareil local de l'empoisonnement, du paysage, de la date, du portrait des assistants, et des paroles du patient ou de la victime ; et vous les ramènerez toutes à la même formule ; formule désespérante, composée d'autant d'inconnues presque qu'elle a de termes. Triste inventaire que celui de la toxicologie, quand on procède ainsi ! La vertu toxique en outre de chacune de ces plantes diminue avec le climat ; la même plante est un poison bien plus actif, sauvage que cultivée ; témoin la salade, qui n'est autre que la laitue vireuse ; la ciguë, cultivée dans nos jardins, aurait peut-être épargné un crime de plus à la justice des hommes ; Socrate aurait pu survivre à son arrêt de mort. Dans le même climat, et toutes choses égales d'ailleurs, du condiment au poison, il n'y a que l'espace d'un atome ; que manque-t-il au persil pour être la ciguë ? le persil empoisonne les perroquets.

334. 6° CHAMPIGNONS (*fungi*). Cette dernière réflexion s'applique surtout à cette nocturne famille, si riche en espèces et si féconde en empoisonnements. Il est telle espèce comestible et inoffensive, qui n'offre pas la plus légère différence avec l'espèce malfaisante. De là toutes ces méprises funestes, où tombent les meilleurs connaisseurs, et dont retentissent chaque année les feuilles publiques. Tous les voyageurs assurent que les Russes mangent impunément les espèces de

champignons, qui, dans nos climats, ne manquent jamais de produire les empoisonnements les plus terribles. Cela tient-il à la différence du climat, ou à la différence des méthodes culinaires? Le froid du Nord apprivoise-t-il l'espèce vénéneuse, comme la culture civilise l'espèce sauvage? Mais ces champignons reprennent toute leur malfaisance, même dans la Russie, dès qu'ils ne sont plus mangés par des Russes. On dit que les Russes préparent ces comestibles au vinaigre; et que c'est à cet ingrédient qu'ils sont redevables de l'innocuité de ces poisons. S'il en est ainsi, et jusqu'à présent nous n'avons, en France, aucune expérience qui le confirme ou l'infirme, cela viendrait à l'appui de l'opinion que nous nous sommes faite, de la manière d'agir des poisons de cette classe; nous avons établi en effet que leur base ou leur produit tenait à l'ammoniaque.

335. L'espèce la plus inoffensive peut devenir nuisible, en vieillissant; car la décomposition en est putride. Or, les champignons étant tous des plantes nocturnes, leur caducité et leur décomposition commence, dès qu'ils viennent s'épanouir au jour. Éphémères du règne végétal, ils meurent, dès qu'ils ont pondu; et se décomposent, dès qu'ils sont morts. Les plus vénéneux ne sont peut-être que les plus caducs et les plus éphémères; ils seraient peut-être comestibles, si on les récoltait, comme les truffes, quand ils sont encore enfouis sous le sol. Au reste, toutes les règles que l'on donne dans les livres, pour reconnaître les champignons vénéneux, ne sont basées que sur des cas particuliers, et sont toujours démenties par des exceptions nombreuses.

Quelques espèces, telles que l'*agaricus acris*, *piperatus*, etc., et tous les lactescents, agissent à la manière des caustiques, par le suc corrosif qui s'en échappe, à la moindre solution de continuité; et, sous ce rapport, leur action les classe dans le paragraphe suivant.

336. Nous avons établi déjà que les virus ne sont pas tels pour toutes les espèces d'animaux. Que d'insectes vivent et se nourrissent des végétaux et des champignons qui nous empoi-

sonnent! Cela vient de ce que leurs organes digestifs décomposent le virus, plus vite que ne font nos propres organes.

337. Le cadre de cet ouvrage ne nous permet pas d'entrer dans de plus amples détails à cet égard ; et nous renvoyons, pour de plus longs renseignements descriptifs et toxicologiques, au sujet des plantes vénéneuses, aux œuvres de Bulliard, où tous les toxicologues prennent, à pleines mains, le peu qu'ils nous en disent. Nous avons dû ne faire entrer ici que des observations qui nous sont personnelles, et qui sont capables de donner une impulsion nouvelle, à l'étude de cette branche de la toxicologie.

338. 7° SEIGLE ERGOTÉ : Transformation de l'ovaire des graminées et principalement du seigle en un organe fongueux, prenant la forme d'une espèce d'*ergot* chez le seigle, l'*arundo phragmites*, etc., mais conservant assez bien celle de l'ovaire normal, chez le blé, le maïs, etc.

Les fig. 15 et 16, pl. 5, représentent cette production de grandeur naturelle et grossie. La surface en est violacée, la substance interne est blanche et fongueuse ; la forme en est celle du grain de seigle considérablement allongé. Les ovaires des céréales sont attaqués par deux autres espèces de transformations ou plutôt de décompositions : la *carie* et le *charbon*. La *carie* résout le périsperme en un liquide fétide et putrescible, où grouillent en général les vibrions du froment. Le *charbon* au contraire (fig. 17-22, pl. 5) semble se contenter de carboniser les vésicules élémentaires de ce tissu. L'odeur de ces deux dernières déviations est repoussante ; celle de l'ergot ne diffère pas de l'odeur des bons champignons.

On se sert du seigle ergoté, comme moyen thérapeutique d'expulsion, dans les accouchements difficiles ; nous pensons lui avoir trouvé un succédané, qui n'expose à aucun des dangers, dont le seigle ergoté menace la vie ; car cette substance a toujours passé pour une cause d'infection si active, qu'on est allé jusqu'à lui attribuer la chute des membres, ce phénomène effrayant, dont on a été si souvent témoin, pendant le cours de certaines épidémies, surtout dans les campagnes où le paysan se nourrit de pain de seigle. Je suis pourtant porté à croire que l'on a exagéré, en cela, la part, pour laquelle le *seigle ergoté* contribue à la complication de ces sortes d'épidémies. J'ai visité dans un but analogue, pendant l'été de 1840, le plateau de Montrouge ; la moisson du blé et de l'orge était tellement infestée du charbon (fig. 20, pl. 5), et celle du seigle par l'ergot (fig. 15, 16), que tous les vingt épis, j'étais sûr d'en trouver un ergoté sur la moitié ou au moins sur le tiers de sa longueur ; et cependant je n'ai nullement appris que, dans un rayon quelconque, où l'on peut supposer que ces orges et ces seigles auront été consommés, il se soit développé une maladie épidémique, qui portât les caractères effrayants qu'on attribue à l'ergotisme. J'ajouterai que les ergots n'étaient pas tous arrivés à leurs dimensions ordinaires, et que quelques-uns mêmes n'étaient qu'ébauchés, ce qui devait moins éveiller la méfiance des marchands de blé et de farine. L'ergot de seigle ne me paraît agir qu'à la manière des narcotiques et des stupéfiants, en paralysant la circulation, et, partant, en frappant d'atonie et de répulsion les surfaces aspiratoires ; ce qui, dans les accouchements difficiles, doit avoir, pour conséquence immédiate, le décollement du placenta, et par conséquent son expulsion.

Quant à la chute des membres, si ce résultat provient de la consommation des céréales, je pense qu'il faut l'attribuer à la carie du blé, plutôt qu'à l'ergot du seigle ; nous développerons cette idée, dans la deuxième partie du troisième chapitre.

339. 8° IVRAIE (*lolium temulentum*). Les qualités stupéfiantes et enivrantes du pain, dans lequel entre de l'ivraie, sont tout aussi problématiques à mes yeux ; nous ne possédons à cet égard que des on dit, et non des expériences positives ; et il est fort possible qu'on ait mis, sur le compte de l'ivraie, les effets de toute autre grenaille des moissons, tels que le *rhinanthus crista galli*, ou le *melampyrum arvense* ; ou bien encore ceux de quelque *lolium* ergoté. Aucun grain de céréales, doué de la faculté germinative, n'a jamais été accusé d'être malfaisant. L'ivraie n'est qu'une faible variété de forme du ray-grass (*lolium italicum*), qui offre aux bestiaux un si bon pâturage ;

Or on ne peut pas supposer qu'un aliment redevienne poison par ses variétés, et qu'une céréale acquière des qualités malfaisantes, en allongeant ou raccourcissant un peu l'arête de ses balles, et le *rachis* de ses épis.

§ 2. Substances qui procèdent en désorganisant les tissus, avant de décomposer le sang et les liquides.

340. Ces substances sont, soit acides, ou avec excès d'acide, soit alcalines, ou avec excès de bases qui jouent le rôle d'alcalis. Les premières désorganisent les tissus en s'emparant de la base terreuse ou ammoniacale, avec laquelle la molécule organique est combinée en vésicule organisée et élaborante (25); en même temps, et dès qu'elles pénètrent dans le sang, elles le coagulent, en s'emparant des molécules aqueuses, et en saturant les bases alcalines, qui servent de véhicule à l'albumine de ce liquide. Les secondes procèdent, au contraire, en se substituant aux bases terreuses ou ammoniacales, dont l'action concourait à la formation de la vésicule organisée, et en formant, avec la molécule organique, un nouveau tissu, dont les propriétés ne sont plus vitales. En reportant nos idées à la nomenclature de la chimie inorganique, nous dirons donc que les unes et les autres agissent, en ce cas, par voie de double décomposition. Elles désorganisent non-seulement la vésicule élaborante, mais encore la molécule organique elle-même, par leur avidité pour la molécule aqueuse; or, la molécule organique étant une combinaison d'eau et de carbone, il s'ensuit que l'action des substances dont nous nous occupons, met à nu le carbone, carbonise les tissus, d'une manière plus ou moins complète, selon les doses, et les colore par bien de diverses nuances, selon le degré jusqu'auquel est poussée la carbonisation; en un mot, sous ce rapport, elles agissent comme le feu, en éliminant la molécule aqueuse et mettant à nu la molécule de carbone; elles *cautérisent* (*). La place, sur laquelle ils agissent, est bientôt marquée par une

(*) καυτήρ, fer brûlant, de καίω, brûler.

tache qui durcit en croûte, ou se résout en pus, par une escarre (*), ou par une ampoule, ou phlyctène (**). C'est l'effet du vide combiné avec celui du feu.

341. Nous avons, pour nous préserver de l'action désorganisatrice de ces agents destructeurs, des sentinelles vigilantes, dans ces papilles nerveuses, qui viennent s'épanouir sur toutes nos surfaces internes et externes, en organes du tact. Leur avertissement est une souffrance ; le symptôme de l'œuvre désorganisatrice est une convulsion, plus ou moins. durable, selon la durée de la désorganisation. La soustraction de la molécule aqueuse produit le raccourcissement ; la substitution d'une base soluble à une base insoluble, rend le tissu plus mou et plus ductile, de rigide qu'il était. L'antagonisme du mobile musculaire qui produit le repos du levier, est détruit par la modification apportée à l'un ou à l'autre de ces éléments de mouvement et de résistance. Feuille, tige, fleur des végétaux, membres des animaux, tout se raccourcit, ou bien, fléchit, se tord, se contourne, se déforme, désorganisé ou entraîné.

342. Quand tous ces phénomènes se passent, par suite de l'indigestion, et sur ces membranes que nous nommons muqueuses (parce que leur position interne les soustrait à l'action siccative de l'air extérieur, au contact duquel elles deviendraient épiderme, et seraient le siége d'une moins abondante transsudation, et d'une sensibilité moins exquise) ; quand l'empoisonnement, enfin, a lieu par l'organe digestif, jugez *à priori*, et en vous fondant sur ces données, des caractères plus ou moins effrayants que l'accident doit revêtir ! L'estomac s'excorie ; on y ressent une chaleur brûlante ; toutes les papilles nerveuses annoncent leur désorganisation, par l'agitation convulsive d'un *hoquet* qui semble briser le diaphragme. L'estomac a ses mouvements de systole et de diastole ; il repousse, par l'expiration des nausées, ce qui le torture ; il expulse, par la contraction du mouvement, la masse qui le rétrécit en le cau-

(*) ἐσχάρα, foyer, âtre, et croûte noire.
(**) De φλύζειν, fermenter, lever, enfler.

térisant ; on sent qu'il se crispe à la surface, qu'il se plisse sur tout son contour. L'œsophage est en feu ; les surfaces buccales ont perdu le sentiment de la saveur, la membrane pituitaire celui de l'odorat. La glotte et l'épiglotte paralysée laissent accès, dans le poumon, aux liquides, comme à l'air. Le sang se coagule ou se dissout ; la circulation s'arrête ou s'embarrasse; les surfaces extérieures pâlissent ou bleuissent ; une sueur froide et visqueuse suinte de tous les pores de la peau, comme d'un crible ; la pensée s'affaiblit, la vie s'éteint et s'échappe, non par un soupir, mais par une convulsion déchirante. Tel est le tableau de tout empoisonnement, au degré supérieur de son intensité. De degrés en degrés, on peut descendre jusqu'à l'effet superficiel et inoffensif d'un simple médicament.

L'acide sulfurique, dont nous venons de décrire les ravages, quand on le prend à haute dose et concentré, peut n'agir que comme une simple limonade, s'il n'entre que pour un millième dans une quantité donnée d'eau. Rien n'est poison que par la dose ; et les effets d'une dose donnée varient, soit selon la masse des aliments qui se trouvent ingérés, et sur lesquels se porte, en se neutralisant, une partie de l'action corrosive de la substance vénéneuse, soit en raison de la constitution de l'individu.

343. L'empoisonnement n'est pas mortel, si son action s'arrête à la membrane, et ne passe pas dans le sang ; il est toujours mortel, s'il a le temps d'y passer, même en quantité minime : on ne peut pas concevoir autrement la théorie d'un empoisonnement. Ce qui s'arrête à la superficie en effet, n'attaque qu'un tissu caduc, et que le développement (44) tend à repousser au dehors. De tous temps, l'instinct populaire a compris de la sorte la question (*).

α. Acides désorganisateurs.

344. 1° ACIDES SULFURIQUE, NITRIQUE, HYDROCHLORIQUE, PHOS-

(*) Voyez plus bas, à ce sujet, une citation extraite du *Recueil périodique de la Société de Médecine de Paris*, tom. VI, p. 1, an VII.

PHORIQUE, FLUORIQUE, PRUSSIQUE, CARBONIQUE SOLIDE, ACÉTIQUE CON·
CENTRÉ, OXALIQUE, CITRIQUE, TARTRIQUE, ETC. L'intensité de l'action de ces acides, dans les empoisonnements, diminue, dans
l'ordre où nous les avons placés, en titre ; c'est-à-dire que leur
propriété désorganisatrice est corrélative de leur affinité pour
les bases, en sorte que l'action des derniers n'est qu'un diminutif
de celle des premiers. Concentrés, ils carbonisent (540) ; plus
étendus, ils désorganisent. Les traces qu'ils laissent, sur les diverses surfaces du canal alimentaire, qui se trouvent en contact avec les molécules désorganisatrices, sont plus ou moins
profondes, plus ou moins étendues, plus ou moins colorées,
selon la dose et la durée de l'action. L'empoisonnement, par
la même substance, peut offrir à l'autopsie, des escarres, des
phlyctènes, des tubercules, des ecchymoses ou taches violacées,
des surfaces injectées d'un sang plus ou moins vermeil, ou
plus au moins altéré, plus ou moins enflammées enfin ; car
toute action violente est un acte d'aspiration (24) , et appelle
le sang sur la place qui en est le siége. Le sang est alors, dans les
vaisseaux, plus ou moins caillebotté ; ce qui fait qu'en certains
endroits il est liquide ; car il y a eu départ entre le sérum et
le caillot ; il est plus ou moins coloré en rouge ou en noir,
selon que le caillot a été exposé à une plus forte dose d'acide
caustique.

545. Cependant il est quelques phénomènes de coloration,
qui caractérisent plus spécialement l'action de certains acides.
L'acide carbonique et l'acide sulfurique concentrés et fu-
mants, produisent une escarre, les acides organiques une
inflammation. L'acide sulfurique, non fumant, blanchit les
tissus ; l'acide nitrique les colore en jaune ; l'acide hydrochlorique en blanc, qui passe au pourpre, et du pourpre au bleu ;
mais à mesure que l'acide s'étend d'eau ou se sature par les
produits si divers de la fermentation cadavérique, on voit
ces colorations, si caractéristiques au premier moment, se
laver de mille et mille nuances, et s'effacer ensuite tout à
fait.

346. Il est des plantes assez acides pour produire, sur le
canal alimentaire, et par conséquent sur toutes les fonctions

dépendantes de la digestion stomacale, les phénomènes au
moins qu'y déterminent les acides végétaux obtenus par nos
procédés de laboratoire : telles sont les joubarbes (*sempervivum
tectorum, sedum acre*, etc.), l'oseille (*rumex acetosella*), l'alle-
luia (*oxalis acetosella*) ; les fruits verts, les verjus, etc. L'effet
d'une telle ingestion pourrait devenir dangereuse, si l'on en prenait une quantité assez considérable : on éprouve des pesanteurs
et des crudités d'estomac, puis la fièvre qui naît toujours d'une
circulation saccadée et anormale, par suite des intermittences
de la fonction digestive, qui l'alimente et l'entretient, dans l'état
normal ; enfin, après les douleurs d'estomac, les douleurs d'entrailles : l'acidité, en effet, saturant la base alcaline de la digestion duodénale, intervertit ici tout à fait les rôles que, dans
l'estomac, ce siége de la digestion acide, elle ne faisait qu'exa-
gérer ; de là entérites, coliques, diarrhées et dyssenteries ; et
ensuite émaciation et dépérissement, si le caprice des mauvais goûts continue l'usage d'une ingestion pareille.

A. Substances minérales et métalloïdes, qui s'acidifient, en contact avec
nos tissus.

347. CHLORE, IODE, BROME, SOUFRE, PHOSPHORE, SULFU-
RES, PHOSPHURES, etc. Ces substances, par leur avidité pour
l'oxygène ou l'hydrogène, ne peuvent manquer de désorganiser la molécule organique. Le chlore se changeant en acide
hydrochlorique, l'iode et le brome en acides bromique et
iodique, hydriodique et hydrobromique, le soufre en sulfure d'abord, et les sulfures en acide sulfurique avec plus ou
moins excès d'acide ; le phosphore en acide phosphorique, etc.,
réagissent ensuite, sous cette nouvelle forme, sur les tissus
non attaqués, et les désorganisent, en s'emparant de leurs
bases terreuses ou ammoniacales ; ils causent ainsi tous les
phénomènes que nous venons de décrire plus haut, en laissant
des traces analogues de coloration. L'acide phosphorique agit
comme l'acide sulfurique, mais avec moins d'intensité, à
cause de son état floconneux et de la moindre solubilité qui
le caractérise, à l'instant où il se forme.

B. Substances métalliques qui jouent, à l'égard de nos tissus, le rôle
d'acides énergiques.

348. ANTIMOINE ET ARSENIC. L'antimoine n'est presque que
l'arsenic mitigé ; il agit en tout, comme cette dernière substance, mais avec moins d'intensité. Inoffensifs à l'état métallique, ils ne deviennent poison qu'en se combinant avec l'oxygène, dans diverses proportions. En se combinant avec les
bases, ils perdent une partie de leur énergie directe, puisqu'ils ne peuvent plus procéder, dans leur œuvre de désorganisation, que par voie de double décomposition ; ils deviennent
même inoffensifs, selon les bases : l'arsénite d'alumine, de
fer et de chaux étant très-difficilement vénéneux ; et le tar-
trate antimonié de potasse pouvant être administré sans danger, à la dose de cinq ou dix centigrammes, et souvent à plus
forte dose, pour provoquer le vomissement.

349. Aussi, est-ce au moyen de l'arsenic blanc (*oxyde
d'arsenic des anciens chimistes, acide arsénieux des modernes*)
que se commettent presque tous les empoisonnements, volon-
taires ou prémidités, dans notre déplorable et insouciante société : après l'acide prussique, l'hydrogène arséniqué, et l'a-
cide arsénique, dont l'usage est moins fréquent, on ne connaît
pas de poison qui agisse, à si petite dose, avec une telle énergie ; nul autre acide ne passe aussi vite dans le sang. En effet,
les acides qui désorganisent violemment les tissus, tel que
l'acide sulfurique, se font à eux-mêmes, par une escarre, un
obstacle pour pénétrer jusqu'au torrent de la circulation ;
l'acide arsénieux n'opérant sa dissolution qu'à petite dose,
ne se combine que molécule à molécule avec les bases de nos
tissus, ne les désorganise, pour ainsi dire, qu'en les pointillant,
et semble se ménager des interstices libres, pour s'infiltrer dans
le sang (*) ; et c'est par ce véhicule qu'il exerce ses ravages,

(*) De tous les temps cette doctrine a été professée, et confirmée par la pratique.

Fodéré a donné l'arséniate de soude, à la dose de 5|8 de grain, pour rétablir les
urines.

Jean Sherwin (*Mém. de la Soc. médic. de Londres*, vol. 2, n° 35, 1789) fit

et va troubler les fonctions, autres que les fonctions digestives, avec la vitesse de la circulation elle-même. Voilà pourquoi l'autopsie n'offre quelquefois pas, à la superficie de la membrane intestinale, la moindre trace de la plus légère désorganisation ou de la plus indécise inflammation, quoique le poison ait été pris à forte dose. Les symptômes et les accidents de ce genre d'empoisonnement sont ceux de toute désorganisation et décomposition quelconque qui a son siége dans le canal intestinal ; j'ai même cité (*) un cas d'empoisonnement volontaire, où la mort fut prompte et les symptômes nuls ; la force de la volonté les avait tous réduits au silence.

Quand l'arsenic laisse des traces sur la surface intestinale, telles qu'ecchymoses, escarres, taches enflammées, et même perforations, il n'est aucun de ces caractères qui lui soit propre, et qui ne convienne à beaucoup d'autres causes de maladies, même spontanées ; et si l'analyse chimique ne rend palpable la nature de la substance même, on pourrait confondre les symptômes fournis par l'observation médicale, ainsi

bouillir parties égales de tartre en cristaux et d'arsenic, dans six fois autant d'eau. Il obtint des cristaux, dont un grain, introduit dans la peau, a poussé par les urines, et excité de légères nausées. 1ↄ2 grain de ces cristaux, pris par la bouche, a produit les mêmes effets.

« Quant et quant, dit Ambroise Paré, que ce peu de poison est entré dans le « corps, le venin gaigne, et convertit en sa propre substance, ce qui, de prime « face, luy vient au devant, soit le sang qui est ès veines et artères, soit du phlegme « dedans l'estomach, et autres humeurs, ou ès boyaux, dont puis après s'aide à « gaigner le reste du corps... Le poison doncques, par ce moyen que j'ay dit, « commence à s'espandre par les veines, artères, nerfs, et ainsi se communique « au foye, au cœur et au cerveau, mesme convertit en sa nature tout le reste du « corps. (*Des venins*, chap. 2, page 749, édit. de 1628.) »

La même opinion était professée, sans objection aucune, et comme un fait démontré, sur la fin du dix-huitième siècle. On lit en effet, dans le *Journal général de Médecine*, le passage suivant :

« On a dit, ce me semble, et c'est une opinion reçue par les praticiens, que, parmi les poisons tirés du règne minéral, l'arsenic avait cela de particulier, qu'après avoir agi d'une manière destructive sur les parties molles intérieures, *il en passait encore dans le sang*; d'où résultait un orgasme dans les fluides, et une irritation dans les solides, toujours suivis, quand la nature triomphait, d'une éruption cutanée. » (Desgranges, *Recueil périod. de la Soc. de méd. de Paris*, tome 6, page 1, an VII.)

(*) *Réponse à la Réfutation d'Orfila*. (*Gazette des Hôpitaux*, janvier 1841.)

que les signes fournis par l'observation nécroscopique, avec ceux de toute autre maladie violente ou spontanée.

350. Cependant si l'arsenic n'offre aucun symptôme positif, il ne laisse pas que d'en posséder de négatifs, dont la valeur paraît incontestable :

1° A forte dose, il tue en douze heures au plus tard ; Soufflard n'en avait pris qu'un demi-gros (2 grammes) ; il est mort dans cet espace de temps ;

2° L'arsenic provoque le vomissement, mais jamais de matières stercorales. En effet, ou bien son action s'arrête à l'estomac, et dans ce cas, le vomissement ne peut être que chymateux ; ou bien elle se porte sur les intestins, et dans ce cas il occasionne le dévoiement ou la dyssenterie, bien loin de barrer le passage à la matière stercorale, et de la forcer à remonter dans l'estomac. Nous ne sachions que trois cas qui donnent lieu à des vomissements stercoraux : un *volvulus* ou colique de miséréré ; l'occlusion des intestins par des concrétions stercorales indissolubles ; et enfin l'occlusion par l'adhérence et les replis d'un gros helminthe, tel que les plus gros lombrics. J'ai feuilleté près de deux cents volumes de journaux de médecine, dans le but de recueillir tous les cas d'empoisonnements par l'arsenic ; je n'en ai pas rencontré un seul qui contredise ces deux règles générales.

Laffarge ayant prolongé sa maladie jusqu'au douzième jour, n'a pu périr victime d'un empoisonnement par l'arsenic à haute dose ;

Laffarge, ayant fréquemment vomi des matières stercorales, dans le cours de sa longue maladie, n'a pu périr victime d'un empoisonnement quelconque par l'arsenic ;

Ajoutons pour mémoire que Laffarge n'est mort que le lendemain de l'administration irrationnelle du colcotar à haute dose.

Nous nous arrêtons à ces trois points fondamentaux (et ici nous croyons être les interprètes de l'opinion unanime de tous les médecins et chimistes indépendants, probes et désintéressés dans la question), nous demandons hautement, à la justice des hommes, tout en professant le plus profond respect pour la chose jugée, la révision régulière d'un procès qui, heureusement pour l'humanité, n'est pas encore arrivé à la barre de la justice de Dieu (*).

351. Les combinaisons arsenicales agissent en raison de leur solubilité ; l'acide arsénique plus violemment que l'acide arsénieux ; celui-ci plus violemment que les sels à base soluble, et ceux-ci plus que les sels à base insoluble. Parmi ces derniers même, il en est au moins un ou deux qui sont complétement inoffensifs ; ce qui fait qu'on se sert de leurs bases, comme antidotes de l'empoisonnement par l'acide.

352. En général, les poisons, pris à petite dose, peuvent jouer le rôle de médicaments ; l'arsenic est à cette règle l'une des moins contestables exceptions ; en ce sens qu'à la longue les effets de ces petites doses s'accumulent, pour ainsi dire, et que laissant chacune les traces de leur passage dans le cadre de l'organisation, elles semblent agir, comme si la somme en avait été administrée toute à la fois ; il s'opère alors un empoisonnement lent et chronique, et dont la chimie serait impuissante à trouver la moindre trace dans le corps empoisonné. L'*aquetta*, si à la mode du temps d'Alexandre VI, pour se défaire d'un mari ou d'un amant, sans crainte de la justice, la-

---

(*) Voyez pour plus amples renseignements, et pour juger de la valeur des circonstances sur lesquelles est basée ma conviction inébranlable :

1° *Nouv. Syst. de chimie organique*, tome 3 , § 3499, 3687, 4376, éd. de 1838 ;

2° *Procès de Dijon* (Extrait (publié à part) de la *Gazette des Hôpitaux*, 21, 24, 31 décembre 1839, et 2 janvier 1840) ; *Procès d'Alby* (*Ibid*, 4, 6 et 11 juin 1840) ;

3° *Lettre au docteur Fabre, et Réponse à la lettre de M. Paillet* (*Gazette des Hôpitaux*, 26 septembre et 8 octobre 1840) ; ces deux lettres ont été reproduites par presque tous les journaux politiques, et elles ont été imprimées à part ;

4° *Mémoire à consulter, à l'appui du pourvoi en cassation de dame Marie Cappelle, veuve Laffarge, rédigé à la requête de la défense*, par F.-V. Raspail ; in-8°, 1er octobre 1840 ;

5° *Réponse à la réfutation* que M. Orfila publia deux mois après l'apparition de ce mémoire. (*Gazette des Hôpitaux*, 14 nov. 1840 à janvier 1841). Nous avons eu soin de reproduire textuellement, dans la *Gazette*, la réponse d'Orfila.

N. B. Nous pouvons l'assurer, sans crainte d'être démenti par personne, c'est dans la série de ces publications qu'ont été puisées les idées principales que nous avons vues depuis se reproduire successivement, au sein de nos diverses académies ; notre nom devant être sous-entendu dans toutes ces discussions, on le concevra facilement, à cause de notre position personnelle vis-à-vis du pouvoir.

quelle ne s'occupe pas des petits délits, si répétés qu'on les commette ; l'*aquetta di Napoli*, ou *aqua toffana*, n'était que de l'eau ordinaire tenant en dissolution la petite quantité d'acide arsénieux, qu'elle a la propriété de dissoudre, à l'état de pureté ; l'*aquetta* n'empoisonnait qu'à la longue : empoisonnement raffiné, où le bourreau avait l'épouvantable satisfaction de calculer froidement, jour par jour, les progrès de la torture, et de pouvoir prédire, par une simple progression, le jour où le sacrifice serait consommé. Amis et fauteurs de la corruption qui nous ronge, comme du temps de cet Alexandre, prenez garde à l'*aquetta !* elle vous menace dans vos maisons, vous conservateurs du passé, plus que nous, amis du progrès et des réformes sociales.

353. Nous avons, en médecine, des conservateurs, comme en politique. Hippocrate, Galien, Dioscoride surtout, paraissent avoir assez bien désigné les fumigations de l'arsenic, pour la guérison des maladies des poumons et de celles des voies aériennes. Avicenne (*), et les auteurs arabes subséquents, recommandent, contre l'asthme, l'inspiration des fumigations d'arsenic, qu'ils obtenaient en brûlant des mygdaléens (trochisques), composés d'arsenic pétri avec l'aristoloche et la graisse de veau. Paracelse en faisait un usage très-étendu contre les maladies internes, mais surtout externes ; et son exemple eut de nombreux imitateurs. Après lui, la médecine a plus d'une fois préconisé ce médicament, pris à certaines doses à l'intérieur, comme un remède héroïque contre un assez grand nombre de maladies.

354. Sur la fin du siècle dernier, Fowler lui donna une telle vogue en Angleterre, que l'engouement en prit à toute l'Europe. Les *gouttes de Fowler* (*élixir fébrifuge minéral*) étaient alors administrées au nombre de dix ou douze, en deux ou trois fois par jour, pour les adultes ; et de deux à cinq pour les enfants de deux à quatre ans. Quatre-vingts gouttes ne contenaient que deux à trois centigrammes d'arsenic. C'était une *aquetta di Napoli* (352), plutôt qu'une dose de poison.

(*) *Lib.* 3, *fen.* 10, *tract.* 1, *cap.* 10.

On les composait, en effet, de la manière suivante : on faisait bouillir, dans 250 grammes d'eau distillée (chopine), 3 grammes 50 centigr. environ d'arsenic (64 grains), avec 3 grammes 50 cent. d'alcali végétal fixe (carbonate de soude), très-pur, jusqu'à parfaite dissolution. Après le refroidissement, on ajoutait 30 grammes d'huile essentielle de lavande, et on portait le poids de l'eau distillée à 500 grammes.

C'était donc une dissolution d'arséniate de potasse, dont l'arsenic formait près du deux-centième ;

La dose journalière n'en contenait pas plus de 4 à 5 milligrammes pour les adultes, et 2 milligrammes pour les enfants ;

Et pourtant, on ne tarda pas à s'apercevoir, qu'à la longue cette dose devenait mortelle. On guérissait de la fièvre ou du rhume, pour retomber dans le marasme ; on évitait un mal pour tomber dans un pire ; et l'on enterrait l'individu, le jour où le médecin allait faire constater, par une lecture académique, le succès de sa guérison.

Ce qui fit dire à Hufeland (*) : « Il n'y a pas de remède qui guérisse, aussi promptement et d'une manière aussi prononcée, les fièvres, que l'arsenic. Mais cette prompte suppression ne se fait qu'au détriment de l'organisme, et il résulte de son action, au bout de quelque temps, que le malade tombe dans le marasme, la phthisie, l'hydropisie, les obstructions abdominales. Il y a plus de cent ans qu'il a été employé et abandonné en Allemagne (**) ; et depuis vingt ans que Fowler l'a renouvelé en Angleterre, on a eu plus d'une fois l'occasion d'en reconnaître les désastreux effets. »

355. Tout le monde était donc bien et dûment averti, et

(*) *Journal de Médecine*, 1811. Voyez, de plus, sur les *effets dangereux* des médicaments arsenicaux, de la poudre de Fowler et autres, les *Observations* du docteur Ebers de Breslaw (*Journal de la Soc. médico-chirurgicale de Parme*, tome 15, 1816, extraites dans le *Journal général de Médecine de Sédillot*, tome 59, page 294, 1817) ; et puis comparez, avec le travail du docteur Desgranges, sur le *Traitement des fièvres intermittentes*, etc., *par l'arsenic* (*Journal général de Médecine*, tome 30. 1807, pages 241 et 363).

(**) Voyez, à ce sujet, les *Ephémérides des curieux de la nature*, déc. 2, année 1686. *Addenda*, page 474, *de arsenico antipyreto*.

il était d'une sage pratique de ne pas abandonner des médications inoffensives, afin de s'attacher de préférence à un médicament aussi dangereux pour le malade, comme pour la société. Mais malheureusement l'envie d'innover est la plaie d'un art dont on se voit forcé de faire métier et marchandise. Dès que le succès de l'aspiration à froid du camphre, par le simple tuyau d'une paille ou d'une plume, fut constaté comme un remède héroïque contre toutes les maladies de poitrine et même d'estomac, chacun s'ingénia à modifier, dans ce sens, la substance des cigares : on substitua, aux feuilles du tabac, les feuilles non moins narcotiques de stramonium, de jusquiame, de belladone, etc., que l'on fumait comme le tabac, dont ces nouvelles cigarettes avaient tous les inconvénients sans en avoir les avantages. Un docteur, plus avisé que les autres, annonça des *cigarettes d'arsenic*, pour remplacer les *cigarettes de] camphre*; et cela dans un temps où les empoisonnements criminels par l'arsenic commencent à devenir si difficiles à constater, et tiennent tant en émoi la vigilance de la procédure criminelle. Que coûterait-il donc à la malveillance de simuler un rhume opiniâtre, pour se procurer, sur ordonnance de médecin même, et mettre en réserve des paquets de ces cigarettes? De quelque petite quantité que chaque cigarette soit imprégnée, avec des milligrammes on fait des grammes; avec un gramme on empoisonne; avec une seule cigarette on fera l'*aquetta* d'un repas (352). Il paraît que ces observations, que nous n'avons jamais ménagées dans nos rapports avec les médecins, ont ouvert les yeux des hommes compétents sur la matière; aussi les journaux de médecine ont-ils annoncé, depuis, qu'il ne serait plus délivré de ces cigarettes que sur ordonnance du médecin. Nous demandons, nous, hautement, qu'il ne soit plus permis d'en délivrer à personne, d'abord dans l'intérêt de la sécurité publique, ensuite et surtout dans l'intérêt des malades, dont un tel traitement ne peut que détériorer plus ou moins profondément la santé, tout en les guérissant d'une maladie locale.

556. La même proscription doit s'appliquer, dans les hôpitaux, à tout ce qui simule la médication de Fowler; car il en

arrive que le malade qui sort guéri de l'hôpital s'en va mourir à domicile. Nous reviendrons ailleurs sur la partie pharmaceutique de la question : ici les rapports intimes des deux faces de la question ne nous ont pas permis de séparer le médicament du poison.

L'arsenic est aussi nuisible aux plantes, à dose suffisante, qu'aux animaux ; les végétaux l'absorbent par leurs racines. On a cru, dans ces derniers temps, rencontrer une anomalie à cette loi, dans les moisissures qui poussent à la surface des liquides empoisonnés, même par l'arsenic ; on n'a pas fait attention que l'arsenic se neutralise avec les sels calcaires de l'eau, et que, quand une couche d'arsénite semblable s'est formée à la surface, elle offre un plan inoffensif, qui peut servir de support aux moisissures, lesquelles n'ont besoin, pour végéter, que de l'humidité de l'air et de l'absence de la lumière.

357. Nous pouvons appliquer à l'arsenic et aux autres poisons de nature métallique les réflexions de physiologie générale que nous avons faites plus haut, à l'égard des poisons végétaux. C'est que l'arsenic et ses congénères n'opèrent pas sur tous les animaux, toutes choses égales d'ailleurs, comme sur l'homme ; et, d'avance, on doit considérer comme fausses les inductions toxicologiques que l'on tire chaque jour, avec tant de laisser-aller, des expériences sur les chiens, les chevaux, les chats, les rats, etc. ; expériences si mal dirigées, du reste, que par elles-mêmes, et à part cette considération, elles n'ont aucune valeur. A l'un on lie l'œsophage pour l'empêcher de vomir ; et par cette torture on multiplie la puissance d'absorption de la membrane stomacale, que le poison n'aurait fait peut-être qu'effleurer ; à l'autre, animal essentiellement herbivore, on fait avaler tout à coup la dose du poison daus un seau de soupe grasse, et on le tue encore plus par suite d'une indigestion que par celle d'un empoisonnement.

Or, il est des animaux pour qui l'arsenic semble être une substance comestible ; le loir s'en gorge impunément ; les gros rats, qui dévorent les dépouilles préparées chez les natu-

ralistes, mangent l'arsenic, et le boivent impunément dans les
auges remplies d'eau arsenicale. Les chiens, habitués à ronger les os, sont moins accessibles que les animaux herbivores
aux effets de l'arsenic, qui ne peut que se saturer, en entrant
dans leur estomac, avec cette masse de sels calcaires que renferme leur bol alimentaire.

β *Bases désorganisatrices.*

358. Nous connaissons un certain nombre de bases organisatrices, c'est-à-dire capables d'entrer dans la composition
chimique d'une vésicule organisée, et de contribuer à sa
vitalité et à son développement ; de ce nombre sont la chaux,
la soude et la potasse, l'ammoniaque et le fer. Il est dans la
nature une foule d'autres bases qui ont une affinité bien supérieure pour la molécule organique, qui ont la puissance de
la soustraire aux cinq bases que nous venons d'énumérer,
mais qui ne sauraient constituer, avec elle, qu'un magma organique, et non un tout organisé. La molécule organique tombe
avec ces bases en flocons, elle ne s'arrange pas en vésicule
élaborante, et le produit forme un sel et non un organe.
Prenez une dissolution de gomme arabique, qui est un tissu
calcaire commençant, et versez-y un peu d'acétate de plomb ;
aussitôt il se formera, par double décomposition, un précipité de gommate de plomb, si je puis m'exprimer ainsi, et le
liquide renfermera de l'acétate de chaux correspondant à la
quantité de plomb précipité ; la gomme ainsi précipitée est
désormais incapable d'organisation et de développement. Or,
tout liquide organique est ainsi précipité par les sels de plomb ;
tout tissu en est désorganisé et comme tanné. Les autres
bases agissent de la même manière, mais en suivant l'échelle
de proportion de leur affinité pour la molécule organique.

359. D'où il faut conclure, que l'action des poisons basiques est plus durable que l'action des poisons acides, toutes
choses égales d'ailleurs. Les bases, en effet, tannent les tissus
et les solidifient ; les acides les décomposent en les dissolvant ;

ils les lavent; et, si l'animal ou la plante répare ses pertes, la cause du mal disparaît, comme rejetée au dehors, par les lavages excrémentiels. L'arsenic, sous ce rapport, agit à la manière des bases, parce qu'avec la chaux des tissus il forme un sel insoluble; et puis, qui sait si l'arsenic n'est pas une substance d'une composition plus compliquée que nous nous l'imaginons? J'en suis presque convaincu, par suite d'expériences d'un autre ordre; et cette réflexion s'applique immédiatement à l'antimoine, et à bien d'autres corps simples métalliques, dont l'histoire n'est, d'un bout à l'autre, qu'une anomalie et une contradiction, avec leur prétendue simplicité. Quoi qu'il en soit, nous ajouterons que l'acide sulfurique, à cause de l'insolubilité du sulfate de chaux, laisse de son empoisonnement des traces plus durables de désorganisation que les autres acides.

360. Parmi les bases qui désorganisent la vésicule organisée, ou qui s'opposent à l'organisation des liquides, il en est qui procèdent en décomposant la molécule organique elle-même, et d'autres en se l'appropriant.

A. Bases qui empoisonnent et désorganisent les tissus, principalement en décomposant la molécule organique.

361. ALCALIS FIXES : CHAUX, POTASSE ET SOUDE, AMMONIAQUE, BARYTE, STRONTIANE, MAGNÉSIE, CAUSTIQUES. Tous ces oxydes ont une telle avidité pour la molécule aqueuse, qu'en leur contact la molécule organique ne tarde pas à se carboniser, c'est-à-dire à se dépouiller de sa quantité d'eau complémentaire. C'est là leur premier effet; elles s'hydratent d'abord. Ensuite, par une action secondaire, elles empruntent aux tissus non carbonisés la quantité d'oxygène et de carbone nécessaire pour se saturer et se transformer en carbonates, acétates, oxalates, etc., selon la nature des tissus qu'elles désorganisent. L'action caustique de l'ammoniaque est bien moins prononcée que celle de toutes les autres bases, parce que l'ammoniaque est liquide et déjà combiné avec une quantité d'eau suffisante pour l'hydrater. Après avoir procédé ainsi, et tout d'abord

par voie d'hydratation, elles peuvent continuer leur œuvre
destructrice, par voie de double décomposition, en se substituant tumultueusement aux bases organisatrices : la chaux
transformant en tissus osseux les tissus albumineux qui ont
pour base l'ammoniaque, et en tissus ligneux, les tissus muci-
lagineux qui ont pour base la potasse ou la soude ; la baryte, la
strontiane, la magnésie, se substituant aux unes et aux autres,
pour former des tissus sans nom dans l'économie, des organes sans fonction ; l'ammoniaque se substitue à son tour aux
bases organisatrices, et change la destination des tissus ; et
toutes transforment en savon les huiles et graisses qui abon-
dent dans les liquides et dans les tissus.

362. Les symptômes de ces sortes d'empoisonnements diffèrent peu de ceux qu'affectent les empoisonnements par les
acides. Ce sont les symptômes de la désorganisation des surfaces, où s'épanouissent les dichotomies nerveuses ; tortures
d'estomac ; spasmes des premières voies de la respiration, et
de toutes les parois buccales qui se sont trouvées sur le passage
du caustique ; répulsion par les surfaces qui attiraient et aspi-
raient ; nausées pénibles qui ne vont pas toujours jusqu'au
vomissement ; cautérisation des nerfs, et par conséquent
perte du sentiment se transmettant des superficies au centre de la pensée ; coagulation d'une partie du sang ; liqué-
faction de l'autre ; trouble et suspension de la circulation ;
contorsions déchirantes, convulsions d'abord tétaniques,
trismus, défaillance, syncope, léthargie, dont le réveil est
la plus effrayante agonie qui puisse précéder la mort.

363. On compte un certain nombre de plantes vénéneuses
qui agissent, sur les tissus animaux, à la manière des caustiques, et dont le suc laisse une tache escarrotique sur la
peau. Ce sont principalement les plantes lactescentes, EUPHOR-
BES, CHÉLIDOINE, LAITUE VIREUSE, TISSUS HERBACÉS DU FI-
GUIER, ETC., CHAMPIGNONS LACTESCENTS (*agaricus necator, lacti-
fluus, pyrogalus, acris, piperatus, azonites*) ; et même l'ortie,
dont les piquants acérés et siliceux portent au sommet une
petite ampoule remplie d'un suc caustique, qui crève dans
la piqûre et y détermine une vive inflammation. Ce qui dé-

montre le mieux la causticité alcaline du venin de l'ortie, c'est qu'on n'a qu'à frotter la plaie, ou plutôt les petites plaies, avec une feuille verte d'une plante non lactescente et succulente, pour en éteindre le feu ; le jus de ces feuilles est toujours acide.

364. C'est peut-être dans le même ordre de subtances qu'il faut classer le principe actif du venin qu'éjacule le crapaud, quand il se sent trop poursuivi. Quant aux venins de la vipère, des abeilles et des araignées, on sait qu'ils sont inoffensifs par ingestion, et ne nuisent que par inoculation.

B. Bases qui empoisonnent, en se substituant aux bases organisatrices des tissus.

365. OXYDE DE PLOMB (litharge), SELS DE PLOMB. Nous avons suffisamment parlé de l'action chimique des oxydes ou sels de plomb sur les tissus organiques (358,359) ; il est évident que leur vertu toxique est toujours en raison de leur solubilité ; la litharge n'opérant que par la superficie de ses particules pulvérulentes, et par conséquent s'enveloppant du produit de la désorganisation, avant d'avoir épuisé toute l'action de sa substance ; l'acétate étant plus actif que le carbonate, celui-ci que le sulfate, qui est d'une si grande insolubilité.

366. L'action toxique de ces diverses combinaisons se fait principalement sentir dans les intestins destinés à la défécation, et y produit des douleurs atroces, qui lui ont fait donner, selon les lieux et les professions, les noms de *colique des peintres, colique de plomb, colique du Poitou,* et celui de *miséréré,* quand le mal a pris, par les vomissements stercoraux, les caractères du *volvulus* et de la passion iliaque. Les mineurs qui exploitent les mines de plomb, les ouvriers plombeurs, les fabricants de céruse, et les peintres qui font un fréquent emploi de ce blanc, mêlé aux huiles siccatives, etc., sont principalement exposés à cette terrible maladie, qui leur survient par le véhicule des émanations et de la déglutition salivaire.

367. Les effets désastreux de ces sels pris à l'intérieur

devraient engager enfin les praticiens à proscrire de leur formulaire tout médicament interne, dans lequel le plomb entre, pour une portion si minime que ce soit.

Et, en général, on devrait se poser en principe de ne jamais DONNER, EN MÉDICAMENT, UNE COMBINAISON DANS LAQUELLE RENTRE UNE BASE INORGANISATRICE. Une pareille médication laisse presque toujours, dans l'économie, des traces durables et profondes, qui survivent à la guérison, comme pour servir plus tard de germe à des maladies intimes et incurables, à des maladies de marasme et de dissolution ; car ces bases procèdent par une espèce de *tannage* des membranes, et par conséquent par la paralysie de l'élaboration.

J'ai été témoin d'un cas de ce genre de désordre, qui devrait être une bien grave leçon pour la thérapeutique. Une jeune femme de vingt-six ans, et qui avait été six fois mère avec succès, un peu affaiblie par une fécondité aussi précoce, conservait pourtant toutes les apparences extérieures d'une belle jeunesse et d'une force qui lui promettait encore de longs jours. Elle toussait un peu ; elle négligea ces symptômes de rhume ; le mal parut s'aggraver. Quelques médecins pronostiquèrent des tubercules dans le poumon, d'autres n'y virent rien de semblable ; le premier avis prévalut, et il fut décidé que, pour cautériser sans doute ces tubercules, on administrerait à la malade, en loochs de diverses compositions, quinze centigrammes (5 grains) d'extrait de Saturne (*acétate de plomb*) par jour. Ces praticiens avaient sans doute pensé que ce sel, qui lave les bavures des plaies et prépare celle-ci à la cicatrisation, se comporterait de même à l'égard des tubercules de la poitrine ; les erreurs en médecine ne sont fondées que sur de tels raisonnements ; on ne s'y trompe que parce qu'on perd de vue la route que le médicament doit prendre, avant d'arriver à son but. Avant d'arriver aux tubercules, ce sel corrosif avait à passer par la langue, l'isthme du gosier, l'estomac et le duodénum, c'est-à-dire par deux digestions qui devaient en neutraliser l'action. Ce sel devait donc changer de nature, avant de parvenir, par le torrent de la circulation, aux poumons, où il n'est certainement jamais arrivé par cette voie, dans son état d'intégrité (358). Aussi les effets de la médication furent-ils déplorables, et firent-ils naître bien des maux, qui ont dû se terminer par la mort, mais qui ne tardèrent pas à s'annoncer par des symptômes effroyables : coliques, diarrhées, dyssenterie, transpirations si abondantes, qu'il fallait changer les matelas trois fois par jour ; céphalalgie violente, dyspnée, gargouillement dans la poitrine, difficulté presque insupportable de la déglutition, paralysie de la glotte et de l'épiglotte, qui faisait que les liquides avalés se trompaient presque toujours de route ; langue épaissie, inerte, et sortant de la bouche quelquefois jusqu'au bas du menton, sans que la malade pût la retirer dans la bouche ; fièvre, à cent cinquante pulsations, et insomnie complète. On comprend d'avance la cause de tous ces symptômes. Le sel de plomb avait tanné la langue, les parois buccales, l'isthme du gosier, désorganisé les membranes du canal alimentaire, et, par conséquent, paralysé toutes les phases de la digestion, ce principe, cet *alpha* de la circulation, dont la respiration est l'*omega* et la réciproque. Je rapporterai plus bas et en son lieu, par quelle médication je parvins à dissiper, pendant quinze jours, tous ces symptômes d'empoisonnements par le plomb ; on crut, pendant tout ce temps, la malade sauvée. Mais on ne refait pas des tissus désorganisés : la malade s'éteignit dans un quart d'heure d'agonie, au milieu de la plus angélique sécurité.

368. RÈGLE GÉNÉRALE : A L'INTÉRIEUR, PLUS DE SELS DE PLOMB, QUELLES QU'EN SOIENT LA DÉNOMINATION ET LA DOSE.

369. MERCURE ET SELS DE MERCURE. Le mercure a la propriété de produire, à la manière presque des alcalis, une espèce de savon, avec les huiles et substances oléagineuses, qui jouent un si grand rôle dans toute l'économie animale. Ses sels sont facilement réductibles, par le contact des particules d'un métal quelconque, pourvu qu'ils soient à l'état de dissolution. Déposez une goutte de nitrate ou de deuto-chlorure de mercure (*sublimé corrosif*) sur une lame de cuivre décapé, et aussitôt la place en sera marquée par une tache d'un beau blanc

d'argent. Les corps gras se combinent avec le mercure, à la manière des acides; ils acquièrent et lui prêtent, en l'éteignant, une solubilité saline, qui fait que, sous cette forme, il devient capable de s'infiltrer dans les tissus et dans le sang, d'une manière plus tamisée, si je puis m'exprimer ainsi, et partant moins désorganisatrice. La forme rebutante de ce médicament fait qu'on ne l'administre qu'à l'extérieur ; nous renvoyons donc ce que nous avons à en dire, au paragraphe suivant. Le sel qu'on administre le plus fréquemment, c'est le protochlorure de mercure (*calomélas*), sel qui, à cause de son extrêmement faible solubilité, peut servir éminemment de vermifuge, contre ces infiniment petits vers, qui n'ont besoin, pour se décomposer, que d'infiniment petites doses. Le deutochlorure de mercure (sublimé corrosif) est un des poisons les plus violents, même à faible dose, à cause de sa facile décomposition et de sa grande solubilité. Le mercure est un médicament qu'il faudrait souverainement proscrire du formulaire : Comme l'arsenic, comme le plomb, il ne soulage ou ne guérit, que pour plonger tôt ou tard l'organisation dans un délabrement, dont souvent rien ne saurait conjurer les longues et funestes conséquences ; ainsi agissent, en effet, toutes les substances capables de substituer, aux bases organisatrices, des bases qui ne le sont pas (348, 367).

370. Cuivre et sels de cuivre. Que nos tissus s'assimilent le cuivre, c'est un fait assez bien démontré par la coloration en bleu des cheveux et des ongles des ouvriers qui travaillent sur cuivre. Quoique le cuivre en limaille ne soit pas de lui-même vénéneux, il ne tarde pas à le devenir, par le progrès de la digestion stomacale, à cause de l'acide qui en est le produit. De même que les sels de mercure, les sels de cuivre sont facilement réductibles par les métaux ; trempez une lame de fer bien décapé dans une dissolution d'un sel de cuivre, et elle ne tardera pas à se couvrir d'une belle couche de cuivre rosette ; nos tissus agissent sur ces sels, exactement comme les métaux. Or ces sels sont un poison, parce que d'abord le cuivre n'est pas une base organisatrice (25), et qu'ensuite la soustraction de la base met en liberté l'acide, qui, dès ce moment,

réagit, de toute son affinité, sur les bases des tissus non encore désorganisés. L'acétate (ou verdet), le sulfate et le carbonate de cuivre (autre forme du verdet), sont les sels qui ont le plus fréquemment contribué aux empoisonnements criminels ou involontaires.

571. SELS D'ÉTAIN, DE ZINC, DE BISMUTH, DE NICKEL, ETC. L'affinité de ces bases pour nos tissus étant moindre que les précédentes, la dose à laquelle ces sels deviennent poisons est telle, que l'on s'en rebuterait, avant d'avoir consommé le sacrifice, pourvu que ces sels soient neutres (5) ; et ce n'est pas dans cette catégorie du droguet que les Canidies et les Brinvilliers vont puiser leurs subtiles ressources.

La plupart de ces sels n'agissent peut-être qu'en paralysant, par une double décomposition, la fermentation digestive, et par conséquent l'aspiration nutritive des tissus (24). Or, comme leur action est principalement évacuante et diaphorétique, il s'ensuivrait que ce n'est pas sur la digestion stomacale, mais plutôt sur la digestion duodénale et intestinale, qu'elle se reporte spécialement.

372. HYDROCHLORATE DE PLATINE. Ce sel a la propriété de former des sels doubles, dès qu'il est en contact avec la potasse, la soude et l'ammoniaque, etc. S'il ne se substitue pas aux bases de nos tissus, du moins il se les associe, et désorganise d'autant la membrane élaborante.

373. HYDROCHLORATE D'OR, OU MURIATE D'OR, ET CHLORURE D'OR. Il faut en dire autant de ce sel ; il forme avec les alcalis des sels doubles et solubles ; il désorganise les tissus, en les dépouillant de leurs bases. En outre, ces deux sels sont réductibles par les métaux, qui se couvrent, dans les circonstances favorables, de platine et d'or. Ils sont trop facilement décomposables, et trop inoffensifs par leurs bases insolubles, pour qu'on les ait jamais trop fait servir aux empoisonnements. Le sel d'or, renouvelé des médecins alchimistes (*), par Chrestien de Montpellier, et administré dans le véhicule de l'éther, a

____

(*) Voyez Glauber, _de Auro potabili_, dans ses _Furni philosophici_, Amst., 1651.

pris, pendant un certain temps, dans la pratique, une vogue qui est bien passée aujourd'hui.

374. Nitrate d'argent. L'acide hydrochlorique et tous les hydrochlorates précipitent l'argent en un chlorure blanc, caillebotté, qui devient de plus en plus violet, au contact de la lumière : sel insoluble dans tous les acides, soluble dans l'ammoniaque, et connu, dans le langage alchimique, sous le nom d'*argent corné*. Or, appliqué sur nos tissus, l'argent agit précisément, comme s'il était en contact avec les hydrochlorates; il les couvre d'abord d'un caillebottage blanc, qui devient ensuite une tâche violâtre, dure et cornée. Sur la corne, les dents, les ongles, les cheveux, l'ivoire, cette coloration violette est presque instantanée. Il est évident, d'après cela, que l'acide nitrique est immédiatement mis en liberté, et qu'il réagit ensuite sur les tissus pour son propre compte, ce qui rend ce sel doublement désorganisateur ; car par sa base, il décompose les hydrochlorates de soude, d'ammoniaque, etc., dont les liquides cellulaires et vasculaires de l'organisation sont si riches, et aussitôt il se précipite sur les tissus, en un vernis corné et insoluble, et puis il abandonne les tissus non attaqués, à l'action corrosive des bases isolées des hydrochlorates, et à celle de son acide nitrique éliminé. Comme médicament, pris à l'intérieur, à quelque dose que ce soit, ce sel doit donc être proscrit de la thérapeutique ; quand on procède à la guérison, par un agent de désorganisation, on guérit d'un accident, pour préparer mille autres maladies, selon l'organe dans lequel la dose du poison aura fixé le siége de son œuvre destructrice.

375. Règle générale. Les poisons désorganisateurs, dont nous venons de décrire le mode d'action dans tout ce genre, agissent sur toutes les muqueuses, de la même manière que sur l'estomac. L'empoisonnement peut s'opérer par l'anus, par les organes génitaux, tout aussi bien que par la bouche; car tous ces tissus, préservés du hâle et du contact immédiat de l'air, sont aussi absorbants et aspirateurs les uns que les autres. Et sous ce rapport, les organes génitaux de la femme sont sur la même ligne que le poumon; ils ont, surtout au moment du spasme, une force d'aspiration, qui explique tout le mécanisme du mystère. Aussi est-ce l'organe qui redoute le plus les contacts impurs.

c. Substances organiques, qui, sans offrir la moindre trace d'acidité ou d'alcalinité, n'agissent pas moins comme caustiques.

376. Nous comprenons, dans cette catégorie, tous les dérivés du carbure d'hydrogène, ALCOOL, ÉTHER, HUILES EMPYREUMATIQUES ET ESSENTIELLES. Ces substances agissent essentiellement, les unes par leur avidité pour l'eau, les autres en savonulant l'ammoniaque, qui sert de véhicule aux liquides nourriciers. Elles coagulent donc le sang et les autres liquides, elles durcissent et crispent les tissus, les dessèchent et les crevassent, et laissent partout, sur leur passage, l'impression de chaleur, que produisent toutes les violentes combinaisons. Outre cette action principale et qui tient à leur nature intime, chacune de ces substances peut emprunter des propriétés accessoires, aux sels qu'elle a pu dissoudre dans les vaisseaux des plantes dont elle émane, ou dans les diverses phases de son extraction chimique ; et la différence de leurs caractères ne me paraît provenir que de ces accessoires ingrédients. Ajoutons, enfin, qu'elles peuvent encore paralyser, par leur présence, la fermentation digestive, et suspendre par là le travail de toutes les fonctions dépendantes. Aussi a-t-on lieu de remarquer que leur action est asphyxiante ; car elle arrête la digestion, tout en conservant l'intumescence de la fermentation, ce qui oppresse et refoule en haut les poumons ; elle coagule le sang, ce qui arrête l'hématose et la respiration ; elle congestionne le cerveau, et devient ainsi la cause mécanique et occasionnelle d'une foule de désordres, dans l'intelligence et la sensibilité, qui prennent différents noms, selon la région que la congestion comprime, et selon le volume qu'elle acquiert : idiotisme, folies, aberrations mentales, hallucinations, délire et fureur, coma profond, ou convulsions tétaniques ; effets d'une même cause, selon que son volume a une ligne de plus ou de moins en diamètre.

377. Mais ces substances volatiles, au plus haut degré, n'ont

qu'une action passagère, et qui ne survit pas à leur volatilisation; si l'asphyxie n'est pas immédiatement mortelle, dès que
la cause s'est dissipée, les tissus reprennent leurs fonctions,
les liquides leur circulation; la force revient, après la réparation de la fatigue, c'est-à-dire des pertes occasionnées par le
repos forcé des organes. Ce ne sont pas là des poisons qui laissent des traces; ce ne sont point des médicaments qui guérissent d'un mal aigu, pour léguer un délabrement chronique.
C'est dans cette catégorie de produits que l'antiquité puisait
ses plus héroïques remèdes; les derniers alchimistes, et Paracelse surtout, nous ont donné un fort mauvais conseil, en
nous détournant de cette ligne; et c'est une belle découverte
que d'y revenir. Plus le médicament a de l'analogie avec l'aliment, plus la médication est conforme à la nature, qui a
placé, avec tant d'harmonie, souvent dans la même plante, la
substance nutritive à côté du condiment, le baume à côté des
fécules.

378. Ainsi en excès, toutes les huiles essentielles sont des
poisons violents, l'essence de *rose*, comme l'huile essentielle de
térébenthine; en quantité suffisante, elles sont toutes d'heureux
et d'infaillibles médicaments, succédanés les uns des autres.
Les différences de leurs effets, nous le répétons, tiennent aux
différences de leurs mélanges, différences qui, se traduisant
par l'odeur (*), les rendent d'un usage agréable ou désagréable,
selon les dispositions nerveuses des sujets : mais ces considérations appartiennent à un autre cadre d'ouvrages. En un mot,
quant à la médication, surtout dans notre méthode, nous n'é-
tablissons pas la moindre distinction systématique, entre les
diverses espèces de ce genre, nous pouvons nous en servir
indistinctement avec un égal succès; et si habituellement, nous
avons donné la préférence à l'une d'elles plus particulièrement,
c'est à cause des caractères physiques qu'elle conserve, à la

(*) Toute huile essentielle est odorante par sa volatilité; elle est amère par sa
causticité. Cette observation n'avait pas échappé à Pline le naturaliste: *Odorato
sapor rarò ulli non amarus; è contrario dulcia rarò odorata.* (Plin. 21,
cap. 7.)

température ordinaire, plutôt qu'à cause de ses propriétés thérapeutiques spéciales.

379. CAMPHRE. Le camphre est une huile essentielle solide à la température ordinaire, sans cesser d'être volatile et capable de s'évaporer. Dans les cellules du *laurus camphora* d'où on l'extrait, elle se trouve nécessairement à l'état liquide, et pure de tout mélange; mais son extraction par l'ébullition doit nécessairement l'associer avec les résines qui s'élaborent dans toute plante, et la mélanger avec les gommes et autres substances, avec lesquelles elle ne saurait pas entrer en dissolution. Le camphre, qui se rassemble à la surface de l'eau, n'est donc qu'un amalgame impur, et dont les propriétés seraient, dans cet état, des propriétés composées et hétérogènes. On le purifie par la sublimation, à une douce chaleur. Mais à la première distillation, il conserve encore une quantité trop considérable de l'huile fluide, qui lui prêtait, dans la plante, sa liquidité, et qui lui communique, après son extraction, une odeur de térébenthine repoussante. Ce n'est qu'au bout de deux purifications successives qu'il acquiert la blancheur et l'odeur qui lui sont propres, et qu'il se dépouille de son aspect gras et oléagineux. Non pas que, sous cette forme, on doive le considérer comme une substance simple et d'une uniforme composition; car exposé à l'air, la superficie du grumeau devient pulvérulente, en absorbant l'oxygène et même l'acide carbonique, tandis que la portion sous-jacente reste limpide et compacte (*), jusqu'à ce qu'elle soit mise à découvert, par l'effrittement de la surface poudreuse. On peut tailler celle-ci en lentille, et s'en servir, surtout si on la protége d'une couche de vernis, en guise de verre grossissant; tandis que l'autre s'effrite sous les doigts, en poudre

(*). De temps immémorial, les épiciers ont soin de recouvrir de graines de lin, le camphre qu'ils conservent dans des bocaux ouverts; avec cette précaution, ils préviennent les déchets de la volatilisation et de la pulvérisation; sans aucun doute, parce que ces graines, étant dans un état latent de germination, absorbent l'oxygène et l'acide carbonique de l'air atmosphérique, et forment autour du camphre presque le vide, mais un vide compresseur. Cet usage se trouve déjà mentionné, comme mis en pratique par tous les apothicaires du Danemark, dans les *Actes de Copenhague*, ann. 1671-1672, *obs.* 55.

aussi impalpable que celle qu'on obtient, en la précipitant, par l'eau distillée, de l'alcool camphré. En brûlant, le camphre offre deux phases principales, la première, pendant laquelle il répand une fumée épaisse et fuligineuse, la seconde, pendant laquelle il brûle presque sans fumée ; et puis il reste, sur la lame de verre, un résidu sec et comme vernissé, qui ne brûle plus.

380. Le camphre brûle sur l'eau, à la surface de laquelle le tient sa légèreté spécifique ; mais il ne brûle pas sous l'eau, ou dans l'eau, comme quelques personnes le disent, en parlant du feu grégeois, dont le camphre formait la base. Sa flamme alors semble être horizontale, parce que le courant d'air qui l'alimente, et en même temps qui la comprime, ne peut lui venir que d'en haut.

581. Un grumeau de camphre placé au-dessus de l'eau, y tourne, sur lui-même, avec une rapidité et des changements de direction qui semblent au premier coup d'œil n'avoir rien d'automatique, mais qui s'expliquent facilement, si l'on veut bien reporter sa pensée sur sa volatilisation. En effet, la volatilisation agit nécessairement, comme la vapeur, en repoussant ce dont elle émane, si ce dont elle émane est mobile dans l'air ou sous l'eau. Le grumeau de camphre, vapeur et bouilleur mobile à la fois, doit être mis en mouvement par sa vaporisation même ; et la direction de son mouvement doit être gyratoire, puisqu'il se vaporise par toute sa périphérie à la fois. Ces mouvements gyratoires sont d'autant plus rapides, que la cassure du grumeau est plus fraîche, et qu'elle a été moins exposée préalablement à l'air.

382. Le camphre nous vient des îles Bornéo, Java, Sumatra, etc. C'est dans cet archipel que croît le *laurus camphora* ; mais nous en trouvons plus que des traces dans nos plantes odoriférantes, dans nos graminées fourragères, et je dirai même dans nos moisissures ; mâchez de la viande cuite, après avoir placé un grumeau de camphre sous la dent, et vous croirez mâcher du pain couvert de moisissures. Enfin toute huile essentielle prend les caractères physiques du camphre, quand on la traite par l'acide hydrochlorique.

383. Le camphre participe de la propriété antiseptique et antifermentescible, que possèdent toutes les huiles essentielles ; mais sa qualité concrète semble augmenter cette précieuse propriété. En effet, la constance de la volatilisation des huiles essentielles forme, autour des substances fermentescibles, une atmosphère isolante, qui intercepterait déjà suffisamment l'air atmosphérique, aliment obligé de toute espèce de fermentation, alors même qu'à cette première faculté, une huile essentielle n'ajouterait celle de s'assimiler l'oxygène et l'acide carbonique, ainsi que les gaz ammoniacaux. De là vient qu'il suffit de déposer quelques grumeaux de camphre à la surface de l'eau, pour conserver, même pendant une année, de la viande et des pièces anatomiques, au fond d'un bocal, qu'on laisse ouvert ; on n'a besoin que de renouveler les grumeaux de camphre, à mesure qu'ils s'évaporent. J'ai conservé ainsi, un année entière, des oiseaux avec leurs plumes, et des jeunes fœtus avec tous leurs organes.

384. Lorsque nous publiâmes, pour la première fois, le résultat de nos observations thérapeutiques, et des succès que nous obtenions de l'emploi des huiles essentielles, et principalement du camphre, on se récria bien haut et bien fort contre des vérités aussi malsonnantes. Le camphre étant échauffant, comment prétendre guérir, par son moyen, la gastrite et les inflammations intestinales ou autres ? le camphre étant un poison dangereux, comment le conseiller tout à coup à l'intérieur et à l'extérieur, dans une foule de maladies ? Ces clameurs, toujours bien chauffées par des exigences secrètes, ne prouvaient qu'une chose, qui est la plaie éternelle de la science médicale, l'absence d'un système basé sur des faits positifs, et la surabondance de mots qui ne représentent aucune idée nette et précise. Je répondis à cela par des expériences directes ; et aujourd'hui chacun a oublié les objections, pour adopter, sous une forme ou sous une autre, les réponses ; il paraît même que ma première hérésie a cessé de m'appartenir, en passant à l'état de dogme. Dans tout ce que j'ai dit, et que je dirai encore, il en a été et il en sera toujours ainsi ; et je m'en console bien volontiers : quand l'humanité gagne à une chose, nul n'a

droit de s'en croire spolié. J'ai à m'occuper ici du camphre, non comme médicament (je le ferai en son lieu), mais comme poison ; et voici ma réponse :

385. Le camphre à haute dose, pris à l'intérieur par l'une ou par l'autre extrémité du canal alimentaire, est dans le cas de porter un trouble grave, dans les fonctions, à cause spécialement de sa propriété antifermentescible, et par conséquent antidigestive, qui n'est que la propriété d'absorber et de s'approprier l'oxygène et l'acide carbonique destinés à l'aspiration des tissus. Cependant son état concret le place, sous ce rapport, le dernier sur la liste des huiles essentielles ; *medicamenta enim non agunt nisi soluta* ; les huiles essentielles agissent donc en raison de leur fluidité même. Sans être narcotique et stupéfiant, le camphre peut donc porter au vertige, en suspendant toute opération alimentaire, toute absorption de liquides sanguificateurs, et partant en déterminant des congestions dans l'organe cérébral. Cependant j'ajouterai qu'on connaît peu de cas graves de ce genre ; car le vomissement ou les évacuations alvines débarrassent bien vite le canal alimentaire d'une cause de désordre qui reste concrète, et ne passe, dans les organes, que par faibles portions, et qui ensuite n'y laisse aucune trace. J'ai poussé fort loin, sur moi-même, l'expérience de ce médicament, je n'ai jamais éprouvé d'autre symptôme qu'une incommodité de pesanteur et de gêne stomacale, qui finissait par se transmettre au cerveau.

386. Mais depuis cinq ans je hume et je respire le camphre, le jour et la nuit, habituellement par une cigarette ; et je dors ayant, sous mon traversin, jusqu'à un demi-kilo de camphre purifié. Mes nuits, bien loin d'en être agitées, se passent dans un sommeil calme et continu. Des rêves indifférents, qui ne me retracent que les scènes de la vie ordinaire, ont succédé aux terribles cauchemars, qui me torturaient, presque chaque nuit, pendant un quart d'heure au moins. Toutes les fois que je m'éveille, je mâche quinze à vingt centigrammes (3 à 4 grains) au moins de camphre, que j'avale ensuite, en buvant une gorgée d'eau ; ce qui fait quelquefois, par nuit, près de soixante centigrammes (12 grains) de camphre introduits dans

mon estomac; dans le jour, j'en prends souvent une dose
aussi forte; par mesure d'hygiène, j'use des frictions à l'alcool
camphré, en me levant et me couchant, et toutes les fois que je
ressens la moindre lassitude d'esprit, ou le moindre épuisement
de corps. Et avec une médication aussi incendiaire, d'après la
médecine brownienne, rasorienne et physiologique, jamais je
ne me suis mieux et plus longtemps bien porté; j'ai repris une
vie nouvelle; j'ai dépouillé, pour ainsi dire, la peau du vieux
malade; j'ai rajeuni de force physique et morale, plus dispos
au travail et moins distrait que jamais. Dès ce moment, je me
suis cru autorisé à faire partager à d'autres le bénéfice d'une
aussi longue et aussi positive expérimentation. Les miens d'a-
bord, puis toute ma clientèle de pauvres, ont passé, sans danger, et avec d'immenses avantages, par ces épreuves; le riche
y a pris goût; et les accapareurs ont jeté leurs spéculations
sur le camphre, prévoyant bien que la contagion ne s'arrêterait pas là, et que cet heureux empoisonnement ne susciterait
aucune guerre. Voilà pour le poison; nous nous occuperons
plus loin du médicament.

387. J'ajouterai que la constipation est, en général, la conséquence de ces sortes de médicaments; c'est là le revers de leur
bienfait, de l'activité qu'ils impriment aux organes digestifs,
de l'appétit qu'ils provoquent. On corrige cet inconvénient,
par l'emploi des substances suivantes.

388. Résines diverses et baumes. Ces substances n'étant
que des huiles essentielles plus oxygénées, et par conséquent
plus concrètes; plus mélangées, et par conséquent plus fixes
que les huiles essentielles, tout ce que nous avons dit de celles-
ci s'applique immédiatement à celles-là. Leur vertu drastique
est l'antidote de leur action privative et antifermentescible;
dans le cas où, de leur nature, elles pourraient être nuisibles,
elles ne le sont jamais longtemps; et le poison est à lui-même
son antidote.

TROISIÈME GENRE. — *Causes qui agissent à l'extérieur, et par le véhicule de l'absorption cutanée.*

389. Exposez, d'une manière continue, une muqueuse quelconque au contact du hâle et de l'air : et sa couche externe de cellules se transformera en un épiderme, par l'épuisement des cellules, l'évaporation rapide de leurs sucs, et la dessiccation progressive de leurs parois. Par la raison des contraires, dénudez de son épiderme une portion quelconque de la peau, et la place dénudée jouira de toutes les propriétés des muqueuses, jusqu'à ce que le hâle et le contact de l'air aient dépouillé de nouveau, de ses sucs, la couche la plus externe des cellules, et aient agglutiné leurs membranes, parois contre parois. Dès ce moment, l'épiderme devient le vernis protecteur de la muqueuse dermique, si je puis m'exprimer ainsi ; vernis organisé, qui se détache par écailles et par éclats, avec une régularité, qui permet, au travail sous-jacent, et en sous-œuvre, de l'organisation, de remplacer la surface caduque par une nouvelle surface qui est destinée à tomber et à être remplacée à son tour.

390. Or, comme la faculté d'absorption et d'assimilation, chez les tissus est en raison de la solubilité des substances absorbables, il s'ensuit que l'épiderme, tissu desséché et comme corné, oppose, à l'absorption même des liquides, une indifférence d'affinité, qui protége les tissus sous-jacents, de l'invasion de tout ce qui ne leur est pas apporté, par le véhicule de la circulation normale. Et si la durée du contact, ainsi que l'énergie du liquide qui le mouille, vient à forcer l'obstacle que l'épiderme oppose à l'absorption ; dans ce cas même, ce vernis, imperméable jusque-là par sa dessiccation, n'ouvre, étant humecté, ses pores à ce liquide, que pour le tamiser, plutôt que pour l'absorber ; et il ne le transmet aux tissus sous-jacents, qu'à demi saturé et neutralisé par la substance même, ou bien par une espèce de tamisage et de propriété d'élection. De cette façon, le poison dermiquement absorbé peut arriver aux tissus, avec l'innocuité d'une substance indifférente.

391. En parlant des dénudations de la peau, nous n'avons pas dû les confondre, avec les excoriations de la peau ; les expériences, par cette voie, ne sont si contradictoires que parce que l'expérimentateur a confondu l'une avec l'autre condition. La dénudation enlève l'épiderme, comme une pellicule, et découvre la couche sous-jacente des cellules dermiques, sans entamer leur texture, par aucune solution de continuité. L'excoriation, au contraire, est une blessure qui entame l'intégrité des vaisseaux, et surtout celle des capillaires, ce réseau de communication des artères et des veines, des vaisseaux afférents et des vaisseaux déférents ; elle met les bouches béantes des vaisseaux déchirés en contact avec la substance vénéneuse, ce qui introduit celle-ci dans le torrent de la circulation, sans intermédiaire, sans tamisage et sans aucune neutralisation. Or, introduites dans l'économie par ce dernier procédé, qui n'est autre qu'un *empoisonnement traumatique*, les substances les plus inoffensives peuvent devenir des poisons violents. Un peu d'acide acétique très-étendu, une bulle d'air, une simple dissolution panée, suffit pour étendre roide mort l'animal le plus endurant. Quand donc la physiologie, dite expérimentale, prétend juger de la qualité toxique d'une substance, en l'introduisant par cette voie, elle fait un de ces écarts de logique, auxquels elle nous a tant habitués depuis trente ans. Un poison n'est tel que lorsqu'il agit, en dépit de l'intégrité de nos organes, par le véhicule normal de l'absorption ; qui ne sait qu'on peut avaler et digérer impunément le venin du scorpion, de l'abeille, de la salamandre, de la vipère et du crotale même, etc., dont la quantité la plus minime tue, dès qu'elle est introduite, même à l'aide d'une simple piqûre, dans nos tissus ?

392. On conçoit donc que le maniement des poisons est plus ou moins dangereux, selon que l'épiderme est plus ou moins entamé, plus ou moins endurci, et devenu calleux par le travail mécanique. Ne voit-on pas des travailleurs qui porteraient impunément de l'eau-forte fumante dans le creux de la main ?

395. En tenant compte de la différence que nous venons de

signaler, sous le rapport de l'absorption et de l'élaboration,
entre la membrane épidermique et les membranes respiratoires et digestives, il est aisé de comprendre que nous pourrions reproduire ici, et presque dans les mêmes termes, les
divisions toxicologiques, que nous avons adoptées, dans l'exposition des deux genres précédents : substances narcotiques,
acides, basiques, et huiles essentielles. La peau est perméable
à tout ce qui peut traverser une membrane ; mais cette perméabilité, faible de sa nature, rend presque insensibles les effets
de tout toxique, qui n'agit pas en désorganisant ; les caustiques
mêmes s'arrêtent à la superficie, quoique les résultats de leur
action s'étendent assez profondément.

394. Nous terminerons ce chapitre par une réflexion, qui
répondra à toutes les objections, que chacun de nos paragraphes pourrait bien provoquer, de la part des personnes un peu
trop familiarisées avec le langage de l'école. Nous avons évité
avec soin, on le remarquera bien, d'employer les expressions
de *spasmodiques, antispasmodiques, poisons* agissant sur le
système nerveux, etc. En voici la raison : le système nerveux
étend ses innombrables dichotomies et anastomoses dans toutes
les régions ; il n'est pas un point du plus petit de nos organes,
où ne se développe une houppe de papilles nerveuses ; le scalpel ne distingue déjà plus les traces de ce réseau, là où ses
embranchements sont déjà d'un trop grand diamètre, pour être
accessibles à l'observation microscopique.

Sans aucun doute la vitalité des fonctions est inséparable
de l'influx nerveux ; ce sont même deux mots dont la signification est identique ; et, toute vitalité cesse, là où la circulation
nerveuse, si je puis m'exprimer ainsi, où le courant électrique enfin est intercepté, soit par ligature, soit par une solution
de continuité. Sans aucun doute encore, une substance toxique
peut intercepter la communication de l'organe, avec le grand
réservoir qui alimente l'influence nerveuse, c'est-à-dire avec
le cerveau. Mais cette substance n'agit pas ici autrement
sur les nerfs que sur les muscles ; elle les désorganise, ce qui
équivaut à une solution de continuité ; elles les asphyxie, pour
ainsi dire, en décomposant le liquide circulatoire qui fournit

à leur élaboration spéciale. Or, rien ne prouve qu'il existe des substances, dont l'action porte exclusivement sur les nerfs, et ménage en même temps tous les autres systèmes, qui rentrent dans l'organisation animale ou végétale. On l'a soutenu, sans avoir la moindre expérience à l'appui ; c'est une explication, comme tant d'autres, que l'on a donnée pour se tirer d'embarras, en cherchant une théorie à la pratique. Pour prouver qu'un toxique est exclusivement nerveux, il faudrait pouvoir démontrer, par des expériences fines et bien conduites, qu'en le mettant en contact avec une fibrile nerveuse parfaitement isolée de tout autre tissu, le toxique a paralysé l'action nerveuse, sans altérer la contexture de son tissu ; c'est ce qu'on n'a jamais fait. Car, dans les expériences de ce genre, on a intéressé à la fois tous les tissus, et surtout le système circulatoire, ce véhicule si rapide et si puissant de la vie et de la mort ; or c'est par là que l'empoisonnement général s'opère ; sans cela les effets ne sont que locaux. Il y a plus encore, les papilles nerveuses extérieures, sentinelles avancées de la vie, organes compliqués, quoique microscopiques, sont chargées de transmettre au cerveau, et de traduire les impressions reçues du contact des corps extérieurs ; mais le tronc nerveux, la tige, les rameaux et ramuscules, ne sont doués en eux-mêmes, que d'une obscure sensibilité ; ils sont, en effet, conducteurs, mais non organes. Quant aux papilles nerveuses internes, ce sont des organes de retour, des organes qui, en échange de l'impression perçue, rapportent au tissu musculaire le mouvement de la volonté. Que ces papilles, de l'une et de l'autre nature, se trouvent attaquées par un agent désorganisateur, elles transmettront une impression de torture ; elles donneront l'éveil, sur la désorganisation des tissus ; le poison sera dit *irritant*. Que si l'action toxique se porte tout entière, par sa nature chimique, sur la décomposition du sang, et suspende de la sorte le cours de la circulation, ce fleuve de la vie ; tout se taira, car la nutrition des organes sommeillera, affamée et assoupie, faute d'alimentation. Le nerf cessera de sentir, en cessant d'élaborer et de s'assimiler les liquides ; c'est-à-dire qu'il cessera de sentir, dès qu'il cessera d'être nerf, et qu'il deviendra un tissu inerte. Le muscle perdra sa contractilité, comme le nerf sa sensibilité. Mais le toxique n'en sera pas, pour cela, plus nerveux que musculaire ; ce ne sera qu'un *asphyxiant* par la circulation, comme les gaz asphyxiants, proprement dits, pourraient être pris, pour des *agents nerveux* opérant sur l'inspiration pulmonaire. C'est pourtant sur de pareilles équivoques qu'est bâti tout l'édifice de la thérapeutique et du formulaire.

CHAPITRE III.

CAUSES DESTRUCTIVES DE LA FORME DES TISSUS, ET QUI PROCÈDENT PAR SOLUTION DE CONTINUITÉ.

595. 1° Dès qu'un instrument tranchant a entamé la continuité des parois d'une cellule, la cellule est morte sans retour ; car les matériaux assimilables arrivent dans sa capacité, bruts et sans avoir préalablement passé par la filière du triage de l'aspiration et de l'absorption (24). Si l'instrument perforant était d'une ténuité telle, qu'il pût se frayer un passage à travers un pore naturel de la paroi cellulaire, et en sortir sans l'avoir trop agrandi, l'introduction du corps étranger serait un accident passager et sans conséquence, ou tout au plus une blessure guérissable, et non un cas de mort. Il en est autrement, si l'instrument perforant laisse une ouverture béante, une ouverture quelconque, mais toujours plus grande que le pore naturel ; la perforation, dans ce cas, équivaut, pour le résultat final, à une solution de continuité. Or, la cellule élémentaire des tissus organisés est si microscopique, que parmi, soit nos instruments mécaniques, soit les organes perforants des animaux inférieurs, soit les piquants des végétaux, il serait impossible d'en trouver un assez fin, s'il est visible, pour ne pas entamer la paroi cellulaire, par une perforation équivalente à une assez large perte de substance.

596. 2° Mais la mort d'une cellule élémentaire n'entraîne pas, par ce seul fait, la perte des cellules intègres contiguës ; et toute une couche de ces cellules élémentaires pourrait être entamée, sans que, pour cela, la couche sous-jacente cessât son élaboration tout d'un coup; la vie s'y conserverait sans interruption, si les conditions de son existence se rétablissaient immédiatement après.

397. 5° Les cellules élémentaires végétales ou animales, étant douées de la faculté d'aspirer les gaz et d'absorber les liquides, tirent, de cette propriété même, la faculté de s'accoler les unes contre les autres, quand elles se rapprochent d'assez près, pour qu'à force d'aspirer réciproquement, elles viennent à déterminer entre elles un vide, en vertu duquel elles doivent, en quelque sorte, s'attirer et s'aspirer, pour ainsi dire, l'une l'autre ; les portions respectives de leurs surfaces, qui restent libres, suffisant à les alimenter par l'afflux des liquides nourriciers. Si une troisième cellule se forme, en face de la commissure et de la ligne de jonction des deux premières, et qu'en vertu du mécanisme de l'aspiration, elle s'accole à son tour avec les deux autres, il s'établira, entre les trois, un interstice canaliculaire, que le liquide nourricier traversera de part en part, et qui sera un premier rameau du réseau musculaire, lequel résultera plus tard de l'agrégation d'un plus grand nombre de cellules. Dans ces quelques mots, est toute la théorie des soudures et des greffes, que nous avons développée plus amplement ailleurs (31).

398. En combinant les trois paragraphes précédents, nous avons tous les éléments nécessaires, pour évaluer d'avance et expliquer les résultats des blessures, qui ont lieu, en général, par une solution linéaire de continuité quelconque.

En effet, si la solution de continuité était faite de telle sorte, que les deux parois décollées fussent dans le cas de pouvoir se rapprocher, et de se ressouder avec une telle exactitude de rapports, que les orifices des canaux vasculaires s'abouchassent entre eux, comme reprenant leur axe et leur ancienne place ; enfin que les cellules, en se rapprochant, se trouvassent de nouveau face à face ; alors, et dans cette hypothèse, la blessure se refermerait presque aussitôt qu'elle se serait entr'ouverte ; la

cicatrisation ne serait autre que le rapprochement. Les cas
réalisables de ces sortes de cicatrisations, dans le cercle de
nos moyens de manipulation et d'opération, peuvent se rapprocher de cette exactitude idéale ; mais comme les vaisseaux
ne s'abouchent jamais exactement, et que la couche de cellules entamées, fendues, déchirées, se trouve interposée çà
et là entre les deux couches de cellules intègres, il s'ensuit
qu'il doit s'opérer un travail de décomposition, et des parois
cellulaires frappées de mort et du liquide extravasé; car tout
tissu qui ne se développe plus se désorganise ; tout liquide
qui n'est plus aspiré et élaboré par la vie se décompose et
tourne à tout autre genre de fermentation.

599. 4° Que si les lèvres de la plaie restent béantes, ce dernier
résultat va gagner d'intensité en raison des surfaces ; car d'a-
bord la paroi des cellules élaborantes, qui se trouvera, d'une
manière aussi insolite, exposée à l'air extérieur, se desséchera,
c'est-à-dire laissera passer, par transpiration et évaporation,
les liquides que chaque cellule recèle ; les vaisseaux déférents
ou artères se déchargeront, en cet endroit, d'une quantité de
liquide circulatoire, correspondante au volume des cellules
que la solution de continuité aura laissées béantes ; ce liquide,
stagnant sur des surfaces frappées d'inertie, tournera nécessairement à une fermentation putride, dont les produits, repris
ensuite par les orifices béants des vaisseaux afférents ou veineux, seront portés, par ce véhicule, dans le torrent de la circulation générale, à qui il suffit d'un atome de ce qui n'est pas
un de ses principes pour l'infecter et en paralyser le mouvement. Mais si, sur une surface ainsi dénudée, il se forme ou
l'on étend une couche isolante, de quelque nature qu'elle soit,
et qui intercepte le contact de l'air, sans rien céder de nuisible au liquide de la circulation, dès ce moment, faute d'air,
toute fermentation de mauvaise nature devient impossible ;
la couche isolante servant d'épiderme, les couches sous-ja-
centes s'organisent en derme, pour ainsi dire, pour passer
elles-mêmes peu à peu, et par la progression organique, à la
nature et à la consistance de l'épiderme, dont plus tard elles
sont appelées à tenir lieu, jusqu'à leur entière caducité.

16

400. 5° L'histoire des plaies par perforation ne diffère de la précédente que comme le plan diffère de la profondeur ; cependant il est évident, par ce que nous avons dit plus haut (395), que la cicatrisation de ces sortes de plaies sera d'autant plus rapide que le diamètre de la perforation se rapprochera le plus du diamètre inoffensif que nous avons pris, ci-dessus, pour type de l'innocuité d'une pénétration ; car plus la plaie sera étroite, moins l'air extérieur pénétrera profondément, et moins il viendra alimenter la fermentation désorganisatrice, faute de pouvoir librement circuler dans une capacité qui n'admet qu'un courant, c'est-à-dire qui ne l'admet qu'une fois, et ne le renouvelle plus ensuite.

401. 6° Entre ces deux sortes de plaies, se range une autre catégorie qui semble participer de la nature des deux autres ; je veux parler des plaies par contusion proprement dite, et sans déchirement ou solution de continuité.

Un corps contondant, animé d'une certaine force d'impulsion, doit refouler une couche de cellules jusqu'au point où le mouvement rencontrera une résistance quelconque. Si la résistance ne contre-balance pas la force d'impulsion, la couche de cellules sera enlevée tout d'une pièce, et la blessure par contusion sera une blessure par solution violente de continuité. Ou bien, la résistance sera telle, que la force d'impulsion viendra s'y amortir ; et alors, la couche de cellules étant placée entre deux forces opposées, chaque cellule s'épuisera, par le déchirement de ses parois, d'une quantité de liquide, correspondant à la distance, dont ses parois se seront rapprochées : cette quantité de liquide se nommera liquide extravasée. Mais comme l'épiderme, d'une texture plus résistante et plus élastique, n'aura subi qu'un refoulement, et non une solution quelconque de continuité, d'après l'hypothèse, il s'ensuivra que ce liquide extravasé et stagnant, mais pourtant ne recevant l'air atmosphérique qu'à l'aide du tamisage encore un peu organique de l'épiderme, et d'un autre côté alimenté, non-seulement par les orifices béants des artérioles que la contusion aura entamées, mais ensuite par l'incessante transsudation des cellules contiguës, qui auront échappé à l'action de la

contusion ; que ce liquide augmentera de volume, et par ses ac-
quisitions incessantes, et par l'intumescence de la fermentation
stagnante. L'épiderme superposé se distendra, enflera, fera
saillie au dehors ; il se colorera en bleu par transparence, à
cause de la modification alcaline d'un amas de sang, à qui
tout accès est fermé, pour aller s'acidifier, au foyer de la
respiration pulmonaire. Ce sera une *ecchymose*, qui pourra
finir, à l'aide de certains soins, et si elle ne s'étend pas à une
profondeur trop grande, par tomber en forme de croûte,
avant d'avoir passé par la phase de la fermentation purulente.

402. 7° Nous devons rappeler, pour l'intelligence de tout ce
qui précède et de ce qui doit suivre, qu'il n'existe pas, dans
l'économie animale ou végétale, un seul tissu dont les éléments organisés n'aient pas la cellule pour type ; cellule adipeuse, ou qui peut l'être (tissu cellulaire) ; cellule allongée,
mais contractile (*cellule musculaire*) ; cellule allongée non contractile, mais véhicule des sensations et des impulsions (*cellule
nerveuse*) ; les cellules *aponévrotiques, tendineuses, ligamen-
teuses, glandulaires,* n'étant qu'une modification et qu'un des
passages des cellules précédentes vers *l'organisation osseuse*,
dont les cellules ne diffèrent des premières que par l'incrustation calcaire, qui se forme sur la surface de chacune d'elles.
L'incrustation calcaire qui recouvre chacune de celles-ci les
protége, plus que toutes les autres, contre l'influence anormale
de l'air, et contre les déviations de leur élaboration propre.
Mais par suite de la solidité du tissu, et de son mode de cassure, ses solutions de continuité peuvent devenir les causes
sans cesse renaissantes d'une foule de désordres, dans les parties molles qui les entourent. Car par l'effet et le jeu des divers
mouvements musculaires, chaque esquille fait l'office d'un
instrument tranchant ou perforant, qui agirait à l'intérieur, et
détruirait, d'un côté, ce que le travail de la cicatrisation aurait
réparé de l'autre. Quand la solution de continuité a lieu d'une
manière franche, nette, perpendiculairement à l'axe de l'os, le
travail réparateur, qui n'est autre que le développement continu, ayant lieu sur des rayons de la même circonférence,

la cicatrisation ne tarde pas à s'effectuer, avec une régularité de forme, qui semblerait, au premier coup d'œil, plutôt l'œuvre de l'organisation, que celle d'une réparation.

403. 8° Tout tissu se ressoude et se greffe, quand la surface de la greffe et celle du sujet sont encore douées de vitalité, et que l'une des deux fractions au moins tient encore à l'unité organisatrice, et en reçoit, par la circulation, les matériaux élaborables. La soudure des os s'opère par le *cal,* celle des tissus mous par la *cicatrice.*

404. 9° Mais la solution de continuité n'est pas toujours une simple perte de substance ; il y a un cas physiologique où cet accident survenu dans l'organisation est susceptible d'équivaloir à une fécondation nouvelle, et de donner lieu à la création de nouveaux tissus implantés, comme la gemme d'un arbre, sur l'ancien tissu. Nous avons décrit, au commencement de cet ouvrage (25), le mécanisme organisateur du développement des tissus et le type de la symétrie de nos organes, dans l'accouplement des spires de nom contraire, à l'entre-croisement desquelles naît toujours un germe, comme émanant de cette rencontre et de ce baiser. Or, supposez que la pointe microscopique d'un instrument quelconque, pénétrant dans la capacité de la cellule organisée, sans jeter le trouble dans ce foyer d'élaboration, y détermine seulement la rencontre insolite de couples qui ne devaient pas se rencontrer là, nécessairement de cet accouplement fortuit il naîtra une déviation du développement typique et normal, et par suite une forme implantée sur la forme normale. Que si la même cause de créations hors de cadre continue à fonctionner de la sorte, et à favoriser, entre les spires, des adultères rencontres, des illégitimes amours, ces formes surajoutées pourront acquérir un volume extraordinaire et des configurations de la plus bizarre complication. Chaque perforation sera le principe d'une création nouvelle ; et la larve d'un *cynips,* emprisonnée dans une cellule de la feuille du chêne, la façonnera à la longue, par un modelage continuel et par une série de piqûres rayonnantes autour du centre de position, en une galle qui réunit à la couleur, la forme et

les qualités de certains fruits, œuvre de la génération sexuelle.

405. 10° On peut donc diviser en deux catégories principales les causes mécaniquement destructives, et qui opèrent par solution de continuité : les causes destructives des tissus proprement dites, et les causes créatrices des tissus. Les unes désorganisent, les autres réorganisent ; les unes arrêtent le développement ultérieur, les autres le dévient de sa marche naturelle ; les unes ouvrent brusquement une nouvelle route à l'air, qui empoisonne tout ce qu'il atteint brusquement et sans avoir passé par la filière physiologique, qui doit le modifier et le tamiser, pour ainsi dire, afin de le rendre vivifiant. Les autres ne font qu'ouvrir les flancs de la cellule à des générations croisées et illégitimes, et jeter les combinaisons innombrables de la promiscuité, dans le cadre uniforme et régulier des générations successives et de la transmission héréditaire du type.

Quant aux causes destructives proprement dites, on peut les définir de la manière suivante, par tout autant d'élémentaires généralités. Les instruments tranchants *divisent* ; les instruments perforants *décollent* ; les instruments contondants *écrasent* les cellules. Les uns tranchent l'unité organique, élémentaire ou composée ; les autres désagglutinent les parois de deux ou plusieurs unités qui fonctionnaient ensemble ; les troisièmes, déchirant la cellule, l'éventrent, en expriment les produits, qui se répandent dans des espaces, où ils sont une superfétation non élaborable. A ces trois sortes de causes mécaniques de solution de continuité il en faut ajouter une quatrième, la *traction*, qui vide les cellules en les tiraillant, les sépare en les allongeant, et les déchire ; qui procède linéairement et dans une seule dimension, quand l'écrasement procède dans les trois dimensions, et réduit toutes les profondeurs en superficies. Les premiers procèdent à la manière de la *scie* ; les seconds, à la manière du *coin* ; les troisièmes, à la manière de la *presse* ; les autres, enfin, à la manière du *treuil*. C'est là idéalement leur mode principal d'agir, quoique, dans l'action, chacun d'eux participe plus ou moins, à chaque fois, du mode d'agir des trois autres, selon les circonstances, la direction du coup et la résistance des tissus. La solution de continuité prend le nom de *fracture* pour les *os*, et de *plaie* pour les tissus élastiques.

406. 11° Les plaies sont superficielles ou profondes ; curables ou incurables ; guérissables ou mortelles. Les plaies superficielles peuvent être mortelles, comme les plaies profondes peuvent être guérissables.

407. 12° Toute plaie, si petite qu'elle soit, est dans le cas de devenir mortelle par empoisonnement; il faut si peu de chose pour dénaturer le principe de la sanguification ; il faut une si petite ouverture, pour que ce rien pénètre dans tout le torrent circulatoire. L'air lui-même, qui s'introduit par une veine, asphyxie comme le vide, frappe de mort comme la foudre de l'apoplexie. Que de fois n'a-t-on pas vu l'opéré mourir de la sorte, entre les mains du chirurgien, avant que le couteau eût achevé son œuvre! Ce cas effrayant d'insuccès se réalise principalement dans les opérations qui intéressent de grosses veines, que leur position interosseuse retient béantes, telles que doivent rester les sous-clavières, dans la désarticulation de l'*humérus*. En effet, dans tous les autres cas, la veine, ce vaisseau de la circulation du retour, s'affaisse en se vidant, par suite de la marche du sang qui s'achemine vers le cœur, et de là vers les poumons. Les veines aspirent, avons-nous dit, le sang, elles lui impriment, ainsi que les artères, en l'aspirant, un mouvement qui seconde le mouvement circulatoire (30). Quand les dernières gouttes de sang cessent de distendre les parois de la veine, nécessairement ces parois doivent s'aspirer elles-mêmes, et s'agglutiner immédiatement, ce qui ferme spontanément l'entrée à l'air extérieur. Mais si un obstacle de position s'oppose à cette agglutination des parois vasculaires, il est évident que la même force d'aspiration qui attirait le sang attirera l'air, lequel, trouvant l'entrée toujours béante, s'y engouffrera toujours, poussant l'air et les liquides devant lui, jusqu'au cœur, jusqu'aux poumons ; intervertissant de la sorte tous les rôles, desséchant les parois qui n'élaborent qu'humides, fournissant à l'absorption les éléments de l'aspiration, et prenant

l'aspiration à rebours. Il faut bien moins que toute cette anarchie, pour tarir en un instant les sources de la vie. Tout gaz
et tout liquide, qui n'est pas de la nature de la substance spéciale qu'élaborent les cellules, est un poison. Voilà pourquoi
l'air, qui vivifie par la respiration, est, par les veines, un poison
aussi violent que l'acide prussique; il vide les canaux, il vicie
le sang, il dessèche les parois vasculaires. Ne le cherchez pas,
après la mort, dans la capacité d'un embranchement quelconque du torrent circulatoire; des organes vivants et élaborants
ne sont pas comparables à une vessie; ils ne conservent pas l'air
comme un vase clos; ils l'absorbent; et vous n'y trouvez ensuite à la place qu'un coagulum spumescent.

408. 13° L'empoisonnement par les veines, que j'appellerai
traumatique, peut s'effectuer de trois manières différentes : ou
bien par asphyxie et par l'introduction de l'air ; ou bien par
infection et par suite de la décomposition de la plaie elle-même;
enfin, par empoisonnement proprement dit, qui résulte de
l'introduction d'un poison étranger, c'est-à-dire d'un corps
soluble, mais non assimilable.

409. 14° Ce cas d'empoisonnement ayant été mis à l'écart,
ayant été éliminé comme un cas à part, nous établirons, en
thèse générale, que toute plaie est mortelle, qui détruit, sans
retour, l'unité d'où résulte la vie; tout ce qui n'entame que
les organes appendiculaires et de superfétation est un cas
maladif, mais non mortel en lui-même; l'unité vitale n'est
pas inhérente à l'unité de la forme; elle en est même tout
à fait indépendante. Il existe des êtres que l'on mutile
sans danger, d'autres que l'on multiplie en les divisant;
chez tel animal, chaque fraction de lui-même devient
un autre lui-même; c'est que, dans chacune de ses parties abordables à nos instruments, l'unité vitale se répète
tout entière. Chez les plantes, et spécialement dans tout ce
qui a passé à l'état de tronc ligneux, les plus larges pertes de
substance n'entraînent point la mort de l'individu, mais la
mort partielle de la portion inférieure et supérieure à la plaie;
car l'unité vitale, ici, existe indépendante dans chaque
tranche de cet immense ovaire que nous nommons tige,

racine et tronc, et même dans chaque couche horizontale de chaque tranche (*). Les animaux supérieurs, dits vertébrés, conservent, avec ces organisations du bas de l'échelle, un reste d'analogie, en ce qu'on peut retrancher du tout bien des parties, avant de frapper de mort celles qui restent ; les organes appendiculaires qu'on en retranche ne reprennent pas une vie à part ; mais de leur suppression ne résulte pas la mort du reste. Ce sont ici des gemmes stériles qui se détachent du tout ; dans les organisations inférieures, ce sont des gemmes douées de fertilité. Plantes et animaux, tout se ressemble par le type général du développement ; les différences ne résident que dans des modifications spécifiques de forme, et dans des avortements ou des déviations d'organes (13).

410. 15° L'unité vitale réduite à sa plus simple expression se résume en deux forces : l'aspiration qui reçoit, la vitalité qui élabore : le système respiratoire d'où émane la circulation, et le système nerveux d'où émane l'assimilation, et le développement indéfini des organes ; développement qui n'est qu'une série progressive de générations élémentaires. Chez les animaux vertébrés, et chez les mammifères surtout, cette unité occupe tout le tronc, tout ce que mesure le tuyau vertébral, y compris la tête qui est une vertèbre terminale, et le coccyx qui est une tête avortée (**). Toute solution de continuité qui intéresse la longueur du système vertébral (cérébro-spinal) est mortelle ; le courant de cette pile est interrompu par défaut de communication. Toute solution de continuité qui rend impossible l'arrivée du sang aux poumons, et son retour vers les organes de la périphérie, est également mortelle. Dans le premier cas l'unité meurt faute d'impulsion vitale ; dans le second, elle meurt par famine et faute d'aliments. Que l'instrument tranche, soit l'aorte descendante ou ascendante (ce grand canal du sang révivifié), soit la veine cave supérieure ou inférieure (ce grand canal du sang qui vient se révivifier), ce sont deux cas *ipso facto* mortels, comme si l'on arrachait le

---

(*) *Nouveau Système de physiologie végétale*, tome 1, page 387.
(**) *Nouveau Système de chimie organique*, tome 3, 3ᵉ partie, 1838.

cœur, ce double réservoir de la circulation, ce double reposoir de l'impulsion pulmonaire, cette pompe foulante et aspirante, par son épaisseur musculaire, que met en jeu la puissance de la respiration, et dont le jeu alimente la fonction respiratoire.

Toute solution de continuité qui intéresse le canal alimentaire, est mortel, principalement parce que la série des fonctions aspiratoires et nutritives, qui alimentent la circulation, est interrompue, ensuite et accessoirement, parce que les matières alimentaires, en faisant irruption sur les séreuses, y produisent un empoisonnement par infection.

411. 17° Mais une plaie qui ne détruit pas la continuité de l'unité vitale est guérissable et susceptible de cicatrisation. La cicatrisation est le signe visible et permanent d'une perte de substance ; car la couche de tissu que la plaie a mise à nu, tout en devenant une couche dermique et épidermique (389), n'en est pas moins un derme et un épiderme derniers en date, par rapport aux portions adjacentes ; c'est toujours un tissu jeune auprès de tissus vieux ; car il est toujours devancé, en accroissement et en caducité, par tous les autres. La cicatrice est aux surfaces adjacentes ce que la peau de l'enfance est à celle de l'âge mur ; la différence est une différence d'âge.

412. 18° Lorsqu'une plaie introduit l'air dans la capacité des séreuses, elle y produit, par ce seul fait, une révolution, qui semble transformer ces surfaces en surfaces pulmonaires ; le sang veineux des capillaires s'y oxygène, avant d'être arrivé aux poumons. Cet accroissement insolite de vitalité favorise l'accroissement insolite des tissus et la complication du réseau capillaire ; il y a, dit-on, *inflammation*; première phase d'un trouble dans les fonctions, qui ne peut tarder, à cause même de son anomalie, de marcher vers la désorganisation. Que l'ouverture de la plaie donne par hasard entrée à tout autre agent que l'air atmosphérique, et dès ce moment l'élaboration insolite des séreuses pourra prendre les caractères de l'un ou l'autre des genres d'empoisonnements, dont nous avons parlé plus haut (375).

413. Nous nous sommes déja occupé de l'introduction de l'air dans les plèvres, c'est-à-dire dans la cavité où se logent les

deux poumons, cas d'asphyxie, par oppression, et parce que deux pressions égales et opposées se détruisent, et que les parois aspirantes et internes de l'organe pulmonaire s'agglutinent sans retour (91).

414. 19° Dans l'avant-dernier alinéa nous avons touché à une idée, qui nous mène droit à la définition physiologique de l'*ecchymose* et de *l'inflammation*. Nous avons établi ci-dessus (148), que tout tissu interne, qui tout à coup est mis en contact immédiat avec l'air extérieur, devient en quelque sorte un tissu pulmonaire, et qu'il aspire l'air, à la manière des membranes aspiratoires de l'organe pulmonaire normal. Dès ce moment, le sang veineux vient là s'oxygéner, s'hématoser, se colorer en rouge à travers ses capillaires, même le sang extravasé. Mais le sang veineux oxygéné dans les capillaires, et redevenu ainsi artériel, ne saurait plus être aspiré, ni par les veines, faute d'affinité, ni par les artères, faute de pouvoir rebrousser chemin ; il y aura donc stagnation, rupture des membranes et partant extravasation ; ce sera, dans la nomenclature classique, un tissu *enflammé*. Et, en effet, une élaboration aussi exubérante ne pourra manquer d'avoir lieu, sans produire une vive sensation de chaleur ; car la combinaison intime d'un gaz et d'un liquide ne se produit jamais, sans un dégagement de calorique, proportionnel au volume du gaz combiné. Si la cause qui donne accès à l'air extérieur persiste, l'inflammation se propagera de proche en proche, parce que l'influence plus ou moins clandestine de l'air extérieur aura lieu de proche en proche, jusqu'à ce qu'enfin la circulation normale, qui vient des poumons et qui y retourne, s'étant rétablie par un autre réseau de capillaires, par un nouveau dédoublement des cellules (31. 1°), et partant toute communication avec l'extravasation ayant été interceptée, par le fait, et du courant rétabli, et de la coagulation du sang inerte et privé de mouvement, dès ce moment le sang extravasé et stagnant ne recevra plus le bénéfice de l'air que pour virer à la fermentation purulente et putride, qui est le but final de tout travail intestin d'un liquide, où dominent les combinaisons albumineuses et ammoniacales. Ce sera la phase purulente, qui commence par le *pus*, ce sang décoloré,

mais non encore putride, tant que l'air lui arrive tamisé par les surfaces externes, et se termine par l'*ichor*, dès que le contact de l'air est immédiat; et, dès ce moment, la marche de la décomposition peut être plus ou moins rapide, selon les circonstances. La fièvre cessera, dès que la circulation rétablie par un nouveau réseau capillaire ne sera plus en communication avec le foyer de l'inflammation, et n'en recevra plus aucun principe, ni immédiatement, ni par absorption (38).

415. 20° Quand une surface est meurtrie sous le coup d'un instrument contondant, ou sous l'effort d'une compression violente, mais sans déchirement des tissus de l'épiderme et du derme, l'épiderme étant endurci et plus intimement agglutiné avec le derme écrasé et laminé lui-même à son tour, l'air pénétrera moins aisément à travers cette double membrane; le sang, extravasé par suite du déchirement sous-cutané des capillaires, se désoxygénera, au lieu de s'y oxygéner et de s'y révivifier de nouveau; le sang veineux, le sang dégorgé dans ce cloaque par les capillaires veineux déchirés, y conservera sa couleur bleuâtre; le sang artériel, le sang dégorgé par les capillaires artériels béants à leur tour, y perdra la couleur purpurine, dont la dépouille tout tissu qui n'est pas artériel. Cette coloration livide sous-cutanée deviendra percevable aux yeux, par la transparence des surfaces épidermiques; il y aura *ecchymose* d'abord, puis un travail intestin, qui, selon les accidents, est dans le cas de prendre tous les caractères de décomposition, qui constituent la phase *escarrotique*. Un tissu *enflammé* devient un tissu *ecchymosé*, dès que la membrane externe et épidermique de la plaie ne laisse plus un accès libre à l'air extérieur. La lumière et la chaleur doivent à leur tour jouer un très-grand rôle, dans la variation indéfinie des caractères de cette fermentation sous-cutanée. Celui qui pourra nous révéler le principe vivifiant de la fermentation putride, sera capable de nous tracer d'avance la marche et l'histoire complète de la formation du pus, de sa nature et de ses transformations. Dégénérescence du sang, qui infecte ensuite le sang, non pas en y passant de toutes pièces et avec ses *globules* (opinion qui dénote une ignorance des phénomènes microsco-

piques bien peu excusable aujourd'hui), mais en y infiltrant, à travers les membranes des capillaires, à travers lesquelles tout poison liquide ou gazeux est en état de s'insinuer, en y infiltrant, dis-je, ses poisons ammoniacaux, d'autant plus actifs qu'ils sont plus subtils, et partant d'autant moins susceptibles d'être appréciables, et à la vision amplifiée, et à nos réactifs les plus sensibles et les plus purs.

416. 24° Les modifications de l'air ambiant, de la lumière et de la chaleur, impriment à la cicatrisation des caractères variables à l'infini. Sous le climat de l'Égypte et de l'Arabie, toute amputation guérit spontanément, si grossièrement qu'elle ait été faite. Chez nous, et surtout dans nos hôpitaux, la mortalité est effrayante. Par l'évaluation de ces deux différences, arrivons à la connaissance de leur cause respective. Autour de toute plaie, et par suite de l'évaporation des liquides, il se forme une atmosphère humide et fermentescible, qui ne tarde pas à devenir un foyer d'infection miasmatique, où la plaie s'empoisonne par contre-coup. Rien ne favorise plus le développement de cette décomposition ambiante que la permanence d'un air lourd, humide et chaud. Tout appareil qui maintiendrait autour d'une blessure ou d'une plaie un pareil milieu ne pourrait être considéré que comme un appareil funeste et digne de réprobation. Si, au contraire, la constitution atmosphérique est telle, que les émanations de la plaie se dissipent dans l'air, à mesure qu'elles se dégagent, que l'air s'en sature avant qu'elles aient séjourné, comme un foyer d'infection, autour du foyer d'élaboration, et si, d'un autre côté, les plus grands soins de propreté accompagnent le pansement de la plaie, la guérison peut être considérée comme assurée; car tout tissu tend à se greffer aux tissus, s'il ne survient point d'obstacle. Or ces conditions se réalisent dans ces climats brûlants, ou l'air sec est avide d'humidité qui s'y dissout sur l'heure; tout ce qui se dégage d'une blessure et d'une plaie en est tout aussitôt bien loin; le mal est à l'abri de ses propres émanations; nulle fermentation putride ne saurait s'établir dans le milieu qui l'environne; le pansement est, pour ainsi dire, en permanence; et rien n'intercepte les bienfaits de

l'air qui alimente l'aspiration, de la lumière qui féconde l'élaboration. La cicatrisation enfin y est sans danger, parce que la soudure y est sans obstacle.

Dans nos climats, au contraire, dont l'air toujours humide et lourd n'est renouvelé presque que par la tempête, il se forme, autour de la greffe, une atmosphère qui recèle tous les éléments de la fermentation ammoniacale, laquelle ne tarde pas à revêtir les caractères du miasme et de la putridité, si l'on ne prend soin d'en conjurer l'influence, par les pansements fréquents. Or, dans les grandes agglomérations d'hommes, dans les hôpitaux, surtout ceux qui se trouvent dans les bas-fonds et sur le bord des rivières, jugez, par ce que nous venons d'exposer, de la puissance de cette cause de désorganisation et d'insuccès ! Là s'établit, en certain cas, une vaste atmosphère putride, qui résulte de toutes les atmosphères partielles ; atmosphère contagieuse, en ce sens, que les miasmes dégagés d'une plaie viennent s'ajouter, de proche en proche, aux miasmes qui composent le milieu ambiant de telle autre plaie ; et que l'amputé communique à l'amputé voisin, et en reçoit à son tour en échange, le poison qui paralyse le travail de la cicatrisation, et en dénature le caractère. L'insuccès se propage de la sorte par contagion, si la médication et les pansements ne lui servent pas d'antidotes.

417. 22° Les plaies internes, et dont la cause est interne, sont à l'abri de cette cause de désordre, par le fait seul de leur position ; nulle communication mécanique n'existant entre la plaie et l'air extérieur, l'air n'y arrive que tamisé et modifié par les tissus cutanés ; ce n'est pas de ce côté que la contagion pourrait s'établir, et la décomposition s'alimenter. Supprimez la cause mécanique qui désorganise, et vous supprimez d'un seul coup l'effet, et la plaie se cicatrise d'elle-même ; tout se répare, et rien ne s'envenime.

418. 23° La *blessure* est un fait mécanique, la *cicatrisation* un fait physiologique, la *plaie* un fait chimique. La blessure *divise* les tissus, la cicatrisation les *rapproche* et les *greffe*, la plaie les *décompose*.

419. 24° Les blessures et les plaies sont donc ou bien externes,

ou bien internes. Les unes sont accessibles à la main et à l'œil; les autres sont inabordables. Les unes se prêtent à l'observation immédiate; les autres sont du domaine de l'observation médiate et de l'analogie; faute de pouvoir les voir, on les devine; et le problème ne se résout que par une série d'équations. Le pansement des unes est une manipulation, celui des autres une médication; le premier ne réclame que le secours de la main, et le second exige le véhicule des médicaments; l'un relève du chirurgien, et l'autre du médecin. Le premier est un art, dont la dextérité fait le génie; le second est une science, mais une science de divinations, et dont le génie ne saurait se prêter à des formules exactes, génie d'inspirations qui ne se transmet ni par la succession, ni par la profession; science obscure et mystérieuse, qui, depuis Hippocrate, n'a pas encore déchiré, même pour les adeptes, le voile de l'oracle, et montré face à face à ses pontifes la vérité de la souffrance, et la vérité du soulagement.

420. Nous ne nous occuperons pas ici des maladies chirurgicales, autrement que nous ne venons de le faire; nous sortirions de la compétence et de la spécialité de ce livre, essentiellement consacré à l'étude des causes occultes de la maladie, des causes qui ne tombent pas immédiatement sous nos sens; et à la recherche du mot de l'énigme, qui, depuis les siècles les plus reculés, préoccupe si profondément l'esprit des hommes avides de savoir et de comprendre. Nous voici donc arrivé à la partie la plus importante de nos recherches, à celle qui va fixer la position d'un plus grand nombre de questions, ce qui équivaut à mettre sur la voie pour les résoudre; nous formulerons, en thèse générale, de la manière suivante, la proposition, dont il nous reste à éclairer les diverses faces :

421. TOUT CAS MALADIF, QUI N'ÉMANE PAS DE L'UNE DES CAUSES ÉNUMÉRÉES DANS LES CHAPITRES PRÉCÉDENTS, RÉSULTE DE L'ACTION MÉCANIQUE, MAIS INTIME, D'UN CORPS ÉTRANGER. POUR GUÉRIR LE MAL, IL SUFFIT D'EXTRAIRE OU D'ANNIHILER LA CAUSE ; *Sublatá causá, tollitur effectus.*

422. Nous entrons, en ce point de notre ouvrage, dans un

champ immense d'explorations nouvelles et d'explications inattendues ; la surface en est hérissée d'une moisson de mots parasites que chaque coup de bêche va enfouir dans le sol, mais qui porteront graine encore, malheureusement, sous l'influence de notre organisation scientifique. Les corps enseignants ne savent jamais avoir tort ; ils se suicident à leurs yeux par un aveu semblable. Ils ont conservé, en héritage direct, les allures et les prétentions du moyen âge, dont la traduction littérale est écrite, à gros points, sur leur accoutrement. Des gens qui s'habillent autrement que les autres doivent posséder une science inintelligible au vulgaire ; ils sont d'une race à part ; n'ont-ils pas, par leur robe, des caractères spécifiques à part ? Avec un peu plus de barbe au menton, ne les prendrait-on pas, pour la grande figure, que le moyen âge prêtait au Père éternel ? Ne faut-il pas que, comme cette sublime idéalité, ils aient, jusque dans l'expression de leur physionomie, un reflet de cette infaillibilité, que l'homme a tant de plaisir à supposer dans un autre, afin de pouvoir s'endormir dans sa paresse et dans son ignorance, sur la foi de quelqu'un ?

423. Nous nous proposons ici, d'expliquer bien simplement, et de la manière la plus intelligible au vulgaire, ce que les écoles ont tenté d'expliquer, depuis l'institution romaine des archiatres surtout, d'une manière si doctement inintelligible. Le *chaud*, le *froid*, le *sec* et l'*humide* (*) ; les humeurs hippocratiques et galéniques : la *bile* et le *phlegme* (**) ; le *sang* dans le cœur, le *phlegme* dans la tête, la *bile jaune* dans le foie, et la *bile noire* dans la rate (***) ; les *entités* de Paracelse ;

(*) Θερμὸν, ἢ ψυχρὸν, ἢ ξηρὸν, ἢ ὑγρον. Hipp., *de Morbis*, 1, 10.

(**) Οἱ μὲν οὖν νοῦσοι γινωνται ἅπασαι, τῶν μὲν ἐν τῶ σώματι ἐνεόντων, ἀπό τε χολῆς καὶ φλέγματος. *Ibid.*, 2. Toutes les maladies internes viennent ou de la bile ou du phlegme.

(***) Quatre sucs ou humeurs (χυμοὶ), qui se mêlent et se confondent les uns avec les autres, pour produire les diverses maladies, d'après Galien (*Eisagoge seu Medicus, de humoribus*). C'est là une modification de l'une des théories de la collection hippocratique ; l'homme et la femme, dit en effet le 4e livre *de Morbis* (περι νουσων), ont quatre espèces d'humeurs dans le corps, d'où viennent toutes les maladies, autres que celles qui résultent de blessures ; ces espèces d'hu-

l'*archée* de Van Helmont ; le *phlogistique* et l'*antiphlogistique*
de Stahl ; le *stimulus* et *controstimulus* de Brown et de Rasori ;
l'*inflammation* de Broussais, etc., etc., tous ces longs tourments de la pensée et de la parole ; ces interminables combats
de l'intelligence, contre une cause qui semble se dérober à
nos sens et s'éloigner à notre approche ; toutes ces x d'une
équation que l'on se pose depuis des siècles, en combinant ensemble des idéalités ; nous allons, et nous ne croyons pas en
cela nous faire une trop grave illusion, nous allons mettre nos
lecteurs de bonne foi sur la voie d'arriver à leur valeur au moins
approximative. Jusqu'à présent, on n'avait trop eu recours,
pour le faire, qu'à une érudition de mots, à la philologie ; nous
n'aurons recours, nous, qu'à une érudition de faits et d'observations vulgaires. Quand une science s'est fourvoyée dans de
trop subtiles abstractions, le seul moyen de revenir au vrai,
c'est de se constituer, bon gré mal gré, et en dépit même de
son éducation, moins savant que tout le monde, de tout désapprendre, et de recommencer son instruction sur de nouveaux
frais. C'est ici ce que je vais faire. Que ceux qui sentent
comme moi me suivent ; que les autres me dédaignent ; ce sera
pour moi le même témoignage, exprimé par deux signes différents.

424. Nous diviserons les causes de maladies, qui agissent
par destruction mécanique, et cela d'une manière plus ou
moins occulte, en deux catégories : 1° *les causes inertes et de
nature morte ;* 2° *les causes animées.*

PREMIÈRE CATÉGORIE.

Causes inertes des maladies, ou causes de nature morte.

425. Je prends, pour point de départ, l'introduction, dans
nos tissus, d'une simple épine de rose, espèce de cône lisse et

meurs sont : le phlegme, le sang, la bile, et le liquide de l'hydropisie (φλεγμα, καὶ
αἷμα, χολὴ, καὶ ὕδρωψ). Cette théorie est souvent répétée ailleurs ; Galien l'a
localisée.

cambré, effilé par le bout en une pointe acérée. Que l'épine du rosier nous laboure la peau, comme par la marche d'un *coutre* de charrue, dont la tige serait l'*âge* : la direction de ce corps déchirant sera presque aussitôt marquée, aux yeux, par un sillon rouge, et, à la pensée, par une sensation de brûlure, réunion des deux caractères, l'un visible, l'autre sensible, que l'on est convenu de désigner sous le nom d'*inflammation*. Comme on en aperçoit la cause, on s'arrête peu en général à ces effets ; c'est là un cas de désorganisation, qui est accessible au commun des hommes. Arrêtons-nous-y cependant, nous qui voulons procéder du connu à l'inconnu : la rougeur insolite du tissu vient évidemment de l'extravasation du sang des capillaires sous-épidermiques, qui se dégorgent dans ce sillon par l'orifice de leurs solutions de continuité ; sang qui s'hématose en s'oxygénant dans ce tissu traumatiquement pulmonaire (397). Car tout tissu interne aspire et élabore l'air, comme le poumon, dès qu'il est en contact immédiat avec l'air lui-même ; le sang veineux s'y change aussitôt en sang artériel. De là augmentation du calorique : car il y a là condensation de l'oxygène de l'air, absorption par un liquide et transformation par combinaison ; fièvre locale, c'est-à-dire altération, par interruption, de la régularité de la circulation. A une aussi petite profondeur, ce cas maladif est à lui-même son remède ; l'évaporation suffit à la dessiccation des liquides extravasés. Rien ne fermentant à sec, l'empoisonnement purulent n'est pas à craindre ; la croûte, qui se forme, protège, et les tissus sous-jacents, et les vaisseaux qui pourraient encore être béants, soit contre l'action inflammatoire de l'air, soit contre l'infection contagieuse de la décomposition ; c'est le cas des plaies faites à un arbre, qui se guérissent par la transformation de l'aubier entamé en une nouvelle écorce protectrice. L'histoire déjà si longue de cette maladie mécanique se traduit par un seul mot, celui d'*égratignure*.

426. Mais que par un hasard rare, il est vrai, à la possibilité duquel pourtant nous porte à croire un hasard plus commun dans les amphithéâtres de dissection, ce piquant de rose ait trempé le bout de sa pointe dans un venin, si subtil qu'il soit ;

et cette *égratignure*, cette solution de continuité, toute superficielle qu'on la suppose, pourra devenir la porte par laquelle
s'infiltrera dans le sang, avec la rapidité de l'éclair, la contagion de la mort, suivie de tout le cortége de ses plus effrayants
symptômes. C'est ainsi que la pointe d'un scalpel mal essuyé inocule la mort par la piqûre la plus légère.

427. Supposons que l'épine dont nous parlons opère à
notre insu, à la manière et dans les conditions de ce scalpel
mal essuyé, et que tous ces symptômes se déroulent aux yeux
de l'homme de l'art, qui n'ira jamais, du premier pas, jeter
ses soupçons sur une aussi faible cause ; quel champ ouvert aux
conjectures, aux théories, aux frais d'érudition ! Il y a là matière aux dissertations médicales de la longueur et de la profondeur de celles qui, depuis la naissance de l'imprimerie et
la première publication des Éphémérides des curieux de la
nature, ont fait la fortune de tous ceux de nos recueils périodiques dont le principal objet est le *grand art* de guérir.

428. Qu'est-ce, en effet, qu'une maladie qui, presque sans
prodrome, s'annonce par le vertige, les éblouissements, la lipo-
thymie, la défaillance, des envies de vomir ; une fièvre brûlante, irrégulière, qui en peu d'instants se porte au cerveau ;
les crampes aux extrémités, les palpitations, les étouffements
au centre ; la susceptibilité nerveuse éveillée partout ; puis la
prostration générale, le délire, et en trois jours la mort ;
quel nom donner à cette entité, si on n'en soupçonne pas la
cause ? Est-ce une fièvre cérébrale, une névrose, une fièvre
putride et typhoïde, un cas sporadique de typhus ? L'autopsie
ne révèle rien de positif ; la marche des symptômes, trop
rapide n'a pu laisser nulle part des traces assez profondes.
Vous donc qui avez pu surprendre la cause sur le fait, ouvrez
la délibération, sans rien révéler à personne ; et vous aurez le
temps d'apprécier, par ce seul cas, la valeur des théories médicales quand il s'agit d'arriver, par la combinaison des
symptômes, à l'élimination de l'inconnue qui est la cause du
mal. Le domaine de l'imagination commence là où celui de
l'observation finit ; et le domaine de l'imagination est un dé-
sert de sable où l'on n'a d'autre guide, la nuit que les étoiles,

le jour que le mirage. Le fait, et puis l'illusion; l'observation qui finit brusquement, et puis l'hypothèse qui la suit, sans lien et sans ordre : telle est la médecine, depuis Médée jusqu'à nous.

429. Quoi qu'il en soit, voilà bien une cause de maladie qui est simple et qui tombe sous nos sens. Changeons-la de place, et nous allons, à chaque fois, déplacer les caractères symptomatiques du mal, et voir, selon le genre d'organe qui en serait le siége, la maladie qui en résulte, s'offrir grave ou légère, guérissable ou mortelle.

430. Qu'un piquant analogue pénètre plus avant dans les chairs du bras ou de la jambe; dès ce moment l'*égratignure* deviendra un flegmon, d'un caractère inflammatoire d'autant plus grave qu'on l'enveloppera de moins de soins, et que la température favorisera davantage la marche de la fermentation des liquides stagnants. En effet, la solution de continuité étant plus profonde, et par conséquent la masse du sang dégorgé par les capillaires, soit veineux, soit artériels, étant plus considérable dans ce cloaque artificiel, la décomposition des liquides s'opérera d'une manière plus rapide sur une plus grande échelle; car l'air, ce principe de toute fermentation, y pénétrera par une plus large ouverture. Bientôt ensuite les mouvements musculaires déplaceront la pointe dans tous les sens, ils multiplieront, de la sorte, les solutions de continuité, et donneront ainsi tout autant d'accès nouveaux à l'air extérieur. L'inflammation gagnera de proche en proche, elle formera là un temps d'arrêt entre le sang oxygéné et le sang désoxygéné, un obstacle à la circulation régulière; et les produits anormaux de cette élaboration d'un liquide mort et inerte, absorbés, aspirés, dans tout ce qu'ils ont de plus subtil, par les veines adjacentes, ne tarderont pas à porter dans tout le torrent circulatoire la fièvre et ses désordres consécutifs, puis la mort. Nous venons de décrire les phénomènes que détermine, dans les chairs des pauvres moissonneurs, l'épine de la *bugrane*, ou *arrête-bœuf* (*ononis spinosa*, L.), épine qu'on a crue vénéneuse par elle-même, et par ses sucs, quand elle n'est que dangereuse par le mécanisme de son action, par la saison où

elle opère ses ravages, qui ont été souvent aussi mortels que le charbon; c'est pour en éviter la piqûre que le moissonneur arme de tout autant de dés et étuis en roseau les doigts de la main avec laquelle il saisit la gerbe, qu'il scie de l'autre. Que si cet accident arrivait inaperçu à une main moins habituée à en reconnaître l'origine, que l'épine restât cachée et ignorée dans le tissu, qu'elle y fût entrée loin des champs, et par l'un de ces hasards, par l'une de ces rencontres de circonstances infiniment petites, qu'il est ensuite impossible d'apprécier, comment aurait-on défini ce cas maladif? Par une dissertation tout entière; la maladie deviendrait une entité phlegmasique; car sa cause cachée serait dès lors abandonnée à la divination des hommes. Mais une fois que la cause est connue, la dissertation devient plus courte. L'importance en est moins grande à mesure qu'on la saisit mieux; c'est alors nn accident, ce n'est plus dès lors une maladie; et son histoire se réduit, dans les nosologies, à un simple renvoi au *système botanique*.

431. Voyez comme tout va changer de caractère, en changeant de position. Si l'épine pénètre entre l'ongle, toujours à l'insu du malade et de l'opérateur, ce sera un cas de *panaris* spontané, pouvant revêtir trois formes différentes, occasionner trois tourments de plus en plus aigus, selon que l'épine aura pénétré dans les muscles, dans les tendons et jusqu'à l'os, ou dans les parties les plus nerveuses et les plus sensibles de cette expansion cornée de l'extrémité des nerfs de l'ongle.

432. De même sous la plante des pieds, et dans la paume de la main, deux organes où, par des dichotomies indéfinies, les rameaux nerveux viennent s'épanouir, en cupules d'appréhension (*) si petites, qu'à la loupe elles n'offrent que le diamètre des pores, et si serrées, dans la régularité de leur disposition, que la pointe de l'aiguille se loge à peine entre chacune d'elles; jugez de la vivacité de la douleur d'un mal, qui déchirera la trame d'un tissu aussi serré et aussi sensible, sur une surface si contractile, et où la cause du mal est si sujette aux déplacements.

(*) Voyez *Nouveau Système de chimie organique*, tome 2, § 1628. 1838.

433. Réduisons ces piquants à des dimensions telles, qu'en échappant à la vue, ils soient susceptibles d'être soulevés et disséminés par les mouvements de l'air, et de parvenir à nos organes profonds, par le véhicule de l'air même ; admettons le cas de la *quasi-évaporation* (pour me servir d'une expression de meunerie), d'une poussière composée des poils aigus du grain des céréales, des piquants à ampoule caustique de l'ortie (*urtica major, seu minor*, L.), du duvet du fruit du platane (*platanus excelsa*, L.); de l'amidon, de l'iris de Florence si riche en cristaux d'oxalate de chaux ; des cristaux siliceux des éponges et de la spongite des étangs ; enfin, de toute autre poussière composée de dards aigus et acérés par leur nature organo-calcaire ou organo-siliceuse :

L'inspiration pourra fixer cette poussière, soit dans la cavité nasale, et la faire monter jusque dans les sinus frontaux ; soit dans la cavité buccale et à la gorge ; soit dans les premières voies aériennes, puis à diverses profondeurs dans le poumon ; soit entre les paupières, dont le mouvement sera dans le cas de la promener, d'un angle à l'autre, sur toute l'étendue de la conjonctive et jusque dans les points lacrymaux et dans le canal nasal, où l'inspiration attire nécessairement, et, comme par la force du vide, quand les paupières sont fermées, tout corps étranger qui s'y trouve emprisonné (*); dans le tuyau auditif enfin. Que de maux divers la même cause est dans le cas de produire, et de combien d'entités et d'expressions elle va enrichir, ou plutôt encombrer le système et la nomenclature ! *Coryza*, *ulcères* dans le nez ; *migraine* et *céphalalgie*, et même *fièvre cérébrale* dans les sinus frontaux ; dans la cavité buccale, *affection scorbutique*, si la cause se fixe sur les gencives, et que les effets inflammatoires de sa présence déchaussent les dents ; *grenouillette*, si ces infiniment petits piquants pénètrent et entrelardent la surface des glandes salivaires ; *maux de gorge* sur l'isthme du gosier ; *chute*, ou *relâchement de la luette*, si la poussière s'attache à l'extrémité du voile du palais ; *trachéite* et *bronchite*, *toux opiniâtre*, *rhume négligé*, *extinc-*

(*) Voyez *Nouveau Système de chimie organique*, tome 2, § 1658. 1838.

tion de voix, si la poussière s'arrête aux bronches et à la trachée-artère ; *étouffements asthmatiques*, si elle pénètre jusqu'aux premières ramifications des cellules pulmonaires ; *hépatisation* et *inflammation générale du poumon, pneumonie* et *péripneumonie*, si elle y séjourne; *pleurésie*, si elle le traverse pour arriver à la plèvre ; et, dans le cas précédent, phthisie, dès que chaque petit bouton passera de l'état inflammatoire, par où tout commence, à l'état purulent, par lequel toute inflammation finit. Dans les YEUX, *ophthalmie, conjonctivite*, ou *inflammation de la conjonctive*, lorsque les ravages de cette poussière s'arrêteront à la conjonctive ; *blépharite*, quand ils s'implanteront de préférence aux paupières, et là, autant de noms que leur ravage produira d'effets, et imprimera de déviations à la forme ; *trichosis* et *ectropion*, si l'inflammation, s'étendant sur le bord externe ou interne du tarse, fait rebrousser les cils en dedans ou en dehors; *fistule lacrymale*, dans le canal nasal; enfin, *sycosis, staphylôme, ptérygion*, selon la nature et les formes du lieu envahi, etc. Dans L'OREILLE, *otite* de tous les caractères et de toutes les façons, selon que la cause du mal envahira une plus grande surface de cette délicate expansion nerveuse qui tapisse tout le conduit auditif. Dans l'ESTOMAC, *gastrite, gastralgie, pylore, vomissement de sang*, etc. ;

Cortége de souffrances, de symptômes, de caractères, si variables, par la simple transposition d'une cause imperceptible, que les combinaisons de la nomenclature ne suffiraient plus, pour désigner toutes ces modifications, si on voulait pousser la logique de la classification jusque dans ses dernières limites.

434. Nous venons de prendre pour type un piquant lisse sur sa surface, et qui, pour pénétrer plus avant, a besoin qu'une force l'y pousse par derrière. Mais faisons parcourir l'itinéraire précédent à un piquant hérissé, plus ou moins régulièrement, de piquants dirigés vers leur base ; telles sont les esquilles de bois ou d'os, par les aspérités irrégulières qui résultent de l'éclat d'un tissu organisé, ligneux ou osseux; tels sont encore les *arétes* des graminées, et bien d'autres organes de ces végétaux si communs autour de nous. L'*aréte, esquille*,

ou *piquant à rebrousse-poil*, une fois introduit dans la peau, sera susceptible, par le seul jeu que lui imprimeront les mouvements musculaires, de pénétrer, de proche en proche, jusqu'aux organes les plus nobles et les plus nécessaires à la vie, jusqu'au foie, jusqu'au cœur, jusqu'à la rate, jusqu'aux intestins, jusqu'aux organes génitaux, pour y produire des ravages lesquels changeront de nom, selon la place, l'étendue, et la durée, qui multiplie les contacts et les combinaisons dans une progression incalculable. Car ces piquants sont organisés, par la direction d'avant en arrière des aspérités aiguës qui les bordent, de manière qu'ils avancent sans cesse et ne peuvent jamais reculer ; ils avancent à la manière du coin, et ils sont retenus ensuite à la manière des engrenages ; leur forme peut être représentée par une série de fers de flèche, régulièrement enfilés par le même bâton ; de ces fers de flèche qu'Ambroise Paré désigne sous le nom de *flèches barbelées en forme d'espy*, et qu'il figure dans le cinquième rang de la planche intercalée au chapitre 18, livre 9, *des plaies d'harquebuses*. On conçoit facilement comment chaque inflexion musculaire les ferait avancer d'un cran, et qu'en continuant ce mécanisme, ces petits fétus sont dans le cas de venir frapper au cœur l'animal le plus gigantesque.

455. Voyez cet homme, la figure hâve, le corps émacié, qui se traîne au soleil, tousse sans timbre, expectore sans cracher, s'alimente de quelques gorgées d'eau édulcorée ; son corps lui pèse de tout le poids de sa maigreur. Son pouls est obscur et faible, car son sang circule lentement, et l'oppression qui l'étouffe ralentit les inspirations ; une vieillesse précoce s'imprime sur tous ses traits, qu'elle laboure de rides, sur tous ses mouvements qui semblent ankylosés. A l'oreille qui l'ausculte, ses poumons annoncent, par tous les frôlements de leurs tissus, par tous les modes dont l'air, en s'échappant, articule des sons, l'histoire de la phthisie pulmonaire. Cet homme a le germe de cette maladie dans la substance du poumon ; il a une entité maladive, comme disait Paracelse (*), qu'il

______

(*) *De Entibus morborum*, num. 8, pr. 4. « Paracelse admettait cinq entités

ne s'agit plus que de dénommer par un terme classique. Les avis sont ouverts; et sur ce point, comme sur bien d'autres, autant de théories que de têtes; autant de descriptions différentes que ce cas sera soumis à d'ultérieures observations. Grandes et savantes élucubrations que l'on jette au feu, comme non avenues, dès que le malade déclare qu'il est chargé de balayer les greniers d'abondance, de vanner le blé, de battre le chanvre, d'élaguer les platanes! La maladie dès lors n'est plus du domaine de la nosologie, mais de celui des accidents. On éloigne le malade de ce foyer d'infection pulvérulente; tout se dissipe spontanément, sans médicaments et sans régime, par la seule expectoration journalière de ces petites causes d'un grand mal; et la santé se rétablit, dès que l'*évaporation* d'une simple poussière aiguë cesse d'arriver au poumon, pour y entretenir la maladie.

Ces petits piquants produisent, en s'implantant sur les surfaces respiratoires, les mêmes désordres qu'en s'implantant sur la surface de la peau (425), c'est-à-dire des boutons, à qui la différence du milieu imprime une différence dans les caractères et dans le développement; jaunes et granuleux à l'intérieur, d'abord secs à l'extérieur, sous le souffle de l'aspiration et de l'expiration; se crevassant ensuite et se vidant, sous l'effort de leur développement progressif, comme le sont les effets de la cause qui les engendre; différentes phases qui prennent tout autant de noms différents, et sont dans le cas de se subdiviser en variétés assez nombreuses.

436. Quel médecin devinera la nature de ces désordres, si le malade ne lui en révèle pas la cause accidentelle? Aucun. Après la révélation, chacun s'en croira capable; et appelant à son aide toutes les ressources du vocabulaire, il ne manquera pas de nous improviser vingt symptômes, qui lui auraient fait diagnostiquer la nature et la cause du mal, les différences

---

ou influences qui causent les maladies : 1° entité des astres; 2° entité du poison; 3° entité de marasme ou entité naturelle; 4° entité des esprits qui ont puissance sur notre corps, pour le violer et l'épuiser; 5° enfin, entité de Dieu. » Nous avons aujourd'hui des entités plus savantes sans doute, mais non moins hypothétiques.

enfin que présente cet accident, avec telle maladie spontanée, dont il a pris le masque. Mais ce masque, nul, sans autre avertissement préalable, n'aurait été en état de le lui arracher ; car cette cause mystérieuse, inconnue, indéfinissable, que, dès le commencement du monde, Hygie semble avoir livrée aux éternelles disputations des hommes, arrive, dans tous les cas, pour servir de point de mire à toutes les explications. Mais, dira-t-on ? l'autopsie serait venue compléter ce qui manquait au diagnostic. L'autopsie aurait montré la place des effets ; quant à la nature de la cause, le scalpel n'aborde pas des êtres de cette petitesse-là ; il les confond avec leurs ravages ; et c'est ce que l'autopsie fait plus souvent qu'on ne pense ; C'est là une vérité, qu'entre nous soit dit, personne ne doit perdre de vue. Continuons cette veine de prémisses.

437. Pendant l'été de 1824, il se manifesta, dans une localité des environs de Pesth, en Hongrie, une épizootie qui sévissait principalement sur les troupeaux de mouton. L'animal se sentait pris tout à coup d'une turbulence insolite ; il bondissait effrayé, et comme poursuivi par un démon invisible ; on voyait sa laine frissonner par place, et sa douleur devenait plus vive à la moindre approche de la main ; les béliers inquiets frappaient de la corne, sans but et sans colère. A tant d'agitation succédait bientôt un état plus calme en apparence ; l'animal languissait, l'œil terne et morne, la tête baissée, la démarche lente et pénible, mangeant d'abord comme à l'ordinaire, et maigrissant beaucoup. Puis venait le dégoût, au milieu des plus riches pâturages ; bientôt la maladie prenait un caractère plus grave, la toux quelquefois, quelquefois la diarrhée, d'autres fois une espèce d'ascite ; la fièvre toujours, et une fièvre lente et ataxique. Le cuir se couvrait d'ulcères fétides ; d'autres fois il paraissait sain et en bon état, et pourtant alors l'animal tombait comme frappé d'apoplexie. Une sanie de mauvais augure découlait souvent du museau ou des yeux ; l'animal se couchait résigné à mourir ; et si on ne se hâtait, dès ces premiers symptômes, de le sacrifier, il finissait par tomber en pourriture, et l'on n'était pas sûr d'en obtenir même la peau, dévorée qu'elle était, en larges plaques, par ce *mal ardent*.

Était-ce une contagion? ou bien une infection? Dans les étables, les bestiaux ne la gagnaient pas; il leur suffisait de passer sur les pacages infectés, pour en rapporter le germe de ce mal, qu'ils ne communiquaient pas à d'autres. Des commissaires furent envoyés sur les lieux, pour étudier une maladie aussi nouvelle; jamais les prodromes, les symptômes, les phases, les crises ne furent classées et observées avec plus de soin et d'une manière plus exacte; les rapports savamment écrits occupèrent bien des séances; et, dans le cours de la discussion, la maladie prit bien des noms divers; nul ne l'analysait mieux que celui qui ne l'avait pas vue; on ne décrit jamais mieux qu'à distance; on pense bien que l'admirable description de Virgile, dont cette épizootie rappelait plus d'un trait, ne fut pas oubliée par les philologues de l'assemblée. La maladie fut donc très-bien étudiée : les limites du foyer d'infection topographiquement déterminées; la direction des vents, la température, la hauteur de la colonne barométrique exactement notées jour par jour.

Mais quelle était la cause du mal? Fallait-il sacrifier d'aussi riches pâturages, dans un pays qui n'en a pas de trop? ou bien avait-on l'espoir fondé de les purifier, de les assainir, et de les rendre moins malfaisants à la culture et au pacage? Quels étaient enfin les moyens à employer?

438. Un botaniste observateur mit fin à ces discussions savantes, et fit passer, d'un seul mot, ce cas maladif, du domaine de la pathologie, dans celui du *Genera plantarum.* L'entité de la contagion, la malignité de l'influence épidémique, l'archée de Van Helmont, le stimulus de Brown, le germe du virus contagieux, l'inflammation de Stahl et de Broussais, *l'esprit du mal,* enfin, comme disent les *peaux rouges,* cette cause mystérieuse de tant de ruines et de tant de maux, cette inconnue à dénominations si diverses, avait pourtant un nom dans nos catalogues; elle y était inscrite sous celui de *stipa pennata,* haute graminée des pâturages sablonneux, fort commune chez nous, dans les environs de Fontainebleau, par exemple; plante peu recherchée par les moutons, et qui, par conséquent, ne pousse pas une tige qui ne porte épillets et ne mûrisse ses graines ; or c'est l'épillet qui était la cause de tout ce mal. Imaginez-vous,

en effet, une balle d'avoine hérissée de piquants à sa base et sur son pédoncule court, mais fortement adhérent, et ensuite se terminant au sommet par une très-longue arête hygrométriquement tortile à sa base, et pennée en barbes de plume sur tout le reste de sa longueur ; sa penne lui sert de parachute, pour se disséminer au moindre souffle du vent ; partout où elle tombe, elle s'enfonce par sa pointe, qui fait l'office d'une vrille, que les rotations de la penne mettent dès lors en mouvement, et font pénétrer indéfiniment dans tout plan, qui n'oppose pas une résistance suffisante. Or, quand cette tarière, organisée avec des tissus et de la silice, venait à tomber dans un flocon de laine, la torsion des poils favorisait déjà, par son mouvement en spirale, la marche descendante de la pointe dans les chairs, et à travers la peau qui lui servait d'écrou ; et puis les mouvements musculaires continuant l'impulsion que lui avait imprimée l'agitation de l'air, à l'aide de la penne qui lui servait d'aile, on conçoit que, de proche en proche, cette simple balle en cornet d'un malheureux *gramen* pouvait arriver au cœur, aux poumons, au foie, à la rate, aux intestins, aux reins, etc., et prêter ainsi à la pathologie du mal les caractères les plus variables et les complications les moins classiques. Chaque bête, en effet, semblait être affectée d'un mal différent, selon que l'aiguillon, conduit par le hasard, s'arrêtait sur telle ou telle région, de préférence.

La société de médecine et d'histoire naturelle de Pesth nous fit passer à cette époque un morceau de la peau de l'une des brebis qui avaient succombé. On y voyait encore en certains endroits des épillets de *stipa* incrustés ; mais partout ailleurs la peau était perforée comme un crible, dont on aurait bouché les trous avec une pellicule d'œuf ou d'oignon (*). Dès ce moment ce cas fut biffé du cadre de la nosologie ; la cause du mal avait déchiré son voile ; ce n'était plus une entité. Mais que l'on évalue maintenant, par cet exemple, combien de fois

---

(*) Consultez l'analyse de la dissertation de Sadler, à ce sujet, dans le BULLETIN UNIVERSEL DES SCIENCES de 1825, *section d'agriculture* et *section d'histoire naturelle.*

l'art vétérinaire a dû se méprendre sur la nature de certaines affections ovines, dont l'épillet du *stipa pennata*, si commun dans nos pâturages, était l'unique auteur ; car enfin, une telle cause de désordre ne change pas de mécanisme, en changeant de climat.

439. Au reste, les hommes ne sont pas à l'abri d'un pareil accident ; mais ils le devinent vite, et s'en débarrassent promptement. Desfontaines (*) raconte que rien n'incommode le voyageur en Afrique, comme ces épillets de *stipa pennata*, qui, s'insinuant dans l'étoffe des vêtements, viennent de là vriller, labourer les chairs et y déterminer des douleurs atroces. Si l'homme n'était pas organisé, dans ce cas, pour faire œuvre de ses cinq doigts et de sa parole, il porterait le trait, sans le deviner et sans pouvoir se l'arracher ; et il périrait, comme un mouton, sous l'aiguillon d'un fétu.

440. La disposition des dents en scie et des poils en spirale qui hérissent les pédoncules et les arêtes des graminacées en général, fait que beaucoup d'espèces vulgaires donnent plus d'une fois, dans les champs et ailleurs, le change à la pathologie et à l'autopsie, au sujet de la détermination des cas maladifs des animaux et de l'homme.

441. « Un enfant, dit le docteur Desgranges, médecin à Lyon (**), est pris de fièvre : toux, oppression, gros rhume, douleur au côté droit ; visage animé, tête souffrante ; bouche chaude ; altération grande. *Le médecin de l'endroit jugea une fluxion de poitrine.* Application de sangsues ; soulagement, mais seulement amendement. Le neuvième jour, vomissement de matières purulentes, sanieuses et putrides, mêlées de quelques stries de sang. Un peu de mieux, mais pendant cinq jours, nausées, diminution de la fièvre. Huit jours après, on aperçut une rougeur légère, circonscrite au côté droit souffrant, précisément à l'endroit qui arrachait des plaintes au malade, entre la sixième et la septième côte, un peu postérieurement. Bientôt empâtement. Tumeur qui se prononce de plus en plus, et acquiert le volume d'un furoncle assez gros. Applications

(*) *Flora atlantica.*
(**) *Journal général de Médecine*, tome 39, pages 137 et 255 ; 1810.

de cataplasmes à la mie de pain et au lait. Le sommet de la tumeur s'ouvrit ; et il en suinta quelque peu de sérosité, par la rupture d'une phlyctène qui s'y était formée. Un peu de suppuration eut lieu ensuite ; et l'on aperçut un corps blanchâtre, que l'on jugea être un corps étranger. C'était un morceau d'épi de seigle qui s'avançait en présentant sa tige, ou sa partie inférieure la première. L'enfant se trouva soulagé tout de suite ; la plaie et la grosseur ne tardèrent pas à disparaître. La maladie avait duré cinq semaines (*). »

Tout le monde s'y était trompé avant l'événement ; c'était une fluxion de poitrine, compliquée de furoncle, d'abcès, d'emphysème au côté droit. La sortie de l'épi vint donner le mot de l'énigme, et rafraîchir la mémoire de l'enfant, qui se souvint d'avoir avalé, huit jours avant la fièvre, un épi de seigle qu'il tenait depuis un quart d'heure dans la bouche, lequel lui causait, disait-il, des picotements dans l'estomac (dans le langage vulgaire, l'*estomac* est pris pour la *poitrine*), picotements incommodes, parfois très-vifs, mais non continuels. Desgranges a rédigé son observation sous l'influence de cette tardive révélation, qu'il place, comme chacun le fait un peu en nosologie, en tête de sa description : anachronisme qui, deux lignes plus bas, fait tomber l'observateur dans une contradiction formelle au sujet de la classification du mal. Viennent ensuite les scholies obligées sur les forces vitales, et les *efforts salutaires de la nature, pour se débarrasser de l'épi ;* d'où l'auteur conclut, avec Hoffman, que la méthode suivie par la nature, pour arriver à la guérison, consiste spécialement à éloigner la cause des maladies : *mothodus naturæ in causarum remotione consistit.*

Or, aux yeux d'un botaniste, il doit être évident que l'épi de seigle, a par devers lui, pour s'éloigner et sortir de nos organes, de quoi se passer des efforts salutaires de la nature. Il

(*) Le docteur Desgranges a consigné un cas analogue dans le t. 44, p. 130, 1812, du même journal. C'est un nouvel exemple d'un épi d'orge avalé et passé dans le poumon droit, retiré, le quarantième jour, d'un abcès survenu dans l'interstice de deux côtes ; il y eut emphysème et dégagement de gaz si fort, qu'il en éteignit la chandelle qu'on avait approchée du jet.

s'éloigne en reculant et à la manière des vrilles ; mais il cause plus d'une souffrance et plus d'une maladie, en s'éloignant (*).

Enfin, au bout de l'observation, on sent la lutte de la docte médecine avec les simples inspirations du bon sens ; Desgranges dépose le bonnet de docteur qui lui pèse, et s'écrie en se frottant le front : « C'est bien là le *spina pleuretica* de Van Helmont, dans la rigueur du mot. » Et il a raison ; ce mot que Van Helmont (**) n'avait jeté que comme une allégorie, un emblème, une métaphore de son *archée* ou principe du mal, comme une simple comparaison enfin, est gros, quand on le comprend bien, de toute une révolution médicale.

442. Et de pareilles mystifications du diagnostic, les annales de la science ne sont pas avares. Nous en connaissons près de douze, tout aussi complètes que la première, qui est la dernière en date, et dont la description peut servir aux douze autres facilement. Nous allons les indiquer d'une manière fort succincte :

1° Ambroise Paré (*des Monstres et Prodiges*, livre 19, ch. 17, édit. complète de 1575). — Cas d'un jeune étudiant de Paris, qui avala un épi d'herbe appelée gramen (l'*hordeum murinum*, L., peut-être), *lequel*, dit Paré, *sortit quelque temps après entre les costes, tout entier, dont le malade en cuida mourir*.

2° Renaudot (*Spicilegium seu historia medica mirabilis spicæ gramineæ extractæ a latere ægri pleuritidis, qui eam ante menses duos incautè voraverat*, 1647).

(*) Que l'on s'insinue, dans la manche de l'habit, entre la chair et la chemise, un épi d'*hordeum murinum*, les arêtes en dehors, comme le font si souvent les enfants en s'amusant ; et on ne tardera pas à se faire une idée de la manière dont ce corps étranger peut opérer dans toute autre région ; car, à chaque mouvement du bras, on sentira l'épi monter, gratter, ramper, et venir enfin sortir par l'épaule de la chemise.

(**) *Metaphorica spina pleuritidis, et propriè loquendo ipsa pleuritis, est peregrina aciditas concepta in archeo.* (De furente pleurâ, 13, page 579 ; *opera omnia*, 1707.) Dans la table des matières de ce corps d'ouvrage, ainsi que dans le mémoire posthume *de Febribus*, publié dans les opuscules, capite I, 29, Van Helmont donne cet exemple comme une simple comparaison : *Paradigma, ad febris positionem, modum cognitionem et sanationem sufficiens.*

3° Éphémérides des curieux de la nature, décad. 1, ann. 8, 1677, — ann. 9 et 10, 1678, 1679 (épi de froment). *Idem*, dans la collection académique, partie étrangère, tome 3.

4° *Journal des savants*, octobre 1688 ; et dans *la Biblothèque* de Planque, à l'article *Abcès*.

5° Haller (*Disputation. chir. selectæ*, thèse de Joachim Dolge, 19 juillet 1704 : *de Spicá deglutitá et per apostema hypocondrii dextri rejectá.*

6° Bonnet (*Med. sepulc.*, lib. 3) cite le fait d'un épi de froment avalé par un enfant d'un an. Guérison en cinq semaines. L'observation est de Samuel Ledelius, médecin du dix-septième siècle.

7° Van Helmont (*de Injectis materialibus*, 7, page 565, première col.; *opera omnia* ; 1707). Épi d'orge encore vert ; mêmes symptômes, même issue ; guérison au bout de trois semaines.

8° Jean-Joseph Courtial (*Observations anatomiques sur les os et sur quelques maladies particulières,* 1 vol. in-12 ; Leyde, 1709; obs. 9). Épi d'orge.

9° Mémoire de l'Académie de Toulouse, tome 2 ; 1784. Partie historique. — Épi de *gramen tormentosum spicatum (hordeum murinum,* L.?) — Guérison en trois semaines.

10° *Journal général de médecine*, tome 80 ; 1789. Épi de *gramen (hordeum murinum)*. — Guérison en treize jours. *Voyez*, en outre, les Mémoires de l'Académie royale de chirurgie, tome 1, quatrième cas. — Épi de blé.

443. Dans tous ces cas, dont nous pourrions aisément grossir la liste, on trouve une si grande coïncidence de phénomènes, dans le début, les diverses périodes, la durée et l'issue, qu'on semblerait pouvoir en généraliser l'ensemble, par une formule qui offrirait, dans les termes, la précision d'une grande loi de pathologie. Nous le répétons, avant toute espèce de souvenir de la part du malade, avant la sortie du corps étranger, tout médecin, si habile dans la théorie, si exercé dans la pratique, qu'il puisse être, commence par se méprendre sur la nature de la maladie, et cherche, dans l'arsenal de l'analogie des cas observés auparavant, la synonymie du cas qui lui

est actuellement soumis. Ce n'est que lorsque l'épi se fait jour à travers les côtes, et vient se montrer à l'observateur, avec tous ses caractères visibles à distance, que l'on reconnaît la méprise, et qu'on efface l'entité.

444. Mais si, au lieu d'un épi entier, nous avions eu affaire à un épi broyé, à une poudre composée de ses arêtes, toutes organisées comme lui, sous le rapport qui nous occupe, dès ce moment la maladie aurait conservé sa place dans le cadre de la nosographie, parce que la cause, réduite à des dimensions trop petites pour être appréciées à l'œil, serait sortie inaperçue, et confondue avec la substance du pus. Qui a jamais tenté, sur le vivant, et même dans une autopsie, de fouiller, dans les produits de la décomposition, les traces palpables de la cause mécanique? Le scalpel tranche, éventre, découpe, et n'analyse pas ; et que de choses passent sous sa lame, emportant au rebut avec elles le mot de l'énigme et le terme des disputations!

445. Fixez maintenant votre pensée sur tout ce qui nous entoure ; calculez combien de fois, en certaines saisons, la déglutition et l'inspiration sont dans le cas de recevoir, par le souffle des vents, les débris pulvérisés de ces moissons d'épis d'obscurs *gramens*, qui bordent nos routes, nos rues, et couvrent nos jachères ; et dites-nous si bien des épidémies, le plus savamment étudiées, n'ont pas pu, dans leur essence ou dans leur complication, être l'œuvre de ces petits fétus.

446. Or, si je pose le cas de l'introduction de ces corps étrangers dans les voies alimentaires, et, ce qui arrive plus fréquemment, dans les voies respiratoires, vous êtes tous maintenant en état de me tracer d'avance la marche des symptômes, l'ensemble des phénomènes, de me donner, enfin, l'histoire complète de la maladie et de la guérison. Si je prends la question par le bout opposé, et que je vous pose le cas de la maladie, aussi rigoureusement décrite, et que je vous en demande la cause, une fois qu'elle se sera dérobée, d'un bout à l'autre, à notre observation, vous voilà tous dès lors vous jetant dans le champ des théories abstraites, et fouillant dans une nomenclature que nul de vous ne comprend (si ce n'est

par un échange de synonymes, et par des pétitions de principe
sans fin), pour créer une entité à laquelle vous conveniez entre vous d'attribuer, la plume à la main, la cause de tant de
désordres ; vous voilà jouant avec les forces vitales, le sang,
les humeurs, le flux nerveux, les influences locales, les prédispositions héréditaires , l'inflammation et les phlegmasies,
les forces stimulantes, hypersthénisantes, que sais-je encore?
car, Dieu merci ! ce ne sont pas les tournures de phrase qui
manquent à nos plumes. Au lieu de vous arrêter au bon sens
de l'analogie, qui nous enseigne à tous tant que nous sommes,
d'une voix infaillible, que *la similitude des effets dénote une similitude de causes ;* que deux causes de nature différente sont
incapables de produire d'identiques effets, aussi incapables que
l'est la lionne d'accoucher d'un cheval ou d'un bœuf ; pauvres
mortels ! nous n'osons croire que ce qui vient se montrer à nous,
et offusquer notre vue ; comme si la nature ne nous avait pas
donné en partage l'analogie pour soupçonner, le raisonnement pour deviner, le calcul pour démontrer. Pour moi,
tout ce que j'ai découvert, je ne le dois qu'à la méthode contraire ; au pied de la chaire que je me suis créée à mes frais,
et dans laquelle je me maintiens envers tous et contre tous,
parce que je n'y relève que de Dieu sur la terre, je n'ai pas,
sur les traces de ce grand destructeur du passé, ayant nom de
PHILIPPE — AURÉOLE — THÉOPHRASTE — PARACELSE (BOMBAST
DE HOHENHEIM), je n'ai pas brûlé, dis-je, Aristote et Galien,
ces faux dieux de l'école, ces grands observateurs des premiers
temps, ces monuments historiques de la marche progressive
de l'esprit humain ; j'ai brûlé à leur place toute cette nomenclature pathologique, pétrie d'entités sans forme, de termes
sans idées, de phrases de convention, dont l'homme de l'art
est aussi dupe que le vulgaire ; nomenclature qui s'embrouille
à mesure que toutes les autres se simplifient, en s'épurant
au creuset de la logique et de l'observation. Tout en inscri-
vant ce jargon dans mes livres, je fais profession de l'ignorer ;
en cela, je suis plus franc que ceux qui font profession de le
savoir ; et quand je vois la maladie trouver jour dans un organe normal, et qui par lui-même ne saurait, fidèle à la loi

de son origine, rien engendrer qui ne soit normal (46), JE CHERCHE A VOIR OU A DEVINER L'ÉPINE DANS L'ORGANE, ET NON L'INFLUENCE DANS UNE IDÉALITÉ. De ce point de vue, tout se déroule d'une manière distincte et méthodique, histoire et médication; et je sens que je m'approche de la nature, d'autant plus que je m'éloigne de la médecine dogmatique; cela soit dit, sans blesser aucune susceptibilité, sans alarmer aucun intérêt particulier; je ne suis point un rival, mais un penseur indépendant et libre; je continue.

447. Nous venons d'étudier des cas fort intéressants d'introduction, dans les voies aériennes, de corps étrangers, d'une structure qui explique, à elle seule, la régularité et l'uniformité des phénomènes maladifs. La position relative du larynx démontre suffisamment comment il se fait que ces corps s'introduisent plutôt dans les poumons que dans le canal alimentaire : ces corps, n'avançant que par reptation, doivent s'insinuer dans la première cavité qu'ils rencontrent sur leur passage. Mais le canal alimentaire, on doit le penser d'avance, n'est pas exempt de pareils accidents; il est évident même que, par la nature seule de la déglutition, il y est plus fréquemment exposé que tout autre. Or, ici encore, quand le corps étranger tombe sous la main, ce n'est qu'un accident peu digne d'entrer en ligne de compte; quand il échappe à l'observation (et qu'est-ce qui n'échappe pas à l'observation, pendant vingt-quatre heures qui séparent les visites du médecin, visites qui durent quelques minutes?), la docte science reprend ses droits, et la dissertation a ses franches coudées ; d'autant plus obscure, qu'elle est plus profonde, elle s'éloigne de la lumière, en creusant.

448. Lisez tous les cas que la science a enregistrés, des divers corps étrangers introduits fortuitement dans les organes internes : comme leur rédaction est laconique, leur histoire simple, leurs symptômes à peine indiqués (*)!

____

(*) Voyez Ambroise Paré, chapitre 17 des *Monstres et prodiges*; Van Helmont, *de Injectis materialibus*, et la table des matières de tous nos recueils scientifiques.

D'après Ant. Benivenius, une femme de Toscane avale une épingle; trois ans plus tard, elle la rend par l'ombilic, sans que sa santé en ait été dérangée.

D'après Valescus de Tarente, une jeune fille de Venise rend par les urines une aiguille de trois doigts de long.

« Monsieur de Rohan, dit Ambroise Paré, avait un fol, nommé Guion, qui avalla la pointe d'une espée tranchante, de longueur de trois doigts, ou environ, et douze jours après la jeta par le siége ; et ne fut sans luy advenir de grands accidents, toutes fois réchappa. »

Et toutes les autres descriptions sont aussi brèves, quand le corps étranger est d'une certaine dimension qui ne permet pas de se méprendre sur sa présence.

Mais que, par ses dimensions, le corps étranger eût échappé à la vue, oh! dès lors nous aurions eu un journal d'observations, heure par heure, du mieux balancé par le pire, une succession de recrudescences et d'améliorations ; et, au bout de cet interminable cadre de toutes les observations exactes, l'éternel refrain de MORT et AUTOPSIE, avec ses éternels désappointements.

449. N'y a-t-il donc que les corps d'une certaine dimension, à qui il arrive de s'introduire dans nos organes? Et la nature a-t-elle fixé, pour mesure à ces dimensions, les limites de notre vue? Il me semble, au contraire, que ces cas d'introduction doivent être d'autant plus fréquents que les corps étrangers sont plus petits ; car, sous cette forme, ils trouvent bien moins d'obstacles. Or, pourquoi l'analogie des phénomènes consécutifs de l'introduction des corps étrangers de grande dimension ne nous amène-t-elle pas à attribuer à l'introduction des petits, la cause de phénomènes en tout et proportionnellement semblables? Car, enfin, tout ce raisonnement se réduit à la formule suivante, laquelle porte son évidence en elle-même : UNE TELLE CAUSE AYANT PRODUIT UN TEL EFFET, UN TEL EFFET DOIT ÊTRE PRODUIT PAR UNE ÉGALE CAUSE.

450. En conséquence, et faisant l'application de cet axiome, que j'appellerais volontiers, par contre-épreuve, s'il est certain qu'un corps introduit dans les poumons y détermine, selon ses

dimensions et ses formes extérieures, l'une ou l'autre des nombreuses affections que nous avons inscrites aux catalogues, sous les noms de *rhume, catarrhe, asthme, croup, péripneumonie, pleurésie, emphysème, empyème, phthisie pulmonaire*, etc.; pourquoi toutes ces affections ne seraient-elles pas toujours, et dans tous les cas, les effets de corps étrangers d'une dimension moins appréciable à nos méthodes grossières d'observation?

451. Un corps étranger dans l'estomac y détermine toutes les angoisses de la *gastrite;* dans les intestins, toutes celles de *l'entérite.* Pourquoi la *gastrite* et *l'entérite* ne seraient-elles pas toujours l'effet d'analogues corps étrangers?

452. *Idem*, des maladies du cœur ; *idem*, des maladies du foie et de la rate, *ictère* et *fièvres intermittentes?*

453. *Idem*, des maladies du *vagin* et de *l'utérus?*

454. *Idem*, des maladies des voies urinaires, et des calculs de la vessie, que détermine si souvent, comme noyau, la présence d'un corps étranger introduit d'une manière visible? Le mécanisme d'une formation pierreuse une fois reconnue, ne suffit-il pas pour expliquer tous les autres cas de nature semblable, alors même que les dimensions du produit ne seraient plus susceptibles de tomber sous nos sens?

455. *Idem*, des douleurs rhumatismales, arthritiques, des spasmes nerveux? L'introduction d'une aiguille dans l'un des muscles de nos membres appendiculaires suffit, pour déterminer, avec les douleurs les plus vives, la perte du mouvement local; pourquoi, en général, toute perte du mouvement, la *coxalgie*, la *paraplégie*, etc., ne proviendraient pas d'une cause analogue et agissant, non pas hypothétiquement, mais tout simplement et d'une manière mécanique, en divisant les filets musculaires et les filets nerveux qu'elle rencontre sur son passage, et coupant de la sorte les communications de l'organe passif et de l'organe actif, de l'organe contractile et de l'organe dont l'influence électrique détermine la contraction?

456. Il faudrait, pour que ces inductions fussent entachées de fausseté, que la médecine fût une science sans aucun point

de contact avec toutes les autres, rejetée hors du cadre de la nature actuelle, ayant des lois à part, un raisonnement à part, une vérité à part, et qu'en entrant sur le seuil du sanctuaire, le médecin dût abdiquer le caractère distinctif de l'homme, se dépouiller de sa manière de sentir et de raisonner, de voir et de prévoir, d'observer et de juger ; il faudrait donc qu'il vidât son crâne de cet organe cérébral où s'élabore la pensée, où le raisonnement se jette au même moule. A-t-on jamais, en effet, raisonné, en chimie, en physique, en astronomie, etc., avec cette incohérescence et cette duplicité de formules, qui caractérise le raisonnement médical ?

457. Entourés de dangers, dans ce monde où tout s'agite comme nous, souvenons-nous bien que c'est des plus petits que nous sommes plus souvent victimes, par cela seul que c'est de ceux-là que nous nous garons le moins ; ce sont des *esprits*, puisqu'ils sont invisibles, mais des esprits qui nous torturent à la manière des corps naturels.

Si donc il est certain et démontré que tel corps agisse, en tranchant le fil de tout ce qui est mou, en ouvrant les canaux de tout ce qui circule ; toutes les fois que je surprendrai des filets coupés, des canaux éventrés de cette manière, je serai en droit de soupçonner l'action d'un corps étranger analogue, par sa structure ou par son organisation.

DEUXIÈME CATÉGORIE.

Causes morbipares, organisées ou animées.

458. Nous venons de nous occuper des causes qui, alors même qu'elles appartiendraient au règne organisé, n'en agissent pas moins, à la manière des corps inertes, par l'effet automatique de leur structure spéciale et de leur présence dans le sein d'un organe. Il nous reste à examiner, dans cette catégorie, un mode d'action plus compliqué, plus durable, et qui, par conséquent, marche, pour ainsi dire, par progression multiple ; je veux parler des êtres organisés, qui sont

susceptibles de se développer dans nos organes, et d'y vivre à nos dépens. Ces causes de maladies peuvent être rangées en deux embranchements principaux : l'un, comprenant les êtres organisés qui ne nuisent qu'en se développant, en augmentant de volume, usurpant la place, interceptant les communications, et distendant la cavité des organes ; l'autre, comprenant les êtres organisés qui non-seulement se développent, mais encore désorganisent nos tissus. Également intrus et parasites, la présence des uns n'est qu'un accident, celle des autres est une cause constante de désordres et de maladies.

PREMIER EMBRANCHEMENT. — *Causes morbipares qui ne nuisent que par leur développement.*

459. Au premier rang de ces causes, et comme type du mode d'action de toutes les autres, je place les graines végétales. Supposez, en effet, que par suite d'un goût dépravé, on introduise dans l'estomac, des petits morceaux d'éponge secs, les accidents les plus graves ne tarderaient pas à être la conséquence immédiate de ce caprice, la propriété du tissu de l'éponge étant d'augmenter de volume, en s'imbibant d'humidité. Ce serait pire s'il arrivait que, par l'inspiration, il s'introduisît, dans les poumons, une poussière composée de détritus d'éponges marines; sans parler ici des cristaux siliceux qui entrelardent ces tissus, et qui, par leur action à part, sont dans le cas de déterminer dans nos organes tous les symptômes de désorganisation mécanique; par l'action de l'intumescence seule, on comprend déjà combien nos poumons finiraient par en être affectés. Eh bien, la germination des graines réalise ce phénomène; et nulle graine ne saurait pénétrer dans la cavité de l'un de nos organes, sans se trouver dans toutes les circonstances favorables à sa germination.

En effet, les graines y rencontrent de l'humidité et de l'obscurité; deux circonstances qui leur suffisent dans le sein de la terre. Or chacun sait qu'en germant, la graine augmente de volume, et souvent dans des proportions considérables, ce

qui suffirait pour occasionner les symptômes les plus graves,
alors qu'à ce premier phénomène ne se joindrait pas celui du
développement de la radicule et de la plumule, qui ne tardent
pas à s'échapper au dehors.

460. Les fastes de la science sont riches en exemples de
graines (fève, pois, haricots, etc.), qui ont germé dans le tuyau
auditif où le hasard les avait introduites (*). De là des maux
d'oreille qui auraient donné le change au médecin, sur la
nature de la maladie, sur l'influence du tempérament et des
humeurs, et qui n'auraient pas manqué de fournir matière à
un fort long journal d'observations, si une révélation quelconque n'était venue indiquer la cause bien peu médicale et
fort naturelle de l'affection. D'abord affaiblissement de l'ouïe,
léger prurit dans le tuyau auditif; bientôt perte de l'ouïe du
côté affecté, fièvre de plus en plus intense, douleurs atroces
telles qu'on en ressent, quand se trouve offensée une surface
aussi sensible que celle où viennent s'épanouir, en papilles
innombrables et vierges de tout contact habituel, les dichotomies superficielles du nerf auditif. Qu'on se rappelle quelle
vive douleur y produit le mouvement d'un simple cure-oreille,
aventuré un peu trop profondément, et l'on pourra d'avance
se faire une idée des tortures cruelles que déterminerait
un corps susceptible d'augmenter de volume indéfiniment, dans
une cavité d'une aussi grande sensibilité. Quand une fois on
a reconnu la cause mécanique de ce désordre, on a vite
trouvé le moyen de guérir la maladie, au moyen de l'extraction du corps étranger. Mais telle est la direction imprimée
aux études médicales, et nous en appelons, sur ce point, et sans
crainte d'être démentis, à la pratique de tous les médecins
de bonne foi; l'idée d'un corps étranger, dans un cas d'otite,
est bien la dernière qui leur vienne dans l'esprit; et c'est
toujours par les révélations du malade qu'elle prend place
dans le diagnostic du médecin. Or après la révélation, et dès
que l'extraction du corps étranger a mis fin aux annotations
de l'observateur et aux souffrances du malade, ce cas sort

(*) Voyez les notes des pages 282 et 285.

du domaine des théories médicales, pour rentrer dans celui des accidents; et l'analogie en reste là. Dans une science de conjectures et d'hypothèses, ce qui est simple n'est pas assez savant, pour y prendre place. Soyons moins savants, afin d'être plus vrais, et poursuivons l'analogie jusque dans ses dernières limites.

461. L'exemple dont nous venons de nous servir se présente avec des dimensions trop grandes, pour qu'il puisse échapper longtemps à l'observation et au souvenir. Mais il est des graines de tous les calibres; il en est même qui affectent des dimensions si petites, que l'on ne saurait en déterminer la nature qu'à l'aide du microscope, et qu'avant leur germination, on serait exposé à les confondre avec les globules du pus ou du sang; telles sont les graines du lycopode, des mousses, des champignons, et des moisissures; c'est pour les désigner, faute de pouvoir les disséquer, que les botanistes les ont appelées des noms de *sporules*, *sporidies*, etc. Quoique d'un plus grand calibre, les graines *d'orchis*, *d'orobanche*, de la *petite cuscute*, ce chancre de nos luzernes (*), ne sont pas cependant plus visibles, sans le secours des verres grossissants. Que de graines des champs en outre sont susceptibles d'être soulevées par les vents, comme une fine poussière, et de s'introduire, de la sorte, dans les cavités de tous nos organes qui communiquent avec l'air extérieur! Or si cela arrive, et qu'elles y germent, en s'attachant aux parois de nos tissus, soit par leur viscosité, soit par la force d'adhérence de leurs empâtements radiculaires, que d'entités maladives ne sont-elles pas dans le cas d'engendrer, donnant le change au diagnostic, qui, en cette circonstance, sera abandonné à toute la latitude de son ignorance sur la véritable cause du mal? Mais si une pareille récolte se répand sur un bassin géographique, et que les circonstances météorologiques deviennent, à point nommé, favorables à leur propagation, et à leur dissémination dans nos organes béants,

______

(*) Que serait ce des graines visqueuses du gui (*visoum album*), qui s'attachent aux surfaces par leur glutinosité, avant de le faire par leur germination même, et qui germent partout où elles ont pu s'attach r?

n'aurons-nous pas alors un cas assez bien caractérisé d'épidémie, dont la science ira chercher la cause bien haut, quand en réalité elle est si bas et si bien à notre portée? Or qui n'admettra pas avec nous, maintenant qu'on en est averti, qui n'admettra pas que la réalisation de ces accidents soit plus fréquente que nous ne l'aurions cru, alors que cette idée ne s'était pas présentée à notre esprit? Qu'on évalue maintenant quelle nuée de sporules de moisissures nous avalons et nous respirons, dans les lieux humides et bas, et combien de temps il faut à ces graines microscopiques pour germer et remplir le cadre de leur croissance et de leur fructification. Qu'on soumette au même calcul la dissémination des *spores* de *mousses* et de *lichens*, des *sporanges* de *fougères*, et l'on restera comme étourdi, la première fois, de trouver dans l'invisibilité de l'air tant de causes visibles de maladies, auxquelles l'on n'avait jamais songé jusqu'à ce jour. Eh quoi! nous admettons que l'inspiration seule de la poussière de nos greniers, qui n'est composée que d'amidon, de son et de poils de céréales, puisse être la cause immédiate de l'inflammation de poitrine, et même de la phthisie pulmonaire; et nous croirions que l'inspiration de ces nuées de sporules que les végétaux inférieurs lancent par bouffées dans les airs, puisse avoir lieu d'une manière inoffensive! Ne prévoyons-nous pas de combien s'aggraveraient, chez le meunier, les désordres de l'inspiration amylacée, si chaque granule d'amidon était douée de la faculté germinative; et ne suffit-il pas d'énoncer cette idée pour la démontrer?

462. Mais, nous dira-t-on, ces granulations ne tarderont pas à être rejetées au dehors, par l'acte de l'expectoration, chez le poumon, et de l'excrétion, chez tous les autres organes. Sans aucun doute, il est des graines et sporules qui se prêteront à ce genre d'expulsion; mais il en est d'autres qui s'y refuseront et tiendront bon en place; telles sont les graines des plantes que nous nommons parasites, parce qu'au lieu de s'attacher au sol, elles s'attachent de préférence aux êtres organisés. Ces graines adhèrent au milieu sur lequel elles tombent; la première radicule qu'elles poussent est un suçoir,

une ventouse qui se fixe irrévocablement. Si le hasard les introduit dans l'un de nos organes, ne s'attacheront-elles pas à ses parois, à la manière des sangsues (*)? Or qu'arrivera t-il de cet accident? chaque petit suçoir ne fera-t-il pas l'office d'une ventouse, qui appelle la circulation dans des régions nouvelles, lui ouvre de nouveaux canaux, pour la dépouiller de ses principes, sans rien lui rendre en échange? De là inflammation des surfaces d'application, développement anormal des tissus, rupture des capillaires, petits anévrismes où le sang en stagnation, se dépouillant de sa vitalité, prendra tout à coup une tendance à la fermentation purulente; quelle porte ouverte à la fièvre et à la désorganisation!

463. Nous avouerons que ces causes de maladies trouveront moins de facilité à se développer sur les parois intestinales, à cause de l'action défavorable des liquides acides et alcalins de la digestion, sur la marche de la germination. Mais la possibilité du fait doit être admise pour tous les autres organes, où l'introduction et le développement de ces corps étrangers peuvent donner lieu à une foule de maux susceptibles d'être caractérisés par tout autant de symptômes et de dénominations diverses :

Dans les cavités du nez (**), coryza, excroissances polypi-

(*) Voyez un cas de grains d'avoine germés dans l'estomac, ayant des jets de plusieurs pouces, et qui furent expulsés par le vomissement; dans le *Journal de Médecine, Chirurgie et Pharmacie*, tome 15, 1764, page 52. — En 1685, le docteur Buissière de Copenhague rapporte de la manière suivante un cas de ce genre : « Un soldat du régiment de Zélande ayant mangé quelques grains d'avoine l'hiver dernier, ils sont restés dans son estomac jusque sur la fin de juillet; pendant ce temps, il a été fort incommodé de la fièvre et d'envies de vomir. On lui administra un vomitif, qui lui fit rejeter des grains d'avoine, avec plusieurs autres matières assez mauvaises... Ces grains avaient poussé racine et avaient germé dans l'estomac, comme s'ils eussent été semés en terre;... la paille qu'ils avaient produite était assez faible, et semblable à la barbe qui croît sur les épis de froment, mais moins rude et plus longue, y ayant tel grain qui en avait produit jusqu'à la longueur de sept à huit pouces, non pas d'un seul jet, mais entrecoupée de trois ou quatre petits nœuds, ressemblant à de petits grains d'avoine. » (C'étaient des chaumes traçants dans ce milieu obscur et convenable seulement au développement radiculaire.) Le rédacteur ajoute qu'à la suite de ce vomissement, cet homme se trouva complétement guéri. (*Nouvelles de la république des lettres*, juillet 1685, art. 6; extrait dans la *Collection académique*, tome 7, page 402.)

(**) On lit dans le *Journ. de Méd.*, tom. 15 , pag. 525, qu'une consultation de

formes, épistaxis ; dans les fosses nasales, migraine violente ; sur la conjonctive, ophthalmie, fistule lacrymale, si les grains s'engagent dans le canal nasal ;

Dans les voies respiratoires, rhume, bronchite, péripneumonie, phthisie, selon que ces corps étrangers s'attacheront plus haut ou plus bas, et résisteront davantage à la force d'expulsion et d'expectoration ;

Dans le tuyau auditif (*), toutes les formes de l'inflammation et de la suppuration, qui caractérisent les diverses espèces d'*otites*.

Nous nous arrêterons à ces cas, qui peuvent servir de types à tous les autres, et dont on ne pourra plus désormais révoquer en doute la fréquence, et encore moins la possibilité ; car, si on admet la possibilité de l'introduction, il faut nécessairement admettre la réalité de ses conséquences.

464. Mais, dans tout ce qui précède, il ne faut pas manquer d'établir une grande différence entre la germination et la végétation. Pour qu'une graine germe, il ne lui faut que de l'humidité et de l'obscurité. Pour qu'elle continue, au contraire, son développement et qu'elle puisse parcourir les premières phases mêmes de la végétation, il faut que la radicule rencontre une surface de prédilection pour s'y empâter, et que la plumule arrive à la lumière solaire et s'y colore en vert herbacé. Si le concours de ces deux circonstances opposées lui manque, le développement s'arrête et est étouffé, pour ainsi dire, dans ses langes ; et la graine pourrit, après avoir germé. Les graines parasites du sol ne végètent pas dans toutes les terres ; les graines parasites des plantes ne poussent pas sur tous les végétaux, ni même sur tous les organes indistinctement du végétal qu'elles affectionnent plus

médecins décide qu'une tumeur dans le nez d'un enfant est un polype. On procède à l'extraction ; on retire un pois qui avait germé dans le nez.

(*) Voyez, sur une otite et des douleurs peu intenses dans le côté droit de la tête, occasionnées par la présence, depuis cinquante-deux ans, d'un haricot dans le tuyau de l'oreille, le *Journal général de Médecine* de Sédillot, 1812, tome 43, page 28. Le haricot s'était bituminisé et comme embaumé par l'action antiseptique du *cérumen* ; c'est au moyen d'une injection qu'on le fit sortir.

spécialement. La graine d'*orobanche* a besoin, pour prospérer, des racines du chanvre ; celle du *monotropa*, des racines du chêne ; celle du gui ne vient que sur les rameaux verts des pommiers et autres arbres de ce genre, etc.

465. Il est donc évident qu'en tombant dans nos organes béants, toutes les graines s'arrêteront en général à la première phase, et pourriront avant de toucher à la seconde, et que nous n'aurons pas à craindre que ce soit là que la graine de sénevé se développe en un grand arbre. Mais il n'en est pas moins vrai que, même en s'arrêtant à ce premier développement, leur germination doit être la cause immédiate d'une foule de désordres graves, par le mécanisme que nous avons expliqué plus haut.

466. Qu'on juge, en effet, de leur action sur nos organes internes, par leur action sur les surfaces externes des végétaux auxquels elles s'attachent. Voyez cette luzerne verdoyante se faner, jaunir et dessécher sur place sans fleurir, sous les étreintes de cette petite cuscute volubile qui l'enlace des embrassements de ses tiges si grêles, et l'épuise de ses baisers de mort. Voyez ces branches vigoureuses étouffer comme asphyxiées, sous l'affluence de ces croûtes de lichen, de ces coussinets de mousses, qui semblent n'y chercher qu'un point d'appui.

467. Chacun des suçoirs radiculaires de la plante parasite est une sangsue qui épuise à son profit une cellule élaborante du sujet, qui la vide et la frappe de mort, si volumineuse qu'elle soit ; et quand au premier suçoir il en succède un autre, c'est une nouvelle cellule qui va être encore frappée de mort ; en sorte que la contagion, pour le sujet, s'étend de proche en proche, en raison directe du développement du parasite, et le développement du parasite, en raison des conditions favorables que lui offre l'élaboration du sujet.

468. Et c'est là une circonstance dont il faut encore tenir compte dans l'étude des causes morbipares qui s'attachent aux végétaux ; c'est qu'il ne suffit pas toujours, à la graine parasite, que le sujet occupe tel rang dans le catalogue, pour qu'elle se plaise à vivre à ses dépens ; il faut encore que l'élaboration

de ses sucs s'opère d'une certaine manière ; qu'il offre, dans les lenteurs ou les déviations de son développement, certaines prédispositions que nous nous plaisons, par analogie, à considérer comme maladives ; il faut qu'il languisse, pour qu'il se trouve enfin envahi, de préférence à l'individu qui prospère près de lui, et qui brave la contagion par la rapidité de son développement même. La pauvreté prête le flanc à tous les maux dont la richesse se débarrasse bien vite ; le mal est un champ propice où peuvent germer tous les autres maux. Nous expliquerons l'allégorie dans l'embranchement qui suit.

DEUXIÈME EMBRANCHEMENT. — *Causes morbipares animées, et qui agissent, non-seulement par leur développement, mais encore par l'action mécanique et destructive de leur nutrition.*

469. Lorsque nous voulons sortir de nos habitudes d'intérieur et du cercle de nos idées d'économie domestique, pour nous rendre compte de ce qui se passe dans ce monde qui se meut autour de nous, cette application de notre esprit à un nouvel ordre d'intérêts et de raisonnement ne saurait avoir lieu sans une de ces révolutions qui portent avec elles la confusion et le désordre. Car il y a tout un abîme à franchir entre nos anciennes et nos nouvelles idées ; et, pour ne pas reculer dès le premier abord, il faut bien de l'audace, et encore de l'audace. C'est surtout quand on cherche à supputer ce que la nature a dû faire pour nous exclusivement, et non pas pour un tout autre usage ; c'est quand nous nous demandons si c'est bien, en pensant à nous, qu'elle a créé toutes ces provisions dont nous nous servons tous, c'est alors qu'à force de trouver partout la preuve du contraire, nous sentons notre orgueil comme se résoudre en fumée, et notre suffisance s'abîmer dans le néant. Nous qui semblions avoir un certain poids dans la balance de la société, que devenons-nous dans la balance où se pèse toute chose ? Qu'a fait pour nous la nature, de plus que pour les autres ? Où sont nos priviléges du droit d'aînesse, nous qui nous prétendons les fils aînés de la création ?

Où sont renfermées nos provisions, à nous qui avons besoin de vivre et de dévorer les fruits de la terre, même alors que la terre n'en produit plus ? où sont les greniers d'abondance de la nature, les silos qu'elle a approvisionnés tout exprès pour nous ? Sans le bienfait de la supériorité de notre intelligence, que deviendrions-nous ? Nous serions les plus imparfaits, les moins bien partagés de tous les autres animaux. Car, si l'instinct de l'association, en nous rapprochant et nous soutenant les uns par les autres, ne centuplait nos forces, nous sommes si faibles et si vulnérables, depuis l'instant de notre naissance jusqu'à celui de notre mort, que, depuis longtemps notre race se serait éteinte, faute d'aliments, ou serait tombée en ruines, sous les coups qu'on lui porte de toutes parts.

Eh quoi ! me disais-je les premiers jours que, dans ma jeunesse, je voulus aborder les notions préliminaires de l'anatomie végétale et animale : cette chair dont je me repais, sous tant de formes culinaires, c'était un muscle qui servait aux mouvements d'un animal qu'on a assommé tout exprès pour moi ; ce pain, qui à lui seul suffirait pour me sustenter, est pétri avec les molécules d'une farine qui, dans la graine, servait d'aliment à la germination de l'embryon et à la reproduction de l'espèce ; c'est encore là un individu, que dis-je ? des milliers d'individus vivants, que j'ai détruits, pour fournir à mon existence ! Je ne vis donc que par la destruction et par le ravage ; les mets que l'on me sert, sont une conquête ; et la place que j'occupe au soleil, est une usurpation. Roi de l'univers, ne puis-je donc régner qu'à la condition de dévorer mes sujets, qui eux-mêmes ne sauraient vivre qu'à la condition de se dévorer entre eux, et moi-même le premier, au premier instant où ils me trouveront sans défense ? La vie n'est donc qu'une lutte acharnée, et qu'un combat à outrance et à mort ! Vainqueurs ou victimes, telle est notre alternative, à tous les instants de notre développement. Nous nous défendons contre la force des colosses, pour succomber sous les ruses d'un ciron ; la piqûre d'un atome venge sur nous le bœuf que notre massue assomme et terrasse. Avant de porter un coup, il faut en parer mille ! Le monde est donc une grande arène où tout se heurte, se choque, s'acharne ; où le vainqueur dévore le vaincu ; où de la mort partielle naît la vie générale ; où la combinaison résulte de la décomposition ? Car rien ne venant de rien, pour que l'organisation continue ses phases, il faut bien que ce soit aux dépens de ce qui est; avec quoi aurait lieu la combinaison, si ce n'est avec les éléments de la décomposition? comment un nouvel être pourrait-il prendre rang parmi les autres, si ce n'est après en avoir déplacé quelques-uns? Grande et éternelle création, sans commencement et sans fin, comme un cercle, dont les limites s'étendent à mesure que nous changeons de point de vue, pour aller se perdre dans cet infini qui échappe à nos regards, mais que la pensée retrouve au bout de toutes ses séries et de ses progressions ! Vie générale, dont toutes les existences particulières ne sont que la pâture et les éléments ! où la vie est une mort continuelle, où la mort est une incessante résurrection ; où l'homme, enfin, celui de tous les êtres créés qui est le plus capable de refléter, par ses œuvres et par l'expression de ses pensées, la sublimité du spectacle de cet univers, l'homme, qui sacrifie tant de choses à sa dévorante faim, se voit à son tour forcé de disputer à chaque instant son existence, encore plus souvent à des ennemis infiniment petits qu'à des animaux de sa taille (*). Quand il jouit, c'est qu'il est vainqueur ; quand il souffre, c'est qu'il est victime ; le siége de sa défaite lui est indiqué par une douleur. Nous jouissons en détruisant ; nos souffrances résultent de la jouissance d'un destructeur parasite, toutes les fois qu'elles ne sont pas les effets d'un de ces accidents dont nous nous sommes occupés dans les chapitres qui précèdent.

Il nous reste à étudier, dans les suivants, la vie aux prises avec la vie, la nature animée en lutte avec elle-même ; et les êtres vivants se livrant, sur tous les points de la surface du globe, un de ces combats de caste à caste, qui semblerait de-

---

(*) « Il me semble, dit Nic. Hartsoeker, que tous les animaux ayant été faits pour se servir de nourriture les uns aux autres, les grands mangent les petits, et en sont mangés. » (*Lettre à Andry : De la Génération des vers*, t. 2, p. 716, édition de 1741.) Cette phrase, brève, et jetée là comme une boutade, pressentait tout ce que nous développons ici.

voir finir par l'extermination de l'une ou de l'autre, si la fécondité inépuisable de la nature n'était pas là pour réparer toutes les pertes, et remplacer à l'instant même tous ceux qui tombent dans les rangs. La voix de Dieu féconde de son souffle notre puissante mère, et compense ses larmes par ses joies, son veuvage par ses nouvelles amours, ses mille et mille deuils par mille et mille fêtes. Mère immortelle d'enfants voués, dès leur naissance, à une si éphémère viabilité, elle porte au front l'empreinte solennelle de la résignation, qui est la connaissance raisonnée des causes, et du dévouement, qui est le sacrifice raisonné des effets; et quand ses enfants pleurent leurs frères morts, elle les console, en leur apprenant que la mort n'est que le prélude à une vie nouvelle.

470. En un mot, tous les êtres organisés sont tour à tour parasites et pâture ; ils ne vivent presque que des débris les uns des autres. Le végétal s'implante sur les détritus des tissus des animaux ; les animaux à leur tour se nourrissent, les uns de végétaux, et les autres de telle ou telle espèce animale, pour servir plus tard de proie et de nourriture à telle ou telle autre. Le vainqueur dévore le vaincu ; c'est son droit de nature, un droit que le besoin et la nécessité de vivre étendent même aux vaincus de la même espèce; révoltante nécessité, que la civilisation, cette chaste fille de l'ordre et de la prévoyance, a fini par réduire déjà, pour la race humaine, au nombre des monstruosités historiques.

471. Que de siècles, peut-être, n'a-t-il pas fallu à la philosophie humaine pour que les hommes ne se mangent plus entre eux? Que de siècles ne faudrait-il pas encore pour les amener à ne plus s'entr'égorger, dans le but de se disputer quelques pouces de terrain, ou de se venger de quelques sons que le vent emporte? Mais ces siècles, si longs à notre impatience, ne sont que des points imperceptibles dans le mouvement du grand œuvre de l'univers ; et les prévisions de la philosophie nous annoncent assez haut qu'ils vont bientôt faire place à un nouvel ordre de siècles (*), où l'homme, n'ayant plus rien à craindre du

______

(*) *Novus sœclorum nascitur ordo*. Virg.

côté de l'homme, ne s'occupera plus que du soin de défendre sa race contre les atteintes des races grandes ou petites, qui, à chaque instant de la vie, conspirent contre lui.

472. La civilisation, en nous réunissant en société, nous a mis à l'abri de la gueule du tigre et du lion, de la griffe de l'ours, des étreintes du boa ; en nous armant d'un levier, nous multiplions notre force ; en maîtrisant le feu du ciel, nous suppléons par la foudre à notre faiblesse musculaire ; nous tenons l'ennemi à distance, par la terreur de nos appareils, ou nous le terrassons, s'il approche, par la précision de notre discipline ; nous savons écraser tout ce que notre œil distingue.

C'est à la philosophie, c'est à l'histoire de la nature, à nous apprendre à deviner l'ennemi qui échappe à notre vue, et à nous indiquer les moyens de le détruire, dans la profondeur de nos tissus qu'il dévore, alors que nous ne pouvons pas l'y saisir. La médecine ne cessera d'être une science de mots et de conjectures, qu'en entrant hardiment dans cette veine d'études nouvelles, et en s'armant du flambeau qui porte la lumière sur les traces des infiniment petits.

473. C'est assez dire que, dans les chapitres qui vont suivre, nous n'avons pas à nous occuper des maux qui nous viennent, par les coups des animaux de grande taille. Ce sont là des cas de médecine opératoire, qui se réparent à l'aide des mains, et qui rentrent dans la catégorie des blessures (398). Notre tâche se borne à étudier ce qui s'infiltre dans nos tissus par voie chimique, ou ce qui s'y insinue par voie mécanique, mais à notre insu, et d'une manière inaccessible à notre vue.

474. Les êtres vivants qui nous infiltrent la maladie, et déposent dans nos tissus le germe de la désorganisation et de la mort, procèdent à cette œuvre, soit pour se défendre, et pour se venger, soit pour se repaître et pour se propager. L'abeille et la vipère ne nous blessent qu'afin de repousser nos attaques, et se venger de nos poursuites. La mite fouit nos chairs, dans le but de se repaître, et de déposer çà et là ses œufs à l'abri de toute atteinte. Nous pourrions adopter ce cadre de classification systématique, pour établir nos divisions ; mais

nous serions exposés à réunir ainsi les êtres les plus disparates, et à séparer les être les plus ressemblants.

475. La nature de notre sujet étant de décrire les effets morbides d'une cause de désordres, il serait peut-être plus conforme à la méthode de classer ces causes par les caractères de leur mécanisme et de leur mode d'action ; car ce mode d'action varie, selon la structure de l'appareil, du jeu duquel résulte la maladie. Mais la structure de ces appareils échappe souvent à nos recherches les plus délicates, ce qui nous obligerait à recourir à l'arbitraire de la classification.

476. Diviserions-nous ces parasites par le règne qu'ils affectionnent ? nous nous exposerions à des déplacements et à des doubles emplois ; car tel parasite du végétal devient, si l'occasion en est favorable, parasite de l'animal ; ou bien les deux parasites sont de race et d'action entièrement congénères.

477. Mais comme, dans un ouvrage de cette nature et de cette nouveauté, il est utile de s'aider des connaissances que l'on possède déjà, pour arriver plus facilement à celles qui nous manquent, nous croyons devoir suivre, dans l'exposition de nos idées, la classification usitée en zoologie, et grouper les animaux morbipares par leurs caractères, plutôt que par la nature de leurs effets. Nous admettrons donc, sous le rapport qui nous occupe, quatre divisions principales de causes morbipares prises parmi les animaux : 1° les reptiles et batraciens ; 2° les crustacés ; 3° les arachnides ; 4° les insectes ; 5° les annélides et les helminthes.

L'ordre dans lequel nous les rangeons nous permettra de passer, par des transitions non interrompues, des causes moins fréquentes aux causes habituelles ; des accidents aux cas maladifs ; des êtres qui ne nous sont qu'hostiles à ceux qui sont nos parasites sans cesse renaissants, et qui, même en mourant, semblent, par leurs innombrables œufs, se survivre à eux-mêmes. Après avoir pris nos grandes coupes dans la nature des caractères zoologiques des causes morbipares, nous tirerons ensuite nos subdivisions, de la différence des effets produits par le mécanisme de leur action. Dans notre classification, la zoologie nous conduira donc, comme par la main, à la nosologie, et lui servira, pour ainsi dire, de prolégomène et de *proœmium*.

PREMIÈRE CLASSE DE CAUSES MORBIPARES ANIMÉES.

REPTILES ET BATRACIENS.

478. Parmi les vertébrés, les reptiles et batraciens, c'est-à-dire les batraciens apodes, et les reptiles pédiculés ou quadrupèdes, sont la seule classe qui fournisse des espèces ou genres capables, non-seulement de nous faire des blessures, mais encore de nous infiltrer un poison, et de nous causer des maladies, moins encore par leurs attaques violentes que par la contagion de leur venin. Les autres animaux nous blessent, ceux-ci nous empoisonnent; les autres nous dévorent, ceux-ci nous fascinent et nous asphyxient. Le venin des poissons est encore fort problématique; quand il se présente à notre observation, il ne prend jamais que les caractères d'un empoisonnement que l'animal a reçu, et qu'il nous transmet; le poisson, en un mot, n'est venimeux que parce qu'il est empoisonné; de même que pourrait l'être, dans les mêmes circonstances, le lait de la vache ou de la chèvre; et cette observation s'applique aux chiens enragés, du venin desquels nous aurons à nous occuper en son lieu, d'une manière toute spéciale. Mais chez les reptiles, le poison est élaboré par l'animal lui-même; il est une de ses sécrétions et de ses excrétions; ils ont des glandes pour le produire, des appareils pour le transmettre; c'est pour eux un moyen d'attaque ou un moyen de défense; c'est l'arme du lâche, avec laquelle le faible dompte, sans danger, l'ennemi le plus robuste, en le plongeant d'abord dans l'apathie et le sommeil; ou bien c'est une ruse de guerre, pour protéger la retraite, par le dégoût que le fuyard inspire à son persécuteur. Race hideuse à voir, et que redoutent toutes les autres races; emblème aussi antique que le monde, de la bassesse et de la trahison; les uns rampent pour mieux vous enlacer; les autres glissent, masses informes et disproportionnées, sous l'herbe qu'ils infectent de leur

bave; et si l'une de leurs espèces devient hardie et noblement conquérante, c'est en prenant des proportions qui la rapprochent des formes supérieures, et lui communiquent la conscience de sa force, par l'harmonie des mouvements. Le crocodile est le lion de cette race, dont la vipère est le scorpion, et le crapaud le spectre.

1° Vipère (*Coluber berus* L.) et autres serpents à morsures venimeuses.

479. Les serpents se divisent en deux grandes classes : les uns qui mordent sans empoisonner la blessure, et les autres dont la morsure est venimeuse. La couleuvre, le boa, etc., appartiennent à la première catégorie. La vipère, le serpent à sonnettes, etc., sont dans la seconde ; et ces espèces, terribles par les accidents consécutifs de leur morsure, doivent cette propriété à deux dents de la mâchoire supérieure, mobiles, crochues, perforées d'un canal qui communique à un réservoir glandulaire, où s'élabore le poison. Quand l'animal rapproche ses mâchoires, ces deux dents sont couchés contre le palais ; quand, au contraire, l'animal ouvre la gueule, ces deux dents se redressent, et le jeu des muscles, en pressant l'organe sécréteur du poison, en fait passer le liquide dans le canal de la dent, qui le dépose ainsi dans la blessure. Chez les couleuvres et autres serpents non venimeux, cet appareil est remplacé par une seconde rangée de dents ordinaires. Cependant, comme rien n'est tranché dans la nature, il peut arriver que l'on rencontre des passages de l'un à l'autre de ces caractères, qui laissent le classificateur indécis et embarrassé ; nous n'avons d'ailleurs aucune expérience directe, qui démontre que, par suite des influences diverses, qui président aux transformations spécifiques et au croisement des races, l'une des espèces ne puisse revêtir, en naissant, les caractères de l'autre, ou bien les modifier les uns par les autres. On voit, en effet, des couleuvres qui ont exactement les dimensions et la livrée des vipères ; or, quand la nature rapproche deux formes par tant de caractères essentiels, elle n'a pas la prétention scolastique d'établir entre elles une ligne de démarcation infranchissable, par la présence ou l'absence d'un appareil accessoire.

480. Les serpents venimeux, le sont d'autant plus que la température est plus élevée. La vipère de nos climats est beaucoup plus à craindre, vers la canicule qu'au premier printemps, dans nos plages sablonneuses et brûlantes que dans nos lieux ombragés ; c'est assez dire que le serpent à sonnettes et le serpent à lunettes des Indes sont plus venimeux que nos vipères du nord de l'Europe. L'irritation de l'animal peut rendre la blessure plus dangereuse, en infiltrant le poison plus profondément ; c'est dans ce cas que la vipère, mordant deux fois et laissant ainsi quatre traces de sa morsure, a fait croire, à certains auteurs anciens, que les femelles ont quatre dents venimeuses et les mâles deux seulement ; les femelles des serpents, en effet, dans le temps de la ponte ou de l'incubation, sont plus irritables que les mâles. J'ai vu souvent, dans ma jeunesse, des exemples de cette susceptibilité maternelle, chez les longues couleuvres, que les paysans provençaux désignent sous le nom de *rassades :* ces reptiles ont l'habitude de déposer leurs œufs, dans les trous des vieux murs de clôture exposés au soleil ardent de ces climats ; si, pendant qu'elles les couvent de leurs replis (*), on leur fait ombrage en passant, elles poussent un sifflement, indice d'une première impatience ; il ne faudrait pas recommencer souvent ; car lassée enfin de ce trouble apporté dans la jouissance de sa propriété, la couleuvre s'élance comme un trait de son nid, se roule en spirale sur elle-même, la tête au sommet, pour mesurer l'espace et la ligne de tir ; elle se débande ensuite comme un ressort, et fend l'air, par une trajectoire, qui l'amène juste sur la tête de l'imprudent qui fuit. La vipère, en général vivipare (**), est à l'abri de ces colères inspirées par l'instinct maternel ; mais elle en a d'autres plus terribles, inspirées par le besoin de se défendre et par la voracité.

481. Les anciens savaient déjà que le poison de la vipère, si subtil par la piqûre, est inoffensif dans l'estomac ; ils connaissaient des peuples ophiophages ; ils faisaient entrer la

(*) L'incubation des couleuvres est un fait connu de tous les habitants de la campagne, et que nos Académies, par leurs habitudes de salon, n'ont commencé à comprendre que depuis quelques jours.

(**) *Vipera,* de *vivipara.*

vipère, souvent tête et queue, dans la thériaque (*). Mais c'est surtout par les expériences de Redi, Fontana et Charras, que cette tradition, jusque-là populaire, a passé dans le domaine des faits exactement observés. Il est bien d'autres substances que nous digérons, et qui deviendraient tout autant de causes d'empoisonnement, si on se les infiltrait dans le sang, par une piqûre; le pus, de bonne nature même, n'est-il pas dans ce cas?

482. Dans les divers symptômes de ce genre d'empoisonnement, et dans les moyens qui servent d'antidotes, tout semble indiquer que le venin de la vipère agit par une qualité acide, et en coagulant, à la manière des acides, l'albumine du sang; car, depuis Fontana, il est généralement admis que le meilleur des antidotes, c'est l'ammoniaque appliqué à l'extérieur et pris à l'intérieur. La plaie enfle, elle est rouge et ecchymosée; quelquefois elle s'entoure de petites phlyctènes et de bulles aqueuses; tout se congestionne (269), la tête et les poumons; le ventre enfle, les membres se tuméfient, la face se bouffit; le vertige et la stupeur préludent au désordre des idées, au délire et au coma; le pouls baisse; la circulation, d'abord saccadée, se ralentit sous tous les points; car, sur tous les points, elle est interrompue par les obstacles de la coagulation. C'est un poison froid (**); l'estomac engourdi repousse la nourriture qui lui pèse, le malade commence souvent par vomir, et il finit par s'assoupir; son agonie, c'est le sommeil. La cautérisation actuelle ou potentielle faite sur place, immédiatement après l'accident, prévient tous ces désordres; l'ammoniaque à l'intérieur et les frictions ammoniacales les dissipent à une époque plus avancée. Abandonnée à elle-même, la maladie ne guérit spontanément que dans le cas où la dose du poison a été infiniment faible.

483. Les serpents, causes fréquentes de graves maladies,

(*) *Venenum serpentis, non gustu, sed in vulnere nocet*, disait Celse, le plus moderne de ces auteurs. Galien cite le cas d'un homme que sa servante voulut empoisonner, en lui faisant boire du vin, dans lequel était tombée une vipère, et qui guérit, au contraire, de sa maladie, à l'aide de ce médicament.

(**) *Frigidus latet anguis in herbâ*. Virg.

sont souvent aussi des causes fortuites de plus graves accidents. Les livres sont pleins de cas d'introduction de ces reptiles dans les diverses cavités de nos muqueuses; et la science a tort de reléguer à chaque fois ces cas, au rang des fables populaires; elle ferait beaucoup mieux de les discuter et de les expliquer. Qu'y a-t-il d'extraordinaire qu'un reptile, qui aime à se cacher dans les cavités, et qui, par la souplesse de ses replis, a la faculté de s'introduire dans les plus tortueuses, vienne un jour, soit par méprise, soit attiré par l'appât des liquides et surtout des sucs laiteux, s'introduire dans l'œsophage, dans les voies aériennes d'un enfant au berceau ou d'un homme endormi, dans l'anus ou dans les organes sexuels de la femme? Et, si cette hypothèse se réalise, il est facile d'en prévoir les résultats : l'asphyxie sera la conséquence du premier cas ; la dyssenterie celle du second ; et les symptômes les plus effrayants de l'hystérie, et même d'une fausse grossesse, seraient celle du troisième. Si le serpent est d'une certaine taille, il ne restera pas longtemps ignoré dans son repaire ; mais que de méprises, s'il se réfugie dans ces repaires organisés, lorsqu'il vient à peine de sortir de sa coquille! En médecine, nous ne devinons, parmi ces accidents, que ceux qui viennent frapper notre vue ; tous les autres sont, pour nous, tout autant de mystères que chacun explique ensuite à sa façon. Les serpents recherchent le laitage, et ils sont friands du vin qui les étourdit; on en a vu traire les vaches; on en trouve noyés au fond des cuves ; ils peuvent glisser dans un organe, sans occasionner sur leur passage la moindre douleur. Pourquoi ne viendraient-ils pas s'abreuver de laitage dans l'estomac d'un enfant, et de vin dans celui d'un ivrogne, comme ils viennent le faire dans la laiterie ou dans un tonneau? La nature, qui leur a donné l'instinct de l'un, leur aurait-elle interdit l'instinct de l'autre? L'un et l'autre ne sont-ils pas implicitement dans le libre arbitre de leur appétit? Imaginez-vous donc, à l'époque de la saison avancée, un petit serpent cherchant un gîte, pour s'y tapir et s'y réchauffer, et s'introduisant sous les jupes d'une paysanne endormie ; le besoin de l'hibernation ne pourra-t-il pas le porter à se glisser, par le vagin, jusque dans la cavité utérine, et à s'y tapir tout engourdi? Pourquoi pas, puisqu'on en trouve qui pénètrent dans les bottes de paille les plus serrées, et dans les paquets de linge les plus compactes? Pour eux, un organe est un milieu bien plus favorable. Or, dans ce cas, sa présence, même inerte, va déterminer, à la manière des corps étrangers, la série des symptômes des maladies utérines, et donner le change à l'observateur sur la nature variable de l'indisposition. Nous sommes, en général, très-portés à nier, comme extraordinaires, les cas que le hasard n'a pas soumis à notre observation; les esprits forts nient tout; les esprits faibles admettent tout; les uns sont exclusifs et tranchants; les autres sont dupes et crédules. Les esprits sages discutent tout, et, s'éclairant au flambeau de l'analogie, ils arrivent par la démonstration à évaluer les observations d'autrui; ils ne s'exposent pas alors à rejeter, comme faux, certains cas, par cela seul qu'il peut être prouvé que l'un d'entre eux était une imposture. Méfions-nous de notre incrédulité d'hommes de plume; les illettrés sont quelquefois plus à portée d'être observateurs que nous.

484. Hippocrate (*) rapporte le cas d'un jeune homme qui, dans un état complet d'ivresse, s'étendit sur le dos, dans son habitation; un serpent, de l'espèce qu'il désigne sous le nom d'argis, s'introduisit dans l'œsophage. Lorsque le malade s'en aperçut, perclus de la voix, il serra les dents, et ne fit par là qu'introduire plus avant le reptile; dès ce moment il roidissait les bras comme un homme qui s'étrangle, et il mourut dans les convulsions. Dans ce cas, c'est l'odeur du vin qui attirait le serpent; chez les enfants, c'est l'odeur du laitage.

485. Pline (**) dit qu'au commencement de la guerre marsique, une servante accoucha d'un serpent. Ce fait, qu'il range

---

(*) *Épidémiques*, lib. 5, 32, édit. de Vanderlinden. — Tragus, liv. 5; Olaüs Magnus, liv. 13; Horstius, *Epist. med.*, sect. 6, rapportent des cas semblables d'introduction de serpents.

(*) Lib. 7. cap. 3. Voyez aussi, sur le même sujet, *Éphémérid. des Cur. de la nature*, déc. 1, ann. 6 et 7, 1675, obs. 190, quoique ce dernier fait puisse se rapporter à la sortie de quelque gros lombric.

parmi les prodiges (*inter ostenta*), n'a plus rien de si merveilleux, si l'on s'imagine que ce petit serpent était entré, à la faveur du spasme des rêves, dans le vagin de la servante endormie, qu'il en était sorti plus indocile, comme étant plus tourmenté, et avait reproduit ainsi toutes les douleurs de l'avortement.

486. « Lycosthènes, dit Amboise Paré (*), escrit que l'an 1494, une femme de Cracovie, enfanta un enfant mort, qui avoit un serpent vif attaché à son dos, qui rongeoit ceste petite créature morte, comme tu vois par ceste figure. » On concevrait difficilement qu'un serpent pût s'introduire dans les membranes de l'œuf, sans y laisser béantes les traces de la perforation, ce qui, par l'écoulement des liquides, ne pourrait manquer de produire un avortement. Mais on doit concevoir qu'un accouchement prématuré puisse être le résultat de l'introduction d'une pareille cause vivante ; et qu'en peu de temps, ce monstre ait pu faire assez de ravages, pour corroder le fœtus, et avoir l'air d'avoir vécu et de s'être depuis longtemps niché dans son ventre ou dans son dos.

487. Peut-être faudrait-il rapporter à une salamandre terrestre la figure hideusement inexacte qu'Amboise Paré (**) a copiée sur Levinius, et qui représenterait, d'après ce dernier auteur, un monstre sorti de la matrice d'une femme enceinte depuis neuf mois. Quant à celle qu'il copie sur Cornélius Gemma, comme étant la figure d'une espèce d'anguille rendue par les excréments, chez une jeune fille, on la prendrait volontiers pour la figure inexacte d'un têtard de salamandre aquatique ; et nous rapporterions encore volontiers à la salamandre des caves la figure qui suit, dans le texte d'Ambroise Paré, d'*un ver jeté par vomissement*. Tous ces cas n'ont de merveilleux que la paresse de l'observateur, qui a dessiné souvent d'idée, de souvenir et sans aucune connaissance des règles du dessin, des cas trop extraordinaires à ses yeux, pour qu'en les voyant même, il ne les reléguât pas au rang des prodiges de mauvais

(*) *De la petite vérole et de la lèpre*, liv. 20, pag. 733, éd. de 1628.
(**) *Ibidem.*, pag. 733 et 754.

augure. Lorsque l'histoire naturelle sera définitivement accep-
tée comme la clef de la nosologie, on s'éloignera autant des
explications naïves du docteur Andry (*) que de l'incrédulité
absolue que nous professons aujourd'hui; et l'on parviendra
à expliquer, d'une manière naturelle, les cas de ce genre rapportés, avec plus ou moins de superstition, par Wierus (lib. 4,
c. 16, *de Præstig. dæmon.*); Monardus (lib. 3, *de Simplic. med.*
ex nov. orbe delatis); Benivenius (*de Abditis*, c. 2); Rhodius
(*Cent.* 3, *obs.* 19); Panarolus (*Pentecost.* 5, *obs.* 13); Marc.
Donatus (*Hist. univ.*, lib. 4, c. 16); Gesner (lib. 8. *Ep.* p. 94);
Dodonæus (*Annot. ad cap.* 58); Hollier (lib. 1, *de Morb.*,
sect. 1); Aldrovande (p. 764, *sur les Insectes*); Borelli; le
docteur Lister d'York (*Collect. philosoph.*, n° 6, art. 1,
mars 1682), etc.

488. On ne saurait donc révoquer en doute que les reptiles, dans le plus grand nombre de cas, et, d'une manière
plus rare, les sauriens, puissent s'introduire dans les diverses cavités des muqueuses, à la faveur du sommeil ou de l'i-
nertie de l'individu; on ne saurait le révoquer en doute, sans
récuser les témoignages les plus authentiques des auteurs et
des paysans, qui sont, pour ces sortes de cas, plus près que
nous du théâtre de l'observation. Les reptiles de gros calibre
n'occasionnent que des accidents plus ou moins formidables;
mais les plus jeunes et les plus petits, les jeunes orvets (**),
enfin, sont dans le cas, en s'introduisant dans nos organes, de
multiplier les formes de la maladie; car la maladie, dans nos

---

(*) « Les vers qui s'engendrent dans le corps de l'homme, dit Andry, prennent
souvent, en vieillissant, des figures extraordinaires; les uns deviennent comme des
grenouilles, les autres comme des scorpions, les autres comme des lézards. »
(Andry, *de la Génér. des vers dans le corps de l'homme*, tome 1, page 281,
édit. de 1741.) Ce sont de pareilles explications qui ont retardé l'introduction de
ce genre d'étude dans la science médicale.

(*) *Orvet*, de *oculis orbatus*; petit reptile non venimeux, et dont le peuple a
autant de peur que de la vipère; en vertu de cet instinct inné, que les serpents ne
sont pas seulement nuisibles par le venin qu'ils distillent. On a cru de cette espèce
ce qu'on a cru de la taupe : *Talpæ oculis captæ.* « Si l'orvet voyait! » dit le paysan
dans sa superstition. De là est venue, sans doute encore, la fable du basilic, qui
donne la mort, s'il vous voit le premier : plaisanterie qui s'est changée en croyance.

idées actuelles, est un trouble, dont la cause nous échappe et que nous ne devinons pas. La présence momentanée de ces corps vivants se concilie, en effet, très-bien avec toutes leurs habitudes; sans doute, ils ne séjournent pas longtemps dans nos organes; mais dans le peu de temps qu'ils y passent, leur présence peut devenir la source des plus graves désordres.

489. J'ai acquis, par suite d'une enquête poursuivie avec persévérance, j'ai acquis, dis-je, la conviction, que la puissance de fascination que l'on a attribuée aux serpents, vipères ou couleuvres, n'est pas une fable et un conte du vulgaire. Rien ne se présente plus fréquemment à l'observation des personnes qui voyagent dans les bois, que de voir de pauvres petits oiseaux, descendre en piaulant de branche en branche, comme attirés par une puissance occulte, et se rendre dans la gueule d'un serpent caché dans les branchages, comme des victimes dociles au geste de leur bourreau : on coupe le fil de ce charme, avec une simple baguette que l'on fouette à travers l'air; sans doute, parce que le sifflement de l'air épouvante le serpent et paralyse ainsi son effluve magnétique. Quel est le mécanisme de cette incroyable fascination, qui nous rappelle si bien la fable des Sirènes? Il y a certainement là une cause physique, une émanation qui enveloppe l'oiseau d'un réseau de gaz asphyxiant, comme l'araignée enveloppe la mouche de son réseau de gaze. Pour se rendre compte du phénomène d'une manière graphique, admettons que le serpent ait la propriété de lancer, un de chaque côté de la bouche, deux jets de gaz vénéneux et narcotique, qui viennent se réunir au-dessus de la tête de l'oiseau. Si l'oiseau se met à fuir le danger, il ne pourra le faire qu'en descendant; car c'est là seulement qu'il trouvera l'espace libre; à mesure qu'il descendra, les deux jets continueront à se rapprocher et à le suivre; et c'est ainsi que, pour échapper à l'asphyxie, le pauvre oiseau tombera dans la gueule du serpent; pour échapper à Charybde, il tombera dans Scylla.

490. Cette propriété de fascination étant commune aux vipères et aux couleuvres, il est évident que celles-ci ont la fa-

culté de recouvrer, dans certains cas, le caractère qui fait seul
la différence des deux espèces.

491. Le poison des serpents participe de la nature de tous
les virus organiques; il ne perd point ses qualités vénéneuses
en séchant; et les naturalistes empailleurs redoutent autant
la piqûre des dents d'une dépouille de vipère, ou de serpent à
sonnettes, que celle de l'animal vivant.

2° Salamandre terrestre (*Salamandra lutea*). Crapaud (*Rana rubetta*, PLIN.).

492. La SALAMANDRE est un lézard sans écaille, dont la peau,
tigrée de jaune, suinte une bave, que quelques personnes ont
regardée comme un poison. On cite des empoisonnements produits par du vin, dans lequel était tombée une salamandre des
caves; car c'est dans ces lieux, ainsi que dans les décombres
les plus obscurs, qu'habitent ces reptiles. Ce fait mérite confirmation; mais il n'est pas tout à fait dénué de fondement,
si l'on raisonne *à priori*; il paraît conforme à toutes les idées
que nous avons de la fermentation, que cette bave, qui séjourne sur la peau du reptile, puisse acquérir, dans l'ombre
des souterrains, les qualités malfaisantes de la fermentation
putride et pestilentielle; ce qui expliquerait, et le cas d'empoisonnement ci-dessus, et les cas de morsure venimeuse que l'on
a attribués à ces animaux. Supposez, en effet, que l'animal
poursuivi vous imprime les dents sur la place qu'aura frôlée
son corps, l'empoisonnement aura lieu alors par inoculation;
il ne faut pas une si grande quantité de liquide purulent pour
que la piqûre du scalpel empoisonne.

493. Le CRAPAUD, cette grenouille dégénérée des décombres
et de la fange, suinte de tout son corps, ainsi que la salamandre,
une bave gluante; mais ce n'est pas là qu'est son véritable
venin. Tous les habitants de la campagne savent que lorsqu'on poursuit le crapaud, il éjacule, en fuyant, un liquide âcre
et corrosif, comme pour retarder les poursuites. La qualité
vénéneuse de ce liquide a été bien souvent révoquée en doute
par les observateurs de cabinet; mais ce point est appuyé
sur tant de témoignages, qu'il y aurait outrecuidance à ne pas

l'admettre, comme un fait démontré. Pline, Dioscoride, Galien, Avicenne, Ambroise Paré, etc., sont tous d'accord sur ces effets d'empoisonnement produits, non-seulement par le liquide éjaculé, mais encore par la bave qui suinte de tous leurs pores. D'après Dioscoride, les crapauds, pris par la bouche, font enfler la personne ; le malade exhale une odeur fétide et qui se rapproche un peu de celle du buis ; il éprouve une dyspnée pénible, a le hoquet et tous les symptômes d'un empoisonnement d'un genre particulier. Matthiole attribue au venin des crapauds la mort subite des personnes qui ont mangé les fraises, champignons, ou autres légumes sur lesquels le crapaud a glissé son venin. Ambroise Paré (*) cite, entre autres faits, celui d'un empoisonnement légalement constaté, et qui avait été produit par des tiges de sauge, sur laquelle avait dû passer un crapaud.

D'après Christ. Franc. Paullini, un homme, poursuivant un gros crapaud à coups de pierre, en saisit une que le crapaud avait arrosée de son venin. Sa main enfla avec des douleurs atroces, elle se couvrit de phlyctènes et de vésicules pleines d'une sanie ichoreuse ; l'enflure gagna le bras, et lui causa les plus vives tortures pendant quatorze jours. Au bout de trois ans, et à l'époque juste de l'anniversaire du jour où il avait poursuivi le crapaud, la maladie le reprit avec tous ses premiers symptômes, et on eut encore toutes les peines à l'en guérir (**).

Leeuwenhoek (***) parle d'un amateur de pêche à la ligne, qui, ayant l'habitude d'amorcer son hameçon avec des crapauds et des grenouilles, reçut dans l'œil le liquide éjaculé par l'un de ces batraciens, et en gagna une cruelle ophthalmie. Il parle encore d'un chien qui ne pouvait pas attraper un crapaud, sans tomber ensuite dans des accès de fureur et de rage.

Quant à moi, j'ai vu souvent éjaculer certains crapauds que je poursuivais ; le jet arrivait jusqu'à quatre-vingts centimètres ;

(*) *Traité des venins*, liv. 21, ch. 31.
(**) *Éphem. des cur. de la nature*, déc. 2, ann. 1686, append. page 29, obs. 47.
(***) *Epist. phys. Delphis*, 1719 (Epist. 9, 24 oct. 1713, page 90.)

la couleur en était verdâtre, l'odeur nauséabonde; mais je n'avais rien sous la main pour expérimenter sur ces animaux.

Alors même que nous n'aurions pas à l'appui un aussi grand nombre de témoignages, l'analogie indiquerait encore suffisamment que ce liquide, éjaculé comme moyen de défense, ne saurait être que de la nature du liquide que la vipère inocule, pour le même but, dans la chair de son agresseur.

494. On doit donc admettre que ce venin joue un grand rôle dans les cas d'empoisonnement, dont la cause est équivoque, et qui surviennent, après qu'on a mangé sans précaution des fruits ou des feuilles rampantes, et même des champignons, que l'ensemble de leurs caractères classe parmi les plus inoffensifs. Que d'accidents dont la cause est inconnue, et qui se rapportent peut-être à ce genre d'infection ! Que de gens qui se réveillent, malades et stupéfaits, du somme qu'ils ont fait sur l'herbe, en sont redevables à ce genre de hasards !

3° Ingestion des œufs des animaux aquatiques, et spécialement de ceux des salamandres, grenouilles et crapauds, sangsues, etc.

495. Il y a, dans la classe des accidents, des faits si simples à concevoir, qu'on n'a nul besoin de les voir de ses yeux pour les admettre; on les sait par cœur d'avance, comme si on les avait vus fort souvent. De ce genre est évidemment l'introduction des œufs d'animaux aquatiques, dans l'estomac des animaux terrestres, qui s'abreuvent aux mares, marais et eaux dormantes. Sans parler ici des innombrables œufs d'helminthes, que rendent les poissons et autres vertébrés aquatiques, et que l'on est exposé à avaler, en s'abreuvant à ces eaux (nous reviendrons, dans un chapitre à part, sur cette face de la question), n'est-il pas très-concevable que, par méprise, et faute d'y regarder de si près, on avale les œufs des sangsues, et une certaine quantité de frai de grenouilles, de crapauds et de salamandres ? On ne saurait nier, sans arbitraire, la possibilité de ces cas ; déduisons-en les conséquences nosologiques.

496. Et d'abord, peut-on supposer que ces œufs soient dans le cas d'éclore, et de supporter un premier développement, par l'incubation stomacale? Pourquoi pas, puisque ces œufs pourront trouver là, outre une chaleur plus élevée et propre à rendre l'éclosion plus précoce, un liquide aussi propice que celui du milieu d'où ils ont été tirés? En s'attachant aux parois stomacales, sur une plus grande surface, leur présence seule va déjà occasionner un malaise, qui provoquera un traitement médical, lequel, si le médecin ne se doute pas encore de la cause du mal, débutera par la méthode antiphlogistique, par la diète humide et édulcorée. Or, dès ce moment, l'estomac ne cessera plus de représenter, pour l'incubation de ces œufs, les conditions du milieu dans lequel ils avaient été pondus ; et il renfermera toujours assez de liquide pour que la dessiccation, même la plus passagère, ne puisse jamais exposer leur albumen à se flétrir et à s'épuiser.

497. Mais dès que l'éclosion aura eu lieu, les accidents, jusque-là uniformes, se mettront à varier d'intensité et de symptômes, selon les habitudes, c'est-à-dire selon les caractères spécifiques du petit qui en sera sorti. Ce n'était d'abord qu'inappétence, petites nausées, crudités d'estomac, lourdeur de tête, affadissement, marqué par la faiblesse du pouls ou bien par un petit désordre fébrile. Dès le moment de l'éclosion, les symptômes seront dans le cas de devenir effrayants, selon les espèces. Les petits têtards des salamandres et des crapauds, par suite du frôlement de leur queue, et en s'appliquant contre les parois de l'estomac, ne manqueront pas d'y déterminer une inflammation de surfaces, et un spasme nerveux qui provoquera des nausées et des haut-le-corps. Le malade éprouvera une sensation déchirante de reptation, dont il sera en état d'indiquer du doigt la trace et la marche. Si ce sont des petites sangsues qui soient écloses, à ces symptômes se joindra l'hématémèse (vomissement de sang), les lipothymies, les convulsions les plus atroces, des accès épileptiformes ; et si le nombre de ces vampires est trop grand, la mort ne tardera pas à résulter d'une cause de désordres qui agit avec cette puissance d'action, et sur une aussi vaste échelle.

498. Heureux si le hasard, ou la révolte contre les théories médicales, vient substituer à nos traitements homicides, à force d'être rationnels, un traitement incendiaire; le vin, l'aloès, l'ail, le poivre, l'*assa fœtida*, le sel marin, en quantité suffisante, etc., à la fadeur des ordinaires médicaments! car alors la cause du mal, expulsée avec irritation et avec violence, débarrassera l'organe des auteurs acharnés de ce déchirement incessant; et cet événement, en donnant le mot de l'énigme, mettra le médecin sur la voie de la théorie, et le malade sur celle de la guérison.

499. Après ces explications présentées sans artifice, et dans toute la simplicité du sujet, on concevra sans peine, combien ces cas doivent être fréquents, autant pour l'homme que pour les animaux, dans les campagnes éloignées de nos courants d'eau limpide et de fontaine, et où l'on n'a, pour étancher sa soif, que des amas artificiels d'une eau croupissante, saumâtre, et qui ne s'alimentent que des pluies du ciel. La cause de ces cas divers passe sans doute bien des fois inaperçue, parce que là mort arrive avant la révélation, et que les autopsies ne se font jamais au village; mais l'histoire en a enregistré un assez grand nombre, pour que notre hypothèse n'ait plus l'air d'être une simple fiction émanée de l'envie de systématiser.

500. Hippocrate (*) rappelle à ses lecteurs que l'hématémèse subite, et sans aucun symptôme précurseur, peut avoir pour cause, ou un ulcère dans l'estomac, ou la présence de la sangsue (ἕλκος ἢ βδέλλαν).

Les anciens hippiatres, Absyrte, Anatolius, Pelagonius, etc., font mention des sangsues que les chevaux et les bestiaux avalent en s'abreuvant aux eaux dormantes et marécageuses.

Pline rapporte le même fait pour l'éléphant (**), et Hérodote pour le crocodile, au palais duquel s'attache la sangsue, dont le débarrasse l'oiseau que Buffon appelle le cure-dent du crocodile. Dioscoride et Matthiole (***) avertissent de prendre garde

(*) *Prædict.*, lib. 2, 27, édit. Vanderlinden.
(**) Lib. 7, ch. 10. *Cruciatum in potu maximum sentiunt, haustâ hirudine.*
(***) Liv. 6, ch. 22. Voyez, pour un plus grand nombre de cas de ce genre,

au même accident, lorsqu'on se sent pressé de boire sur le bord des eaux saumâtres.

501. On aurait tort de nous objecter que, dans les cas divers que nous nous contentons d'indiquer par la note ci-dessous, les auteurs ne font mention que de sangsues à l'état parfait, et non d'œufs : car les accidents n'étant produits que par le ver éclos, et non par l'œuf, et la révélation n'ayant lieu que par l'expulsion de la sangsue, le médecin ne s'est occupé de l'introduction de l'annélide que sous cette forme, et il n'a pas cru avoir besoin de remonter plus haut. Mais, puisque les bestiaux et les hommes sont exposés à avaler des sangsues d'un assez gros calibre, comment argumenterait-on pour refuser d'admettre qu'on puisse avaler, d'une même gorgée, les sangsues qui viennent d'éclore, et principalement leurs œufs, quand le piaffement, les éboulements des terrains et autres circonstances les auront exhumés de la vase, dans laquelle les sangsues ont fait leurs nids ? Ce serait se condamner à n'admettre que le plus, et à nier le moins. Or, si ce cas se réalise de cette dernière manière, la cause du mal échappera d'autant plus aux soupçons du médecin, que l'époque de l'éclosion stomacale des œufs sera plus éloignée de la circonstance inaperçue, et si vite oubliée, de l'introduction de ces œufs, par quelques gorgées d'eau prises en passant près du bord d'un marais. Qui pensera à l'ingestion d'une sangsue, si le mal ne se déclare que quelques jours après, et à quelques lieues de là ? Dès ce moment la médecine épuisera toutes ses théories, et la thérapeutique toute sa pharmacopée antiphlogistique, pour classer et soulager un mal dont la cause, qui procède par un mécanisme si simple-

Galien (*de Loc. affect.*, lib. 4, c. 5); — Bartholin (*Hist. anatom.*, cent. 11, hist. 23); — Rhodius (*Obs.*, cent. 11, obs. 72); — Rivière (*Obs.*, cent. 4, n° 26); — Dana (*Mém. de la soc. roy. de Turin*, 1762-1765); — Timœus (*Casus medicinales*, p. 324); — Zacutus Lusitanus, Borelli, Etmuller, Larrey (*Relat. chir. de l'armée d'Orient*); — Double (*Journal général de Médecine*, tome 25, page 377, 1806; tome 26, pages 242, 247); — Fortassin (*Thèse sur les vers du corps de l'homme*, 1804, page 61); — Guyon (*Journal des Connaissances médicales*, tome 6, 1re partie, page 143). C'est dans l'Arabie, les pays plats de Ceylan, l'Égypte, l'Algérie, et dans les Alpes surtout, que ces accidents se reproduisent avec le plus de fréquence, à cause de la stagnation des eaux potables.

20

ment destructeur, se dérobera à tous les regards et à toutes les prévoyances.

502. Qu'on n'objecte pas non plus, à l'autorité irrécusable des faits observés, que l'hypothèse du développement de ces œufs dans l'estomac, et du séjour de l'annélide éclose dans le même organe, se concilie mal avec le défaut d'air de l'organe digestif; car il s'agit ici de vers et animaux qui vivent dans l'eau et dont la respiration est amphibie; d'un autre côté, la déglutition donne entrée à l'air dans l'estomac; les liquides froids, et partant imprégnés de leur dose habituelle d'air, apportent à chaque instant à ces vers les conditions dans lesquelles ils se plaisent; enfin, les expériences de Bibiena, Sorg (*), Thomas, etc., ont suffisamment démontré que les sangsues peuvent vivre plus ou moins longtemps dans un air privé d'oxygène, qu'elles ont la faculté de vivre, et même de sucer le sang, dans le vide plus ou moins imparfait de la machine pneumatique; et ceci s'applique également aux têtards des salamandres et des crapauds, et à tous les genres d'insectes. J'ai tenu moi-même des cantharides, des éméraudines, des *trombidium sericeum* (petits acaridiens, soyeux et pourpres), sous la cloche de ma machine pneumatique, par un vide de quatre millimètres et même de deux; et ces insectes avaient l'air de ne pas comprendre la différence de leur milieu aérien; ils étaient encore en vie, lorsque je leur ai rendu l'air libre.

503. L'ingestion des œufs de salamandres, grenouilles, crapauds, et ceux des mollusques aquatiques, doit être plus fréquente que celle des œufs de sangsues, parce que les premiers flottent dans les eaux, en longs chapelets gluants, que la dent des poissons divise et subdivise en fragments de toutes les dimensions. Et c'est ce qui explique tout naturellement le vomissement de petits crapauds ou salamandres, dont les fastes de la science ont recueilli d'assez fréquents exemples, si peu croyables au premier abord (**).

(*) F. L. A. W. Sorg : *Disquis. phys. circa respiration. insect. vermium.*

(**) Voyez, sur le vomissement de crapauds, la lettre de Georges Segerus, médecin du roi de Pologne, insérée dans les *Éphémérides des curieux de la nature*, ann. 2, déc. 1, 1671, obs. 56.

On trouve dans les *Annali universali di medicina* de 1840, un cas de ce genre qui offre tous les caractères de la moins récusable authenticité, quant au fait en lui-même ; nos journaux français l'ont reproduit en janvier 1841. Dans cet article, Cantu de Carignano raconte qu'en 1801 une femme du nom de Marie Malacorne, habitant un bourg du Piémont, et âgée de vingt-cinq ans, d'un tempérament sanguin, bien réglée du reste, était en proie à une dyspepsie et à des vomissements continuels ; elle appela le docteur Cantu, qui la trouva dans les angoisses du vomissement. Quel ne fut pas son étonnement, en voyant des petits *lézards* (*) s'échapper avec la plus grande agilité des matières vomies ! la gravité du docteur s'effaroucha, et il se crut l'objet d'une mystification. Croyant convaincre la malade d'imposture, il la fit vomir devant lui, dans un vase profond à parois polies ; et bientôt ce vase contint cinq lézards vivants et robustes, qu'il examinait avec toute l'attention d'un homme qui est frappé d'étonnement. En conséquence, il n'était plus permis d'en douter, cette femme vomissait des *lézards!* Les matières vomies, soumises à un examen minutieux, offrirent une grande quantité d'œufs de lézards. La pauvre Marie passait pour ensorcelée, et voyait fuir devant elle tous ses voisins ; beaucoup de chirurgiens, de médecins et d'hommes instruits vinrent observer ce prodige ; l'autorité avertie fit dresser une enquête qui confirma la réalité du fait ; on apprit que cette femme faisait habituellement usage depuis longtemps, pour sa boisson, de l'eau d'une citerne voisine ; et cette eau, examinée par les gens de l'art, offrit une quantité considérable de *lézards!* On chercha donc à débarrasser cette brave femme de ses hôtes incommodes, au moyen de l'infusion de tabac, dont on lui fit prendre, dans la journée, près de cent vingt grammes par la bouche, et la même quantité en lavement. Des vomissements abondants, provoqués par cette médication, débarrassèrent entièrement la malade de ses reptiles.

504. Il est évident que, par le mot de lézards, il faut entendre

(*) Nous transcrivons ce fait d'après la traduction des journaux français ; nous expliquerons ci-derrière la méprise.

les salamandres aquatiques, petits lézards d'eau, que les Italiens désignent, comme les autres, sous le nom de *lacertole*; nos traducteurs français n'auront pas compris la différence; les lézards, proprement dits, ne déposent pas leurs œufs dans l'eau. Avec cette rectification, ce fait présente tous les caractères que serait en droit d'exiger la critique la plus sévère.

505. Il y a plus de cent soixante ans que Thomas Reinesius a décrit le cas d'une fille, âgée de trente ans, qui, buvant d'habitude des eaux d'une mare, rendit pendant cinq ans des grenouilles, des crapauds et des salamandres (*).

Chr. Franc. Paullini (**) a vu le fou d'un prince, qui s'amusait à avaler des œufs de poule crus et sans en briser la coquille, être pris, au bout de quelques jours, de douleurs d'entrailles. On lui donna à prendre une infusion de tabac, qui lui fit rendre, par le vomissement, un poulet sans plume et mort, mais fort bien développé. On était alors au printemps; et il est probable que l'œuf avait été déjà couvé par la poule, et que l'incubation s'acheva dans l'estomac. Un cas analogue se présenta à son observation, chez une jeune fille, qui, pour s'opposer au rapprochement ulcéreux des lèvres du vagin, y avait introduit un œuf de poule, lequel acheva dans ce milieu toutes les phases de l'incubation, en sorte qu'elle sembla accoucher d'un poulet vivant. Ces deux exemples singuliers ne serviront que mieux, par leur grossièreté même, à familiariser l'esprit avec la possibilité de ceux qui précèdent.

506. Résumons, sous une formule pratique, les divers cas énumérés dans ce troisième paragraphe, pour nous faire une idée de la manière dont la théorie les expliquera. Il se présente un enfant, qui tout à coup et sans cause connue, est pris d'inappétence, de somnolence, de mouvements fébriles désordonnés, et tombe, de cet état apathique, dans une série croissante de convulsions, dont le paroxysme peut même aller jusqu'aux formes de l'épilepsie. Au lieu d'en recevoir quelque amélioration, son état ne fait qu'empirer, sous l'influence de

(*) *Actes de Copenhague*, ann. 1675, obs. 39.
(**) *Ephem. curios. nat. Appendix ad annum 5. decad.*, 2. 1687, page 34.

la saignée, des sangsues, de la diète et de la tisane. Les nausées surviennent, et n'amènent au dehors que des glaires sanguinolentes et puis des caillots de sang; le ventre se ballonne, la respiration devient stertoreuse; et une dernière convulsion emporte, au bout de deux ou trois jours, le pauvre petit malade : comment le médecin caractérisera-t-il la maladie? Ce sera un cas d'hématémèse, compliqué de convulsions et même d'épilepsie; si l'enfant est à l'époque de la dentition, cette circonstance prêtera main-forte à la théorie, et lui aidera à garnir le cadre de ses explications. Après la description des symptômes, on aura recours à l'autopsie, ce *refugium* de tous les insuccès : on trouvera les parois stomacales enflammées, ecchymosées; de distance en distance, on apercevra même la place et le siége de l'hémorragie; les méninges injectées, le cerveau congestionné, les poumons et le cœur engorgés d'un sang écumeux (complications de péripneumonie et de fièvre cérébrale); et si l'isthme du gosier offre, sur ses tissus, une coloration anomale, l'idée du croup et de la coqueluche ne manquera pas de se présenter à l'esprit. Ce sera là un cas médical, un cas pathologique d'un grand intérêt, et qui fournira matière à une belle observation de clinique, et à une longue page dans nos recueils périodiques de faits.

507. Mais comme tout changera, si les révélations du hasard, ou les soupçons du naturaliste viennent mettre à nu la cause de tant de maux, et démêler, dans les matières du vomissement, les auteurs de ces désordres, infiniment trop petits pour qu'ils n'échappent pas à l'observation qui se fait à distance, et à l'autopsie qui ne s'attache qu'aux effets! Dès ce moment, ce cas sortira du cadre de la nosologie et de la pathologie, pour rentrer dans le domaine des accidents et de l'histoire naturelle. Où est pourtant la différence des deux classifications, si ce n'est dans la différence de l'observation? Et où est la différence de l'observation, si ce n'est dans celle du point de vue du haut duquel chacun de nous observe? Et voyez comme tout concourt à donner le change à l'interprétation médicale! Si les annélides sont trop jeunes, elles passeront inaperçues même dans la matière du vomissement, que si peu de gens ana-

lysent. Si elles restent attachées, et sans vouloir en démordre, à leur œuvre de mort, qui les retrouvera à l'autopsie, mortes elles-mêmes, empoisonnées et peut-être décomposées par le progrès de la putréfaction cadavérique? le scalpel les enlèvera en raclant, confondues avec la saburre. Rien de cette manière ne les révélera aux regards; et Paracelse classera la cause inconnue de ces déplorables effets, dans les entités maladives venant de Dieu, des esprits, de la nature ou des astres; comme Galien l'aurait classée dans l'une de ses quatre humeurs.

508. Nous ne nous occuperons pas plus longuement de l'introduction fortuite des œufs des sauriens ou autres insectes dans les autres cavités du corps humain, dans les voies aériennes, dans l'anus, la verge et le vagin, par suite de bains pris imprudemment dans les eaux· où pullulent ces animaux. Chacun conçoit que, dans ces cas, la cause morbipare est capable de donner lieu à une hémorragie utérine, à une hématurie, à la dyssenterie, à la péripneumonie, et à toutes les variétés d'affections locales, qui changeront de caractères et de nom selon que les auteurs animés du mal changeront de place. Le médecin observateur ne devra plus manquer désormais de faire entrer ces considérations dans les combinaisons de l'observation et du raisonnement, par lesquelles il procède à la devination des causes occultes, qui le guide dans son traitement.

DEUXIÈME CLASSE DE CAUSES MORBIPARES ANIMÉES.

ENTOMOSTRACÉS ET CRUSTACÉS.

509. Ces insectes se rapprochent des arachnides par le nombre et la forme quelquefois indéfinie de leurs pattes, par leurs yeux simples, par leurs organes branchiaux; et des insectes proprement dits, par leurs longues antennes. La crevette et l'écrevisse en sont les types les plus familiers pour nous. Ces animaux sont tous carnassiers; or, tout animal carnassier est féroce ou parasite; cela dépend uniquement de la taille des animaux, de la chair desquels il est friand; qu'on me passe cette

similitude hypothétique, l'homme serait le parasite du bœuf,
s'il n'avait, par rapport au bœuf, que les proportions d'un taon
ou d'une puce. De même, les crustacés qui vivent de coquil-
lages ne sont que carnassiers, et ce sont ceux de la plus grande
taille : ceux, au contraire, qui ont un goût prononcé pour la
chair du gros poisson, ou pour celle de la baleine, et ce sont
les plus petits, sont forcés de s'attacher à leur proie en parasites ; on les trouve comme des pous, sur la chair de la baleine,
ou cramponnés après les branchies des poissons, le seul organe
où le poisson n'offre point de boucliers invulnérables.

510. Les uns vivent dans les eaux douces (*écrevisse*, etc.);
les autres dans la mer (*langouste, homard*, etc.); un de leurs
derniers embranchements est terrestre (*cloporte*, etc.), mais il
se rapproche des habitudes des deux autres, par l'humidité
des milieux où il s'abrite.

511. Ils sont tous ovipares, comme les arachnides ; ils sortent
de leurs œufs à l'état parfait, et sans passer par la double
métamorphose des insectes ; ils grandissent enfin sans rien
perdre de leurs formes primitives.

512. Leurs pieds, à l'approche de l'orifice buccal, prennent successivement la forme et la destination de branchies
et puis de mâchoires, organes d'appréhension labiale, qui
amènent la proie sous la serre de deux mandibules cornées,
où elle se broie ; chez les espèces parasites, ces appareils sont
moins distincts et plus rudimentaires. Chez les uns (*crabes*, etc.),
la queue (ou nageoire caudale) est si peu apparente, que l'espèce
semble n'être composée que d'un test dorsal ou carapace, et
d'un plastron ventral, autour duquel s'insèrent les pattes. Chez
les autres (*écrevisse, homard, langouste*, etc.), la queue prend
autant de développement que le corps. Chez l'embranchement
terrestre enfin (*cloportes*, etc.), le corps en est réduit à des dimensions si petites, que la queue semble, à elle seule, former
tout le corps.

PREMIER ORDRE. — Entomostracés.

513. Les entomostracés sont des crustacés microscopiques ; c'est là l'unique caractère qui les distingue à nos yeux

des crustacés proprement dits. Les autres caractères sont tirés, en général, de doubles emplois et de certaines méprises
que nous allons évaluer. J'ai déjà fixé l'attention des naturalistes sur le danger que l'on courait, au microscope, de prendre
l'œuf pour un animal d'une autre espèce que l'adulte (*); je
démontrerai plus bas que la même méprise a été commise à
l'égard d'une espèce d'acaridiens (**). Quant aux entomostracés,
tout me porte à croire que leur œuf a fourni trois ou quatre
genres, par ses différentes phases d'éclosion. En effet, l'éclosion
des animaux aquatiques, ayant lieu sous l'influence de la seule
incubation de la température des eaux, ne s'opère pas avec la
précision et l'instantanéité de l'éclosion des œufs mûris par
l'incubation aérienne ; le fœtus vit longtemps, comme attaché
à sa coquille béante et mobile, et semble se débattre contre
un obstacle, en ouvrant et fermant brusquement les valves
comme articulées de son œuf. Or, supposez une écrevisse microscopique, observée à cet état de son développement, rentrant
et sortant tout à coup ses antennes et sa queue dans sa coquille, et les repliant sous son ventre, afin de les mieux protéger; n'aurez-vous pas là, avant tout autre avertissement, le
type d'un nouveau genre ?

C'est précisément ce qui est arrivé à l'égard des entomostracés microscopiques, à l'aide de la transparence et de l'homogénéité apparente des tissus de la coquille et du fœtus; et
nous sommes porté à croire que les *cypris*, les *cythérines*, les
daphnies, les *lyncées*, ne sont que les divers âges de l'incubation des œufs des cyclopes, céphalocles, etc., qui peuplent nos
étangs ; que les cyclopes, enfin, ne sont que des *cypris*, etc.,
débarrassés des deux valves de la coquille de leur œuf. Repré-
sentez-vous une très-petite écrevisse, emprisonnée dans une
coquille bivalve, dont elle pourrait faire sortir à volonté ses longues antennes et sa queue natatoire ; rentrant ces organes dans
sa coquille, par des mouvements brusques et saccadés, ensuite
les repliant à chaque fois sous le ventre, et s'empaquetant

(*) *Nouv. Syst. de chim. organ.*, tome 2, § 3085, 1838.
(**) Voyez pl. 1, fig. 5 et 8.

en boule, pour s'y loger tout à la fois ; vous aurez, de la sorte, l'image la plus pittoresque de nos œufs à demi éclos et mobiles des crustacés microscopiques. Jamais je n'ai rien vu qui ressemble, soit à une copulation, soit à une gestation, chez nos *cypris*, nos *daphnies*. Ce n'est pas une circonstance particulière à cette classe, que la structure articulée et bivalve de l'œuf ; l'œuf de la punaise (pl. 5, fig. 6) offre au sommet un opercule articulé, et qui permet à l'insecte d'établir, avec le milieu ambiant, une communication immédiate, avant même sa complète éclosion.

514. La femelle de ces insectes porte ses ovaires comme deux testicules, pendants de chaque côté de la commissure du test et de la queue ; elle pond avant la conception, et ses œufs se développent par une première incubation extérieure. Le mâle les imprègne du fluide spermatique, à peu près comme chez les poissons et les batraciens, avec la différence que chez les entomostracés, le frai reste recouvert des parois utérines et ne se sépare pas du corps.

515. APPLICATIONS PATHOLOGIQUES. Les eaux de nos fleuves, marais et étangs, sont peuplés de ces insectes ; on ne peut en déposer une goutte sous le porte-objet du microscope, sans y en voir deux ou trois s'agiter. Nous devons donc être exposés à les avaler par myriades, toutes les fois que nous nous désaltérons à ces sources. Que d'œufs nous devons alors avaler à notre insu ! que de parasites nous devons réchauffer et faire éclore dans nos organes ? Qu'on n'objecte pas que ces petits animaux ne sauraient vivre dans les liquides de la digestion ; car ils vivent dans les eaux saumâtres et bien autrement chargées de principes impurs, que les produits de la digestion et de la défécation ; et il leur faut très-peu d'eau pour vivre : un peu d'humidité leur suffit. D'un autre côté, nous avons fait observer plus haut (506) que leur présence, en déterminant l'apparition de nouveaux désordres, appelle l'emploi d'une médication antiphlogistique, toujours favorable à l'éclosion des œufs et à la vie de l'insecte.

516. Il est facile, dès que l'on admet l'introduction de ces insectes dans la capacité de nos organes, il est facile, dis-je, de pré-

voir et de décrire d'avance tous les genres d'accidents morbides et d'entités médicinales auxquelles leur développement peut donner lieu. Carnassiers et parasites, s'attachant aux grandes surfaces charnues, ils y produiront, par leur succion, ainsi que par leurs mouvements brusques et saccadés, avec leurs queues et leurs antennes épineuses qu'ils agitent en fouettant, des irritations inflammatoires et nerveuses, qui changeront de nom et de symptômes selon le siége et le nom des organes envahis : BRONCHITE, toux, rhumes, s'ils s'arrêtent à la base de la trachée et aux bronches ; inflammation de poitrine, s'ils pénètrent plus avant ; quintes violentes, si, par leurs épines, ils adhèrent trop fortement aux tissus ; aggravation des symptômes, petites ulcérations, et par conséquent tuberculisations, s'ils y séjournent et s'y propagent. — GASTRITE, s'ils pullulent dans l'estomac. — VAGINITE, *métrite, urétrite, inflammation de la vessie*, etc., s'ils se glissent dans l'intérieur des organes sexuels et de l'appareil urinaire. Prurits incommodes à l'anus, hémorroïdes simulées, etc., s'ils s'introduisent dans l'anus et le *rectum*; puis dans les sinus frontaux, dans le canal nasal, dans la trompe d'Eustache et dans le canal auditif, etc. On ne peut nier et révoquer en doute ces conséquences, une fois qu'on est amené à admettre la possibilité de l'introduction de ces petits insectes dans les diverses cavités du corps humain ; si l'on admet la cause, il faut en admettre les effets.

517. On nous demandera peut-être comment les poissons pourraient résister à cette peste, à l'envahissement continu de ces myriades de crustacés microscopiques qu'ils doivent avaler à chaque gorgée, si les hommes sont exposés à en être si gravement victimes, par un simple accident. Nous répondrons que, dans chaque milieu qu'il habite, l'animal trouve ses remèdes, ainsi que ses aliments; qu'à côté du poison, la nature a su placer pour eux l'antidote ; et l'instinct des animaux est plus sagace, à cet égard, que toute notre science ; le nôtre s'est émoussé dans les raffinements de la civilisation. D'où il arrive que les animaux, surtout les aquatiques, se préservent, plus vite et plus sûrement que nous, des atteintes de leurs parasites.

DEUXIÈME ORDRE. — Crustacés fluviales et marins.

518. Les auteurs ont beaucoup étudié les crustacés à l'état adulte ; ils se sont fort peu occupés de l'histoire de leur croissance, de leur développement, à dater de leur éclosion et de leur incubation, des modifications enfin qu'ils doivent subir, dans leur forme générale, en grandissant ; et ce que nous avons dit des *cypris* et des *daphnies*, qui ne sont que l'œuf, plus ou moins éclos, des *cyclopes*, etc., me paraît devoir s'appliquer, avec une égale vérité, aux crustacés qui, par rapport aux premiers, atteignent une taille gigantesque ; en sorte que, dans cet ordre, comme dans l'autre, on a dû faire beaucoup de doubles emplois, surtout aux deux extrémités de leur vie.

519. On connaît beaucoup de ces espèces qui ne vivent que de parasitisme ; les *argules* ou *aselles* de nos ruisseaux s'attachent aux branchies du gasteroste, des têtards de grenouilles ; les *caliges* aux branchies des poissons de mer ; les *cyames* sont les *pous* des baleines ; les *idotées* sont à la fois chasseurs contre les petits animaux, et parasites pour les grands ; les *bopyres* habitent sous l'écaille thoracique des autres palémons, crustacés comme eux ; le *pagure* (ermite Bernard) s'empare des coquilles des univalves, dont il dévore le mollusque ; le *pinnothère* des moules s'introduit dans leur coquille, pour s'en nourrir et les tuer (*). Qui sait, enfin, si tous ces crustacés, même les géants, comme les homards et les crabes, ne commencent pas leur existence par être les parasites des poissons ou des crustacés de grande taille ?

520. Quoi qu'il en soit, et en arrivant aux applications pathologiques, n'est-il pas évident que la présence de ces parasites ne doit pas être inoffensive, pour l'animal qui en est atteint ? N'est-il pas encore évident que la présence en trop grand nombre de ces parasites déterminerait, chez le sujet, l'apparition de

---

(*) L'unique cause de la qualité vénéneuse des moules, en certain temps, vient peut-être de la décomposition qui s'établit, dès lors, dans la capacité de la coquille, où le parasite se trouve enfermé, sans retour, et sans renouvellement de l'eau, par l'effet de l'adhérence des deux valves de la coquille.

désordres assez graves, pour constituer une maladie *sui gene-*
ris, s'il ne s'en débarrasse au plus vite? Tout parasite, en effet,
absorbe, à son profit et à notre détriment, les produits élaborés
par la vie, pour entretenir la vie. Ils appauvriront donc d'autant la puissance d'une ultérieure élaboration ; en outre, comme
tout autant de sangsues, ils détourneront la circulation de
son cours ordinaire, et ils seront dans le cas de produire tous
les désordres qui se caractérisent par les irrégularités du pouls.

521. Demandons-nous maintenant si ces parasites des animaux fluviatiles et marins ne pourraient pas devenir également
parasites des animaux terrestres et de l'homme, quand ces ani_
maux et l'homme se rencontrent dans les conditions favorables à ce parasitisme, qu'ils vivent habituellement sur les bords
des fleuves et sur la surface de l'Océan? Qui empêcherait les
caliges, qui s'attachent aux branchies des poissons, de s'attacher également à nos parois buccales, à nos gencives, à nos
poumons, alors que nos tissus, imprégnés de l'atmosphère salée
et humide de la surface des mers, semblent se rapprocher,
sous ce rapport, de la nature de la chair salée? Il suffit d'exprimer cette induction pour la rendre acceptable. Dès ce moment, si l'hypothèse de cette invasion se renouvelle, et que,
grâce au milieu favorable, ces parasites se propagent, quels
seront les caractères principaux du désordre apporté par leur
présence à la santé générale, si ce n'est ceux du scorbut, dont
les symptômes deviendront de plus en plus graves, en raison de
l'accroissement des effets par la multiplication de la cause? Chez
les poissons, ces effets seront moins morbides, parce que l'eau
de la mer est toujours là, pour laver la blessure et la débarrasser de ses produits purulents et baveux ; pour fournir enfin,
d'un côté, par une incessante absorption, aux tissus attaqués,
le liquide dont les parasites le dépouillent. Chez l'homme et
chez l'animal aérien, au contraire, les effets séjournant sur les
effets et se décomposant à mesure, ne pourront qu'empoisonner
la place, et ajouter un désordre de plus au désordre causé par
la désorganisation du parasitisme; on verra les gencives enfler et s'ulcérer de plus en plus, les dents se déchausser ensuite, toute la cavité buccale se couvrir peu à peu d'ulcérations

qui s'étendront vers les voies aériennes ; à la suite de ces désordres apparents, viendra le cortége des conséquences moins
évidentes, la dyspnée, la toux sèche, puis humide, les tuberculisations du poumon, la fièvre la plus brûlante, les transports
au cerveau, puis la mort, si un changement de nourriture ou
de milieu ne vient pas débarrasser le patient des parasites
marins qui le dévorent. Donnez au malade des légumes frais
et non salés : déposez-le sur le rivage, pour qu'il se réfugie
dans les terres ; plus il s'éloignera des bords de la mer, plus la
guérison fera des progrès rapides ; il semblera que l'air des terres est le seul remède contre tant de maux inhérents à l'atmosphère de la mer ; et pourquoi les parasites marins ne péri-
raient-ils pas dans l'atmosphère de la terre ferme, comme les
poissons marins périssent dans les eaux douces ? Le malade
les empoisonnera donc, par cela seul qu'il respirera un air
doux et non chargé de particules salines ; et il se sauvera en
revenant à ses habitudes terrestres, si toutefois les ravages qu'il
a éprouvés, dans son exil maritime, ne sont pas devenus irré-
parables par le retard.

Or, que de fois n'a-t-on pas vu le scorbut guérir spontanément de cette manière ? c'est même là la règle générale. La
mort des malades, quand elle arrive, en dépit de ce favorable
déplacement, date, non de cette époque et de cette transition,
mais du séjour antérieur sur le vaisseau même ; le malade
était déjà à l'agonie, en mettant le pied sur le continent.

522. Comment ces œufs de crustacés parasites seront-ils
arrivés à l'homme, qui vit à bord, et ne boit que des eaux
douces ? Il y a mille voies à bord pour qu'ils puissent arriver
à lui. Les vagues, en déferlant, doivent en imprégner tous les
agrès qu'on manie, tous les appuis sur lesquels on applique la
main ; et à chaque instant, de la main on peut en porter à la
bouche. D'un autre côté, l'atmosphère marine, toujours
agitée par les vents, toujours imprégnée par les vagues, a aussi
sa poussière, comme l'atmosphère terrestre, poussière humide,
d'une densité bien plus élevée que la nôtre, et qui, par conséquent, est en état de rester plus longtemps dépositaire de ces
œufs de crustacés et autres, que notre atmosphère ne l'est

de porter çà et là, confondus avec la plus fine poussière, les œufs des ascarides vermiculaires, que les vents propagent ensuite sous forme de contagion. Sur la mer, on sera donc exposé à avaler ce poison organisé, en respirant l'air, et même par le véhicule de tous les comestibles, surtout crus, et non purifiés par le feu.

523. On comprend facilement à combien d'indispositions passagères cette cause de mal peut donner lieu. Si l'on ne fait que passer un instant dans l'atmosphère contagieuse et infestée d'œufs de parasites, on emportera le germe, qui, par le déplacement, avortera ou ne poussera pas très-loin les diverses phases de l'incubation et du développement ; l'éloignement du foyer d'infection deviendra l'antidote du poison qu'on y aura puisé ; et l'on dira alors que l'indisposition était légère, et n'avait pas eu de suite. La gravité du mal et sa chronicité dépendra donc uniquement du séjour trop prolongé du malade. Remarquez bien que nous ne soutenons nullement ici que ces insectes soient dans le cas de prendre un complet développement dans nos organes ; arrivés à une dimension qui les rendrait visibles, on parviendrait vite à s'en débarrasser ; et arrivés à cette dimension, ils n'attendent pas qu'on s'en débarrasse ; l'instinct de leurs besoins et de leur conservation fait qu'ils se débarrassent bien vite eux-mêmes, et se hâtent de se réfugier dans les milieux plus favorables à leur nutrition et à leur croissance. Mais il nous suffit d'admettre qu'ils puissent parvenir, à l'état d'œufs, dans nos organes, et y éclore, pour que nous soyons en droit de les ranger au nombre des causes de nos divers cas maladifs.

TROISIÈME ORDRE. — Les cloportides. (Aselli, Onisci.)

524. Les cloportides sont de petits crustacés terrestres que chacun connaît très-bien, sous les noms vulgaires de *cloportes* (*), *mille-pieds,* ou *pourceaux* et *porcelets de saint An-*

(*) Anciennement *clouportes,* c'est-à-dire *clous des portes,* à cause de la ressemblance qu'ils offrent, quand ils sont immobiles et tapis contre la lisière de la porte, qui se trouve dans l'obscurité, avec des têtes de clous qui seraient enfoncés dans le bois.

toine. Ces crustacés recherchent les lieux humides, les fentes et crevasses des vieux murs, le dessous des pierres, les solutions de continuité de l'écorce des arbres, tous les endroits enfin qui sont dans le cas de leur offrir une humidité propice à leurs appareils respiratoires, et un asile pour se préserver des poursuites de leurs ennemis, et tendre impunément des piéges aux petits insectes dont ils sont très-friands. Ils pénètrent partout où leur corps peut être contenu et se glisser sans beaucoup d'effort ; en sorte qu'il est telle cavité où on les trouve jeunes, et telle autre où ils s'abritent vieux ; ils s'aplatissent pour y mieux pénétrer ; et leurs anneaux se prêtent avec élasticité, à cette introduction forcée. Nous ne faisons bien attention à eux qu'à leur âge adulte ; il est bien des personnes qui n'ont peut-être jamais eu occasion de les observer au premier âge de leur développement, et peut-être, à cet âge, les a-t-on souvent pris pour de petites punaises.

525. Qu'à cet âge ils soient en état de se glisser dans la plupart de nos organes, dans l'oreille, dans le nez, dans l'anus, dans l'urètre, dans la bouche, et de parvenir de la sorte soit dans la vessie et dans l'utérus, soit dans l'estomac et les poumons, cette hypothèse n'a rien que de conforme à leurs habitudes. Si leurs mœurs les portent à faire élection de domicile dans toutes les cavités étroites et humides, pour y vivre en carnivores, qui les empêcherait de pénétrer dans les cavités des animaux, qui peuvent leur servir en même temps et d'asile et de pâture ? surtout si l'animal endormi ou engourdi, par suite d'un accident pathologique, est hors d'état d'avoir la sensation de l'invasion, et de s'en défendre ? La logique ne nous permet pas de tracer ainsi des limites infranchissables, entre ce que nous avons observé et ce qui n'est pas encore tombé sous nos sens.

526. Or, si cela arrive, chacun est en état de pronostiquer ce qui peut résulter de leur présence, même passagère, dans nos organes ; prurit d'abord, douleurs lancinantes après, dont l'intensité croîtra avec le nombre des insectes ; ulcérations des muqueuses, tuberculisations des poumons, exfoliations des surfaces aériennes de la trachée et des bronches, fausses mem-

branes et expectorations striées de sang, vomissements fréquents; gastrite, vaginite, métrite, dégénérescence des tissus de l'utérus sous formes d'ulcères, et de développements polypiformes ou cancéreux; dysurie et dyssenterie; formation de calculs urinaires, dont l'insecte deviendra le centre et le noyau, par une espèce de puissance analogue à celle que les animaux mous ont exercée sur la fossilisation en géologie, etc. : toutes maladies qui offriront, à l'observateur, des périodes progressives, pour jalonner la marche de ses observations, un début, un progrès et une crise, surtout si l'insecte laisse sur son passage le produit de sa ponte et le fruit de ses amours. S'il sort de son repaire, après avoir pondu, la maladie présentera une espèce de rémittence, et puis une récidive ou une recrudescence, à l'époque de l'éclosion. Quand on soupçonne ainsi la nature de la cause, dans le siége de la douleur, on tient, en décrivant, l'explication de tout ce qui, sans cette révélation, eût été une anomalie dans les notes de l'observation.

527. Les cas de ce genre ne sont pas rares, et nous allons en énumérer quelques-uns :

Claude Binninger (*) rapporte qu'un malade cachectique en a rejeté par le vomissement.

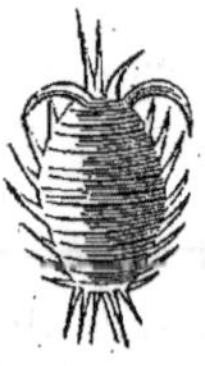

Ambroise Paré (**) donne la figure ci-jointe du cloporte, que M. Duret lui a affirmé avoir rejeté par la verge, après une longue maladie. « Beste vivante, dit-il, semblable à une clouporte, que les Italiens appellent *porcelleti*, qui estoit de couleur rouge, comme tu vois par ce pourctrait. » La couleur rouge provenait sans doute, par transparence, du sang dont ce cloporte s'était repu; à moins que Duret n'ait vu une couleur rouge dans la teinte légèrement purpurine que prennent souvent ces crustacés.

Ce serait confondre, en logique, le talent du dessinateur avec celui de l'observateur, que de vouloir rejeter un fait observé par un témoin digne de foi, par cela seul que le dessin qui accompagne l'observation manque de ce fini que l'on

(*) C 4, obs. 3.
(**) Liv. 20, *de la Petite vérole et de la peste*, page 752, édit. de 1628.

recherche aujourd'hui en iconographie. Sans aucun doute, cette figure et les suivantes pèchent contre toutes les règles de l'art, et n'offrent en saillie aucun des détails qui serviraient à caractériser l'espèce ; et c'est sous ce dernier rapport qu'il est permis de les discuter ; mais l'observation au fond ne doit pas être compromise par ce doute. Si Dupuytren n'avait eu à sa disposition d'autre dessinateur que lui-même, l'iconographie chirurgicale de sa clinique ne manquerait certainement pas de semblables monstruosités ; et l'on en aurait tenu compte.

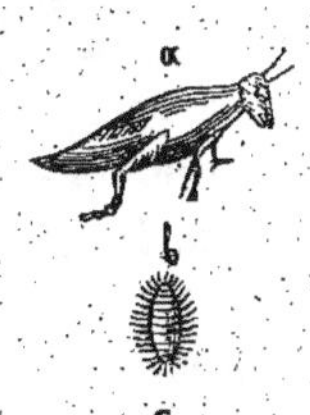

Tulpius (*) cite le cas d'un médecin d'Amsterdam, qui, dans l'espace de huit jours, en rendit en urinant jusqu'à dix-neuf, et cela après avoir été guéri d'une fièvre tierce ; il les rendit, au reste, sans douleur. Nous avons pris soin de copier la figure que l'auteur en donne, on la voit en *b*, dans le carré ci-joint.

La figure *c* est copiée sur celle qu'a donnée Andry, d'après Kerckring, de cinq vers qu'un homme rendit, en 1663, dans un bourg, nommé Quadiich, lesquels étaient faits comme des cloportes ; si ce n'est, ajoute-t-il, qu'ils n'avaient que dix pieds. Nous transcrivons ce fait, en nous appuyant sur le texte, plutôt que sur ces mauvaises figures, qui pourraient bien se rapporter aux mites plutôt qu'aux cloportes ; cependant les cloportes peuvent se présenter, en quelque sorte, sous une forme analogue, si on les dessine, en les regardant, non pas par le dos, mais horizontalement et par la rangée des pattes.

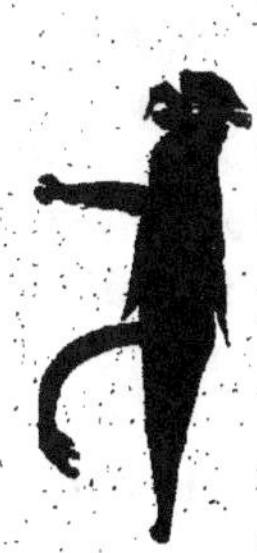

La figure ci-jointe est empruntée à l'édition de 1628, d'Ambroise Paré, et représente un insecte rejeté également dans les urines, par le comte Charles de Mansfeld, malade d'une fièvre continue à l'hôtel de Guise. Andry, qui a extrait ce fait, a remplacé la figure d'Ambroise Paré par la figure *a* du carré ci-dessus. Nous n'avons pas le temps de vérifier s'il l'emprunte ou non aux éditions précédentes d'Ambroise Paré (Andry, *de la Génér. des*

(*) *Observ.*, lib. 2, cap. 50.

24

vers, édit. de 1741, tome 1, page 122). Cette figure informe
ne pourrait se rapporter aux cloportes qu'à l'aide des mauvaises altérations des figures *c* ; je ne crois pas que le crayon du
dessinateur ait pu faire un aussi grave écart, même dans ce siècle
d'observations grossières. C'est plutôt à nos yeux une mite
ou la larve de quelque insecte, tel que le *cercopis spumaria*,
qui se plaît à s'ensevelir dans une écume savonneuse.

A une époque un peu plus avancée, sous le rapport de l'application de l'art du dessin et de la fine observation aux études
d'histoire naturelle, Paullini (*) dit avoir connu une femme en
couche, qui rendit, sans difficulté et sans douleur, avec ses lo-
chies, une centaine environ de cloportes vivants, quoiqu'elle
n'eût éprouvé aucune douleur de ventre, pendant tout le cours
de sa grossesse.

528. Il est possible que la figure *b* que nous avons donnée
d'après Ambroise Paré se rapporte plutôt à la jolie larve
du *iulus penicillatus* de De Geer, tome 7, page 36, fig. 1-3
(*scolopendra lagura*, Lin., scolopendre à pinceau de Geoffroy).
Cette larve, que j'ai souvent rencontrée sur les tablettes de mes
livres, en 1838, ne dépasse pas deux millimètres de long. Elle a
l'air, au premier coup d'œil, d'un très-petit cloporte ; mais
à la loupe rien n'est plus joli à voir, à cause des deux fraises de
poils blancs et en entonnoir qui ornent latéralement chacun
de ses douze anneaux, dont le pourtour supérieur est en outre
bordé d'une rangée des mêmes poils blancs. Cet insecte a deux
pattes simples à chaque anneau, comme les iules. Est-ce bien
la larve d'un iule, ou d'un insecte supérieur ? Quoi qu'il en
soit, je suis porté à croire que c'est encore cet insecte qui est
le coupable du cas maladif suivant, que l'on trouve consigné
dans le *Recueil des observations de méd., chir., pharmacie* de
Vandermonde, tome 9, 1738, page 231. Un malade avait été pris
d'une fièvre double-tierce, pour laquelle on lui avait administré un vomitif ; ce qui lui fit rendre des milliers de vers de deux
lignes de longueur, sur une de largeur, analogues à des cloportes, ayant le dos plat, la forme d'un carré long, le ventre

(*) *Éphém. des cur. de la nat. Appendice à l'ann.* 5, déc. 2, 1686, pag. 24.

garni de petites pattes courtes d'une seule articulation, n'ayant ni queue ni tête distinctes, et d'une couleur grise-blanche. Ces déjections débarrassèrent le malade de la fièvre ; car elles le débarrassèrent de l'auteur de ces intermittences.

529. Nous nous attendons bien à ce qu'on rejette de prime abord dans les fables ces faits revêtus néanmoins de la même authenticité que tous ceux que l'on admet dans la science. Cependant, si l'on veut y réfléchir plus mûrement, on ne tardera pas à voir qu'une telle incrédulité n'est nullement fondée en raison ; car, lorsqu'une chose est démontrée possible, et que des témoins dignes de foi attestent l'avoir vue se réaliser sous leurs yeux, leur donner un démenti, c'est blesser toutes les règles établies dans le but d'évaluer un témoignage. On nous objectera que des figures aussi mauvaises ne méritent pas une grande confiance. Sans doute nous accepterions l'objection si l'objet figuré était moins connu et moins vulgaire ; mais qui se trompe jamais sur la détermination d'un cloporte ? Qu'importe qu'on le figure mal, si on le désigne bien ? Parmi les dénégateurs de ce fait, il en est plus d'un qui ne dessineraient pas mieux un cloporte, si ce crustacé s'offrait jamais à leur observation médicale, et qu'ils n'eussent pas là de dessinateur sous la main ; croiraient-ils pour cela avoir démérité de la confiance de leurs lecteurs ? Qu'on se rappelle que l'insecte de la gale n'a jamais été mieux défiguré, et rendu méconnaissable, que par ceux qui l'ont les premiers et le mieux observé. Les hommes qui écrivent le résultat de leurs observations quotidiennes sont trop riches de faits pour aller s'amuser à en créer et à en dessiner d'imaginaires ; on n'est pas en droit de les accuser de menterie ou de duperie, sur un cas qui ne se rattache nullement à une idée préconçue, à un parti pris d'avance, quand, sur tous les autres qu'ils décrivent, ils se montrent aussi sévères, dans la discussion, que consciencieux, dans l'historique. Qu'y a-t-il donc de si extraordinaire à admettre que ces *asellides*, qui recherchent toutes les cavités humides, soient parvenus à se réfugier, par le *bec de tanche*, dans la cavité de l'utérus, s'insinuant entre le chorion et la surface utérine, jusqu'autour du gâteau placentaire, où ils auraient

chaque jour dévoré, pour s'alimenter, quelques-unes des fibrilles dont le placenta se compose, et dont il peut se passer, en les régénérant chaque jour? Quelle douleur aurait éprouvée la femme enceinte, de la perte de ces infiniment petits filaments vasculaires, de quelques-unes de ces branchies utérines, qui pullulent par millions et se ramifient à l'infini? Tout ce qui aurait pu s'ensuivre, ce seraient de légères hémorragies, qui, en mélangeant leurs produits, auraient passé sur le compte de ces pertes journalières auxquelles la femme enceinte fait si peu d'attention.

TROISIÈME CLASSE DE CAUSES MORBIPARES ANIMÉES.

SCORPIONIDES.

530. Les scorpionides, dont le scorpion des régions chaudes est le type, forment le passage entre les crustacés dont nous venons de nous occuper, et les arachnides qui feront le sujet de la cinquième classe. Par leur queue et leurs bras chélifères, ils se rapprochent des premiers; par leurs yeux et la structure de leurs poches branchiales, mais surtout par leurs propriétés venimeuses, ils ont encore plus de rapports avec les seconds.

531. Le scorpion, cet insecte si connu et si redouté dans les zones méridionales de l'Europe, y est fréquent sous les pierres, dans les lieux bas et humides, dans les fentes des vieux murs. On en ferait volontiers plusieurs espèces, si l'on s'arrêtait aux modifications que l'âge apporte à sa taille, et l'*habitat* à sa coloration. A l'époque de ses amours, cet insecte paraît rechercher le lit de l'homme; le mâle et la femelle se glissent entre les deux draps; et ce n'est pas sans une certaine impression de terreur, que, dans mon enfance, je les ai rencontrés fort souvent tapis ensemble, en soulevant ma couverture pour me coucher; cela arrivait surtout dans les temps humides. Le scorpion a son venin au bout de l'organe triangulaire qui termine sa queue; et ce venin paraît être du genre de celui des

serpents; car l'alcali volatil en est l'antidote; s'il ne produit pas des effets aussi désastreux, c'est que la dose de chaque piqûre est trop petite; car je n'ai jamais été témoin d'un cas mortel, du moins dans la lisière maritime de la Provence. Il en est peut-être autrement dans la Calabre, le venin des animaux perdant de son intensité, à mesure qu'on s'éloigne davantage de l'équateur; les scorpions que l'on a trouvés tapis sous la face inférieure de l'obélisque de Louqsor, le jour qu'on a tiré ce monolithe de la cale, ne pensaient guère à faire usage de leur dard, quand ils se sont vus surpris; et s'ils l'avaient fait, la blessure n'aurait certainement pas été aussi grave à Paris qu'en Égypte, leur pays natal, où ils s'étaient embarqués avec le monument (*).

532. Dans le Nord, nous avons des scorpionides, qui n'en sont pas moins venimeux, pour être moins appréciables à la vue : 1° le pince cancroïde (*chelifer cancroides*, Lamk), qui se montre si souvent courant à reculons, dans les feuillets de nos vieux livres, de nos vieux amas de papiers, et dont le cheylète des livres (*cheyletes eruditus*, Lamk) que Lamarck, d'après Latreille, a conservé parmi les *acarus*, n'est peut-être que l'âge le plus jeune; 2° la pince cimicoïde (*chel. cimicoides*, Lamk), etc., qui habite sous les écorces de l'Europe; 3° les *nymphum* et *pycnogonum* des baleines, qui ont pour parage les mers glaciales, et qui s'attachent en parasites aux poissons et aux baleines; 4° la galéode aranéoïde (*galeodes araneoides*, Lamk), si venimeuse au Cap et dans le Levant; 5° la *galéode fatale* du Bengale, etc., sont des êtres d'autant plus à craindre qu'ils sont plus petits, parce qu'en se glissant plus facilement, à cause de leur taille, dans les orifices les plus étroits de nos organes, ils peuvent nous donner plus de fois, et plus longtemps, le change

(*) On m'a souvent rapporté, dans le midi de la France, que, lorsqu'on place un scorpion au centre d'un cercle composé de charbons incandescents, l'insecte cherche d'abord à trouver une issue, pour se sauver et se soustraire à la chaleur de cette couronne de feu, et que, désespéré de ne pas en rencontrer, et ne pouvant plus supporter cette chaleur qui le dessèche, il retrousse sa queue, et s'en implante le dard dans la tête, pour se suicider. J'ai répété cette expérience, sans obtenir ce résultat.

sur la cause présumée de la maladie. Imaginez-vous un petit ché-
lifère des livres, ou bien les jeunes petits des autres scorpionides,
qui pendant le sommeil viennent s'introduire et se réfugier
dans les sinus frontaux, et portant çà et là, dans ces repaires im-
pénétrables, le poison de leurs petites piqûres, qu'ils pénètrent
dans les intestins, dans les voies urinaires; et la maladie, changeant de nom en changeant de place, prendra des caractères
d'autant plus graves, que l'organe envahi sera plus noble, et
que le nombre des parasites sera plus grand. Sentiment de
reptation indéfinissable, et laissant partout, sur son passage,
des traces de la plus vive douleur; douleurs ostéocopes, quand
le parasite envahira une cavité osseuse; névralgies, quand sa
piqûre intéressera une papille de la sensibilité; inflammation
se propageant à la ronde; infection rapide; symptômes qui
accompagnent les congestions au cerveau; stupeur, vertiges,
somnolence, ensuite délire, fièvre cérébrale enfin, et puis mort
peut-être; sans que l'autopsie, telle qu'elle se pratique, avec
nos méthodes superficielles et expéditives d'observation, puisse
surprendre autre chose çà et là que des effets insignifiants en
apparence, et qui, à eux seuls, ne sauraient rendre compte
d'aussi graves désordres. Quelquefois cependant, il se présentera, à l'observation, des escarres gangréneuses, répandues
çà et là et de distance en distance.

553. « M. Houlier, dit Ambroise Paré (*), escrit en sa prasti-
que qu'il traitoit un Italien tourmenté d'une extrême douleur
de teste, dont il mourut. Et l'ayant fait ouvrir, luy fut trouvé,
en la substance du cerveau, un animal semblable à un scorpion,
comme tu vois par cette figure. » Et la figure est véritablement
celle d'un petit scorpion grossi sans doute à la loupe.

On sera peut-être porté à nier le fait, en se fondant sur ce
que la région du cerveau n'est pas ouverte au premier insecte
venu; et l'on nous demandera comment l'insecte aurait pu se
frayer une route, jusqu'à un organe si bien protégé, par la con-
tiguïté des pièces de la boîte cranienne, contre toute invasion
de ce genre. Nous répondrons que les larves des mouches

(*) Livre 20, page 731, édition de Biron, 1628.

peuvent y pénétrer et s'y frayer une voie, et que ces larves ont des organes moins propres à fouir les chairs que les scorpionides. Je conçois avec quelle facilité ces insectes de petite taille, et à l'état jeune, sont dans le cas de cheminer, en rongeant les chairs et les membranes, à travers les sutures du crâne, et par les divers trous de l'os ethmoïde et de l'os sphénoïde, qui donnent passage aux nerfs et aux vaisseaux sanguins. Le fait ne présente donc aucune impossibilité par lui-même, et il est appuyé sur le témoignage d'un auteur qui appartient à un siècle où l'on observait, en anatomie, avec autant d'exactitude que nous pouvons observer aujourd'hui (*). Nous aurons, du reste, plus d'une occasion, dans le courant de cet ouvrage, de citer des traits d'invasion du cerveau incontestables, par des insectes de plus d'un genre ; et, pour n'en prendre qu'un par anticipation, nous rapprocherons de ce fait celui qu'Hermann et Lauth ont observé à l'égard d'un acaridien, qu'ils ont trouvé errant dans le voisinage de la glande pinéale ; nous le discuterons plus bas. Rappelons-nous seulement que les scorpionides, quand ils sortent de l'œuf, ne sont pas plus gros que des mites, et que ces insectes n'ont pas besoin, pour vivre, d'être en contact immédiat avec l'air extérieur.

QUATRIÈME CLASSE DE CAUSES MORBIPARES ANIMÉES.

MYRIAPODES.

534. La classe des myriapodes se rapproche des cloportes

(*) L'absurdité de quelques-unes de leurs explications théoriques se concilie très-bien avec l'exactitude et la bonne foi de leurs observations pratiques. Que nous importe, en effet, qu'Ambroise Paré ajoute les paroles suivantes : « Lequel (scorpion), comme pense ledit Houlier, s'estoit engendré, pour avoir continuellement senti du basilic, ce qui est fort vray-semblable, veu que Chrysippus, Diophane et Pline ont escrit que, si le basilic est broyé entre deux pierres, et exposé au soleil, d'iceluy naistra un scorpion ? » C'est ici une aberration de l'érudition crédule d'alors, et non un écart de l'observation directe. Redi n'avait pas encore fait justice de semblables opinions.

par le nombre considérable de leurs pieds, et par la forme allongée et homogène de leur corps, qui ne semble être presque qu'un long appendice caudal, divisé en autant d'anneaux qu'ils ont de paires de pattes : ce sont des vers à mille pieds, qui, ainsi que les crustacés, n'ont à subir aucune métamorphose, et sortent de l'œuf à l'état parfait. Les scolopendres offrent le type de cette classe.

535. Les scolopendres ont la morsure venimeuse; mais, de même que nous l'avons fait observer à l'égard du scorpion, l'intensité de l'empoisonnement est en raison de l'élévation de la température ; les scolopendres les plus à craindre sont celles des pays chauds. On les a appelées anciennement ophioctones, parce qu'avec leur morsure elles sont dans le cas de tuer les serpents. Pline (*) rapporte, d'après Théophraste, que la multiplication des scolopendres obligea les Trieriens d'abandonner leur pays ; comme celle des rats avait fait déserter une des îles Cyclades. Ces insectes semblent avoir un centre de vitalité dans chacun de leurs anneaux ; car, lorsqu'on les coupe par morceaux, chaque morceau se meut sur ses deux pattes, comme pour son propre compte ; et ce qui paraissait le plus surprenant aux anciens auteurs, quand ils coupaient une scolopendre par le milieu, c'était de voir que les deux moitiés marchaient en sens contraire l'une de l'autre, la moitié postérieure allant à reculons, pendant que la moitié antérieure continuait d'avancer, en sorte que l'animal semblait ainsi avoir deux têtes. Les naturalistes modernes, dit Lamarck (**), ont prétendu que certaines espèces répandent une lumière phosphorique ; et Linné et Fabricius ont dénommé une de ces espèces, *scolopendra electrica*; voici ce que le hasard m'a mis à même d'observer à cet égard.

Le 27 avril 1842, à dix heures et demie du soir, je me promenais sous un berceau de treilles, lorsque j'aperçus des traces lumineuses ondoyantes qui se dessinaient sur la terre, comme des traits mobiles et phosphorescents ; je m'empressai

(*) Lib. 8, cap. 29.
(**) *Anim. sans vert.*, tom. 5, pag. 31.

de saisir avec les mains cette poignée de terre phosphorique, et je plaçai le tout sous un verre, où je reconnus que la lumière provenait d'un certain nombre d'iules terrestres gris, et de la taille des iules des fraisiers. Quelques instants après, ces iules avaient perdu tout leur éclat, et ils ne le reprirent plus dans la nuit, ni le lendemain. Mais j'avais remarqué que sous la tonnelle, mes traînées de feu laissaient souvent, sur leurs traces, surtout quand je les poursuivais du doigt, des petites boules également phosphorescentes, et je découvris, en y retournant, que ces boules n'étaient autres que des femelles de ver luisant (*lampyris noctiluca*, L.), qui se pelotonnaient quand un de ces iules les mordait et cherchait à les dévorer. Il fut donc évident, à mes yeux, que la phosphorescence de ces iules était tout empruntée, et que la victime avait momentanément communiqué son auréole lumineuse à son bourreau. C'est, je crois, un cas analogue qui se sera présenté à l'observation des naturalistes nos prédécesseurs.

536. Nous possédons, dans le Nord, une scolopendre qui a bien la taille de l'*iulus giganteus* de l'Amérique méridionale, et qui atteint au moins, si j'ai bien observé, jusqu'à dix centimètres de long; elle habite les décombres et entre la nuit dans nos habitations. C'est l'espèce dont la morsure est, pour nous, le plus à craindre; mais, sous le même rapport, nous ne devons pas laisser que de nous méfier des autres espèces plus communes et plus petites, surtout de celles qui se plaisent à ronger les fruits, et à se tapir dans leur cavité, telles que l'iule des fraisiers (*iulus fragarum*), qui est très-friand des fraises mûres de nos jardins; en mangeant imprudemment de ces fruits, on s'expose à enfermer le loup dans la bergerie; car, alors même qu'on tuerait l'insecte sous la dent, on n'en avalerait pas moins les œufs, qui ne manqueraient pas d'éclore dans l'estomac, et dans les autres cavités de nos organes.

537. Nous croyons superflu de rappeler que ces insectes peuvent se glisser à notre insu dans le conduit auditif, dans la cavité du nez, dans l'anus, etc., et que même, si nous dormions assez pour ne pas trop les déranger dans leur œuvre, ces insectes parviendraient facilement à se ménager, dans nos chairs,

le repaire qu'ils savent si bien se ménager dans la substance des fraises et des fruits. Qui n'a pas appris à connaître ce dont ils sont capables (*), par l'histoire de cette pauvre négresse condamnée, par son maître, à vivre attachée contre le mur d'un ignoble cachot, et qui se sentait les pieds rongés par ces horribles bêtes, sans pouvoir se défendre et se garantir de leurs morsures? or, les petites espèces possèdent les mœurs et les habitudes des grandes.

538. Mais, qu'arriverait-il si l'un de ces individus parvenait à se nicher dans nos chairs, comme ils se nichent dans la chair de nos fruits? N'aurions-nous pas devant les yeux, avant tout autre avertissement, le cas d'une tumeur, d'un apostème avec fistule, suppuration, et que sais-je? à la suite, peut-être des douleurs ostéocopes et la carie des os? En tout cela, nous ne sommes jamais si bien trompés que lorsque le parasite est de petite taille.

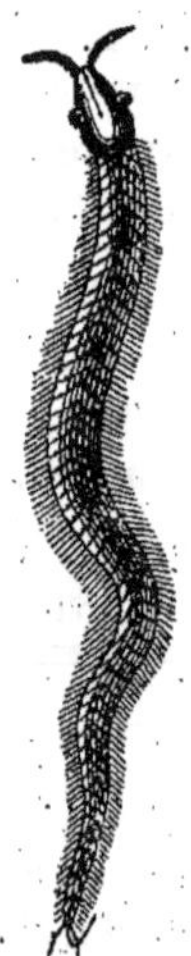

539. Ambroise Paré (**) a publié la figure ci-jointe d'un insecte que Jacques Guillemeau, chirurgien du roi, lui donna, comme l'ayant tiré lui-même d'un *apostème* venu à la cuisse (partie externe) d'un jeune homme; Ambroise Paré le conserva, dans une fiole de verre, plus d'un mois sans manger. Cette figure se rapporte très-bien au *iulus complanatus* de Fabr., quoique Fabricius n'attribue à son espèce que trente paires de pattes; peut-être, aussi que les scolopendres acquièrent-ils de nouveaux anneaux, et par conséquent de nouvelles paires de pattes, en grandissant.

540. Fernel (***) raconte qu'un soldat étant tombé malade, mourut le vingtième jour de sa maladie, après être devenu furieux; on lui trouva dans le nez deux vers velus et cornus, dit-il, dont il a

(*) Affaire Douillard de la Guadeloupe, devant le tribunal de la Pointe-à-Pitre. (*Gazette des Tribunaux*, mars 1841.)

(**) Liv. 20, pag. 732, édit de 1628.

(***) *Pathol.*, lib. 5, cap. 7.

donné la figure ci-jointe, qu'Aldrovande, Ambroise Paré, dans

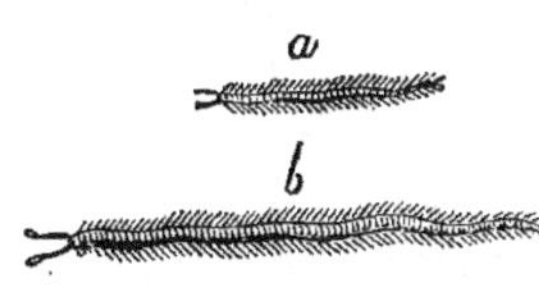

ses premières éditions, et Andry (*) lui ont empruntée. Évidemment, encore ici, ce sont deux individus de différents âges, de l'*iulus sabulosus*, Fabr., ou de l'*iulus terrestris*, Fabr.; l'individu *a* étant plus jeune que l'individu *b*.

On pourrait objecter que les dissections nécroscopiques n'ayant lieu que quelque temps après la mort, ces deux iules ont pu s'introduire, depuis l'instant de la mort, dans les cavités nasales. Nous répondrons que ces insectes vivent de chair fraîche, et ne sont pas friands de chairs corrompues ; qu'en conséquence, pour qu'on les ait trouvés dans le nez du cadavre, il faut que, ainsi qu'on en avait la permission alors, Fernel ait fait la dissection, à une époque très-rapprochée de l'instant de la mort du monomane ; du reste, la présence de ces insectes explique si naturellement la furie accidentelle du malade, qu'on a de la peine à repousser cette explication. En un mot, quand des auteurs graves, et de ce bon temps de la probité littéraire, se hasardent à publier des faits qui s'écartent de la route vulgaire, il faut penser qu'ils ont pris d'avance toutes les précautions pour n'être pas dupes d'une illusion.

CINQUIÈME CLASSE DE CAUSES MORBIPARES ANIMÉES.

ARACHNIDES.

541. Les arachnides rappellent l'organisation des crustacés brachiures, dont ils diffèrent principalement par le nombre de leurs yeux et celui de leurs pattes qui sont toujours, à l'âge adulte, au nombre de huit ; chez certaines espèces, les jeunes n'en ont que six. Ces insectes sortent de l'œuf, pour tout le reste, à l'état parfait. Leurs palpes sont les analogues des

(*) Andry, *de la Génér. des vers*, édit. de 1741, tom. 1, pag. 75.

antennes des crustacés; elles ont, comme ces derniers, des mâchoires et deux grosses mandibules, qui sont, en général, munies à leur sommet d'un onglet mobile et perforé, pour donner passage au venin, qu'elles distillent dans la plaie entamée par ces deux pinces. C'est avec cet appareil que ces insectes carnassiers saisissent leur proie, comme entre un étau, qu'ils lui font les premières piqûres, destinées à introduire le venin qu'ils distillent dans la plaie. Car toutes les espèces de ce genre ont à leur disposition un venin, pour assoupir leur proie et la maintenir sans défense; quelques-unes ont de plus l'art de tirer, de la partie postérieure de leur corps, une soie, pour envelopper leur victime comme dans un filet.

542. Les arachnides se divisent en deux groupes bien caractérisés par leurs habitudes et par leur taille: les *araignées* proprement dites, et les *acaridiens.*

PREMIER ORDRE. — Araignée (*Aranea*).

543. L'araignée inspire une terreur involontaire, dont l'éducation a bien de la peine à nous débarrasser. C'est une terreur instinctive, une terreur innée et de prévoyance; tout animal apporte en naissant l'horreur de ce qui peut lui nuire. On a vu de braves officiers pâlir à la vue de l'effigie en cire d'une araignée; et quand Lalande en avalait par une rodomontade d'esprit fort(*), il savait bien que l'araignée n'est funeste que par sa piqûre, et il avait hâte de l'écraser sous la dent. Quant à sa nièce, à qui l'astronome imposait de pareils passe-temps, sa déférence aveugle rentre dans le domaine des actes de foi, c'est-à-dire des exceptions à la règle; bien des gens prétendent qu'elle en escamotait plus qu'elle n'en avalait.

544. L'araignée, cet être solitaire, rusé, lâche et féroce, qui ne tombe sur son ennemi que lorsqu'elle est sûre de le trouver sans défense, qui fuit à notre approche, et se tient en

---

(*) Voyez plusieurs exemples d'hommes qui se plaisaient à manger des araignées, dans les *Éphémérides des curieux de la nature*, déc. 2, ann. 5, 1686, observation 116, page 231.

embuscade dans l'ombre, l'œil ouvert, et toujours prête à fondre sur qui s'endort ou se laisse prendre à ses filets ; l'araignée porte l'empreinte de tous ses goûts dans sa démarche rapide, effrayée et rampante, dans sa tête qui se cache tout en observant, et dans cette vaste capacité abdominale qui semble former la totalité de son corps. Insecte maudit de la nature, elle n'aime pas même sans effroi ; elle vole à ses amours, en tâtonnant de méfiance ; elle prévoit un bourreau dans son amant ; elle recule de frayeur plus d'une fois, avant de céder à l'aiguillon de la volupté qui l'entraîne hors de son gîte ; elle ne s'accouple enfin que quand le besoin qui la dévore est devenu une fureur. Son mariage est un acte de démence, et sa copulation un acte imprévoyant ; elle redoute la puissance de sa morsure, jusque dans le spasme d'un baiser. Qui n'aurait peur d'un être qui se fait peur à lui-même (*) ?

545. L'araignée se distingue des acarus, parce que le crochet mobile qui termine ses mandibules joue sur la surface interne de la mandibule, tandis que, chez les *acarus,* il joue sur la partie dorsale du même organe. (Cette dernière distinction était inconnue, avant cette publication ; nous la décrirons en son lieu). Elle s'en distingue encore par quatre à six mamelons qu'elle porte à l'anus, comme tout autant de filières, par où elle file la soie avec laquelle elle ourdit ses toiles, ses coques, ou bien dont elle se sert comme d'une suspensoire, pour monter et descendre à travers les airs.

546. Le venin de l'araignée est d'autant plus malfaisant que son habitation est plus obscure et plus humide. Les araignées des caves, souterrains et lieux d'aisance, sont célèbres dans les fastes de la toxicologie. L'humidité du lieu, autant que le jeûne de l'araignée, prête à l'élaboration de son poison une énergie nouvelle ; les espèces qui vivent au soleil, moins affamées et d'une nature plus sèche, s'épuisent sur les insectes, et ont sans doute moins de poison liquide à dépenser. Le cli-

---

(*) *Araneæ,* dit Scopoli, *meditabundæ, solitariæ, vigiles, famelicæ, exosæ, fecunditate summâ, plurium calamitatum causæ.* (*Entomol. carniolica,* 1763, pag. 392.)

mat exerce sur la qualité du venin et les caractères de ses effets morbides, la même influence que nous avons eu déjà l'occasion de faire remarquer à l'égard du venin du scorpion et de celui des vipères (480, 531).

Les effets de la morsure d'une araignée, toutes choses égales d'ailleurs, seraient bien plus à craindre sous le ciel de l'Amérique centrale, de la Calabre, où de la Provence, que sous les climats du Nord.

547. Latreille avait divisé le genre araignée en une foule de coupes, qu'il érigeait ensuite en genres, décorés de tout autant de noms nouveaux. Ce procédé, dont Latreille n'était pas avare, n'est propre qu'à jeter le désordre dans la mémoire et dans les idées, et ne peut servir qu'à donner au pédantisme un moyen facile et à bon marché de faire de l'érudition. Ces coupes génériques n'étaient fondées que sur des différences spécifiques; on ne doit jamais se permettre d'adopter de pareilles innovations; le genre araignée est un des plus naturels et des mieux circonscrits que nous ayons, et se prête autant aux espèces exotiques qu'aux espèces indigènes.

548. L'ARAIGNÉE DES CAVES (*aranea cellaria*, Lin.) est une des espèces les plus grosses et les plus hideuses que nous possédions dans le Nord. A l'âge adulte elle a le corps gros comme un pepin de raisin, brun-noirâtre, et velu en dessus, grisâtre et lisse en dessous, de longues pattes noires, velues, grisâtres vers l'extrémité, les mandibules vertes. Cette grosse araignée, il ne faut pas le perdre de vue, a commencé par être fort petite; en sorte qu'on peut la rencontrer sous toutes les dimensions intermédiaires, et qu'il serait imprudent de s'y fier, parce qu'elle n'aurait pas la taille de la description, ainsi qu'ont l'habitude de le faire les toxicographes; car elle est malfaisante à tous les âges. Elle habite les caves, les fentes des vieux murs, et partant les lieux bas et humides, les lieux d'aisance, etc. Les symptômes consécutifs de sa piqûre peuvent varier d'aspect, selon la taille de l'insecte, la constitution de l'individu qui en a été mordu, et le lieu d'élection, selon que le crochet aura intéressé plus ou moins les anastomoses nerveuses, en infiltrant son poison dans le sang; enfin, selon que

le venin aura atteint ou les capillaires, ou de plus gros vaisseaux. La plaie prend quelquefois une couleur livide ; d'autres fois elle ne laisse presque pas de traces apparentes ; cela dépend de la manière dont le crochet mobile est entré dans les chairs, en piquant en pointe, ou en déchirant circulairement. Le malade éprouve bientôt du frisson, une certaine horripilation ; il est agité, puis assoupi ; et il présente ensuite tous les symptômes de l'infection qui découle d'une piqûre ; avec la différence qu'il n'enfle pas comme par la piqûre de la vipère, quoique le venin de l'araignée paraisse être de la même nature que celui des serpents, puisqu'il cède aux mêmes antidotes.

549. On lit, dans un journal américain (*), un cas de morsure de ce genre, qui présente une particularité intéressante, sous le rapport du lieu d'élection. Un habitant de Pensacola, étant aux privés le 7 août 1839, se sentit piquer au gland, par une araignée. D'abord la douleur parut faible et insignifiante ; mais elle ne tarda pas à prendre un caractère plus alarmant. Une heure après l'événement, le malade se tordait dans les convulsions les plus fortes, quoique la piqûre n'offrît ni inflammation ni enflure. Le malade vomissait avec de grands efforts, et sentait une douleur profonde dans l'abdomen ; il étranglait, la suffocation lui injectait tous les vaisseaux de la gorge. Il survint des douleurs dans tous les muscles du dos, dans les jambes. Mais l'antidote ammoniacal ayant été appliqué de bonne heure, ainsi que les liniments au camphre et à l'essence de térébenthine, les douleurs se calmèrent, et le surlendemain le malade se leva presque guéri.

550. E. de Montmahon (**) dit avoir vu un homme piqué, à la paupière supérieure, par cette araignée, éprouver des accidents graves, et mourir en moins de vingt-quatre heures ; sans doute parce que les soins lui furent mal administrés.

551. Les cas de morsure de cette araignée sont plus fréquents qu'on ne se l'imagine ; car on ne se l'imagine jamais,

(*) *The American journal of the medical sciences*, 1839.
(**) *Manuel des poisons*, page 225.

quand on ne s'est pas aperçu de l'effet de la piqûre. Or, que
de fois peut-elle avoir lieu et passer inaperçue? surtout
quand l'araignée nous pique endormis J'ai rencontré souvent des phlegmons ayant au centre un bouton purulent,
qui n'étaient à mes yeux que l'effet de piqûres de petites araignées, et qui en offraient tous les accidents; engourdisse-
ment et enflure de tout le membre, fièvre brûlante, angoisses, stupeur, inappétence, etc., symptômes assez persistants
et qui ne cédaient que difficilement aux soins, toujours trop
tardifs, que, dans ce cas de piqûre inaperçue, le malade
réclame.

552. Les habitants de la campagne se gardent bien d'araigner
leurs écuries, et d'enlever les toiles d'araignées. Cela vient de
deux manières de voir : la première, qui est que les araignées,
en dévorant les mouches, taons, etc., délivrent les bestiaux
des ennemis qui les fatiguent le plus par leurs piqûres ; la seconde, qui est la crainte de les faire tomber dans le foin, ce
qui exposerait les bestiaux à les avaler en vie. Or, on conçoit
combien la piqûre de l'araignée serait plus dangereuse, si l'insecte la pratiquait dans les cavités buccales, dans l'arrière-gorge,
dans l'œsophage ou la trachée! Et ce dernier cas n'est pas rare,
en dépit de toutes les précautions. Nous sommes donc persua-
dés que la présence des araignées dans les écuries, utile sous
le premier rapport, est trop dangereuse sous l'autre, pour que
le premier cas serve de compensation. Donc, quand on aura à sa
disposition deux écuries, on fera bien de parfaitement nettoyer
l'une, de l'araigner et de la blanchir sur les murs, de la laver au
chlorure sur le pavé, pendant qu'on tiendra les bestiaux dans
l'autre : on aura tout à gagner à ces soins de propreté. Que de
cas de maladies indéfinissables et dont la cause est ignorée, ne
proviennent que de la piqûre de l'araignée des caves de grosse
taille, ou des piqûres des jeunes individus, qui ont pu s'introduire dans les cavités nasales ou buccales! Nous ne saurions
trop inviter les médecins des pauvres habitants des masures,
et les vétérinaires, à ne jamais perdre de vue cette cause-là ; ils
se rendront compte, de cette manière, de bien des anomalies,
et trouveront bien plus vite la médication. Qu'ils n'oublient

pas que les livres de toxicologie n'enregistrent les cas de morsure d'araignée que quand le malade s'est senti mordu; s'il
ne s'en est pas aperçu, son indisposition prend, aux yeux du
médecin, un autre nom, et devient une entité savante et médicale;
dans le premier cas, ce n'est qu'un renseignement d'histoire
naturelle. Quant à nous, nous ne cesserons de poser en principe que, lorsqu'on a eu l'occasion d'étudier une cause et ses
effets, et qu'on rencontre les mêmes effets, cela doit suffire
pour deviner la cause ; cet axiome est si simple et si logique,
qu'il n'a presque pas besoin d'être démontré.

553. L'ARAIGNÉE TARENTULE, ou la tarentule (*Aranea taren-
tula*, Lin.), qui tire son nom de Tarente, ville de la Pouille,
aux environs de laquelle il paraît que les cas de morsure de
cet insecte ont été plus fréquents à une certaine époque, est
l'espèce qui présente le plus d'intérêt, sous le rapport qui nous
occupe. La tarentule est commune dans la Calabre, dans les
environs de Sienne, dans la Romagne, etc., d'après Matthiole (*),
ce qui permet d'établir qu'elle est commune dans toute l'Italie.
C'est une grosse araignée qui habite sous terre, dans les trous
profonds, sous les pierres, et se jette de là sur sa proie ou sur
les jambes des moissonneurs. Son corps est gris-cendré en dessus, noir en dessous, avec des taches noires et triangulaires sur
le dos; les pattes sont maculées de noir.

554. Les écrivains de cabinet ont souvent révoqué en doute
certaines circonstances consécutives de la morsure de la tarentule. Les observateurs dignes de foi assurent en avoir été témoins, et de ce nombre est Matthiole. Entre la première
dénégation et la dernière affirmation, on n'hésite pas à
se décider, et nous ne saurions mieux faire que de transcrire
à ce sujet Matthiole, dont la description concilie suffisamment
les diverses opinions. « Ceux qui en sont piqués, dit-il, sont
diversement tourmentés ; car les uns chantent, les autres rient;
les autres pleurent, les autres crient sans cesse ; les autres dor-
ment, les autres sont frappés d'insomnie. Les uns vomissent,
les autres sautent et dansent, les autres ont d'abondantes sueurs,

(*) Sur *Dioscoride*, page 165, trad. franç. de 1655.

les autres sont en proie à de continuelles frayeurs ; les autres entrent dans des fureurs et éprouvent des accès de rage. Diversité de passions, qui ne proviennent que de la diversité du venin de l'insecte, et de la diversité de la constitution et du caractère jovial ou mélancolique du patient.....

« J'ai vu plusieurs moissonneurs, qui avaient été mordus de ces araignées, et qui étaient tourmentés, comme je viens de le dire, et cela, tant dans les hôpitaux qu'en d'autres lieux. Mais ce qu'offre de plus curieux ce cas, c'est que les patients sont soudain soulagés par la musique. Je puis assurer que ceux qui sont atteints de cette affection semblent oublier leurs douleurs, dès qu'ils entendent les sons d'un instrument de musique, et qu'ils se mettent à sauter et à danser aussi gaiement que s'ils n'avaient point de mal. Aussi, dès que l'instrument cesse de se faire entendre, ils tombent à terre, sans pouvoir se soutenir, et en reviennent à leurs premières douleurs. Et pour cette cause, on leur tient des instruments à gages, dont les joueurs se remplacent à mesure que l'un se fatigue, de sorte que le malade, à force de sauter, danser et prendre ses ébats, fasse sortir tout le venin de son corps par la sueur et la transpiration forcée. Ce qui n'empêche pas qu'on ne leur administre parfois la thériaque, le mithridate, et autres remèdes indiqués contre la morsure des animaux venimeux (*). »

555. N'est-ce pas que la description des accidents variés de la morsure de la tarentule, telle que la donne Matthiole, s'accorde, dans les points principaux, avec la plupart des cas de chorée ou danse de Saint-Guy (*chorea Sancti-Witi*), que l'on rencontre çà et là dans les auteurs, cas si variables à leur tour, dans leur durée, leur intensité et leurs symptômes ? Nous nous garderons bien de comprendre dans ce genre les cas de *tics nerveux et chroniques*, qui ne proviennent que d'une altération durable dans la symétrie des nerfs, et qui appartiennent plutôt aux groupes des paralysies imparfaites.

En confrontant les uns et les autres, en bonne logique, on arrive à établir que nos araignées de France peuvent pro-

(*) Matthiole, sur *Dioscoride*, liv. 11, ch. 57.

duire les mêmes effets principaux que la tarentule de la Calabre, lorsqu'elles mordent dans les mêmes circonstances, et dans
les mêmes centres nerveux ; et que si ces cas ne sont pas plus
fréquents parmi nous, nous n'en sommes redevables qu'à l'habitude qu'ont nos moissonneurs et nos laboureurs, de porter
toujours aux pieds de solides chaussures, et des guêtres par-
dessus leurs souliers, quand ils ne vont pas jusqu'au luxe des
bottes.

556. Nous avons parlé plus haut (489) du pouvoir de fascination qu'exercent les serpents sur les pauvres petits oiseaux.
L'araignée semble posséder une puissance semblable, sur les
insectes même les plus forts. Le 8 août 1840, j'ai eu l'occasion d'en observer un exemple qui me parut très-curieux, sur
une araignée domestique ; elle venait de prendre dans sa
toile horizontale un assez gros taupin (*Elater aterrimus*,
Fabr.), et elle se tenait comme cramponnée du bout de ses
pattes à sa proie, un peu au-dessous de l'abdomen. Je ne la
voyais pas appliquer sa bouche contre l'insecte, ni lui faire
aucune piqûre ; mais seulement s'approcher et s'éloigner alternativement, sans jamais aller jusqu'à le toucher, et exécutant,
pour ainsi dire, des passes magnétiques. Or, le pauvre taupin,
encore plein de vie, était incapable de se débarrasser d'un filet
qu'en temps ordinaire il aurait pu mettre en pièces, d'un seul
mouvement de ses tarses ; lui qui s'échappe si vigoureusement
de la pression de nos doigts, il restait là paralysé entre le bout
des pattes d'une faible araignée.

557. Nous terminerons ce sujet en faisant, à l'égard
des araignées aquatiques et qui ourdissent leurs toiles à la surface des eaux, les mêmes observations que nous ont déjà
suggérées les animaux aquatiques d'un autre genre (495, 515).
C'est que nous pouvons avaler leurs œufs tout aussi bien que
les œufs des salamandres, grenouilles, crustacés, etc., soit en
bloc et dans leurs coques de soie, soit en détail et disséminés
dans l'eau en lambeaux déchirés et mis en pièces par la dent
de quelque animal, ou par un accident quelconque. Ces œufs,
qui sont très-nombreux dans la même coque, sont susceptibles
d'éclore dans l'estomac, et d'y prendre un certain développe-

ment, dont les diverses phases sont dans le cas de produire, sur l'économie, les désordres les plus variés et les influences les plus désastreuses. Qu'on s'imagine deux ou trois cents de ces petits parasites vagabonds, errant sur les parois stomacales, quand ce ne serait que pour s'échapper au dehors, grattant et mordant çà et là par besoin ou par caprice, et qu'on évalue par analogie les effets morbides d'un pareil accident, d'un empoisonnement sur une aussi large surface, d'une inflammation qui propage, avec une telle célérité, le phlegmon, l'escarre et la désorganisation ; qui devinerait la cause, sous le voile de ces symptômes alarmants et de ces effets si prompts et si rapides ?

A combien peu de signes se réduirait ce cas, si on en découvrait la cause ? Quel magnifique cas d'observation, si l'on en est réduit à ne l'observer et à ne le décrire que par ses effets ! C'est toujours là le même dilemme médical.

DEUXIÈME ORDRE. — Acaridiens.

558. Les naturalistes classificateurs ont tous très-peu étudié par eux-mêmes ce groupe si riche en particularités. Le classificateur a besoin d'avoir sous les yeux les insectes qu'il classe, afin de mieux saisir leurs ressemblances et leurs différences ; or, quand ces êtres sont trop petits pour s'adapter à la vue simple, il se contente des figures qu'en ont donné les micrographes ; et malheureusement encore sur ce point, les micrographes ayant moins eu en vue de composer une monographie complète que de dessiner ces petits insectes, à mesure que le hasard les offrait à leur observation, il en est résulté qu'ils ont attaché plus d'importance aux dimensions et à des formes accidentelles ou passagères et fugitives, qu'à l'étude approfondie et comparative des caractères anatomiques et différentiels. De là sont venues des coupes génériques, fondées sur des hypothèses, et sur des caractères qu'on ne retrouve jamais. Linné, Fabricius, Hermann, Latreille et Lamarck, etc., n'ont pas procédé autrement ; j'ai la conviction que Fabricius (*) et

____

(*) Fabricius en fait lui-même l'aveu en ces termes : *Insecta multa minutis-*

Latreille n'ont jamais étudié un seul acarus de leurs propres yeux, et qu'ils n'ont composé leur classification que sur les figures des auteurs qu'ils citent dans leur synonymie; et comme ils n'avaient ainsi à leur disposition que des figures grossières, et souvent informes, il leur était impossible d'éviter de tomber dans des méprises de tout genre et dans une foule de doubles emplois. Aussi tout le monde reconnaissait la nécessité de reprendre ce sujet, pour le mettre au niveau des autres parties de la science (*); mais personne n'en avait le courage ou n'en trouvait le temps.

559. Comme les acaridiens occupent une large place dans les insectes morbipares, nous avons pris à tâche de les observer avec le plus grand soin; et nous nous sommes livré à leur étude anatomique, avec la patience et l'exactitude qu'on apporte à la dissection des êtres d'un plus grand calibre; ce qui nous a mis à même de rectifier la synonymie et de la débrouiller de ses doubles emplois, mais surtout de nous faire une idée juste des organes de ces insectes, et des petits appareils avec lesquels ils parviennent à nous causer de si grands maux. Le rôle que jouent en nosologie ces infiniment petits nous impose l'obligation de les décrire avec la plus rigoureuse exactitude.

sima vix nudo oculo cognoscenda, characteres genericos vix extricabiles gerunt ; et INGENUÈ fateor, me insecta haud pauca vidisse, quæ oculo quidem et haud differentiâ distinguere potui (Spec. insector., præf. pag. 3); et c'est surtout à l'égard des acaridiens que Fabricius éait en droit de faire cet aveu : car il est évident, par le désordre de sa classification, qu'il s'est contenté de copier Linné, lequel avait, à son tour, calqué ses descriptions sur les plus mauvaises figures. Quoi qu'il en soit, il faut rendre justice à Fabricius ; Latreille n'a jamais été aussi franc que lui.

(*) Multa in his restant, s'écriait, dès 1770, Pallas, qui, de son côté, a donné de fort mauvaises figures de quelques espèces d'acarus ; multa in his restant posteris celebranda; et optandum est ut aliquis, Clerkii in araneis europæis laborem secutus, acarorum invisibilem pœne gentem iconibus illustraret, simulque Redii in pediculis laborem nitidiore iconographiâ retractaret et augeret. Ludimus in papilionibus, quorum venusta turba parum ad nos pertinet ; et aptera insecta, quæ cognitione eò magis digna sunt quò magis nobis et animalibus damnifica, negligimus. (Spicilegium zoolog., fasc. 8°, pag. 20.)

§ 1. *Caractères anatomiques des acaridiens.*

560. Les acaridiens sont, comme les crustacés, araignées et scorpionides, etc., des insectes qui sortent complets de leur œuf, et ne subissent plus après aucune métamorphose ; seulement leurs divers organes prennent du développement, et leur forme générale se modifie avec l'âge. La quatrième paire de pattes reste même si courte, pendant les premiers jours de leur existence, qu'on dirait alors qu'ils n'en ont que trois paires. Nous allons prendre l'insecte parfait pour sujet de cette étude anatomique.

561. ACARUS A L'ÉTAT PARFAIT. Soit l'*acarus*, fig. 2, pl. 1, que nous avons dessiné au microscope simple, à un grossissement de quatre-vingts fois environ ; la fig. 6 le représente vu par l'abdomen et dessiné à la loupe seulement. On y remarque tout d'abord huit pattes $p'p$, qui vont en diminuant de longueur, d'arrière en avant ; en sorte que la cinquième paire, qui est la plus antérieure pl, pl, ne fait plus que l'office d'une paire de palpes ou organes du toucher. Entre ces deux palpes se voit le bec r, qui se confond avec la tête, sur laquelle on distingue facilement six yeux sur deux rangs, le rang postérieur n'en ayant que deux. La tête tient immédiatement à la carapace cornée et réticulée cr, qui, à cet âge et dans cette situation, semble former la totalité du corps de l'animal.

562. Quand on l'observe par l'abdomen (fig. 4), on y distingue un plastron corné ps, ps, que déborde la carapace cr, et que nous diviserons en plusieurs régions marquées par tout autant de pièces différentes : la postérieure ou pièce abdominale ab, qui couvre la région de l'abdomen ; la médiane ou pièce stomacale st, qui recouvre la région intermédiaire du corps ; et l'antérieure ou pièce thoracique th, qui recouvre la région du thorax, et autour de laquelle s'implantent, dans tout autant d'échancrures cotylédoïdes ct, les huit pattes $p'p$ et les deux palpes pl.

563. Entre la pièce thoracique et la pièce stomacale, on remarque deux points symétriques, qui indiquent évidemment

les deux ouvertures des sacs branchiaux ou organes respiratoires qui sont particuliers à la tribu des arachnides.

564. Nous venons d'étudier les diverses pièces du plastron *ps*, sur la fig. 1, où l'animal est vu par transparence, et par transmission des rayons lumineux. Si on l'observe, au contraire, par réflexion, et par conséquent à un grossissement moindre, avec lequel sa partie postérieure a été dessinée fig. 7, pl. 1, ces diverses pièces, qui sont internes, disparaissent derrière leur enveloppe externe, laquelle est la seule visible, puisqu'elle seule réfléchit les rayons lumineux ; on voit alors que ce plastron *ps* est orné de bandes en relief, qui dessinent la place de la pièce stomacale *st*, et divisent la région abdominale en six segments comme articulés et concentriques à la région de l'anus *an*. La carapace *cr* conserve, en débordant le plastron *ps*, toute sa transparence habituelle. Nous nous sommes contenté d'indiquer l'échancrure cotylédoïde *ct*, et le fémur *f* de la paire postérieure de pattes.

565. Quand l'animal est petit ou qu'il a longtemps jeûné, tout son corps se réduit à ce plastron et à cette carapace. Mais en grandissant et faisant bonne chère, il acquiert peu à peu une obésité, qui fait que ce que nous venons de décrire de son corps finit par n'en plus former que l'accessoire ; et que ses pattes, si longues dans le jeune âge, semblent se raccourcir, par le seul fait de l'accroissement de l'abdomen. La carapace *cr* et le plastron *ps* ne sont plus alors qu'un appendice peu appréciable de la tête, qu'un faible et étroit corselet, qui disparaît souvent aux regards, selon la position de l'insecte ; on le dirait alors sans tête et sans pattes, traînant son lourd et immense abdomen, à la manière des vers apodes ; sa tête et ses pattes sont cachées sous son ventre, ou elles le dépassent à peine. Chez l'insecte, fig. 1, pl. 2, on voit l'abdomen *ab* commencer déjà à faire saillie au dehors, et à se couvrir de petites bulles terminées par un poil.

566. Les PATTES se composent : 1° d'une première pièce écailleuse *f*, fig. 1, pl. 1, qui varie quelquefois de forme, et que nous nommons la cuisse ou *fémur* ; 2° d'un certain nombre d'articulations qui se prêtent à tous les mouvements de pro-

gression, et dont le nombre paraît augmenter avec l'âge, parce qu'elles se dessinent mieux par transparence en vieillissant; j'en ai compté jusqu'à douze sur cette espèce; sur d'autres, on n'en distingue que six à huit, les six dernières se confondant en une seule; 3° d'un appareil extrême, mobile, souvent articulé, *am*, fig. 2, et qui n'est autre qu'un organe susceptible de s'appliquer, en faisant le vide, et à la manière des ventouses, contre les divers plans, soit horizontaux, soit verticaux, sur lesquels rampe l'*acarus*. Cet organe, dont on voit la cupule grossie, fig. 9, pl. 1, et que nous nommons *ambulacre*, est l'analogue des pelotes visqueuses qui terminent les pattes des rainettes, l'analogue des cupules d'appréhension qui bordent les bras tentaculaires des céphalopodes, de la sèche et du calmar; en un mot, et par une analogie moins saillante et plus éloignée, mais tout aussi exacte, l'analogue des petites cupules d'appréhension qui guillochent nos surfaces palmaires et plantaires (*).
Sans avoir recours à une analogie même rapprochée, ces ambulacres se retrouvent, avec des différences de forme et de position, au bout des tarses de la plupart des diptères, ou mouches à deux ailes; la fig. 10, pl. 1, représente l'extrémité d'un tarse du diptère connu dans nos catalogues sous le nom de *Bibio hortulensis* (mouche de Saint-Marc), avec les trois pelotes qui forment son ambulacre; on voit ici que ces trois pelotes, en forme de trois palettes blanches et charnues, sont insérées entre la commissure de deux crochets divergents, qui ajoutent encore, en s'implantant dans les aspérités des plans de position, à la force d'adhésion de l'ambulacre. L'ambulacre des acares ne s'offre pas toujours au microscope avec le développement de la fig. 9, pl. 1; la fig. 8, pl. 2, représente l'ambulacre articulé, que j'ai vu se couder ainsi et se redresser alternativement au bout des pattes antérieures de l'acare, fig. 1 de cette pl. 2. Chez un autre acare, fig. 4, pl. 3, l'ambulacre affectait la forme en massue, de la fig. 8, *a*, pendant l'inaction; et, quand l'insecte voulait l'appliquer contre le sol, on voyait sortir à l'extrémité sa ventouse *b*, fig. 7, qui prenait la forme d'un quadri—

(*) Voyez *Nouv. Syst. de chim. organ.*, tome 2, § 1638, éd. de 1838.

latère à bord antérieur sinueux, dès qu'elle s'étirait en s'appliquant sur le plan de progression.

Par transparence, on découvre un canal longitudinal et vasculaire, dans le centre de chaque patte ; et ce canal *ca* s'étend de la base au sommet, fig. 7, pl. 2.

567. Étudions maintenant, avec plus de soin qu'on ne l'avait fait jusqu'à nous, les divers appareils de la tête. Sur la fig. 2, pl. 1, on n'aperçoit qu'un bec triangulaire (*r*), divisé longitudinalement en deux parties égales, en deux autres angles aigus, et portant à la base les deux rangs d'yeux dont nous avons parlé plus haut (561), comme si chacun de ces deux triangles en avait deux rangs pour sa part ; c'est là le rostre *r*, avec lequel l'animal donne, dans la peau, comme un coup de lancette, pour procéder à son œuvre de nutrition. Ce rostre ne paraît double qu'à cause de sa grande transparence, qui permet de voir au travers un double appareil, dont nous allons nous occuper. Ce double appareil se distingue déjà, quoique d'une manière fort vague, caché sous ce rostre ou chaperon *r*, quand on observe l'insecte en dessous, fig. 1, pl. 1 ; mais à un grossissement plus fort, et surtout quand on a soin de recouvrir d'une lame de verre la nappe d'eau, dans laquelle on tient l'*acarus* plongé, on voit bientôt s'élancer en avant, de dessous le chaperon *r*, deux lames que nous allons décrire plus en détail. La fig. 3, pl. 1, représente ces deux lames *mm* tout à fait sorties de leur gaine *m'm'*, qui se dessine encore bien à travers jour. On distingue clairement, sur cette figure, obtenue à l'aide du procédé d'observation ci-dessus, les six yeux *oc* qui occupent la base du rostre, dont l'unité ne saurait être contestée. Les deux palpes, ou pattes rudimentaires *pl*, sont insérées sur le devant de la tête, et à la base du *rostrum* proprement dit ; elles sont munies à leur extrémité d'une pièce mobile ou onglet, qui n'est qu'un ambulacre dégénéré. En observant l'insecte, fig. 4, pl. 3, j'ai vu s'étaler, au bout de chaque palpe, une petite houppe ramifiée, et dont les rameaux terminés en bouton lui donnaient l'aspect des ramifications du lichen nommé *Cladonia rangiferina* (ou lichen des rennes). Était-ce là l'analogue dégénéré de l'ambulacre, ou une éjaculation de l'extré-

mité du palpe? Je serais porté à embrasser ce dernier avis. La première paire de pattes *pp* ne semble être sur cet individu qu'une paire de palpes dissimulées et un peu plus longues, car elles sont dénuées entièrement d'*ambulacrum*. On voit les deux pièces *mm*, que nous appellerons mandibules, sortir et rentrer dans leur fourreau *m'm'*, comme le feraient deux lames de canif à coulisse. Quand elles sont tout à fait logées dans leur coulisse, le rostre paraît alors divisé, ainsi que nous l'avons dit, en deux portions égales, par une ligne droite qui la couperait dans toute sa longueur. On observe que chacune de ces pièces est terminée par une pointe plus opaque et partant plus cornée ; et l'on voit déjà sur la fig. 3, pl. 2, que la forme en est triquètre, avec des stries transversales, en sorte que quand ces deux mandibules *mm* se rapprochent par leur face interne, elles forment entre elles un prisme à quatre pans, terminé par une pyramide à quatre faces par décroissement sur les faces. Mais si l'on continue à observer les divers mouvements de cet organe, on ne tarde pas à apercevoir, vers le sommet de la mandibule *m*, un petit onglet *on*, fig. 4, 5, pl. 2, qui s'écarte et se rapproche d'une rainure *ra*, fig. 6, dans laquelle il se loge, et à la base de laquelle il s'insère et s'articule dans une cavité cotyloïde *b*, fig. 6. Cet onglet, jusqu'à ce jour, passé inaperçu, rappelle l'onglet mobile des mandibules des araignées (545) ; avec la différence que, chez les araignées, il est articulé sur la face antérieure de la mandibule, qu'il joue horizontalement, ou du haut en bas, et qu'au contraire, chez les *acarus*, il s'insère sur la portion dorsale de l'extrémité de la mandibule, et qu'il joue de bas en haut. On remarque en outre que, par leur surface interne, chacune de ces deux mandibules est creusée d'une rigole, d'où résulte un canal longitudinal *ca*, quand les deux mandibules sont appliquées l'une contre l'autre ; l'une des deux figures 4, pl. 2, représente la coupe transversale de ce prisme à quatre pans, avec son canal central *ca*. Ce prisme, on le voit, est corné, opaque, dans son dernier tiers ; il est transparent dans ses deux autres tiers inférieurs, et laisse voir dans son intérieur le réseau d'un vrai tissu cellulaire. Du reste, les trois tiers sont séparés par deux lignes de démarcation transversales bien distinctes, qui indiquent tout autant d'entre-nœuds (*). C'est peut-être à un effet d'optique de ces stries transversales des mandibules, qu'il faut attribuer les dentelures dirigées d'arrière en avant, dont les iconographes ont hérissé, sur certaines de leurs figures, les bords du rostre ; voyez la figure de l'*Acarus ricinus* de de Geer, tome 7, pl. 6, fig. 4, *d*. Au reste, si l'on découvrait que le rostre fût ainsi denté en scie, cela expliquerait pourquoi il est impossible d'arracher l'acare de la plaie, sans le mettre en morceaux.

568. Quelle est la destination et le mécanisme de cet appareil mandibulaire, et surtout des deux crochets *on*, fig. 4, pl. 2 ? Lorsque l'insecte a pratiqué, dans la peau de sa proie, une incision, avec la pointe de ce rostre qui lui sert de lancette *r*, fig. 2, pl. 1, il darde par cette ouverture, dans les chairs, son double appareil mandibulaire, fig. 4, pl. 2, prismatiquement assemblé, et les crochets *on* étroitement appliqués dans la rainure *ra*, fig. 6, pl. 2. Avec cette espèce de trocart, il perfore les vaisseaux sanguins ou lymphatiques, dont il n'a, pour sucer le liquide, qu'à faire le vide dans le canal médian *ca* de cet appareil ; les deux mandibules réunies font ainsi l'office d'un suçoir et d'une trompe. Mais, dès que la veine de nutrition s'appauvrit, il n'a qu'à écarter, de droite et de gauche, ses deux crochets mobiles *on*, pour faire affluer le liquide dans la plaie dont il vit, en imprimant aux tissus ambiants qui l'enveloppent, un mouvement de systole et de diastole, un jeu de soufflet enfin, et de pompe aspirante et foulante. Si un obstacle se présente, la pointe de l'onglet se met en train de le vaincre, en déchirant les tissus qui le forment. Pour bien observer le jeu régulier de ces deux crochets, on n'a qu'à tenir l'insecte plongé dans une nappe d'eau, et à le recouvrir d'une lame de verre ; on voit alors ces petits onglets lutter contre l'obstacle, et chercher à écarter les ondes de ce milieu qui l'étouffe, l'asphyxie et l'oppresse. Les mandibules sont susceptibles de s'éloigner l'une de l'autre, comme les deux crochets ;

(*) On peut déduire de ces considérations, que la distinction des acarides et des phalangides de Lamarck est nulle, puisque les acarides ont des mandibules didactyles ou en pince, tout aussi bien que les phalangides.

nos trois premières planches en donnent des exemples.

569. Mais l'analogie de ce crochet avec celui des mandibules des araignées nous indique déjà qu'il doit être perforé au sommet, et qu'il doit servir de véhicule au venin destiné à empoisonner la plaie et à neutraliser les effets nerveux, qui seraient dans le cas de provoquer la résistance, en avertissant la victime du danger qui la menace, et qu'elle porte attaché à ses flancs. Or, j'ai vu nettement le liquide sortir, en deux longues traînées *fl*, des deux mandibules *m*, chez l'acare, fig. 4, pl. 3, que j'avais déposé dans une nappe d'albumine liquide, et recouvert d'une lame de verre, pour le conserver dans ma collection ; la différence de densité de ces deux traînées de liquide éjaculé, et du liquide ambiant, permettait de les distinguer parfaitement l'un de l'autre.

570. On concevra maintenant combien il est facile de se méprendre sur les caractères anatomiques de ces petits atomes animés, selon que le hasard les offrira à l'observation, à un âge plus ou moins avancé, dans un état de jeûne ou de réplétion, de repos ou d'action, etc., par transparence enfin ou par réflexion des rayons lumineux, plongé dans un milieu liquide ou agissant librement dans l'air atmosphérique ; et que de genres et même de familles on sera exposé à introduire dans la nomenclature systématique, quand on se contentera de procéder à la classification, à l'aide des figures publiées par divers auteurs, et de quelques observations que l'on fait à la hâte et sans avoir préalablement fixé les généralités, par une étude patiente et consciencieuse. Si l'on prend la figure de l'acare à son plus grand état de réplétion, et à ce moment où le corps, débordant de toutes parts, ramène la carapace en dessous, et le *rostrum* sous le ventre, où il reste caché et débordé par les tissus circonvoisins, on sera tenté d'en faire un genre curieux, à bouche pectorale, à six pattes courtes, à bec et appareils de la bouche non apparents ; Latreille n'a pas manqué le piége, et de la mite parasite de de Geer, il a créé le genre *astoma* (mite sans bouche), c'est-à-dire mite dont on ne peut voir, sur les figures de de Geer, tome 7, pl. 7, fig. 8, les appareils mandibulaires. Ce genre n'a qu'une seule es-

pèce (car Latreille n'a composé ce genre que sur ladite figure).

571. Que si l'acare est au repos, que ses deux mandibules rétractiles *mm* soient rentrées dans le fourreau, que le rostrum *r* seul soit apparent, et qu'observé par réflexion de la lumière, on n'aperçoive pas, au travers du rostrum r_c la ligne de séparation des deux mandibules que ce rostrum, recouvre, qu'on ait enfin l'insecte dans la position de la fig. 2, pl. 1, le classificateur qui rédigera son genre sur la figure gravée, lui donnera pour caractère un suçoir à découvert (*haustellum distinctum*), (caractère du genre *Argas* de Latreille, adopté par Lamarck); un bec avancé, cylindrique, plus grêle vers son sommet (*rostrum porrectum, cylindricum, versùs apicem gracilius*), (caractère du genre *Smaris* de Latreille et Lamarck); une bouche ayant un bec avancé antérieurement (*os rostro anticè porrecto*), (caractère du genre *Leptus* des mêmes, fondé en outre sur l'absence de la quatrième paire de pattes, les deux pattes antérieures et sans pelotes passant, aux yeux du classificateur, pour une seconde paire de palpes; en sorte que l'acare, fig. 2 et 6, pl. 1, serait tout aussitôt rangé dans le genre *Leptus*, sous le nom de *Leptus insectorum*).

572. Que si les deux mandibules se dessinent par transparence sous le bec, et que celui-ci paraisse sous la forme d'un triangle isocèle divisé en deux angles droits, fig. 2, pl. 1, l'acare aura un bec conique avancé, formé de deux mâchoires réunies (*os rostro conico, porrecto, è maxillis duabus coalitis composito*), (caractère du genre *Caris* de Latreille).

573. Que si, au contraire, les deux mandibules *mm* sont sorties de leur fourreau, et que le bec *r* échappe à la vue, l'acare sera décrit avec deux mandibules en pince (*mandibulæ duæ chelatæ*), et bouche terminale (caractère du genre *Gamasus* de Latreille et Lamarck, du genre *Oribates* des mêmes).

574. Si, au contraire, les deux mandibules *mm* ne sont qu'à demi sorties du fourreau, et que leur extrémité reste à la hauteur du bout du bec *r*, alors le genre sera caractérisé par ces mots : bouche ayant un bec terminal avancé, subulé, composé de trois lames (*os rostro terminali, porrecto, subulato, trilamellato*), (caractère du genre *Bdella* de Latreille et Lamarck).

575. En un mot, la même espèce pourra passer d'un genre dans un autre, à la faveur d'un simple changement d'âge, de position et d'action, et selon que le dessinateur l'aura surpris dans l'une ou dans l'autre de ces circonstances; et c'est précisément ce qui est arrivé, à l'époque où l'on cherchait à imiter Linné le créateur des genres, plutôt que Linné le réformateur de la philosophie de l'histoire naturelle; dans tout ce commencement du dix-neuvième siècle, qui n'a été, sous le rapport de la science comme sous le rapport littéraire, que la mauvaise queue du siècle des Tournefort, des Linné, des Adanson, des Buffon, des Jean-Jacques et des Voltaire. Cette mauvaise queue n'est pas encore coupée, seulement elle se redresse un peu moins. Fabricius a multiplié les espèces et confondu les plus disparates, pour séparer les plus identiques, le tout sans jamais peut-être avoir eu l'occasion ou le courage d'en observer une seule de ses propre yeux. Latreille alla plus loin; il multiplia les genres, et érigea les anciens genres en familles; c'était, à son époque, acquérir par là des droits au fauteuil académique; c'était là le cachet de ce temps. *Aliquid posteris relinquendum*, disait souvent Fabricius dans ses embarras de détermination; il faut bien laisser quelque chose à faire à ceux qui viendront après nous; mais il nous a plus laissé encore à défaire qu'à faire, il nous a laissé tout à refaire et à remanier.

576. COPULATION DES ACARUS. Le mâle, toujours plus grêle que la femelle, et souvent d'une forme toute différente, s'accouple avec elle, à la mode des autres insectes, avec la particularité qu'il lui reste assez longtemps attaché, anus contre anus, rampant avec elle, entraîné ou entraînant, à la manière des chiens, et faisant tellement corps l'un avec l'autre, que l'on prendrait ce couple pour un animal rétrograde armé de huit pattes antérieures et de huit pattes postérieures. Nous les avons figurés dans cette attitude dans le *Nouveau Système de chimie organique* (*); et en cet état on pourrait s'y méprendre, et faire de deux individus une espèce nouvelle (**).

(*) Pl. 15, fig. 10.
(**) Dans sa thèse inaugurale, 1835, S.-F. Renucci a ajouté, aux nombreuses

577. Ponte des oeufs. Chaque espèce d'acare affecte des surfaces de prédilection, pour y déposer sa ponte; et j'ai découvert que ce n'est pas seulement, en vue d'un abri ou du voisinage des aliments que recherchera le petit acarus, que sa mère choisit les endroits où elle dépose ses œufs; c'est une espèce d'incubation artificielle qu'elle leur ménage. Ces œufs s'éjournent sur les surfaces en parasites; ils y prennent même un certain développement, en s'y nourrissant comme par aspiration de leurs sucs. Le papillon, qui dispose ses œufs en larges anneaux autour des branches des amygdalées, a grand soin de choisir les rameaux encore verts et feuillus. Le papillon du ver à soie ne pond que sur des tissus plongés dans l'obscurité, sur du papier, du drap, etc., espèces d'éponges qui, s'imprégnant de l'humidité de l'air, fournissent constamment à l'incubation spontanée de ces œufs les molécules aqueuses qu'ils réclament. De même on voit les *acarus* carnivores venir déposer leurs œufs (car ils n'en pondent tous qu'un à la fois), dans la vésicule épidermique que leur piqûre détermine; l'*Acarus telarius* ou *socius* (grisette), pl. 3, fig. 9, 11 et 12, a soin de déposer son œuf, pl. 3, fig. 10, sur la page inférieure d'une feuille verte, sur la tige herbacée d'un jeune cep de vigne placé dans l'ombre, où l'œuf s'applique, comme par une surface placentaire, et mûrit en aspirant les sucs herbacés.

578. Sur certaines surfaces, ces œufs sont susceptibles de prendre un tel développement, qu'ils vont nous fournir une occasion et une veine de recherches fort intéressantes. L'*Acarus insectorum* femelle (*Leptus insectorum*, Lamk.) s'attache aux insectes, non-seulement pour vivre à leurs dépens, mais encore pour souder ses œufs à leurs diverses jointures. J'ai rencontré souvent dans le crottin de mon jardin, à Montrouge,

figures qu'il a calquées sur nos planches, deux figures dont le fils de Bosc lui a transmis les dessins trouvés dans les cartons de son père. Ce sont évidemment des figures d'accouplement prises pour celles d'individus. La fig. 8, d'après lui, serait celle de l'acare du chat; la fig. 2, celle du cheval. Outre qu'elles sont d'une défectuosité notable, il est évident que chacune d'elles représente le mâle et la femelle accouplés. Les travaux de simple compilation sont toujours exposés à de pareilles méprises.

en mai 1840, des escarbots unicolores (*), pl. 1, fig. 4, dont les jointures étaient couvertes de petits boutons rouges *ac*, qui sont les œufs ayant à peine un dixième de millimètre, puis d'insectes parfaits et d'autres à tous les âges, les plus petits dépassant à peine en grosseur un tiers de millimètre (l'animal adulte atteint un millimètre). Mais ces petits boutons ne restent pas toujours sessiles, pendant toute la durée de l'incubation ; au contraire, on les voit croître chaque jour au bout d'un long pédicule, qui finirait, sans leur couleur rouge de brique, par les faire prendre pour des œufs pédiculés du lion des pucerons (*Hemerobius perla*, L.); on les voit dans deux états différents de ce développement en *ac'*, *ac'*, fig. 4, pl. 1. A une certaine phase de l'incubation, l'œuf se fend circulairement, et par ses bords, en deux valves adhérentes, mais qui de temps à autre laissent passer les six pattes du *vitellus*, lesquelles semblent se jouer de l'observateur et lui faire la nique, comme le font ces arlequins de carton, dont on met en mouvement les bras et les jambes, en tirant une ficelle; sur la fig. 8, pl. 1, le pédicule *pd* ressemble à cette ficelle ; on distingue dans son intérieur les tours de spire, comme tout autant de stries transversales (19); et l'on voit les six pattes *p* jouer de la sorte à travers la commissure des deux valves *vl*. A cet âge, l'œuf, sans son pédicule, et par son diamètre, est à l'insecte parfait, dans le rapport de : : 4 : 10. Si on l'observe, par réfraction, à un grossissement assez fort, on distingue, à travers les deux valves de sa coquille *co* l'insecte *ac*, complet, avec ses pattes repliées contre l'abdomen, et tel que le représente la fig. 5, pl. 1. Cet insecte tient donc alors, par une espèce de cordon ombilical, à la paroi interne de sa coquille, comme nous l'avons dit des *Cypris*, des *Daphnies*, etc. (515). C'est sous cette forme et à cette phase d'incubation, que de Geer en a fait une espèce distincte, sous le nom de *mite végétative* (*Acarus vegetans*, de Geer, t. 7, pl. 7, fig. 15 (**), espèce que Latreille, et après lui Lamarck, n'ont

(*) *Scarabæus capitatus*, de Geer, 4, pl. 10, fig. 6; *Scarabæus rufipes*, L. ; *Scarabæus totus niger*, Geoffr.; *Hister unicolor*, Lamk. Sur notre figure, les pattes sont à peine teintées, afin de donner un peu plus d'apparence aux petits œufs qui les avoisinent.

(**) De Geer a aussi observé que les œufs de la mite aquatique, tom. 3, pl. 18,

pas dû hésiter, à cause de cette singularité, à ériger en genre, sous le nom d'*Uropoda vegetans*. Singulière espèce, qui, d'après Lamarck, se fixerait sur le corps des coléoptères par son filet caudiforme, et chez laquelle Latreille présumait qu'il existe des *mandibules, quoique non aperçues ; la bouche*, disent-ils, *s'ouvre sous le bord antérieur du corps*, DANS LE MILIEU ; *le suçoir et les palpes n'étant point apparents ; point d'yeux distincts !!!* Voilà bien comment on bâcle un genre ! L'œuf dans un genre, et l'insecte adulte dans un autre ! Or, nous qui avons suivi le développement de cet œuf jusqu'au bout, sur nos escarbots pilulaires, nous avons vu cet uropode se détacher peu à peu de sa coquille, qui semble lui peser et le brûler comme le manteau de Déjanire (tant il montre d'impatience à s'en débarrasser, par ses mouvements brusques et saccadés) ; et puis s'échapper sur le corps du pauvre escarbot, pour s'y attacher, non plus par son placenta pédiculé, dont il est enfin

---

fig. 14 et 15, tiennent par un pédicule au corps de la punaise d'eau, fig. 13. Mais, dans le tome 7, pag. 145, de Geer, revenant sur ce sujet, émet des réflexions pleines de sens, et qui auraient dû expliquer à ses yeux l'histoire de sa mite végétative, comme nous venons de l'expliquer en vertu de nos propres observations : « Les « mites aquatiques (*Acarus aquaticus ruber*, pl. 9, fig. 7 et 8, et pl. 18, « fig. 14-15, tom. 3.) rouges, à corps sphérique, dit de Geer, pondent donc et « attachent leurs œufs aux corps et aux pattes des autres insectes aquatiques plus « grands (*dytiques et punaises d'eau*, fig. 13, pl. 18, tom. 3), auxquels ces « œufs restent attachés jusqu'à ce que les petits en éclosent ; et, puisqu'on trouve « de ces œufs de plusieurs grandeurs différentes, il est certain qu'ils croissent et « augmentent en volume, sans doute par un certain suc nourricier qui passe du « corps de l'insecte dans l'œuf ; et c'est pourquoi j'ai vu aussi que les punaises « d'eau, très-chargées de ces œufs, étaient faibles et languissantes, parce qu'elles « se trouvaient obligées, malgré elles, à leur fournir de la nourriture aux dépens « de leur propre substance... Il est bien singulier de voir des œufs croître et pomper « encore du suc nourricier du corps d'un autre animal vivant. C'est encore à peu « près de la même manière que les œufs des mouches à scie croissent et tirent de « la nourriture, des branches d'arbres où ils ont été déposés, comme M. de Réaumur « l'a découvert et démontré. »

Les œufs de la punaise grise (*Nepa cinerea*, L.), qui vit dans l'eau, présentent une particularité qui me semble avoir, avec la précédente, une certaine analogie. Ils ne sont pas pédiculés, mais munis, à l'un des bouts, de cinq petits filaments de leur longueur, et qui sont, sans doute, sur l'ovule non fécondé, des stigmates conducteurs de la fécondation, et, sur l'œuf fécondé et pondu, des branchies d'incubation, des conducteurs de respiration et de nutrition. *Voyez* de Geer, tom. 3, pl. 18, fig. 11, pag. 367 ; et Swammerdam, *Biblia nat.*, tom. 1, pl. 3, fig. 7-9, pag. 232.

débarrassé, mais par l'appareil mandibulaire dont nous nous sommes assez longuement occupé plus haut (567). L'acare dégagé de ses enveloppes a alors, ou bien la forme de la fig. 1, pl. 2, qui me semble le mâle, ou bien la forme de la fig. 2, pl. 1, qui me semble la femelle ; il a la carapace et le plastron d'un jaune rougeâtre, dont la nuance varie avec l'âge ; c'est, dans le premier cas, la mite faucheur de Geer, 7, pl. 8, fig. 7-8 (*Erythrœus phalangioides*, Lamarck ; *Acarus coleoptratorum*, Rœsel, tome 4, pl. 1, fig. 10, 11) (*) ; dans le second cas, c'est le *Leptus insectorum*, Lamarck, ou l'*Acarus aphidis*, mite des pucerons de de Geer, 7, pl. 7, fig. 14 ; trois genres au moins sur trois états différents de la même espèce. Car, ainsi que nous l'avons dit depuis longtemps, une étude imparfaite multiplie les genres et les espèces ; une étude approfondie les réduit. Ces résultats anatomiques nous permettent de tracer, de la manière suivante, les caractères génériques des *acaridiens*.

§ 2. ACARUS, Nob. (Comprenant, comme des doubles emplois fondés sur des erreurs d'observation, les genres : *Astoma, Leptus, Caris, Ixodes, Argas, Uropoda, Smaris, Bdella, Gamasus, Erythrœus, Trombidion, Hydrachne, Elaïs, Limnocharis* de Latreille et de Lamarck.)

579. Insecte respirant, comme les araignées, par deux poches branchiales internes qui communiquent avec l'air extérieur, par deux ouvertures placées au-dessous de la pièce thoracique du plastron ; ayant six yeux symétriques sur la partie supérieure d'une tête qui se termine en un chaperon rostriforme, au-dessous duquel se logent en coulisse deux mandibules exsertiles, triquètres, terminées en pointe, et portant, vers l'extrémité, un onglet mobile inséré sur leur portion dorsale (mandibules chélifères) ; l'onglet est canaliculé et perforé au sommet, comme celui des araignées ;

Deux palpes quadriarticulés ;

Huit pattes symétriques, armées, à l'extrémité de leur série variable d'articulations, d'une pelote ou ventouse, organe de progression, qui manque quelquefois à la première paire de

(*) Rœsel l'a trouvé sur un *Sylpha vespillo*.

pattes ; ce qui donne à celles-ci l'aspect de simples palpes. Corps composé d'abord en apparence d'une carapace dorsale, et d'un plastron ventral divisé en trois pièces principales ; laquelle carapace et lequel plastron finissent par ne plus jouer que le rôle d'un corselet, souvent peu visible, à cause du développement excessif de l'abdomen distendu par l'âge et par l'excès de nutrition. Sous une aussi lourde masse, les pattes et les palpes semblent se raccourcir, et les appareils de la tête et de la bouche, débordés par cet énorme embonpoint, cessent de faire saillie au dehors ;

Anus terminal, et point d'appendice caudal ;

Insectes parasites de la surface cutanée des plantes et des animaux de toutes les classes, et qui comprennent par conséquent des espèces terrestres et des espèces aquatiques ; ils ne subissent aucune métamorphose, après être sortis de leur œuf ;

Œuf parasite, comme l'insecte parfait, et se développant par sa propre incubation.

Ils diffèrent des scorpionides, par l'absence de leur queue ; des crustacés, par la position et la nature de leurs branchies, et le nombre de leurs yeux ; des araignées, par la direction et la structure de leurs mandibules, qui jouent, *par opposition* et latéralement chez les araignées, *en coulisse* et d'arrière en avant chez les acaridiens. Les acaridiens sont toujours de très-petite taille ; l'*Acarus holosericeus* (*Trombidium holosericeum*, Fabric.), l'acare à livrée de velours rouge, en est le géant, il atteint jusqu'à trois millimètres ; l'acare de la gale en est le pygmée, il ne dépasse pas un demi-millimètre. On étudie le premier à l'œil nu et à l'aide d'une simple loupe ; l'étude du second réclame le concours du microscope et d'un assez fort grossissement.

580. Les acares sont essentiellement morbipares, en raison de leur parasitisme ; car ils ne piquent pas seulement pour se venger ou se défendre, mais pour vivre et se développer ; et puisqu'ils ne vivent qu'aux dépens des autres êtres, ils sont dans le cas, par la durée de leur développement et par la multiplication de leur lignée, de causer à leur proie les souffrances les plus graves et les plus diverses. Leurs espèces sont ou herbivores

et parasites uniquement des plantes, ou carnivores et parasites des animaux ; et celles-ci sont ou aquatiques ou terrestres. Nous allons les décrire dans cet ordre, celui qui s'adapte le mieux à la nature de notre sujet, en nous permettant mieux d'expliquer les faits morbides compliqués, par les faits les plus simples; les circonstances qui se dérobent à nos regards, par l'analogie de celles qui sont plus accessibles à la vue. Nous essayerons de donner la classification et la synonymie, après avoir épuisé cette série d'études descriptives, sur l'organisation de chacune de ces causes morbipares, et sur la nature morbide de leurs effets.

Spec. 1. *Acarus foliorum*, Nob. Pl. 3, fig. 6, 9, 10, 11, 12. (Acare des feuilles.)

SYN. *Acarus telarius*, Lin. ; *Trombidium cornutum, tiliarum, socium, celer, telarium*, Hermann (*), Mém. aptérol., pl. 2, fig. 11-15 (variæ ejusdem speciei ælates); *Gamasus telarius*, Latreille et Lamarck ; le tisserand d'automne, Geoffroi ; la grise, de nos jardiniers.

HABITAT sub paginâ inferiori foliorum plantarum, præ sicci-tate aut umbrâ nimiâ, languescentium.

1. HISTOIRE ET DESCRIPTION.

581. Sur la page inférieure des feuilles d'automne, chez les framboisiers, les rosiers, les tilleuls, ormes, etc., et en toute saison chez les plantes herbacées qui languissent faute d'arrosage, et par conséquent, pour lesquelles l'automne est précoce et arrive au printemps (*haricots, dahlia, volubilis*, etc.), on rencontre à la loupe des troupeaux de petits points mouvants et pédiculés, qui paissent là, pêle-mêle avec les pucerons, et parmi des points immobiles et sphériques, lesquels ressemblent à des perles nacrées ou colorées en rouge ; ce sont là nos *petites grises* (*Acarus foliorum*) de tous les âges, avec leurs œufs à toutes les phases de leur incubation.

(*) Le manuscrit du *Mémoire aptérologique* d'Hermann fils a été remanié par Hermann père, et publié par le gendre Hammer. Strasbourg, an. 12 (1804).

582. La fig. 10, pl. 3, représente un de ces œufs attachés par une portion de sa surface, qui devient ainsi surface placentaire, à l'épiderme d'une feuille de *dahlia*, laquelle fait pour lui l'office de surface utérine. Cet œuf atteint un cinquième de millimètre en diamètre; sa coquille imite la nacre de perle, l'intérieur en est d'une grande transparence. On en voit beaucoup d'autres bien plus petits encore, et d'une nuance rouge. Je crois que ceux-ci sont les œufs fraîchement pondus, et que les premiers sont les œufs arrivés bien près de l'éclosion; on en rencontre, en effet, beaucoup dont il ne reste plus que la coquille, et qui ne dépassent pas les dimensions de l'œuf en nacre de perle de la fig. 10. Ainsi que nous l'avons fait remarquer, ces œufs végètent et grossissent pendant leur incubation (577). Quoique ces œufs se rencontrent plus habituellement sur la page inférieure des feuilles, cependant on ne laisse pas que d'en apercevoir sur la portion des tiges herbacées et succulentes, qui n'est pas exposée au soleil, surtout dans les endroits frais et humides.

583. A côté de ces œufs, sont des petits qui n'ont encore que six pattes, pl. 3, fig. 12, et dont le corps ne dépasse presque pas en dimension celles de l'œuf. J'en ai souvent trouvé, à l'ombre, de fort jeunes, quoique ayant huit pattes, aussi peu velus et aussi incolores qu'on les voit à deux âges différents, fig. 9 et 10, pl. 2. Ils présentent déjà une série de quatre lignes rouges parallèles, de chaque côté de leur surface dorsale, et qui semblent marquer la place de tout autant d'anneaux. A mesure qu'ils grandissent, leur coloration rouge s'étend de proche en proche; et à un certain âge ces quatre lignes se confondent de chaque côté en une tache marbrée de jaune, et surtout de rouge, qui devient même la couleur dominante; en même temps une nouvelle série de stries rougeâtres se forme derrière chacune de ces deux taches, pour composer plus tard une tache à leur tour; tout le corps est hérissé de longs poils; l'insecte est alors arrivé à la forme que représente la fig. 11. On le voit appliqué et immobile contre la surface inférieure d'une feuille de *dahlia*, dont la figure 11 ne représente qu'un fragment, les deux palpes recourbés en crochet, et le

rostrum baissé perpendiculairement contre la feuille ; il y reste immobile, je crois, pendant la journée entière, et vous laisse tout le temps de le dessiner. Insecte essentiellement nocturne, il dort le jour, et ne commence à se mettre en mouvement et à changer de place, que lorsque le soleil ne donne plus en plein sur la page supérieure de la feuille, qui lui sert de pâturage et d'abri.

584. Cet insecte est si transparent, qu'on ne distingue ni sa carapace, ni son plastron, du reste de l'abdomen. La fig. 9, pl. 3, le représente vu par le plastron, pour montrer l'insertion des jambes, et l'espace *th* qui sépare les deux dernières paires des deux premières. On distingue très-bien les échancrures cotyloïdes du thorax (562), à la base des quatre pattes *pp* antérieures. Chacune de ces pattes est terminée par un ambulacre *am*, fig. 6. Cet acare a les pattes transparentes, mais lavées d'une teinte purpurine ainsi que les palpes et le museau.

585. Cet acare s'arrête-t-il à ce dernier état de développement, que représente la fig. 11, de la pl. 3 ? Sur les feuilles on n'en trouve pas d'autres pendant l'été et l'automne ; et cet état est du moins le *summum* de développement qu'ils peuvent atteindre la première année, dans le cas où ils vivraient plus longtemps. Il faudrait supposer alors que, pendant la mauvaise saison, ils hibernent engourdis dans quelque repaire où ils se retireraient à la fin de l'automne. Mais si nous admettons cette hypothèse, et que nous leur supposions une vie plus longue que la vie annuelle ; si, d'un autre côté, leur livrée passe de plus en plus, comme nous l'avons déjà fait observer, du gris au jaune, du jaune au rouge de plus en plus foncé, et que le nombre des poils se multiplie dans la même progression que suit la coloration cutanée, où arrivera la forme de la *grise* par le progrès de l'âge, si ce n'est à celle de l'*Acarus holosericeus*, Lin. (*Trombidium holosericeum*, Fabr.), dont nos fig. 13 et 14, pl. 3, représentent un individu adulte, vu par la surface dorsale et par la surface abdominale ? Cette hypothèse me paraît réunir en sa faveur une grande masse de probabilités, et il n'y a rien d'impossible que nos grises soient le jeune âge, l'âge de la pre-

mière année des *trombidion*. Quoi qu'il en soit, cette époque ne laisse pas, par la variation progressive de ses formes, que d'avoir donné lieu à la création de cinq espèces, au moins, dans le *Mémoire aptérologique* d'Hermann (*), qui a pris les divers âges de l'insecte pour tout autant d'espèces distinctes, en sorte que, d'après cette méthode d'observation, la fig. 12 formerait une espèce distincte de la fig. 11, pl. 3, quoique l'une ne soit que le jeune âge de l'autre.

586. Ces petits acares, quoique mêlés et confondus avec les pucerons, pl. 7, fig. 14, qui paissent sur la feuille de compagnie, et côte à côte, paraissent vivre avec eux dans la meilleure intelligence; tandis que certaines autres espèces d'acarus et de larves sont si friandes d'un pareil gibier, toujours la proie du plus fort et la propriété du premier occupant. On rencontre bien çà et là quelques peaux desséchées de pucerons; mais ce sont là des résultats de la mue, plutôt que des pièces de conviction d'un assassinat. Ces acares sont les concitoyens paisibles, et non les ennemis acharnés des pucerons; ils vivent avec eux en communauté de biens.

587. La nourriture exerce une influence toute-puissante sur le physique et sur le moral des individus; de même qu'en se nourrissant exclusivement du suc des végétaux, ces acares des feuilles ont dépouillé entièrement le caractère féroce des espèces carnassières de leur genre, de même leurs tissus, moins phosphatés (25) que ceux des espèces qui vivent de chair, conservent à tous les âges une mollesse d'organisation qui, les maintenant dans un état de grande transparence, fait qu'à

(*) Le jeune Hermann écrivit son ébauche dans un temps et pour une société savante, où un travail n'était apprécié que par le nombre d'espèces nouvelles, qui s'y trouvaient décrites et figurées. Les juges d'alors, qui étaient en même temps parties, n'avaient par devers eux aucune règle, aucun signalement pour constater l'identité. Nous en étions alors au temps des conquêtes; nous en sommes aujourd'hui au temps des réformes, qui sont des conquêtes aussi; car la méthode, pour déterminer la différence des espèces, s'est fondée longtemps sur la distinction des contours, de la coloration et des dimensions; et quand à cette différence venait encore se joindre encore une différence dans le nombre de pattes, qui aurait pu douter de la réalité spécifique? Quel plus beau titre à un rapport favorable, pour qui le sollicitait, une telle découverte à la main?

toutes les époques de leur existence, les diverses régions cutanées, que nous avons décrites avec quelque soin plus haut, se confondent, à l'œil qui les observe, dans une surface commune, et ne permettent plus au crayon d'en tracer les limites et les contours. Il y a plus, c'est que leur corps, toujours mou, se divise en anneaux, comme celui des larves d'insectes à métamorphoses. Si donc il arrivait, comme nous le soupçonnons, que ces acares, pl. 3, fig. 11, 12, ne soient que le jeune âge des *trombidion*, fig. 13 et 14, ce passage d'un aspect à l'autre ne supposerait pas un changement d'habitudes ; car les *trombidion* sont aussi des *acares* mous, et comme divisés en segments annulaires.

588. Sur la fin de l'automne, il paraît que nos acares ont la propriété de garnir le dessous des feuilles, d'une toile soyeuse, analogue aux toiles d'araignée ; c'est peut-être un acte de prévoyance, pour qu'à l'époque de la chute des feuilles, dont ils pourraient bien avoir le pressentiment, ils soient à l'abri, sous cette toile, de tous les accidents de l'intempérie à laquelle ils vont être exposés pendant l'hiver. C'est de cette circonstance de leur vie, que leur vient l'épithète de *telarius* que leur a imposée Linné. Quand on les a observés au printemps et en été, on en a fait une espèce distincte, parce qu'on les a observés sans toile.

2. EFFETS MORBIDES DU PARASITISME DE CES ACARES.

589. Nous avons dit que l'acare des feuilles reste appliqué contre l'épiderme de la page inférieure, fort longtemps et sans bouger de place, le museau baissé, et partant l'appareil mandibulaire, qui perfore et lui sert en même temps de ventouse et de suçoir, plongé dans la substance du tissu cellulaire de la feuille. J'ai cru observer que l'insecte se tient plutôt contre les nervures de second ou de troisième ordre, et que c'est là principalement qu'il implante sa tarière mandibulaire. Or, une pareille succion exercée pendant si longtemps, au moyen d'un pareil coup de lancette, doit produire un effet morbide qu'il s'agit d'évaluer. Nous avons prouvé, dans le *Nouveau Système*

de physiologie végétale, que la circulation a lieu, chez les végétaux, comme chez les animaux, par le réseau des interstices cellulaires, et non par les prétendus vaisseaux, qui, en se soudant bout à bout, forment la charpente des nervures; ces vaisseaux apparents ne sont que des cellules allongées qui ont bien dans leur intérieur une circulation de liquides ; mais c'est une circulation intime, résultant de l'élaboration des liquides qu'elles renferment, et qui n'est point en communication immédiate avec la circulation proprement dite, la circulation intercellulaire dont nous venons de parler. Quand donc l'insecte plongera sa tarière dans la substance de la feuille, tarière si grêle, que tout notre art, armé du microscope, ne parviendrait jamais à fabriquer rien de ce calibre-là, la blessure qui résultera de cette piqûre sera, par elle-même, aussi peu apparente et aussi peu inoffensive que celle que nous produisons avec la plus fine aiguille dans nos chairs : en sorte, que si l'insecte retire aussitôt sa tarière, dans le premier moment, il n'en restera pas plus de traces apparentes que si l'insecte n'y avait pas touché. Cependant nulle cause ne reste sans effet; nulle solution de continuité n'est jamais sans conséquence; un instrument perforant, déchirant et épuisant, ne passe pas à travers les tissus, comme les esprits follets à travers les trous de la serrure. Ici cette tarière a percé des parois, éventré des cellules, et appelé de toutes parts, vers ce point, comme vers un centre d'attraction, tous les liquides circulatoires du réseau ambiant. Il y a donc eu, sur ce point, extravasation, afflux de liquide, par conséquent enflure et soulèvement de la membrane épidermique, révolution enfin dans l'élaboration des tissus sous-cutanés correspondant à ce point. S'il n'en était point ainsi, nous aurions là un phénomène inexplicable. Ce n'est certainement pas sur le moment qu'il faut s'attendre à surprendre les traces visibles de la piqûre et de la succion de ces acares; car la somme des effets ne devient appréciable, à nos moyens grossiers d'observation, qu'avec le temps. Mais quand l'insecte quitte la place, après avoir épuisé tout ce qu'il y recherchait, c'est alors que l'on retrouve l'empreinte de son parasitisme. Que l'on regarde à travers jour les feuilles de dahlia, sur la page inférieure desquelles ont séjourné nos acares, on observe çà et là comme de petites ampoules ayant un diamètre cent fois plus grand que les petites cellules élémentaires du parenchyme ; ces ampoules n'ont rien de commun ni par la forme ni par les dimensions, avec l'économie du reste du tissu ; ce sont des vésicules d'une grande transparence et d'une grande homogénéité ; la fig. 10, pl. 6, en représente une prise comme centre de cette lame de tissu ambiant. Évidemment c'est là le résultat, prévu par la théorie, de la succion de nos *acarus*. Il doit paraître tout aussi évident qu'un tel résultat placé au milieu d'un tissu qui vit, élabore et se développe, ne doit pas plus rester stationnaire que tout ce qui vit autour de lui ; cette ampoule doit avoir aussi son développement vital ; car elle porte en tout l'empreinte de la force vitale et les signes ordinaires de la végétation ; elle doit avoir ses phases de développement et de maturation. Malheureusement pour cette observation si bien commencée, les tiges de dahlia, dans nos climats, sont surprises par le froid avant leur complet développement, et rien ne mûrit presque chez nous sur cette plante, ni tige, ni feuille, ni fruit ; il faut donc avoir recours à des plantes indigènes, pour pouvoir suivre dans toutes ses phases le développement de ces tissus artificiels. Or, on trouve au printemps, sur la page inférieure des feuilles de plantes de tout genre, des vésicules semblables, qui ont la même transparence et le même aspect. Prenons pour exemple les feuilles de la menthe des jardins, ou menthe poivrée, pl. 6, fig. 9. La vésicule commence, comme chez les dahlias, par être transparente *b* ; vers le milieu de l'été elle devient opaque ; puis elle se fend et laisse apercevoir, dans le sein de son enveloppe blanche, une poussière noire, qui l'encombre et la distend *c* ; puis enfin, et surtout aux approches de l'automne, la vésicule crève tout à fait, et ses bords s'étalent et disparaissent sous l'effort de son noir contenu *d* ; à la vue simple, la feuille *a* paraît en dessous, piquetée de points noirs et fuligineux, que nous venons d'étudier à la loupe en *b*, *c*, *d*. Cette poussière noire et charbonnée n'est rien moins qu'une poudre inerte et inorganisée, comme le serait le noir à fumée ; chaque molécule, au contraire, si on l'étudie à un grossissement supérieur, est un organe qui s'implantait sur la surface interne de la vésicule *b*, par un petit pédicule, que nous avons l'habitude de désigner sous le nom de *hile des cellules*, et chacun de ses organes offre deux cellules dans son sein; on les voit, sous divers aspects, en *f*, fig. 9, pl. 6. Ainsi donc que nous l'avons démontré ailleurs (*), à l'égard de toutes les espèces d'organes, la vésicule artificielle, fig. 10 et *b*, fig. 9, n'était autre qu'un organe cellulaire, dans le sein et sur les parois duquel se sont développés d'autres organes cellulaires en nombre indéfini, et dans l'intérieur desquels se sont développés d'autres organes d'un ordre tertiaire, portant chacun dans leur sein d'autres organes d'un ordre quaternaire, et qui ont été surpris par la maturité au nombre de deux, et sans avoir poussé plus loin leur développement.

590. Sous cette forme, et quand tout est parvenu à maturité, les botanistes ont inscrit ces taches noires, au catalogue, sous le nom d'*Uredo labiatarum*, charbon des labiées, et ils ont classé au rang des champignons ces produits artificiels de la succion d'un insecte; leur poussière leur a paru un agrégat de sporules. Après avoir érigé de la sorte ces accidents en genre, ils ont été plus loin; ils les ont subdivisés en espèces, d'après l'ordre que ces taches suivent en s'éparpillant sur les feuilles, et la couleur qu'elles affectent, c'est-à-dire qu'ils ne les ont classées définitivement que d'après la configuration du réseau des nervures, et la nature du végétal, sur les feuilles duquel il a plu à l'insecte créateur, à force d'être morbipare, de fixer son lieu d'élection. Il est évident, en effet, que les prétendues sporules varieront de coloration, dans les mêmes limites que les cellules des pétales, et que cet effet identique de la succion d'un insecte changera de couleur, selon la différence des végétaux; véritables pustules végétales qui, de même que les pustules épidermiques des animaux, changent de forme et de coloration, selon la nature des tissus qui leur donnent naissance. Ce sont, enfin, des pustules qui se résolvent en un pus sec et pulvérulent,

(*) *Nouv. Syst. de physiol. végét.*, et *Nouv. Syst. de chim. organ.*

en une gangrène sèche. Nous aurons plus d'une fois, dans le cours de cet ouvrage, l'occasion d'observer les résultats de cette influence sur la coloration même des animaux. Mais comme ces *uredo* ne sont pas l'effet exclusif du parasitisme des acares, et que ces insectes ont bien d'autres complices, dans ce genre de déviations artificielles, nous reviendrons sur leur classification, en nous occupant des *thrips* et des *aphis,* ou pucerons.

591. Les acares des feuilles ne produisent pas toujours des *uredo* ; lorsque vous voyez les feuilles des *volubilis* et des haricots languir et se marbrer de taches jaunes et rouges qui font saillie sur un fond terne et poudreux, comme les représente, par leur page supérieure, la fig. 14, pl. 6, examinez-les en dessous, et vous trouverez, sous chaque bosselure jaune, un ou plusieurs *Acarus foliorum* qui y paissent, et font gaufrer la feuille par l'effet de leur succion. La vie éphémère du haricot ne permet pas à chaque piqûre de déterminer un développement du calibre de celui que nous venons d'étudier. Mais si nos instruments grossissants étaient assez puissants pour nous permettre d'aborder la forme de ces effets, nous reconnaîtrions certainement, qu'à part le calibre et les dimensions, ces effets sont identiques, et que chaque petit compartiment de ces gaufrures est rempli d'organes semblables aux organes *f* de la fig. 9, pl. 6.

592. Mais ce qui nous échappe sur les feuilles, pour ainsi dire, exotiques des haricots, nous le retrouvons sur les feuilles indigènes des rosiers et des framboisiers, sous la page inférieure desquelles paissent au printemps nos acares. Sous les feuilles de rosier principalement, on rencontre, en automne, des taches noires de plus gros calibre, et qui paraissent comme des houppes de petits filaments noirs. Observés au microscope, ces fils sont de petites ampoules ovoïdes marquées transversalement de cinq à six articulations, et qui tiennent à la surface épidermique de la feuille, par un pédicule blanc, grêle et transparent, environ aussi long que l'ampoule. Ces organes pédiculés, d'une forme analogue aux fig. 15 et 16 de la pl. 7, avec la différence que leur pédicule basilaire est plus long, ces or-

ganes, dis-je, ne diffèrent des prétendues sporules des *uredo*,
fig. 9, *f*, pl. 6, que par leur taille relativement gigantesque, par
la longueur proportionnelle de leur pédicule, et par le nombre
des organes cellulaires de quatrième ordre que l'ampoule renferme, et qui la divisent en tout autant de concamérations. Si
l'ampoule n'avait que deux cellules internes, et que son calibre
ne fût pas abordable à une simple loupe, les deux organes ne dif-
féreraient plus en rien. Or, le calibre d'un développement artificiel dépend de la puissance d'action du sujet et de la durée de
l'influence; tout développement, en effet, est indéfini; et l'instant où l'observation le surprend n'est qu'une phase de sa
vie végétative. Le botaniste, qui ignorait la cause animée de
ces taches, était loin de soupçonner l'analogie de ses effets, et
après avoir fait un genre de champignons des effets microscopiques, sous le nom d'*uredo*, il en fit un autre de ses effets comparativement gigantesques, sous le nom de *puccinies* (*Pucci-
nia*); genre caractérisé principalement, par l'absence de la vésicule qui crève pour laisser passer les poussières des *uredo*,
c'est-à-dire caractérisé par ce que le botaniste n'a pas pu voir,
puisque cette vésicule a dû se désorganiser et disparaître, à
l'époque où les puccinies se montrent dans tout leur développe-
pement; le botaniste a agi en cela, à peu près, comme celui
qui ne classerait nos arbres à fruit qu'à l'époque où le fruit
mûr ne porte pas la plus légère trace du calice et de la corolle,
dans le sein de laquelle il a commencé par se former. Nous reviendrons en son lieu sur ce sujet.

593. Nous venons de décrire les caractères physiques de la
maladie causée sur le végétal, par le parasitisme des acares et
autres insectes suceurs, effets qui vont quelquefois jusqu'à arrêter le développement normal des feuilles, de la tige, des fleurs
et des fruits, et qui déforment souvent la plante de telle manière, qu'il est arrivé qu'on l'a prise, malade, pour une espèce
distincte de la même, à l'état sain. Il nous reste à dire un mot
des effets pathologiques de ce parasitisme. Il faut bien, en
effet, que la plante souffre d'une révolution semblable, qui
détourne au profit d'un parasite, les sucs qui lui arrivaient
auparavant à son profit exclusif et pour sa propre élaboration.

Mais cette souffrance, ce désordre dans la circulation, cette fièvre, enfin, a ses intermittences; car l'acare, redoutant la chaleur et la lumière, doit perdre de son activité et de sa voracité, pendant tout le temps que le soleil darde sur la feuille qui l'abrite : il doit dormir alors de fatigue, se reposer d'épuisement, pour reprendre sa succion, au premier changement atmosphérique qui lui ramènera l'ombre et le crépuscule. Qu'on me passe cet emprunt que je fais au langage de l'école, notre plante, si elle avait la faculté d'exprimer ses souffrances par des signes pathognomoniques, nous paraîtrait certainement, dans ce cas, affectée de fièvres intermittentes quotidiennes; elle aurait des accès périodiques à intervalles très-rapprochés; et son infirmité aurait été classée par les nosologistes dans les fièvres éruptives, dans les maladies de la peau. Cette analogie ne serait ridicule et puérile, qu'en la traitant comme une similitude, et qu'en ne faisant pas la part des différences de la vie et de l'organisation des deux règnes.

594. Quoi qu'il en soit, nous venons de voir comment la simple piqûre d'un insecte peut donner lieu à un produit nouveau, à un tissu parasite, à une végétation nouvelle, qui n'est morbide que pour le sujet sur lequel elle est implantée. Ce phénomène se représentera souvent encore dans le cours de cet ouvrage; nous prendrons soin à chaque fois d'en reproduire et d'en rappeler l'explication physiologique. La piqûre de tels insectes n'opère pas une perforation qui reste béante à l'air; les bords de la petite plaie se rapprochent et se ressoudent d'eux-mêmes, dès que la tarière, en se retirant, les laisse libres de le faire. Mais la tarière, en opérant dans l'intérieur de ces tissus, y a produit des solutions de continuité de plus d'un genre, qui n'auront pas manqué, à chaque fois, de mettre en communication les spires génératrices (19) incluses dans diverses cellules ambiantes. Nous aurons donc, dans le sein de cette cavité artificielle, tous les éléments nécessaires pour en faire une cellule élaborante : une paroi externe imperforée, avec la membrane verte qui la tapisse et qui est l'âme de son activité vitale. Mais cette cellule sera organisée, à l'intérieur, sur un type bien différent du type normal; car, dans son

sein, viendront se réunir et s'accoupler les diverses paires de
spire des cellules entamées par la tarière ; accouplements
adultères, qui ne sauraient donner lieu qu'à des produits adul-
térins, et à de nouvelles races, variables selon la profondeur à
laquelle pénétrera la tarière, selon la durée et la portée de son
action ; produits métis et inféconds d'un croisement hétéro-
gène, qui s'arrêteront à une première génération, et resteront
isolés, faute de penchant et d'aptitude à s'associer, à se mêler
et à s'unir ensemble. La cellule artificielle sera alors comme
une anthère végétale dont toutes ces cellules isolées seraient
comme les grains de pollen, et finiraient par s'éparpiller
dans les airs, sous forme de poussière pollinique. Or, la coloration de cette poussière, et la forme de cette anthère artificielle varieront, selon la nature des feuilles, et les modifications que la sécheresse ou l'humidité seront dans le cas d'imprimer à ses sucs.

595. La présence de la grise (*Acarus foliorum*) détermine,
sur les feuilles de la vigne, de concert avec les pucerons (*Aphis*),
des produits analogues à ceux que nous avons étudiés plus
haut sur les haricots. Attachés sous la page inférieure des feuilles de vigne, à l'époque où le réseau des nervures a acquis une
assez grande consistance, et forçant par leurs piqûres le tissu
parenchymateux, qui est borné par chaque maille de ce réseau,
à prendre un développement insolite et nouveau, la feuille se
gaufre en dessus, parce qu'elle reçoit là l'impulsion de dessous ;
elle prend, sur chaque gaufrure, une coloration plus sombre,
une coloration différente : chaque piqûre détermine un développement externe, au lieu d'un développement interne ; et la
surface inférieure de chaque gaufrure se couvre de pilosités
végétales qui se recroquevillent, comme la laine, et se feutrent
entre elles ; car elles n'ont qu'une spire dans l'intérieur de leur
tube, et elles doivent, en conséquence, se tordre en spirale,
faute d'antagonisme, au lieu de s'élancer droites, et perpendiculairement au plan de position. On voit une de ces pilosités,
pl. 6, fig. 12, *i*, avec les traces de sa spire unique, qui se dessinent transversalement par transparence. Le botaniste, ne s'occupant que de classer les effets, au lieu de remonter à la cause,

a mis , au nombre des moisissures, chacune de ces plaques de pilosités, et il les a dénommées *Erineum vitis* (erineum de la vigne).

596. La grise ne s'attaque pas aux plantes vigoureuses, qui poussent hardiment, riches de chaleur et d'arrosage, qui élaborent de la sorte la matière verte, dans toute la vivacité de sa teinte printanière, et dans toute l'amertume de son goût ; elle s'attache aux plantes, quand elles commencent à languir de famine et de jeûne, que la matière verte commence à prendre la saveur des sucs de la maturité, et la teinte dorée de l'automne. C'est alors que ces sucs conviennent à son parasitisme ; c'est alors qu'elle détermine, sur la surface inférieure de la feuille, des pustules, traces saillantes et végétatives de sa succion. La maladie pustuleuse qu'elle engendre n'est donc que la complication du marasme de la plante, complication qui rend le marasme incurable ; car la feuille attaquée ne rajeunit plus.

597. En examinant, en août 1840, des feuilles de mauve crépue (*Malva crispa*), dont le vert luisant était jaspé de jaune, en taches pinnatifides partant de chaque nervure, je découvris que chacune de ces taches correspondait à la position d'un *acarus* placé au-dessous. Ces nervures étaient accompagnées, de chaque côté, par une rangée de points jaunes et épuisés de suc, dont chacun était évidemment l'œuvre d'une piqûre.

598. J'ai rencontré sur les feuilles du *Prunus insititia*, L., prunier sauvage des hauteurs de Cachant, au-dessus d'Arcueil, un produit morbide qui, par analogie, pourrait bien être celui de la piqûre des pucerons , mais que je suis tenté d'attribuer à la piqûre de l'*acarus*, pl. 2, fig. 12, que j'y ai rencontré en abondance, en l'absence de toute espèce de puceron. On observait, sur le limbe des feuilles, des coussinets d'un vert pâle, hérissés de petits poils, pl. 7, fig. 12, et qui, sous la page inférieure, présentaient une cavité oblongue *b*, fig. 15, pl. 7, hérissée en dedans d'un duvet rougeâtre, et entourée d'un bourrelet *a* verdâtre et bosselé, comme le coussinet, fig. 12, qui est la saillie de cette cavité, du côté de la page supérieure. Cette fig. 13, *c*, présente, sur un fragment de feuille, la disposi-

tion des nervures par rapport à ces bourrelets. Les fig. 15
et 16 sont les filaments qui hérissent la surface de la cavité *b* ; ce
seraient, d'après la nomenclature botanique, des *puccinies*, auxquelles peut-être personne n'aura fait attention, et qu'on aura
mis sur le compte des insectes, tant ce produit est herbacé et
peu analogue aux productions cryptogamiques. Quant à l'a-
carus, il est d'une couleur purpurine, comme ses produits pi-
leux; il offre sur le dos, ou plutôt sur la carapace, trois taches
transversales semi-linéaires plus foncées que le reste du corps,
et dont la convexité est tournée en arrière. Cet acarus m'a
l'air de n'être là que d'une manière provisoire, et jusqu'au
moment où il pourra s'attacher à un animal, pour faire meilleure chère. C'est peut-être le jeune âge de la *tique* ou de l'*a-
carus* de la taupe, pl. 2, fig. 11, qui est figuré à côté de lui.

Spec. 2. *Acarus holosericeus*, Lin. (*Trombidium holosericeum*, Fabric.)

599. L'espèce a été créée sur la description et les figures
des plus gros individus, à l'âge où ils ont atteint jusqu'à trois
millimètres de long, et avec la forme que représentent les
fig. 13 et 14, pl. 3, qui ont été dessinées à la loupe ; à cet âge et
avec de telles dimensions, on peut en faire l'anatomie presque
au scalpel, mais au moins à la pointe de l'aiguille; on a donc eu
ainsi la facilité de noter des caractères, qui auraient passé ina-
perçus, si l'insecte n'avait pu être observé qu'au microscope.
Après avoir créé l'espèce, nul ne s'est demandé ensuite par
quelle série de modifications de forme l'insecte a dû passer avant
d'arriver jusqu'à cette forme finale, par quels intermédiaires,
en un mot, il est parvenu de son œuf à cet âge adulte. Faute
de cette considération, on a dû s'exposer à prendre les formes intermédiaires pour des espèces nouvelles et distinctes,
parce qu'on les observait à leur tour isolément, et sans remonter et redescendre vers leur histoire; et c'est précisément ce qui est arrivé. Tous les changements de forme extérieure, qui ne sont que l'expression de l'âge, ont pris tout autant de noms distincts ; et la forme la plus petite, celle partant
qui se prête le moins aux observations anatomiques, et qui est

la plus propre à soustraire les détails d'organes à une rigou-
geuse détermination, celle-là a été érigée en genre. Les Hermann ont donné près de douze figures de ces différents âges (*),
et presque tout autant de noms spécifiques à toutes ces figures :
les *Trombidium lapidum, fuliginosum, bicolor, assimile, curtipes*, etc., ne sont que des créations de cette force, et dues à ce
genre de méprise : l'une a une teinte moins foncée que l'autre,
parce qu'elle vit plus à l'ombre et sous les pierres; l'autre a
les jambes plus courtes, parce qu'elle est plus jeune que l'autre;
celle-ci n'a pas encore le corselet aussi ventru, aussi obèse ;
toutes ces créations nominales auraient disparu devant l'histoire, elles persistent devant la nomenclature et la classification. La faute d'un inventeur entraine toujours le copiste dans
une plus grave; les Hermann avaient fait des doubles emplois
spécifiques ; Latreille, qui classait sur les figures d'Hermann,
ayant vu que les palpes du *Trombidium holosericeum* de Fabricius
offraient, sur les figures d'Hermann, une pièce mobile, qu'on
n'observait pas sur les *Trombidium miniatum, papillosum,
squammatum*, etc., du même auteur, par une bonne raison, qui
est que ces individus sont trop petits pour qu'à cette époque
on ait pris la peine de les disséquer et de les mettre en évidence,
Latreille les a séparés du genre *Trombidium* pour les ériger en
genre, sous le nom de *Smaris*. Les *Trombidium* ci-dessus sont
donc devenus les *Smaris miniatus, papillosus, squammatus*, etc.,
de Latreille. Quelle calamité pour la science, qu'un chef de
file qui donne de telles directions aux études!

Avoir fait tant de frais de descriptions génériques et spécifiques, avant d'avoir pensé à celle de l'œuf, c'est vraiment commencer l'ouvrage par la fin !

600. En été, presque tous les *trombidion* que l'on rencontre
errants sur la terre appartiennent à l'espèce typique *Trombidium holosericeum*, pl. 3, fig. 13, 14; au printemps, on leur
trouve une forme moins conforme à ce type, moins en cœur,
et une taille moins forte. Si l'on s'amuse en hiver à fendre les

____

(*) *Mém. aptérol.*, pl. 1, fig. 2, 3, 4, 5, 6, 7, 8, 9 ; pl. 2, fig. 2, 3, 4, 5, 6, 7
et 8.

entre-nœuds des tiges articulées, qui sèchent sur le sol, brins
de paille, tiges de houblon, d'œillet, etc., on ne manque pas
de trouver, tapis dans leur intérieur, de petits *trombidion* visibles seulement à la loupe, et qui y sont engourdis par le froid.
Au premier rayon de beau temps, ils sortent de leur tanière et se
répandent aux alentours (*): c'est là l'espèce que les Hermann désignaient sous le nom de *Trombidium lapidum*. Mais si nous
cherchons à redescendre, par la pensée, de l'hiver en automne,
et qu'on se demande où est l'enfance de la jeunesse précédente,
on ne la retrouve dans la nature nulle part, si ce n'est dans
notre *Acarus foliorum*, pl. 3, fig. 9, 11, 12. Or, je n'ai jamais
surpris le *Trombidium holosericeum*, fig. 13, 14, grand-père pré-
sumé de cette jeune race, attaché, en qualité de parasite, à aucune
autre espèce d'animal, et tout me porte à croire que, dans son
état ordinaire, et quand tout est normal autour de lui, cet insecte est à tous les âges *phyllophage*. Cependant à l'âge adulte
il reste moins stationnaire ; il est plus alerte, plus vagabond,
au moins pendant le jour, se fixant sans doute, pendant la
nuit, pour pourvoir à sa nutrition. C'est à cet âge que l'espèce
doit pondre ces œufs, pl. 3, fig. 10, que nous avons décrits sur
la page inférieure des feuilles, et qui donnent naissance aux
Acarus foliorum (581).

601. C'est cette espèce adulte qui a résisté si longtemps à
l'influence du vide, et sans avoir l'air de s'en soucier beaucoup, dans l'expérience dont nous avons parlé plus haut (502).

602. Elle est très-reconnaissable à la forme étranglée et en
cœur de son abdomen, au velours écarlate qui recouvre toutes
ses surfaces, à sa taille enfin qui permet souvent de l'étudier à

(*) Serait-ce cette circonstance des mœurs des trombidions qui aurait donné
lieu aux deux passages suivants d'Aristote et de Pline, relatifs à la coloration
rouge que prend quelquefois la neige :

In his qui putredinem nullam recipere posse existimantur, nasci ani-
malia novimus, ut vermes, in nive vetustiore, qui hirti sunt pilis, et rubidi,
quapropter et ipsa nix vetustate rubescit. Aristot., lib. 5, cap. 19.

Pline copie ainsi ce passage : *In nive candidâ reperiuntur et vetustiore ver-*
miculi, in mediâ quidem altitudine, rutili (nam et ipsa nix vetustate ru-
bescit) hirti pilis, grandiores torpentesque. Plin., lib. 11, cap. 35. Nous savons,
d'un autre côté, que le pollen des conifères rougit quelquefois les neiges du Nord,

l'œil nu. Ses deux premières pattes sont en général plus longues que toutes les autres ; le dos offre des rides profondes
longitudinales, circonscrites par un enfoncement concentrique
aux bords du corps ; la fig. 14 le représente vu par l'abdomen ; la fig. 13, vu par le dos.

**Spec. 3. Les tiques, ou acares parasites vagabonds de la peau des animaux (*Acarus*
reduvius, Nob.)**

603. Nous comprendrons, sous ce titre principal, les acares errants et vagabonds qui s'attachent à la peau des animaux,
non pas pour y pondre, mais pour s'y nourrir et se gorger de
sang, qui déterminent de la sorte des effets locaux et passagers, et
non un état morbide général et durable. Ces insectes ne pondent pas dans la plaie qu'ils déterminent ; ils y vivent, et vont
ensuite digérer ailleurs, sous les pierres, dans les tiges des
plantes, sous les tas de feuilles sèches, où ils attendent le passage d'un insecte, d'un quadrupède, et de l'homme lui-même,
pour s'attacher de nouveau à leur proie. La forme caractéristique de leur corps varie avec l'âge, et, dans le même âge, selon
que l'acare est à jeun et bien repu ; leur abdomen, en effet, est
doué d'une faculté d'expansion et de contractibilité qui se prête
admirablement à ces métamorphoses du jeûne et de la réplétion, lesquelles ont jeté bien souvent les observateurs dans d'assez graves méprises. Dans le jeune âge, les deux dernières
pattes sont trop courtes et trop rudimentaires, pour pouvoir
être observées. Chez la femelle, même adulte, la première paire
de pattes, plus courte et dépourvue de pelotes ambulatoires,
prend souvent l'aspect de deux palpes plutôt que de deux pattes ;
chez le mâle, au contraire, ces deux pattes, armées de leur complément ambulatoire, s'allongent beaucoup plus que les autres ;
d'un autre côté, leur capacité abdominale, qui n'est pas destinée
à devenir le réceptacle d'aucun développement ovarien, en
reste presque toujours à ses proportions ordinaires : tout autant de différences d'âge, de nutrition et de sexe, qui ont fourni
matière à tout autant de créations nominales génériques ou
spécifiques. Les observations qui vont suivre réduiront à leur

juste valeur ces nombreuses créations enregistrées, de main en main, dans nos systèmes.

604. 1° TIQUE DES MAMMIFÈRES, vulgairement TIQUE DU CHIEN ET DES BOEUFS, ETC. (*Acarus ricinus*, Lin. et Fabric. ; *Acarus reduvius*, de Geer, 7, pl. 6, fig. 1-8 ; *Acarus reticulatus*, Fabr. ; *Ixodes ricinus*, Latr. et Lamarck).

Cet acare, qui s'attache à la peau des bœufs, des chiens, et par occasion à celle de l'homme, acquiert jusqu'à cinq millimètres de long, et c'est alors qu'il prend principalement le nom de *tique* et de *ricin*, parce que c'est avec ces proportions qu'il est le plus apercevable ; son abdomen *ab*, pl. 2, fig. 1, a six fois plus de longueur que sa carapace *cr*, qui ne semble plus être qu'un corselet antérieur. Quand l'acare ne jouit pas encore d'un abdomen si considérable, et que sa longueur totale en est réduite à peu près à celle de son corselet, le classificateur le range dans un genre différent : car le rapport de longueur n'est plus le même entre les pattes et le corps, puisque le corps en est réduit en longueur à celle du corselet ; la couleur que l'on déterminait par l'abdomen tout blanc ou tout purpurin, dont la carapace ne formait qu'une tache antérieure, devient d'un rouge plus foncé par la prédominance de la carapace ou corselet. Nul observateur ne s'étant posé cette question : D'où vient cet insecte, quels sont ses différents âges, et les formes qu'affectent ces âges ? il a dû arriver qu'on ait pris les plus jeunes pour des espèces différentes des plus gros, car les plus jeunes doivent se trouver, sans aucun doute, quelque part autour de nous. Mais ces acares, à tous leurs âges, s'attachent aux insectes, comme aux mammifères ; or ils doivent offrir d'immenses différences de forme, d'embonpoint et de coloration, selon qu'ils ont à se repaître d'un sang rouge abondant, ou d'une maigre quantité de sang incolore et blanc. Aussi est-il arrivé que la tique a fini par prendre, pour caractère spécifique, le nom de l'animal sur lequel on l'a trouvée appliquée ; et quand le plus jeune s'est appliqué en parasite contre le ventre de ses aînés, trouvant plus expéditif de leur voler leur provision de sang, que d'aller s'en faire une par lui-même, ou bien n'ayant pas encore un appareil perforateur assez long, pour pouvoir traverser le cuir des bestiaux, et atteindre leur sang à sa source, dans ce cas de Geer a pris le petit parasite du gros parasite, pour le mâle du gros (*), et son adhérence pour un accouplement, oubliant en cela que l'accouplement des acarus a lieu, comme celui de tous les insectes, en *saillant*, et non en *s'embrassant*. Les acares, comme les araignées, sont des êtres voraces, insociables, qui, au besoin, dévorent leur espèce et jusqu'à leurs parents, race immonde dont le ventre est l'unique dieu.

605. Ces acares ont une prédilection pour tous les animaux qui séjournent dans un lieu bas, obscur et humide, pour les bestiaux qui restent à l'écurie, les *Hister* (escarbots) qui fouillent la fiente et surtout celle du cheval, pour les mouches qui vont y pondre leurs œufs, pour les faucheurs (*Phalangium*) qui vivent dans les trous des murs, les cousins et les tipules qui recherchent la surface des eaux, etc. Les plus jeunes s'attachent aux êtres de la plus petite taille ; les plus âgés aux plus grands animaux. Les plus âgés ne feraient qu'une bouchée des insectes grêles ; les plus petits n'auraient pas la force de tarauder la peau des bestiaux. Quand l'automne arrive, que le fumier des champs est consommé par la végétation, que les coléoptères, tipules et mouches ont fini leur existence ou ont émigré ailleurs, cette population quelquefois innombrable de jeunes acarus, affamée dans les jachères et tapie dans les tuyaux de paille, se jette sur les passants, s'attache aux jambes de l'homme, les couvre en un instant de petits boutons rouges, et occasionne une démangeaison fiévreuse, qui porte à se gratter jusqu'au sang, et ne permet pas le plus léger sommeil jusqu'au jour, où ces parasites se reposent et digèrent. Nous sommes peu exposés à ces accidents aux environs de Paris, où l'on fume avec des fumiers de gadoue et de rues, qu'affectionnent peu les insectes fouisseurs. Mais à cinq à six lieues de Paris, et dans les plaines peu fréquentées par les hommes, les tiques pullulent après la moisson, de telle sorte

(*) 7, pl. 6, fig. 6-8.

qu'ils font souvent la calamité du pays. Les paysans les nomment *rougets* à cause de leur couleur ; et les classificateurs en ont fait un genre, sous le nom de *Leptus autumnalis*, Lamk., à cause surtout de leurs six pattes, car ils sont à l'état de jeunesse.

606. La jeune tique que représente, au simple trait, la fig. 2, pl. 2, a été souvent trouvée, depuis décembre 1858 jusqu'en mai 1840, sur la tête de ma jeune fille, qui avait alors de trois à quatre ans ; le peigne en amenait assez souvent une ou deux, pêle-mêle avec les poux, avec lesquels on l'aurait confondue, de prime abord, par sa couleur, mais dont elle se distinguait suffisamment, pour un œil exercé, à sa démarche rapide, et à son corps juché sur ses longues jambes. Elle est figurée du côté du plastron dont on ne distingue bien que les échancrures cotylédoïdes (562). Les mandibules *m* sont sorties de leur fourreau, et semblent analogues, par illusion, aux deux palpes *pl*. La première et la dernière paire de pattes *p* sont plus longues que les deux autres, ce qui semblerait dénoter un mâle, ainsi que l'indique encore la position de l'anus *an*, bout de la carapace. Toutes les fois que je déposais cette tique dans une goutte d'eau, pour l'observer, elle repliait en dessous la seconde paire de pattes, comme pour appliquer ses ambulacres sur son thorax, dans la direction que représente la fig. 2, pl. 2. On conçoit parfaitement que cet acare n'était pas là à la poursuite des poux, que sa tarière aurait traversés de part en part ; les atroces démangeaisons qu'éprouvait la petite fille indiquaient suffisamment que c'était à son cuir chevelu que s'adressaient les visites de cet acare.

607. 2° La jeune tique, que représentent, sous deux aspects différents, les figures 1 et 2 de la pl. 3, était devenue très-commune au Petit-Montrouge, en juin 1839, au moins dans toutes les maisons dont les jardins longent la rue Neuve d'Orléans. A l'œil nu elle a l'air d'un petit point noir mouvant ; elle est si blanche en effet, qu'elle n'apparaît que par les jolies arborisations noires de sa carapace. Le corps a à peine un millimètre de long ; il est dur, et corné presque autant que l'insecte de la gale. Les pattes en sont transparentes et incolores, avec cinq articulations apparentes au moins. Les arborisations noires

de la carapace sont disposées, comme quatre rameaux de laurier qui se réuniraient deux à deux au sommet et tous les quatre par leur base ; elles me paraissent résulter de la réfraction des branchies pleines d'air, à travers les organes albumineux du reste du corps ; on sait, en effet, que l'air plongé dans un liquide (*) paraît noir par réfraction. Ce qui me confirme dans cette idée, c'est que ces taches varient d'un individu à l'autre, dans leurs dispositions, ainsi qu'on le voit en confrontant la fig. 1 avec la fig. 2 de la pl. 3.

Cet insecte s'attachait aux jambes, aux bras des enfants et des adultes, sur le trajet des veines et veinules superficielles, et les couvrait de boutons oblongs, légèrement enflammés, ayant la forme ovale des bulles qu'on trouve dans le verre ; ils se terminaient sans suppuration, se desséchaient et offraient, quand on enlevait la croûte, une tache rouge avec un pointillé noir ; on voit un spécimen de ces caractères sur la fig. 6, pl. 4, qui représente une petite superficie de la peau du bras. Il fut un soir où nos voisines ne pouvaient pas mettre le pied dans leurs petits jardinets, sans en revenir les jambes et les bras couverts de ces petites pustules, qui leur donnaient, pendant toute la nuit, la fièvre des démangeaisons. C'était pour tout le monde un cas d'éruption épidermique, dont la cause me fut bien connue, dès que je l'observai à la loupe.

Cet acare était le jeune âge de l'acare des pigeons (*Acarus marginatus*, Fabr. ; *Rhyncoprion columbæ*, Hermann, et *Argas marginatus*, Latr. et Lamk (**), que nous représentons à l'état adulte, fig. 3, pl. 3. A cet âge l'acare a en longueur près d'un millimètre et demi ; son abdomen ayant grossi fait paraître les jambes plus courtes ; sa couleur générale est d'un bleu noir luisant, sur lequel les taches noires des fig. 1 et 2 se dessinent

(*) Voyez *Nouv. Syst. de chim. organ.*, tome 1, § 756, éd. de 1838.

(**) Les Hermann avaient cru devoir ériger cet *Acarus* en genre, sous le nom de *Rhyncoprion* ; ce qui n'a pas empêché Latreille de remplacer ce nom par un autre, et cela sans ajouter à la description un seul caractère de plus, et par lui observé. Que dis-je ? il a fait entrer, dans les caractères génériques, l'ignorance de l'observation : *Point d'yeux distincts*, dit-il, c'est-à-dire point d'yeux que j'aie pu voir.

par deux fers à cheval d'un blanc de lait, se regardant par leur concavité ; car ici, et sur ce fond opaque, ces organes ne se voient que par réflexion et non par réfraction.

Or, tous nos voisins élevaient des pigeons, ainsi que nous ; on ne fumait ces petits jardins qu'avec de la colombine, ou fiente des pigeonniers ; et sur ces pigeons pullulaient tellement les acares (car on les lâchait rarement, pour aller s'en débarrasser), qu'on ne pouvait les prendre entre les mains, sans avoir la peau couverte de tiques de tous les âges et de toutes les nuances de couleur ; les oiseaux de nos volières en étaient assaillis ; les soleils annuels (*Helianthus annuus*, Lin.), qui avoisinaient le pigeonnier, en étaient infestés pendant le jour, et durant l'ardeur du soleil. Le 2 août 1859, nous les trouvions amoncelés dans la mangeoire du petit pigeonnier, d'où ils s'échappaient sur les mains et sur les vêtements des enfants, qui s'amusaient à les nettoyer. Ma fenêtre donnait au-dessus du pigeonnier construit dans le coin du jardin ; mon lit fut envahi par ces acares, et les draps se trouvaient chaque matin piquetés de petits points noirs, traces ou des excréments de ces insectes, ou bien du sang de ceux que j'écrasais avec les pieds, en me débattant. Il me survint sous les poils de la barbe que je négligeais de raser, des taches de cinq millimètres de long, ovales, rouges, agglomérées comme dans le lichen, et qui finirent par devenir confluentes, lorsque j'eus commis l'imprudence de me raser. La plaie, dont je porte encore la cicatrice, prit alors les caractères d'un *furoncle* et d'un *clou*, avec son bourbillon et ses douleurs lancinantes, sa forme conique enfoncée profondément dans la peau, ouverte et suintante au sommet, son auréole enflammée et un diamètre d'un à deux centimètres environ. Les cataplasmes entretenaient le mal, l'eau-de-vie camphrée irritait la plaie ; la poudre de camphre, revêtue de pommade et maintenue par du taffetas d'Angleterre, me calma et me guérit.

Toute notre calamité disparut une fois que l'on eut fait enlever le pigeonnier, enfouir la colombine à une certaine profondeur, soumis les planches à la flamme, et inondé nos lits et ceux des enfants avec la poudre de camphre.

Cependant une personne de quarante ans qui couchait au rez-de-chaussée, ayant eu l'idée de déposer son lit de sangle dans le caveau où nous avions remisé les débris du pigeonnier, eut pendant toute la nuit le corps tourmenté par les tiques et couvert de boutons. Elle voyait à l'œil nu courir tous ces insectes sur ses bras, ses mains et ses vêtements. Sa peau offrit bientôt des papules rougeâtres, lichenoïdes, groupées irrégulièrement, les unes rondes et grosses comme des grains de millet, les autres ovales et atteignant jusqu'à un centimètre de long.

608. Ces accidents me fournirent, tout l'été, l'occasion d'étudier l'acare de nos pigeons ; et je puis assurer qu'en aucune circonstance, je ne lui ai trouvé la forme de l'*Acarus marginatus* (de Geer, fig. 6, pl. 7, tome 7). Cette figure, du reste, est si incomplète et manque de tant de détails, qu'il est fort possible que le crayon du dessinateur y ait plus contribué que la nature. On peut admettre, du reste, que la vieillesse, la différence de sexe modifie de la sorte les formes habituelles des acares, et puis enfin que la même espèce d'animaux soit la proie, tantôt d'une forme, tantôt d'une autre forme d'acaridiens.

609. Les acares ne se ruent sur leur proie que la nuit, pendant qu'elle sommeille, et que pour elle les démangeaisons et les piqûres ne sont perçues qu'à l'état de rêve. Le jour, le pigeon ne se laisserait pas sucer le sang d'aussi bonne grâce ; et l'*acarus*, si petit qu'il soit, a assez le pressentiment du danger et l'instinct de sa conservation, pour ne chercher à procéder qu'en toute sûreté. Il se tapit, pendant le jour, sous les juchoirs, dans les fentes des planches, dans les tas de colombine, où nul ennemi ne viendra troubler sa méridienne ; les acares sont essentiellement nocturnes comme les punaises. Quand l'hiver les surprend dans leurs tanières, ils y hibernent engourdis, jusqu'à ce que quelque bonne chaleur les ressuscite ; ils se jettent alors avec voracité sur l'animal qui les ressuscite et les réveille. Le fait suivant, qui remonte à six mois plus tôt que ceux que nous venons de relater (606, 607) (*), don-

____

(1) Voyez *Gazette des hôpitaux*, 5 janvier 1859, où nous avons publié, pour

nera un exemple assez intéressant de ce que nous venons de dire dans ce paragraphe.

610. Le 21 décembre 1838, par un froid de plusieurs degrés au-dessous de zéro, un petit enfant de onze ans, blond et pétulant, vêtu à la légère, parce qu'il prétend que le froid pèse moins qu'un manteau, se mit en route à dix heures du matin, pour aller renouveler l'eau gelée des pigeons, qu'il élevait dans un pigeonnier juché sur les toits d'une maison éloignée d'une demi-lieue au moins de notre habitation. A sa gaieté habituelle et à ses bonnes dispositions, pour agacer de ses interpellations ce qu'il appelait les *fulgores*, *porte-lanternes* de nos boulevards extérieurs, ces braves lanterniers, disait-il, qui portent la lune dans leurs tabliers, on pouvait juger qu'il ne pensait à rien moins qu'à revenir malade ou transi de froid. Il paraît que le voyage fut fort amusant, car ce n'est qu'à midi qu'il grimpait quatre à quatre à son donjon, haletant, en moiteur, mais non fatigué de la course. Il nettoie son colombier, range en tas la colombine, prend quelques paires de pigeons dans son sac pour les changer de domicile, et se rend cette fois en droite ligne au logis, car la faim commençait à tarir sa verve. A peine était-il rentré, qu'il s'aperçut, en même temps que tout le monde, d'une circonstance particulière, à laquelle il n'avait pas trop songé chemin faisant. Il ressentait, sur toute l'étendue des joues, une chaleur aussi brûlante, disait-il, que l'aurait été la buée du pot-au-feu, et qui descendant de proche en proche jusque sous le menton, commençait ensuite à envahir tout le cou. Ses deux joues étaient écarlates, on y voyait çà et là de petites ampoules coniques, isolées, disséminées irrégulièrement, remplies d'un liquide incolore et opalin, ou plutôt de la couleur de l'épiderme du cou, grosses enfin tout au plus comme des grains de millet ; l'apparition de ces vésicules précédait celle de l'érythème, et semblait lui tracer la route, en lui préparant les tissus. Ces ampoules se déprimaient au sommet, à mesure que la rougeur gagnait de proche en proche, et

la première fois, ce fait, dans une série d'articles que des raisons particulières autant que de convenance nous mirent dans la nécessité d'interrompre.

les enveloppait de son réseau. Elles s'affaissaient alors, et prenaient la teinte envahissante, sans crever, mais en rentrant pour ainsi dire dans le tissu. La fig. 8, pl. 4, représente en miniature la portraiture et de l'enfant et de sa maladie cutanée ; la figure 9 en donne les détails.

Je me mis à étudier avec attention les caractères intimes de cette subite éruption, soupçonnant déjà d'avance quelque chose d'analogue à ce que l'observation ne tarda pas à me révéler.

A la loupe, la peau paraissait chagrinée de points rouges infiniment petits ; les ampoules avaient l'aspect sous lequel les représente la fig. 9, *a ;* mais il était aisé de découvrir çà et là de petits enfoncements, dans lesquels se nichaient deux ou trois petits points d'une couleur marron ; on eût dit des grains de *poudre à fusil* incrustés dans la peau *b*, fig. 9. Je cherchai à en tirer quelques-uns avec une aiguille ; mais, en les touchant, je les vis s'enfoncer davantage et comme spontanément dans la peau, et puis y disparaître, débordés et recouverts par l'orifice de l'enfoncement cutané. J'avais de la sorte, sous la main, un de ces acaridiens qui s'attachent à la peau des animaux et de l'homme, en y cachant leur bec et leurs pattes, et qui ne laissent au contact de l'air, et cela jusqu'à la hauteur des orifices respiratoires, que leur abdomen, qu'on séparerait de la tête, plutôt que de faire lâcher prise à ces vampires cutanés.

Je présumai d'abord que je trouverais de ces insectes sur les pigeons que le petit malade avait rapportés du colombier ; mais toutes mes recherches n'aboutirent qu'à m'y montrer le pou du pigeon (*Ricinus gallinæ et columbæ*), insecte non-seulement plus long de beaucoup et plus grêle (il a l'air d'une semence non encore bien mûre de cerfeuil), mais encore qui appartient à tout autre genre, à cause du nombre de ses pattes qui ne dépassent pas trois paires à tous les âges, et de la structure particulière des appareils de la bouche ; du reste, nous le décrirons en détail plus bas.

Le mal faisant des progrès rapides, je renonçai, et à l'espoir d'extraire le parasite à l'état d'intégrité, et à celui de le découvrir, dans les plumes des pigeons rapportés ; je ne m'appliquai plus qu'au soin d'arrêter le progrès de ses ravages.

Je recouvris les deux joues de l'enfant, le dessous du menton et une partie du cou, avec des compresses imbibées d'eau-de-vie camphrée, je lotionnai avec le même liquide le front, les paupières et le dessus du nez ; j'enjoignis à l'enfant de tenir, avec ses deux mains, ces compresses fortement appliquées contre les joues. A l'instant même la démangeaison cessa, la chaleur brûlante se dissipa, les petites phlyctènes s'affaissèrent et s'effacèrent ; le mal s'arrêta tout à coup dans ses progrès, et quelques heures après il ne restait plus la moindre trace de rougeur ; seulement on remarquait çà et là des groupes de deux ou trois petits points noirs, qui n'étaient autre chose que les abdomens des insectes immobiles et morts dans la plaie, d'où la force du poison même n'avait pu les séparer ; ils y tenaient aussi fortement que pendant leur vie.

Or, voici ce qui s'était passé dans ce cas, et avait donné lieu à l'invasion de ces acarides, d'après les renseignements que fournirent peu à peu, et durant le pansement, les souvenirs de mon petit étourdi.

En arrivant au colombier, son premier mouvement fut de sortir son mouchoir pour s'essuyer la sueur du visage ; le mouchoir lui tomba des mains sur un tas de colombine, ou fiente de pigeon, qui séjournait là depuis plus d'un mois. Il paraît que les acaridiens, tapis sous cette fiente, se ruèrent sur le mouchoir, et du mouchoir sur les joues ; de là vint tout le mal. Au reste le mouchoir, examiné de plus près, me sembla porter encore quelques-uns de ces hôtes dans les mailles de son tissu, et je me hâtai de le soumettre au même traitement, comme objet suspect de contagion.

611. On conçoit du reste combien la piqûre de ces insectes, barbouillés de fiente, devait être plus venimeuse que dans leur état habituel, et lorsqu'ils n'ont séjourné que sur la peau des animaux ; dans le premier cas, leur dard empoisonné envenime la plaie.

612. 3° Nous avons fait remarquer que les acares sont des

parasites nocturnes, et d'un autre côté que leur livrée change avec la nature de leur proie; l'*acarus*, qui va nous fournir le sujet de la description suivante, sera un exemple de cette double particularité.

613. Les commères qui élèvent en cage des petits oiseaux (pinson, chardonneret, etc.) ont l'habitude d'employer pour juchoirs des petits bâtons de sureau, sachant bien que le jour les mites de ces oiseaux ne manquent pas de venir se réfugier contre la moelle de ces branchettes, ce qui permet d'approprier la cage et de débarrasser un à un ces oiseaux de cette vermine qui les dévore la nuit. Ces acares, tels que je les ai surpris moi-même dans la moelle de ces branches du sureau, ont la forme générale et la livrée de la fig. 4, pl. 3 (569); ce dessin ayant été pris d'après un individu que je conservais plongé dans une nappe de gomme arabique, le venin *fl*, sorti des onglets de ces deux mandibules (*), se montre distinctement aux yeux, par la différence de son pouvoir réfringent. Son corps est d'un rouge de sang, portant sur le dos deux taches semi-lunaires, parallèles, jaunes, la convexité tournée en avant. Lorsqu'on l'observe au microscope, par transmission des rayons lumineux, les échancrures cotylédoïdes du plastron semblent se dessiner sur le dos de la carapace, comme deux rangs longitudinaux de trois points chaque; les jambes *p* ont la couleur du corps, avec plus de transparence, et sont çà et là renflées d'embonpoint; les palpes *pl*, fig. 5, pl. 3, sont terminées par une houppe (*a*) de petits points, qui n'est peut-être que la réfraction d'une gerbe de liquide qui a suinté de l'extrémité du palpe; la fig. 8 représente la tige de l'ambulacre *a*, la pelote rentrée; la fig. 7, au contraire, représente la pelote *b* appliquée contre le plan de position. C'est sur cette espèce, sans doute, que le caprice de Latreille a composé, à l'aide des figures d'Hermann, son genre *Bdella*; d'après Lamarck, qui a copié Latreille, les bdelles n'auraient pas de mandibules; cela ne signifie pas autre chose, si ce n'est qu'Hermann

---

(*) Sur notre figure, les deux mandibules se terminent par un sommet mousse et arrondi, parce qu'on les a dessinées plongées dans la gomme arabique, qui, là, forme comme un étui autour d'elles.

a dessiné l'insecte, les mandibules rentrées sous le *rostrum*. L'acare dépasse à peine un millimètre sans les pattes, dont la première paire a environ, en longueur, deux tiers de millimètre. Le petit pinson, sur les juchoirs duquel j'ai étudié quelque temps, et en août 1859, cet acare, m'avait donné l'éveil sur la présence de ces hôtes dangereux, par l'air languissant qu'il prit tout à coup ; on le voyait immobile et pensif sur son bâton, d'où il descendait à peine pour aller becqueter une ou deux graines ; son bec, un matin, me parut tout couvert d'un duvet farineux, dont le pinson s'était débarrassé le soir par ses soins de propreté ; mais il lui était resté, à la base de la mâchoire inférieure, un bouton purulent et puis sec ; sa tête se plumait de plus en plus. Je pris soin d'enlever, jour par jour, les acares que je trouvais tapis, au nombre de sept à huit, contre la moelle de ses juchoirs en sureau ; j'émiettai du camphre dans cette moelle, pour en faire sortir ceux que la pointe de mon aiguille ne pouvait pas atteindre ; à cette odeur, ces petits vampires prenaient bien vite la fuite ; j'en émiettai sur le plumage et sur la tête du pinson, qui, dès le premier abord, me parut reprendre sa gaieté, sa vivacité ordinaire et son appétit ; il se repluma bientôt, son bec se dépouilla de son aspect lépreux, et redevint lisse et luisant comme de coutume. Avec une simple poudre en guise de topique, j'avais fini par le guérir de la maladie qui l'affligeait ; je l'avais débarrassé de ses parasites.

614. Entre l'acare de la cage de mon petit pinson (pl. 3, fig. 4) et celui du colombier (fig. 3), il n'existe pas d'autre différence spécifique que celle de l'habitation. La couleur rouge de brique de celle-là, et gorge de pigeon de la seconde figure, n'est qu'une différence individuelle qui varie selon l'exposition et le genre de nourriture : car, 1° dans une cage exposée à la lumière et au grand air, sa coloration prend des caractères plus vifs et plus brillants que dans les ténèbres d'un pigeonnier ordinaire. Peut-être aussi que l'application constante de l'acare contre la moelle du sureau, dont l'infusion, au moins celle des fleurs, donne une couleur rouge, pourrait encore expliquer la coloration de l'acarus. N'avons-nous pas du reste des poux de la tête de différentes couleurs ? 2° Les

taches dorsales de la carapace varient avec l'âge et avec l'opa-
cité de la coloration. D'un autre côté, les différences que,
d'après la comparaison des dessins micrographiques, on remarque, entre ces deux figures d'acares et celle de la tique du
chien et du bœuf, telle que de Geer la donne, fig. 2, pl. 6, ne sont
en réalité que des différences de réplétion et d'embonpoint.
Sur les chiens et sur les bœufs, on trouve indifféremment la
tique, avec les formes et la taille de la figure publiée par de Geer,
et avec celles de la nôtre, selon que l'acare vient de s'appliquer
ou qu'il lâche prise. Dans le premier cas, ses dimensions se ré-
duisent à sa carapace, et on ne saurait alors le distinguer de
nos deux figures; dans le second cas, sa carapace ne forme
plus que le petit corselet de tout son corps, qui semble n'être
partout ailleurs qu'un gros abdomen et qu'un énorme ventre.

615. Quant aux différences de coloration que prend la tique, selon la différence des milieux où elle vit, en voici un
nouvel exemple : le 23 janvier 1840, je soulevai, d'un coup de
bêche, une taupe qui depuis longtemps ravageait mon jardin,
et je l'assommai du coup. La chaleur de l'animal était considérable. Il s'échappa de son corps des puces, dont la forme
se rapprochait bien plus de celle des figures de Roesel (*), que
de celle de l'*Encyclopédie*; et puis, à mesure que la chaleur abandonnait le corps de la taupe, et que l'agonie faisait
des progrès, je voyais s'échapper et courir sur ses poils une
multitude de petits acares blancs de nacre et à pattes purpurines, dont la fig. 11, pl. 2, donne la forme et l'aspect. Les plus
gros atteignaient un millimètre et deux tiers de longueur, du
rostre à l'anus ; les plus jeunes en mourant disposaient leurs
pattes comme le fait l'acare de la fig. 2, de la même planche.
Les taches branchiales internes, que l'on voit sur la carapace,
et qui par leur disposition rappellent celles des fig. 1—3 de la
pl. 3, étaient roussâtres sur un fond de nacre ; les plus jeunes
acares n'offraient pas des taches aussi prononcées que les plus
âgés. La taupe était chargée d'embonpoint, et ne paraissait pas
souffrir du parasitisme de tant d'hôtes voraces.

(*) *Musc.* et *Culic.*, tab. 3, tom. 2.

Notre acarus ne différait donc, de tous ceux que nous venons de décrire, que par sa couleur de nacre de perle; mais cette couleur est celle de l'étiolement, et notre parasite n'avait pas de fréquentes occasions de subir l'influence colorante de la lumière. S'il avait passé, en qualité de parasite, sur le corps d'un animal diurne, il est certain que cet acarus aurait pris une tout autre livrée, et n'aurait plus différé de l'*acarus* des pigeons.

616. En conséquence de toutes ces considérations, toute mite dont les organes auront la structure que nous venons de décrire dans ses détails, quels que soient les rapports de ses dimensions, ceux de la carapace et de l'abdomen, ou ceux de la coloration de son test, doit être rapportée à l'*Acare ricin*, à la *tique* (*Acarus reduvius*, Nob.); ses différences n'étant que des différences d'âge et de nutrition, ou des effets de l'influence des milieux. Cette tique a été appelée tique des chiens, des chevaux, des bœufs, des porcs, mite des pigeons, des moineaux, des poules, de la taupe, du rhinocéros, de l'éléphant, etc., selon qu'on l'a surprise sur la fourrure ou le plumage de l'un ou l'autre de ces animaux; et elle a reçu, dans nos catalogues, une multitude de noms spécifiques différents, parce que nos classificateurs ont calqué leurs descriptions, non sur leurs propres dissections, mais simplement sur les dessins publiés par les auteurs, d'une manière plus ou moins infidèle et grossière.

α. EFFETS MORBIDES DU PARASITISME DE LA TIQUE.

617. La tique du chien ou du bœuf se jette indistinctement sur tous les animaux qui passent près de son gîte; ses préférences ne viennent que de l'étendue de ses besoins; une grosse tique a plus à gagner de s'attacher à un gros animal, sur lequel elle peut faire longtemps franche lippée, qu'à un insecte dont elle ne ferait qu'une bouchée dès le premier instant. Le *leptus* (572) vous saute aux jambes, comme une puce, quand vous passez dans les jachères, après la moisson; mais la tique du bœuf quittera difficilement sa grosse proie, pour se jeter de là sur l'homme ou sur la taupe. Cependant nous ne manquons

25

pas d'exemples de ces migrations capricieuses, et il est assez probable que, sans ses habits, l'homme serait exposé à de plus fréquentes visites ; car pour la tique, sa chair, et surtout sa peau fine, est préférable, je pense, à la chair et au cuir du bœuf. Étudions donc avec soin les effets morbides que sa succion et son émigration sont dans le cas de produire.

618. La première sensation qu'on éprouve de la présence de la tique est un chatouillement, effet de la reptation de l'insecte ; chatouillement incommode, car il est le produit de l'action des poils de son corps sur nos papilles cutanées, et de l'application des huit ventouses, ou pelotes visqueuses, qui terminent les pattes de l'acarus. Si ces insectes étaient nombreux, une telle démangeaison suffirait pour empêcher de dormir et pour donner la fièvre.

619. Dès que l'acare plonge sa double tarière dans la chair, à la sensation du chatouillement succède une sensation de piqûre, qui varie d'intensité, selon que la tarière intéresse la substance de la papille nerveuse, ou passe à côté, pour arriver jusqu'aux capillaires sous-cutanés ; mais bientôt l'acare, se mettant à l'œuvre, attire à lui et détourne à son profit le sang qui devrait passer, par les capillaires, des artères dans les veines ; il le pompe par les mouvements de systole et de diastole, d'expansion et de contraction, qu'imprime à la perforation le jeu des deux onglets de ses mandibules (568) ; ces deux onglets doivent en même temps titiller les papilles sous-cutanées environnantes. Quand l'acare cesse sa succion, le sang attiré se répand dans la cavité, par une extravasation, qui est d'un rouge vif, couleur du sang artériel, et couleur que prendra le sang veineux, sous l'influence du contact immédiat de l'air extérieur qui lui arrive par la perforation même ; il s'hématosera là avec l'oxygène, de la même manière que dans le poumon. Mais cette quantité de sang en stagnation, et ne se ravivant plus par la circulation, vire bientôt à un état de fermentation qui ne saurait plus profiter à la vie générale ; il se corrompt, et enfle les tissus qui lui servent de vase et de réceptacle. Si le tissu sous-jacent se referme et que la circulation normale cesse d'être en communication avec ce foyer d'infection, la plaie ne sera

que superficielle, et se desséchera bien vite à l'air ; mais si l'adhérence opiniâtre de l'acare vient la raviver le soir, en plongeant plus profondément le jeu de ses mandibules dans les chairs, une extravasation plus profonde dès lors se joindra à l'extravasation superficielle, et augmentera la somme des produits de la décomposition. Si l'acare plonge sa tarière dans la tunique d'une veinule, l'extravasation prendra, même au début, la couleur bleue et livide, qui n'est en général le propre que de la décoloration du sang artériel et extravasé. Enfin, si l'une ou l'autre des piqûres de l'acare reste béante et en communication directe avec ce foyer d'infection, l'acide de la fermentation produira de proche en proche, de capillaire en capillaire, des congestions sanguines (269), qui endurciront les tissus ambiants, et produiront une tumeur enflammée. Si, au contraire, les perforations produites par le jeu de la tarière de l'acare restaient béantes, à l'époque où la fermentation prend le caractère ammoniacal, le sang se liquéfiant, au lieu de se coaguler et de former un bouchon obturateur, deviendrait, par la circulation, un véhicule plus rapide d'autant de cette infection parasite ; et le bouton produit par un simple acare serait alors dans le cas de constituer un bubon pestilentiel. Il est vrai que l'acare a soin de se retirer, et d'aller plonger plus loin le dard qui le nourrit, quand les sucs de la plaie qu'il a faite ne lui semblent plus de bon caractère, et qu'ainsi le mal qu'il occasionne s'arrête presque toujours à la phase inoffensive et curable spontanément. Mais il peut arriver des cas où il se trompe dans ses prévisions et dans son attente. Supposons, en effet, que l'on dépouille de sa peau un mouton, un bœuf, un veau, etc., attaqués par les tiques, qu'on emprisonne ces parasites en roulant la peau sur elle-même, et qu'on abandonne le tout en été, par un temps chaud et humide, à toutes les influences d'une rapide putréfaction ; dès ce moment l'acare ne retirera son dard qu'empoisonné ; et si, avant de s'être nettoyé le bec dans le sang d'un animal de vile espèce, il se jette sur l'homme, et lui enfonce dans les chairs sa tarière infectée de sanie et de pus, il produira nécessairement une pustule charbonneuse, une pustule maligne, un bubon pestilentiel ; il sera la cause d'une infection par contagion : tout cela est de la dernière évidence. Ce serait bien pire, si l'animal malade était mort depuis longtemps et qu'il fût lui-même déjà infecté du charbon ; le contact de sa peau serait dès lors plus immédiatement contagieux et pestilentiel. Or, on sait que le *charbon*, ou *pustule maligne*, survient principalement aux ouvriers bouchers, écorcheurs, équarrisseurs ; et dans ce cas, voici ce qu'on observe : le premier jour, le bouton n'offre pas de différence avec tout bouton enflammé ; bientôt les contours s'enflamment, surtout à mesure que la couleur vive et flamboyante du bouton pâlit et passe au rouge jaunâtre, puis au jaune serin. En portant son attention les premiers jours, à l'aide de la loupe, sur les caractères de cette phlyctène, on y remarque la trace d'une solution de continuité et d'une gerçure, dont les bords se rapprochent bien difficilement, et conservent à toutes les époques une couleur de pus desséché. Cependant les tissus ambiants s'infiltrent, s'emflamment, s'ecchymosent, se colorent d'irisations de mauvais augure, qui s'étendent de proche en proche, suivant la direction des fibres musculaires, et finissent par envahir le muscle sous-jacent tout entier. Les mouvements des régions envahies se paralysent ; les membres enflent ; le malade y éprouve une chaleur brûlante et fiévreuse, qui finit par jeter le trouble dans toute l'économie, et, si les secours ne sont prompts et dirigés avec intelligence, par amener le délire au moyen des congestions sanguines, et la mort, suite d'une générale infection. La fig. 11, pl. 11, représente en raccourci l'aspect du foyer et la coloration superficielle des chairs avoisinantes, comme résumé de ce que nous avons observé plus fréquemment ; le rose enflammé y alterne avec le bleu ecchymosé, selon que le sang artériel arrive, à la surface, avant le sang veineux, et selon que les produits de la stagnation du liquide sont acides, ou putrides et ammoniacaux par excès de base.

620. Que l'insecte s'attache au menton, au milieu de la barbe ; abrité là, contre tout frottement, par cette forêt de poils, ne déterminera-t-il pas, à cette place, une tumeur ayant tous les caractères d'un clou ? et s'il y multiplie et y pullule, et que les petits se répandent, comme des poux, dans ce cuir chevelu qui

semble tant leur convenir, cette multitude de petits boutons enflammés, qui, en se rapprochant, formeront bientôt comme une nappe chagrinée, ne présentera-t-elle pas, aux yeux du médecin non prévenu, tous les caractères de la *mentagre*, sans en excepter un seul? Caractères physiques et de position, caractères de chronicité et de durée, par la succession de ces petites et inapercevables générations? Si tel médecin, trop fidèle aux vieilleries de l'école galénique, venait à nier ce fait, car en théorie nier ne coûte guère, tous les naturalistes, plus compétents que lui sur la question, le lui certifieraient et le lui démontreraient, avec l'évidence de la logique, qui sait combiner entre eux les résultats de l'observation, et qui, après avoir évalué les effets d'une cause, ne va pas tout à coup perdre de vue la cause, lorsqu'elle a sous les yeux le tableau de ses effets.

621. Nos vêtements préservent bien des parties de notre corps, de la préférence que ces acares ont pour certains tissus; si le climat nous permettait d'aller les jambes nues, dans les champs, les ravages de ces êtres microscopiques seraient bien plus variés encore qu'ils ne le sont parmi nous. En s'attachant aux régions inguinales, ils y détermineraient des bubons d'emblée; en s'attachant au scrotum, ils y engendreraient des indurations de diverse nature; et sur la verge, des accidents et des désordres de différents noms, selon que leur lieu d'élection serait sur le prépuce, ou sur le gland, ou à l'orifice et à une certaine profondeur du canal de l'urètre : phimosis, balanite, chancre induré, etc.; phlegmons variables et d'un caractère nouveau, à cause de la différence du tissu envahi et de l'élaboration des organes affectés. En effet, transportez, sur l'une ou l'autre surface des organes sexuels, les accidents consécutifs de la succion de la *tique,* alors que vous ignorerez la présence de l'acare, et cherchez ensuite, dans le vocabulaire syphilitique, le nom que vous devrez donner à cette maladie, qui, dans ce cas, vous ne le nierez pas, ne sera pourtant qu'un simple accident. La possibilité de l'invasion, il faut l'admettre, ou se condamner à nier l'évidence; si elle se réalise, et qu'on en ignore la cause, il est certain que vous vous méprendrez, d'une

manière ou d'une autre, selon que les effets seront plus ou moins compliqués, et que l'auteur de tant de ravages aura préalablement trempé son dard dans des sucs plus ou moins inoffensifs par eux-mêmes.

622. Si la tique se glisse dans le rectum, et qu'elle détermine là, sur la paroi intestinale, à une plus ou moins grande distance de l'anus, les effets que nous venons de dessiner et de décrire (619), effets qui varieront sans aucun doute, en caractères extérieurs, par la différence des milieux (et ce cas l'on n'en niera pas encore la possibilité); l'inflammation et la tuméfaction des tissus, rétrécissant l'espace, rendront plus difficile le passage des matières fécales, et en prolongeront le séjour dans le côlon, en dépit de toute la puissance de la faculté péristaltique du tube. De là des épreintes et le ballonnement de l'abdomen ; de là déchirure et hémorragies partielles du tissu enflammé : hémorroïdes enfin, avec toute leur complication de douleurs et de formes.

623. Admettons qu'au lieu de s'attacher aux superficies de notre corps, la *tique* vienne à s'introduire dans les cavités de nos organes, dont rien, pas même nos précautions, ne lui interdit l'entrée ; si elle pénètre dans le tuyau auditif par la conque de l'oreille, de quelle horrible *otite* ne sera-t-elle pas l'auteur, en s'appliquant sur des surfaces couvertes de papilles nerveuses si sensibles et si délicates, et sur lesquelles le frôlement d'un simple cure-oreille produit de si cuisantes douleurs ? Que si, au contraire, la tique pénètre dans ces profondeurs si peu accessibles à notre vue ou à nos instruments, par la trompe d'Eustache, quelle otite opiniâtrément rebelle que celle qui résistera à toutes les médications locales, administrées par le tuyau auditif extérieur!

624. Si la *tique* se jette, en pullulant, sur les parois buccales, qu'elle s'enfonce dans les cavités nasales et aille se loger jusque dans les sinus frontaux, étudions un instant la marche des phénomènes : Apparition, dans la bouche, d'aphthes d'abord peu apparents, plus tard et successivement de plus sérieux augure, qui, semblant s'étendre de proche en proche sur le voile du palais, sur l'isthme du gosier, rendront de plus en

plus la respiration, la phonation et la déglutition difficiles;
bientôt enchifrènement, coryza, écoulement nasal ; plus tard,
lourdeur et vertiges, violente céphalalgie, fièvre, somnolence,
stupeur, ce sentiment qui nous porte à nous effrayer d'une
douleur vive, dont nous indiquons le siége, sans en voir ou en
deviner la cause ; enfin, écoulement sanieux par les narines et
la bouche; épouvantable *morve*, telle qu'elle en a, depuis quelque
temps, tiré le nom de l'hippiatrique, parce que l'observation a
entrevu, un peu plus qu'on ne le faisait anciennement, un coin
de son analogie, c'est-à-dire l'analogie de ses effets. Ce mal
peut se compliquer, on le conçoit, et même débuter par une
éruption cutanée, sur une plus ou moins grande surface de la
peau, selon que la pullulation et les émigrations de l'insecte
auront envahi le malade, par un point plutôt que par un autre.
Cas épouvantable de parasitisme, dont la médication dite antiphlogistique ne sera propre qu'à favoriser le développement
et à accélérer la marche envahissante, les *tiques* ayant un
goût particulier pour les tissus albuminoso-sucrés. Une médication aromatique, dirigée avec intelligence et sous l'influence
des idées que nous venons de développer, arrête le mal
dans sa marche envahissante, et parvient à sauver l'individu.

625. Admettons que l'acare se jette sous les pieds des animaux et se loge, chez l'homme, entre l'ongle et la chair ; chez
les ruminants, dans l'entre-deux des deux ongles, dans le fourchet ; chez les autres herbivores, dans la partie vive de la sole,
dans les anfractuosités de la fourchette; chez les chiens et les
chats et autres carnivores, dans la commissure des doigts de la
patte, ou bien à la racine de leurs ongles ; nous aurons là la
cause d'une maladie qui variera de nom et de caractère, selon
la nature et la profondeur des tissus envahis. Douleur vive et
des plus vives, car elle a son siége dans la portion la plus sensible du système nerveux ; claudication chez les animaux, et
chez l'homme, si c'est le pied qui est envahi ; tumeur d'abord
enflammée et puis purulente et gangréneuse, qui finit souvent
par envoyer les animaux à l'abattoir, et par nécessiter, chez
l'homme, l'emploi du bistouri et quelquefois même l'ampu-

tation du doigt. Ce sera le *fourchet* chez les bestiaux, la *bleime* chez les chevaux, le *panaris, tourniole* ou *tourniote, et mal d'aventure* chez l'homme, avec les trois formes que les classifications lui prêtent, selon que le foyer du mal, cette cause inconnue ou plutôt inobservée et inaperçue, aura établi son siége dans les muscles, le tissu tendino-nerveux, ou les aponévroses seulement. Appliquez sur un mal semblable des cataplasmes émollients, vous ne faites que donner au mal une intensité plus lancinante ; car vous enveloppez l'artisan de ces désordres, avec l'atmosphère humide et protectrice qui convient tant à son appareil branchial. Si au contraire vous trempez le membre dans l'eau, le malade sent tout à coup suspendre ses douleurs ; car l'acare finirait par s'y asphyxier, si on avait le temps de tenir le membre affecté dans ce simple liquide. Mais la guérison sera bien plus prompte, si vous plongez le membre dans l'alcool saturé de camphre, de tabac ou de tout autre arome narcotique ; car l'acare ne tardera pas à y être empoisonné ; et c'est la médication que les praticiens ont adoptée, depuis que nous avons fixé leur attention sur la cause animée de ce mal si dangereux, et sur les résultats que nous avons si souvent obtenus nous-même, de l'emploi de cette simple et expéditive méthode ; il ne faut pas souvent une heure de séjour du membre affecté dans ce liquide, pour que le mal soit guéri et que toute douleur cesse sans retour.

626. J'ai eu l'occasion, en mai 1840, d'observer, sur une chatte de la maison, un des effets de l'invasion des acares, effets qui offraient quelque rapport avec le délire furieux et les accès de rage. Cette chatte, qui avait déjà porté deux ou trois fois, revint un jour, du petit jardinet qui était situé sous nos fenêtres, en faisant des bonds, du plancher au plafond, escaladant les portes et les murs, nous passant et repassant par-dessus la tête, cherchant à se cacher dans le caveau, sous les boiseries et les meubles, l'œil épouvanté, la tête basse, les jambes rentrées dans le corps, et la queue, ainsi que les pattes, agitée de mouvements convulsifs et de soubresauts. Elle retirait de seconde en seconde, et brusquement, la patte, comme le font les chats, quand ils se brûlent au feu. On voyait à ses mouvements, à ses

gestes et à son attention, que le siége du mal était sous la surface plantaire de ses pattes, qu'elle flairait de temps à autre, avec horreur et une espèce d'anxiété. Notre jardinet, fumé alors avec une assez grande quantité de crottins de cheval, était rempli d'escarbots (*Hister unicolor*, Lamk.) que dévoraient les acares dont nous avons donné plus haut la description et l'histoire générale (579); je soupçonnai dès lors que l'animal en avait été assailli par les pattes, qu'il était en proie à toutes les angoisses lancinantes du fourchet. Je la fis saisir et tenir fortement à deux mains, les pattes redressées; elle ne chercha nullement à se débarrasser et à mordre. Je lui saupoudrai les pattes et le museau avec de la poudre de camphre, je lui en jetai même dans la gueule; et peu à peu tous ces symptômes d'emportement s'apaisèrent, elle reprit sa tranquillité habituelle, et s'endormit paisiblement sur une chaise, comme elle en avait l'habitude. Mais dès qu'elle fit mine, en s'éveillant, de retourner au jardin, je ne la perdis plus de vue. Bientôt je la vis s'acheminer, comme à tâtons et en flairant le sol, vers le point d'où elle avait pris la fuite la première fois; elle en approchait avec crainte et en s'orientant à chaque pas; tout à coup, et comme par des mouvements électriques, elle se mit à secouer, tantôt l'une, tantôt l'autre de ses pattes, ainsi qu'on s'y prend quand on se brûle le doigt; puis tout à coup elle bondit encore et s'enfuit épouvantée, comme poursuivie par un vampire attaché à ses flancs et à l'extrémité de ses pattes : et dès ce moment recommençaient toutes ses fureurs, ses bonds et les évolutions de la première fois, auxquelles nous mettions fin par la médication précédente; tout cessait de nouveau, dès que l'animal sentait la poudre de camphre, entre les doigts et sur le museau. Cette expérience fut répétée cinq à six fois, grâce aux mouvements de curiosité qui portaient cette chatte à retourner aux lieux où le mal l'avait prise, comme pour s'en rendre compte et reconnaître son ennemi; elle s'avançait à chaque fois vers ce foyer d'*Acarus*, le nez au vent et en faisant patte de velours, comme lorsqu'elle se mettait à la piste d'un rat ou d'une souris; et elle en revenait toujours de plus en plus désappointée.

Voilà donc un cas de *fourchet* et de *panaris*, et je dirai même un commencement de rage produit par un acare ; car la chatte écumait de la bouche dans ses fureurs, et peut-être aurait-elle mordu tout autre que ses maîtres.

627. Mais si, arrivé dans les cavités du nez, l'acare s'attache de préférence à la région de l'os ethmoïde, et qu'il ronge peu à peu les parties molles de cet os spongieux, ne pourra-t-il pas se frayer un passage, à travers toutes ces anfractuosités, pour se glisser jusqu'aux méninges, et, en perforant les méninges, jusqu'à la pulpe cérébrale elle-même ? On prévoit bien quelles seront les conséquences de l'introduction de l'acare dans les replis de cet organe sacré : surdité sans otite, s'il s'attaque au nerf auditif ; cécité sans ophthalmie, si c'est aux nerfs optiques ; perte de l'odorat et du goût, tic nerveux, etc., selon que ses ravages s'arrêteront aux rameaux des diverses paires de nerfs ; et puis ensuite, et dès que la masse cérébrale sera intéressée : manie, somnolence, syncope, fureur, épilepsie, convulsions intermittentes, paralysie partielle, et puis générale, apoplexie foudroyante, etc., tout ce cortége infernal d'un trouble apporté dans l'économie de l'organe élaborateur de la sensibilité et de la pensée se développera d'une manière ou d'une autre, selon que l'altération de ces tissus sacrés aura, en profondeur, une ligne de plus ou de moins, et que le lieu d'élection de l'acare se trouvera à telle ou telle distance des diverses sources de la sensibilité et de l'impulsion vitale. Or, quand nous surprenons si souvent, sous la boîte cranienne des animaux de boucherie, les larves de mouches qui y ont pénétré par les sinus frontaux, nous serions mal venus de contester la possibilité de l'introduction des acares dans la même capacité osseuse ; les acares sont aussi fouisseurs que les larves des mouches, et ils n'ont pas besoin, pour respirer à l'aise, de plus d'air qu'elles (502).

628. On conçoit que si l'acare s'attachait à la trachée-artère, aux bronches, etc., le mécanisme de sa succion ne tarderait pas à produire tous les symptômes de phonation, de toux et de dyspnée, qui caractérisent la coqueluche et le croup à ses diverses périodes, tout, jusqu'aux fausses membranes, qui finissent par étouffer l'enfant.

629. En résumé, la tique peut-elle se jeter d'un animal sur l'homme? Oui. — Peut-elle s'introduire et s'acclimater dans les cavités les plus profondes de notre corps? Oui. — Peut-elle avec sa tarière nous inoculer le venin dont elle se sera infectée ailleurs? Oui. — Peut-elle servir de véhicule à la contagion et à la peste même? Oui. — Si cette invasion se réalise, quels seront les caractères de cet accident? Presque tous ceux qui ont été inscrits au catalogue nosologique, comme symptômes de maladies locales, sous un nom ou sous un autre, selon que le lieu d'élection de l'acare sera dans tel ou tel organe, et que son séjour y sera plus ou moins long, et sa pullulation plus ou moins grande.

β. **TÉMOIGNAGE DES AUTEURS SUR LES EFFETS MORBIDES DES TIQUES.**

630. Ce n'est pas de nos jours que les ravages de la tique sont connus; Aristote désigne ces insectes par l'épithète de κυνεραισταί (qui aiment à s'attacher de préférence aux chiens).

631. C'est à Columelle que Linné a emprunté l'épithète de *reduvius*, altération de *redivius*, mot qui dérive d'un vieux mot latin *redivere* (pour *redividere*), résoudre, parce que, dit Columelle, en suçant les chairs des animaux, cet insecte les résout en pourriture ou en pus (*).

632. « Il est, dit Pline (**), un insecte aussi hideux à voir que le pou, qui, la tête plongée dans les chairs, s'y repaît de sang, et s'y enfle outre mesure. Cet animal, le seul qui n'ait pas d'anus, finit par crever de réplétion, et trouve la mort dans sa nutrition même. Il s'engendre quelquefois sur les juments, fréquemment sur les bœufs et sur les chiens, animaux accessi-

---

(*) *Redivius, quia suctu carnem animalium resolvit.* Colum., lib. 30, cap. 9.

(**) Lib. 9, cap. 34. *Est animal ejusdem turpitudinis, infixo semper sanguini capite vivens, atque itá intumescens; unum animalium cui cibi non sit exitus; dehiscitque nimiá satietate, alimento ipso moriens; non numquam in jumentis gignitur, in bobus frequens, in canibus aliquando, in quibus omnia. In ovibus et in capris hoc solum.* Il est probable que sur les brebis et les chèvres, Pline, ou plutôt Caton qu'il copie ici, a pris le *pouricin* pour la *tique*.

bles à toutes les mites. Les brebis et les chèvres ne connaissent que cette espèce-là. »

Ce passage est d'une vérité frappante, à part ce qui concerne l'absence de l'anus, idée théorique par laquelle Pline cherchait à s'expliquer cette intumescence extraordinaire que prend subitement l'acare, dès qu'il se met à sucer le sang, et qui peut le rendre aussi gros qu'une lentille, d'insecte invisible qu'il était.

633. Que cet acare puisse s'élancer sur l'homme, c'est un fait ignoré peut-être encore de beaucoup d'observateurs de cabinet, mais que connaissent parfaitement, de temps immémorial, les habitants de la campagne, ces observateurs illettrés, dont l'expérience acquise nuit et jour au lit du malade éclaire si souvent le diagnostic théorique du médecin. Dans les pays méridionaux, le paysan appelle métaphoriquement ces *réduves,* *langoustes,* comme si son instinct classificateur lui avait révélé l'analogie de structure qui existe entre ce petit acare et le géant des écrevisses ; on les entend souvent, quand ils aperçoivent, ou croient apercevoir la *tique* sur le cou de l'un de leurs camarades, lui dire : Attends que je t'enlève cette *langouste.*

634. Scaliger avait vu le ricin s'attacher à la peau de l'homme, entre les poils du pubis ou de la barbe. Moufet (*) ajouta à ce sujet les réflexions suivantes : « Peut-être Scaliger entend-il par ricin, le pou cancriforme, ou bien le *réduve* humain ; car ils naissent l'un et l'autre entre les poils de la barbe, et ceux du pubis et de l'aine, et on ne peut les arracher qu'avec la plus grande difficulté. Le réduve tourmente les bœufs, les hommes, mais surtout les meutes de chiens. Caton s'est laissé tromper par les dimensions, lorsqu'il assure qu'on trouve communément ces *ricins* sur les brebis et les chèvres. »

Depuis Scaliger et Moufet, tous les naturalistes qui se sont occupés de la question ont vu la *tique* des bœufs et des chiens passer de ces animaux à l'homme, et le tourmenter à son tour de sa cruelle succion. Linné en a fait plusieurs fois la

---

(*) *Insectorum sive minimorum animalium theatrum.* Édit. lat. 1634, page 272.

remarque dans ses divers écrits. De Geer (*) fait observer que, quand elles en trouvent l'occasion, ces mites s'attachent à la peau des hommes, en la perçant, et y introduisant presque toute la tête ; et à force de sucer, elles y produisent des taches rouges, comme j'ai eu l'occasion, dit-il, de le voir moi-même, en examinant une de ces mites attachée au bras d'un homme qui revenait de la chasse ; on les nomme *flott* en suédois, et on les trouve indistinctement sur les chiens et sur les bœufs. (Page 98, tome 7.)

635. Linné (**) attribuait la cause de la coqueluche et du croup (*tussis ferina*) à quelque espèce d'acare ; et il émet à ce sujet des réflexions si judicieuses, que nous ne pouvons mieux faire que d'en donner la traduction littérale : « La toux glapissante (*tussis ferina*), dit-il, est une maladie peu connue de nos aïeux, qui affecte spécialement les enfants. Elle est tellement épidémique et contagieuse, qu'elle peut se propager et se multiplier facilement par les simples émanations du malade ; or, de tels moyens de propagation ne sauraient être attribués qu'à une cause animée..... La toux glapissante ne pourrait-elle pas dériver de quelque espèce d'acares qui viennent s'alimenter de préférence dans les organes destinés à la respiration ? La médecine domestique de la Vestro-Gothie milite en faveur de cette opinion ; car, pour calmer et guérir cette maladie, on s'y sert d'un infusion de *Ledum*, remède dont les propriétés narcotiques, vénéneuses et redoutables aux insectes, nous permettent d'induire que la cause du mal qu'elle guérit, réside dans les animalcules. C'est avec la même plante que les paysans débarrassent leurs porcs et leurs moutons de la vermine qui les infecte. »

636. Columelle avait déjà aperçu les acares entre les ongles des brebis, où ils occasionnent un panaris (fourchet). Moufet

---

(*) De Geer, dans ce volume, a décrit cette espèce, sous deux noms différents, selon qu'il a eu sous les yeux l'insecte à jeun ou repu. Son *Acarus ricinoides*, pl. 5, fig. 16-18, n'est que l'état à jeun de son *Acarus reduvius*, pl. 6, fig. 1-8. Linné avait commis la même méprise, en nommant l'un *Acarus ricinus*, et l'autre *Acarus reduvius*. La cause de ce double emploi est que, sur les bœufs, la tique enfle plus vite de réplétion que sur les chiens.

(**) *Amœnitates academicæ*, t. 5, p. 98. Thèse intitulée *Exanthemata viva*, soutenue, en 1757, par Jean C. Nysander.

confirme ce fait de son propre témoignage, à l'égard des panaris humains (*).

637. Hermann père, ayant eu occasion d'ouvrir le crâne d'un maniaque, décédé à l'hôpital de Strasbourg, et cela en présence de Lauth, son collègue, et de divers autres chirurgiens, le 28 mai 1787, surprit, courant sur la glande pituitaire, un acare, que les chirurgiens prenaient pour un morpion, et dont il a eu soin de nous donner la figure, avec celle de son *Acarus cellaris*, dont il le dit très-voisin (**) ; acarus qui, d'après nous, n'est que le jeune âge de la tique, qu'Hermann a eu occasion d'observer dans un cellier, plutôt que dans une écurie. Ajoutez à ce fait un fait analogue rapporté par Houlier, en sa pratique, et transcrit, texte et figure, par Ambroise Paré(***). Un Italien, que traitait Houlier, était tourmenté d'une extrême douleur de tête, dont il mourut ; l'ayant fait ouvrir, on lui trouva dans la substance du cerveau un animal assez semblable à un scorpion, dont la figure annonce un individu jeune, si toutefois ce n'est pas le *cheylète* des livres. Du reste, il n'y aurait rien d'étonnant qu'on eût trouvé à Paris, sur cet Italien, un scorpion, animal des pays chauds. Le scorpion, en s'insinuant jeune jusque dans le cerveau, y aura continué à trouver dans ce milieu la température qui lui est convenable, et il s'y sera développé d'autant plus facilement, qu'il y aura été retenu par l'abaissement de la température de l'air ambiant de Paris. N'avons-nous pas trouvé vivants, sous l'obélisque de Louqsor, les scorpions amenés d'Égypte? A l'égard de ces faits, que notre peu d'habitude nous rend extraordinaires, il n'est jamais hors de propos de revenir sur ce qu'on a déjà dit une fois : Les insectes hideux, nous ne les observons qu'adultes, tant il nous répugne d'en étudier l'histoire ; et, dès ce moment, comme nous nous débarrassons bien vite de l'observation, et même de la pensée seule, nous perdons de vue ce que ces gros insectes ont

(*) *Nascuntur item sub ungulis ovium* (teste Columellâ), *quales etiam nos vidimus sub unguibus panaritio laborantium.* (Moufet, *Insect. siv. minim. animal. theatrum* ; 1634, pag. 285.)

(**) *Mém. aptérol.*, pl. 6, fig. 6.

(***) Liv. 20, pag. 731, édit. de Buon., 1628.

pu paraître et exécuter, étant petits. Or, le scorpion le plus gros a commencé, au sortir de l'œuf, par n'être pas plus gros qu'un acare de la plus petite espèce ; et, avec de telles dimensions, il est capable de se glisser, à notre insu, dans les profondeurs de nos organes les plus sacrés.

638. Pour en revenir aux ravages de notre *tique*, depuis l'impulsion que l'apparition de la deuxième édition du *Nouveau Système de chimie organique* a imprimée aux méthodes d'observation médicale, le médecin a eu plus d'une occasion de porter son attention sur les effets de la communication de la *tique*, des bestiaux à l'homme ; et il a appris dès lors à connaître la cause animée des phlegmons, qu'il traitait auparavant comme des maladies spontanées, provenant des mauvaises humeurs, d'un sang vicié, et quelquefois même, ainsi que le panaris, d'une infection intestinale. Le paysan, moins érudit et moins savant, était seul dans le vrai sur ce point, comme sur bien d'autres. Dès 1838, Dubreuil, médecin à Bordeaux (*), publiait un fait d'observation de ce genre fort intéressant, surtout parce qu'il émane d'un praticien. Il avait reconnu qu'une pustule gangréneuse occupant toute la région mastoïdienne, et s'étendant, en diminuant d'intensité, à la peau du cou, jusqu'au niveau du sternum et de l'épaule, était produite par la succion de la *tique du chien (Ricinus canis)*, acaridien, dit-il, qui s'attache aux bœufs et aux moutons. Le propriétaire qui avait gagné cette maladie avait attrapé l'insecte en s'arrêtant quelques instants dans l'écurie. L'insecte était plongé si profondément dans la peau, et il y tenait si fortement, qu'il fallut couper jusqu'au vif ; la blessure resta un mois à se cicatriser. Nous pensons, nous, que l'opération chirurgicale était en ce cas inutile, et que la guérison eût été beaucoup plus prompte et moins pénible à obtenir, si l'on s'était contenté d'appliquer, sur toute l'étendue du mal, de larges compresses d'alcool à 40° camphré, qui aurait tué l'acaridien et cicatrisé ses effets morbides. En même temps on révéla au

---

(*) Voyez *Bull. de la Soc. méd. de Bordeaux*, et *Gazette des hôpitaux*, mardi, 11 septembre 1838.

médecin qu'une jeune fille, appartenant à la même maison, avait été prise auparavant d'un phlegmon très-grave, à la suite de la morsure de l'un de ces insectes ; et l'auteur ajoute à son récit cette réflexion judicieuse, mais qui est restée peut-être sans fruit, chez les praticiens ses confrères : « Dans le cas que j'ai cité, la présence d'une escarre, surmontée d'une vésicule violacée, n'aurait-elle pas pu donner la pensée de l'existence de la pustule maligne, si des accidents généraux l'avaient accompagnée ? » Nous répondrons que des accidents généraux n'auraient pas manqué de l'accompagner, avec le temps et une médication moins prompte ; mais surtout si l'acaridien, avant de s'attacher à l'homme, avait par hasard empoisonné sa tarière dans quelque foyer d'infection.

639. Et à cette occasion nous rappellerons que la pustule maligne, que le phlegmon, qui n'est qu'une pustule moins maligne, que le *charbon* ou *anthrax*, prend vulgairement, chez les Italiens, les dénominations de *favo* et *vespajo*, comme qui dirait *nid de guêpes*, parce qu'on aura vu ce mal se développer, dans les pays chauds, avec sa violence habituelle, à la suite de la piqûre envenimée d'une guêpe en fureur.

640. En nous rapprochant davantage de nos contrées, nous trouvons, dans le peuple des campagnes de la Bourgogne, des dénominations et des opinions qui viennent à l'appui de ce point de fait. Dans ce pays, la *pustule maligne* se nomme vulgairement *puce maligne* ; le médecin galénique a vu dans cette expression une simple syncope ; le naturaliste y trouve une explication. En 1775 l'Académie des sciences de Dijon mit au concours la question de la *puce maligne* de Bourgogne (*) ; en 1780, le prix fut décerné à Thomassin ; l'un des concurrents avait pris pour épigraphe : *O pueri, fugite hinc, latet anguis in herba* ; mais dans son mémoire il avait eu grand soin de ne pas faire sortir l'épigraphe de son rôle d'allégorie ; si le médecin avait osé dire ce que le peuple avait deviné, sa dissertation n'aurait plus été médicale. Le lauréat cependant s'était hasardé

(*) Voyez *Journal général de Médecine*, tom. 45, 1776, pag. 500, et tom. 53, 1780, pag. 563.

à penser comme deux des concurrents, Fournier et Méret, que la cause de cette pustule maligne dépendait quelquefois de la piqûre d'un insecte ; il en avait, disait-il, des preuves non équivoques ; mais il ne pensait pas, comme eux, qu'il n'y avait qu'une seule espèce d'insecte qui puisse produire cet effet ; et il citait l'exemple d'un charbon survenu à la suite d'une piqûre d'abeille : ce qui se rapporte bien à l'opinion italienne (640). L'*acarus* était trop petit pour avoir fixé l'attention du lauréat ; il ne le soupçonne même pas, et le passe sous silence ; puis il retombe dans la doctrine galénique, pour expliquer la maladie, comme ayant hâte de se faire pardonner cette excursion du médecin observateur dans le domaine des sciences accessoires. Cependant toute sa dissertation, ainsi que celles de ses rivaux, s'explique parfaitement bien d'un bout à l'autre, par la présence de la *tique*, qui, dans le progrès de la contagion, dont elle est l'artisan et le véhicule, s'envenime de plus en plus, et produit des effets de plus en plus nuisibles. C'est ainsi qu'on se rend compte de l'observation suivante, qui serait inexplicable autrement : « D'après l'auteur, les bœufs de ce pays auraient été sujets à une espèce de charbon intérieur qui attaque les boyaux, le foie, la rate, etc. Les paysans leur portaient la main dans le *rectum*, pour le vider et y faire une espèce de *saignée locale* (*sic*) ; quelquefois l'animal guérissait, et le paysan était attaqué ensuite de la pustule maligne à la main ou l'avant-bras. Ceux qui écorchaient l'animal pour le vendre étaient pris du charbon ; tandis que ceux qui en mangeaient la chair en étaient exempts. » La présence de la *tique* dans les voies intestinales rend parfaitement compte de tous ces faits (*), et il ne faudrait pas se laisser aller à cette tendance que, faute de s'être livré à l'observation de la nature, on a en général de se faire traîner de tout son poids à la remorque, de disputer les faits un à un, de ne les croire qu'après les avoir vus soi-même, et

____

(*) Enaux et Chaussier, qui reprirent, en 1785, le même sujet (*Méthode de traiter les morsures des animaux enragés et de la vipère, suivie d'un Précis sur la pustule maligne*, Dijon, 1785) ; enfin, Davy-la-Chevrier (*Dissertation sur la pustule maligne de Bourgogne*, 1807) n'ont pas même effleuré cette face principale d'une aussi intéressante question.

26

de refuser aux autres la confiance qu'on réclame ensuite sur parole pour soi. L'homme qui repousse le flambeau de l'analogie et de l'induction, est un être qui abdique le plus bel apanage de son intelligence.

Si la tique peut vivre sur la peau et y déterminer un furoncle, elle peut vivre et produire les mêmes accidents dans les cavités de la bouche et du nez ; et puis dans toute la longueur du canal alimentaire ; car là elle trouvera de l'air pour respirer et de la chair tendre et succulente, pour s'y plonger de toute sa longueur (*).

641. Plus tard, un auteur, chez qui l'observateur reste fort en arrière de l'érudit, M. Vallot, de Dijon (**), en créant une fort mauvaise espèce d'*acarus*, ne laisse pas que de nous avoir transmis une circonstance piquante, qui se rattache de très-près à l'explication que nous venons de donner. Il nous révèle que la tique, qu'il nous décrit sous le nom nouveau d'*Acarus fuscus*, et qui n'est autre que l'*Acarus reduvius* de Linné, peut-être au jeune âge du *Leptus autumnalis*, Lamk., se nomme *pou des bois* chez les habitants de la campagne du département de la Côte-d'Or, qui connaissent très-bien les accidents qu'occasionne sa piqûre. Dans la partie de la Bourgogne qui avoisine la Franche-Comté, les paysans auront nommé *puce des bois* ce que les paysans de la Côte-d'Or ont nommé *pou;* et les accidents qui proviennent de sa piqûre auront gardé le nom de leur auteur; on aura dit : le malade *a la puce maligne*, comme on dit : *il a des vers, il a des poux*. A Jersey également, la *tique des chiens* porte le nom de *pou des bois*. Nous allons avoir plus

---

(*) Linné regardait la dyssenterie comme un exanthème, comme une gale épidémique des intestins, une gale interne (*Dysenteria epidemica scabies est intestinorum interna*), offrant les mêmes produits cutanés et émanant d'un artisan analogue. (*Amœn. academicæ*, tom. 5, pag. 97 ; thèse *Exanthemata viva*, 1757). Linné a emprunté cette opinion à Le Cat de Rouen. (*Recueil périodique d'obs. de méd., de chir., de pharm.*, tom. 1, 1754, pag. 258; tom. 2, 1755, pag. 255.) Les maladies internes, d'après ce dernier, ne sont que les maladies externes transportées à l'intérieur; l'épidémie de Rouen de 1754 n'était qu'un herpès placé à l'estomac et à 1 intestin grêle.

(**) Cette note de Vallot est perdue dans le *Recueil périodique de la Société médicale de Paris*, tom. 2, pag. 264, an. ix, rédaction de Sédillot.

bas une nouvelle occasion de mettre à contribution ces renseignements synonymiques, en pathologie, comme en histoire
naturelle. Qu'il suffise de rappeler ici que la *tique* a d'abord la
taille d'un *pou,* et qu'elle gratte et démange, comme lui; que,
tapie et en embuscade dans les bois, elle se jette sur les animaux
avec le saut d'une *puce,* dont elle a la taille et la couleur. Quoi
d'étonnant qu'en désignant à l'œil nu cet acare, les paysans
aient commis une méprise, à laquelle n'ont pas toujours échappé
les plus illustres naturalistes, ainsi que je vais le démontrer
dans le paragraphe qui suit?

Spec. 4. Puce pénétrante (*Pulex penetrans,* Lin.) qui n'est autre qu'un acarus;
lequel n'est autre que la tique.

642. Ce que nous venons de dire de la puce maligne de
Bourgogne nous amène naturellement à nous occuper de la
puce pénétrante de l'Amérique méridionale, ou plutôt tropicale.

Depuis Linné, qui a circonscrit de la sorte le genre *puce,*
ce genre se compose de deux espèces, fort distinctes sans
doute, dont l'une, la *puce irritante* (*Pulex irritans,* Lin.), est
triviale et domestique en Europe, et dont l'autre, la *puce pénétrante* (*Pulex penetrans,* Lin.), serait, d'après le classificateur,
la *puce* des régions tropicales, mais *puce* bien plus à craindre
que la nôtre. Soutenir que le *Pulex penetrans* n'est rien moins
qu'une espèce du genre *Puce,* ce genre si distinct et qui se tient,
dans la classification, à une si grande distance de tous les genres
qui l'entourent, c'est, je m'y attends bien, blesser la foi que
bien des lecteurs professent en l'infaillibilité de Linné. Pour
nous, cette méprise sur un fait de détail, et sur une détermination que Linné ne pouvait établir que par des recherches
d'érudition, et non par les révélations d'une observation
qui lui fût propre, cette méprise ne diminue rien de la haute
opinion que nous avons toujours professée pour le génie caractéristique de Linné.

Pulex penetrans, dit le Systema, *rostro corporis longitudine,
habitat in America, pedes hominum intrans, ova deponens, ul-*

cera maligna, sæpe mortem caussans ; lente extrahendus, fus-
co-rufescens, abdomine fœminæ ovis innumeris gravidæ orbi-
culato, ad magnitudinem centuplam totius corporis intu-
mescente.

Pulex penetrans, répète Fabricius, *proboscide corporis lon-*
gitudine, habitat in America, pedes hominum intrans, ova de-
ponens, cacoethem et sæpe mortem caussat. Fabricius a copié
Linné de confiance ; Latreille et Lamarck ont copié Fabricius ;
nos dictionnaires d'histoire naturelle ont tous copié Lamarck;
et nul jusqu'à nous n'a élevé le moindre doute sur le signalement d'un insecte auteur de tant de maux.

Mais Linné, à qui remonte la méprise, avait-il observé cette
prétendue puce de ses propres yeux? Non. Il s'appuie sur des
témoignages. Or, tous les témoins qu'il cite dans la synonymie
de son espèce, ont parlé de l'insecte, ou plutôt de ses ravages,
sans trop s'attacher à son anatomie. Un seul, Catesby (*) en a
donné une figure; mais Catesby, iconographe de talent pour
les animaux d'une certaine taille, n'était rien moins que micrographe ; il ne maniait pas le microscope ; et cependant la figure
qu'il donne de cette prétendue puce, par les dimensions du dessin, n'aurait pu être obtenue qu'à des grossissements supérieurs.
Du reste, je ne sais pas même comment Linné, qui avait la belle
puce de Hooke sous les yeux, a pu trouver des caractères d'une
puce à la figure informe de Catesby. Mais, comme cet ouvrage est presque toujours incomplet dans nos bibliothèques,
on peut voir la figure de Catesby reproduite dans le *Dictionnaire
d'histoire naturelle* de Levrault (**) ; Catesby, on le reconnaîtra
sans peine, n'a pu faire en cela qu'une figure d'imagination,
sur un fait assez grave pour fixer son attention. Quoi qu'il en
soit, Catesby n'avait dit nulle part, qu'anatomiquement parlant,
l'auteur des ravages qu'il décrit eût les caractères d'une puce.
D'où vient donc que Linné, sans autre figure que celle de Catesby,

(*) *Hist. nat. de la Caroline,* 3, pag. 10, tab. 10, fig. 2.
(**) **C. D.** (Constant Duméril), auteur de l'article, y dit tenir le mâle et la
femelle de la complaisance de M. Turpin. Cela ne signifie autre chose, si ce n'est
qu'il tient ces dessins de Turpin, lequel, et il était coutumier du fait, s'est contenté de les calquer sur Catesby et dans sa tête, sans en avertir son chef de file.

s'est déterminé à placer cet insecte ravageur dans ce genre ? Nous allons éclaircir ce fait, en remontant aux diverses sources.

643. Les premiers navigateurs qui abordèrent le nouveau monde durent être épouvantés des ravages morbides de cet insecte, que les Indiens savaient bien en être l'auteur, et qu'ils leur désignaient du doigt.

En effet, Thévet (*Histoire de l'Amérique*) rapporte que « lorsque les Espagnols arrivèrent en Amérique, ils devinrent malades de petits vers, nommés *toms*, par plusieurs tumeurs qui s'élevèrent sur leurs pieds ; et quand ils ouvraient ces tumeurs, ils y trouvaient un petit animal blanc. Les habitants du pays s'en guérissent par le moyen d'une huile qu'ils tirent d'un fruit nommé *chibou, cachibou* (*), lequel n'est bon à manger. Ils en mettent une goutte sur les tumeurs, et le mal guérit en peu de temps. »

644. Scaliger, qui écrivait vers le milieu du seizième siècle, s'exprimait de la sorte au sujet du *pellicello* : « PULICELLUS (remarquez bien ce mot !) *est rostro acutissimo, pedes potissimum invadit (rarò partes alias) non ingredientium tantum, sed et cubantium quoque; ideo in sublimi cubant Indi..... Non multo aliter Benzii pestiferis insectis maxime infestantur Indi. Inter alia* NIGUÆ, MAGNITUDINE PULICIS, *citrà ullum sensum, inter carnem et ungues præsertim pedum sese immergunt.* » « Ce petit pou a un bec très-aigu, il se jette et pénètre, surtout dans les pieds des voyageurs (rarement dans les autres membres), et s'introduit même dans le lit : voilà pourquoi les Indiens suspendent leur lit aux arbres. Ce n'est pas d'une autre manière que les insectes contagieux tourmentent les Indiens de la Guyane; entre autres le nigua, qui est de la GROSSEUR D'UNE PUCE !!! s'introduit, sans produire la moindre sensation, entre la chair et les ongles, principalement du pied. »

645. Cardan, qui écrivait sur la fin du même siècle, ajoute à cette citation les renseignements suivants : « *India occidentalis mittit, e* PULICUM GENERE, NIGUAM *pestem quamdam atrocem. Minus est pulice multò hoc animal, quod homini adhærens, adeo lancinat, ut pedes quibusdam, aliis manus excidant.* » « L'Inde

(*) Nom indigène de la résine du *Bursera gummifera*, Lin.

occidentale nous envoie, du genre des *pulicum* (poux, puces ou vermines), le *nigua*, cette peste atroce. C'est un animal, PLUS PETIT QU'UNE PUCE, qui, s'attachant à la chair de l'homme, y produit des douleurs si lancinantes, que les pieds en tombent aux uns, et les mains aux autres. »

646. Moufet (*), qui vient après, et qui a puisé aux mêmes sources, c'est-à-dire dans les rapports de Thévet surtout, ajoute : « *Rariores illi* PULICES *videntur, quos juxtà Niguam fluvium parit India; pedum potissimùm molliores partes sub unguibus invadunt, morsuque venenato, post quatriduum, tumorem pisi cicerisve magnitudine excitant, et fœtum lendibus candidis similem; qui nisi omnes citissimè eximantur, locusque affectus calidis cineribus uratur, membri fiet jactura, ut numidicis mancipiis sæpè contigit. Ipse item Thevetus, in provincia peruviana huic malo obnoxius, nonnisi frequenti in flumine ablutione valetudinem recuperavit.* » « On y voit plus rarement les petites vermines qu'engendre l'Inde sur le fleuve *Nigua*. Ces insectes s'insinuent principalement dans les parties molles des pieds, sous les ongles, et, par leur morsure empoisonnée, ils déterminent en quatre jours une tumeur de la grandeur d'un pois chiche, et y laissent leurs œufs semblables, par leur blancheur, à des lentes. Que si on ne se hâte de les enlever et de brûler la place envahie avec des cendres chaudes, on perd irrévocablement le membre, comme cela arrive aux esclaves des côtes d'Afrique. Thévet, lui-même, fut atteint de ce mal dans la province du Pérou, et ne recouvra la santé qu'à force de se baigner dans le fleuve. »

Dans un autre endroit de son livre, page 278, Moufet parle de nouveau de cet insecte en ces termes, dont il est inutile de donner la traduction : *Nigua bestiola (ut Thevetus comminiscitur) Indos occidentales valdè vexat; insectum hominum manibus infestissimum,* PULICE LONGE MINUS, *sed in pulvere,* UT PULEX, natus ; *Oviedus inter cutem et carnes generari eos affirmat; sed potissimùm sub unguibus digitorum nasci, quo loco ubi sese insinuaverunt, tumorem pisi magnitudine, cum prurilu maximo*

____

(*) *Insect. sive minim. animal. Theatrum,* 1654, pag. 277.

concitant, atque tandem lendes multiplicant. Si vero opportunè non extrahatur hæc bestiola, unà cum suo fœtu, paucis diebus pruritus in dolorem cedit vehementem, morbique violentia victi pereunt.

647. Le P. Chomet (*) dit que les Indiens Guaranis sont fort sujets aux ravages d'un insecte, espèce de PIQUE, qu'ils nomment *tung*; cet insecte, d'après lui, n'est pas plus gros qu'UNE PUCE; il s'insinue peu à peu entre cuir et chair, principalement sous les ongles, et dans les endroits où il y a quelque calus; là il fait son nid et laisse ses œufs.

648. Cet insecte, désigné par les naturels, dans le Brésil, sous le nom de *tunga*, d'après Marcgraw, sous celui de *mygor* ou de *ton*, d'après Laet; sous celui de *tom*, d'après Chomet; et à la Guyane, sous celui de *nigua*; mots indigènes dont l'analogie nous échappe, fut désigné par les aventuriers espagnols sous ceux de *chegas, chegos,* que les auteurs anglais traduisirent par ceux de *chegues, chegoes* (**), et les Brésiliens par celui de *biecho*, d'après Dellon; Ligonius va même jusqu'à l'appeler CHOESE-MITE; il reçut le nom de *pique* ou *chique*, des Français qui s'aventurèrent dans le Pérou. Or, si l'on tient compte des modifications que les divers idiotismes apportent à la prononciation des mots vulgaires, on ne manquera pas d'arriver de *chegos*, chegoes, choese, à chique, puis à pique, et enfin à *tique*, qui est le mot par lequel nous désignons, en France, l'*Acarus reduvius* des chiens et des bœufs. Il est si vrai qu'en prononçant ce mot sous diverses inflexions, les auteurs avaient présente à l'esprit l'image de notre tique, et non celle d'une puce, que Ligonius a soin d'ajouter le mot de *mite* au mot corrompu de

(*) *Lettres édifiantes et curieuses*, avant-dernière du 22ᵉ recueil, pag. 411.

(**) *Voyez* Sloane, *Hist. of Jamaïca*, pag. 191, 2ᵉ vol., et pag. 124 et 125 de l'introduction: Jean Hunter le nomme *Chiger* (*Obs. sur les maladies de l'armée à la Jamaïque*, in-8°, 1788); — Oviedo (*Summary*, 127); — Hack hist. (*Voy.* pag. 449); — Abbeville (*Voy. au Brés.*, pag. 256); — Rochefort (*Hist. nat. des Antilles*, chap. 24, art. 6, pag. 272); — Frézier (*Voy. au Chili*, tom. 1); — Ulloa (*Voy. au Pérou*, tom. 1, liv. 1, chap. 7, pag. 58); — Dellon (*Voy. aux Indes occid.*).

Voyez aussi, pour la province du Paraguay, d'Azara (*Essai sur l'hist. nat. des quadrupèdes du Paraguay*, tom. 1, pag. 313).

choese, et que Sloane va jusqu'à se servir du mot de ciron. Le docteur Stübbes (*) ajoute : « Ligons a assez parlé des CIRONS ou des CHIQUES. J'ai connu un homme qui fit brûler son nègre tout vif, parce qu'il en était couvert. »

Michel-Ange de Guattini et Denis de Plaisance, missionnaires (**), rapportent qu'il y a dans le Brésil certains petits animaux qu'ils appellent *poux de pharaon*, qui entrent dans le pied entre cuir et chair ; ils deviennent dans un jour de la grosseur d'une fève. Ensuite Brown (***) n'hésite pas à prendre, parmi toutes ces dénominations, une dénomination positive et qui semble trancher la question. Il se sert de la phrase systématique suivante : *acarus fuscus sub cutem nidulans, proboscide acutiore*. « Acare brun qui établit son nid sous la peau, et dont le rostre est très-aigu. »

Enfin Rolander le désigne sous les noms de *Pediculus ricinoides*.

649. Mais aucun de ces auteurs n'avait donné une figure de l'insecte pour diriger le classificateur ; et l'on conçoit facilement pourquoi on se sentait peu porté à faire le portrait d'un insecte aussi redoutable. Un seul enfin, et le dernier de tous, Catesby (****), se hasarde à en publier une figure d'après nature, figure informe qui ne ressemble pas plus à une puce qu'à un pou ; et, il faut l'avouer, ce à quoi cette figure ressemble le moins, c'est à un acare. Que devait donc faire Linné de cet insecte, dont l'existence et les ravages étaient si bien établis, et dont la nature était si obscure ? Les classificateurs ont foi aux descriptions accompagnées de figures ; et comme il avait plu à Catesby de faire une puce de sa singulière figure, Linné a enregistré, comme la seule authentique, la dénomination de Catesby ; et de la phrase de ce dernier, PULEX *minimus, cutem*

(*) *Transact. philosoph.*, ann. 1668, n° 36 et 41, extrait dans la Collect. académique, tom. 2, pag. 138 et pag. 169.

(**) *Ibid.*, ann. 1678, n° 139, art. 4, et Coll. académ., tom. 2, pag. 485.

(***) *Hist. nat. de la Jamaïque*, pag. 418.

(****) *Hist. nat. de la Caroline*, 5, pag. 10, tab. 10, fig. 3. Nous sommes forcés de citer, sans avoir le livre sous les yeux ; l'exemplaire de la Bibliothèque royale étant incomplet.

PENETRANS, *americanus*, le naturaliste suédois a tiré la dénomination spécifique de *pulex penetrans*, qui a passé dans la science, sans réclamation aucune.

650. Plus tard, cependant, un auteur suédois, O. Swartz, reprend le même sujet dans les mémoires de l'Académie de Stockholm (*) ; et si cet auteur n'avait pas été dupe de quelque mystification, force serait bien de se ranger de l'avis de Linné ; car la figure de Swartz, qui ne ressemble en rien à celle de Catesby, ou de notre grand Dictionnaire des sciences naturelles, est véritablement celle d'une puce.

Mais certainement Swartz n'écrivait pas et observait encore moins sur lieux ; il n'a donc pu décrire et figurer cette puce que sur des individus qui lui auront été adressés d'Amérique, avec l'étiquette de ce qu'il avait demandé ; Swartz aura été dupe de son correspondant, qui, ne voulant pas s'exposer à tirer une *chique* de la plaie d'un individu infesté, aura trouvé plus commode de lui envoyer une puce ordinaire. Voici les raisons qui démontrent péremptoirement ce que nous avançons.

651. Les figures ci-jointes représentent l'histoire, réduite aux proportions de cet ouvrage, de la puce ordinaire de tous les climats (*Pulex irritans*, Lin.). La fig. 1 est celle de l'insecte

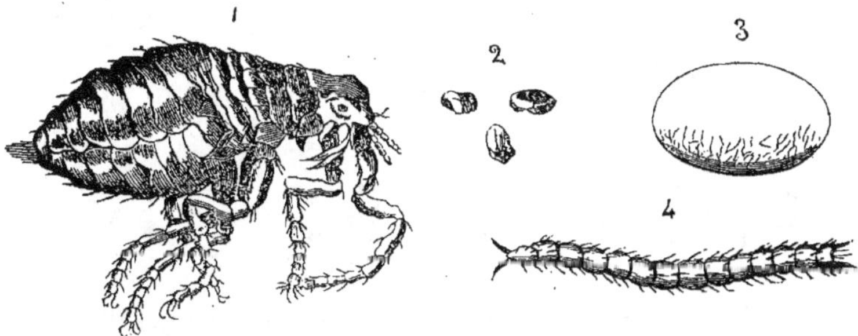

grossi à la loupe ; c'est un insecte à métamorphose, qui, ici, est vu à son état parfait, et n'est plus susceptible d'un accrois-

(*) *Mém. de l'Acad. de Stockholm*, janv., fév., mars 1788, pag. 40. Mon ignorance de la langue suédoise me force à ne prendre mes renseignements que dans les phrases latines de ce mémoire, écrit d'un bout à l'autre en langue du pays.

sement d'embonpoint appréciable, d'abord à cause des écailles
dont il est cuirassé, et ensuite parce que les insectes à métamorphose ne croissent qu'à l'état de larves. Sa larve (fig. 4)
est un ver bien reconnaissable, qui, sur le point de se méta-
morphoser, a soin de se filer une coque (fig. 5); cette larve
est sortie d'un œuf, dont la fig. 2 donne la forme générale.
L'histoire de notre puce n'a donc pas le moindre rapport de
biologie, de structure, d'habitude et de mœurs, avec les figures
de Catesby et du Dictionnaire des sciences naturelles; notre
puce se nourrit en sautant, et se garde bien de se nicher dans
la plaie.

652. Or, voici la figure que donne Swartz de la *puce pénétrante* (*) :

La fig. 1 est la puce grossie à une assez forte loupe; la fig. est 4

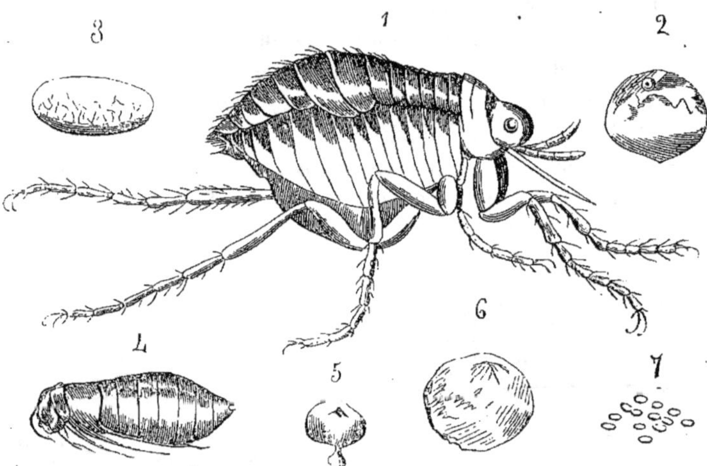

sans doute sa chrysalide; la fig. 7, ses œufs, et la fig. 3 un œu
grossi; mais les fig. 2, 5, 6 seraient, d'après Swartz, le nid de
l'insecte extrait des chairs du patient. Quant à la larve, nous ne
la retrouvons nulle part dans ces figures. Or, la fig. 1 est trop celle
de la puce ordinaire, pour que les fig. 2, 5, 6 soient son nid.
Les larves de nos puces filent des coques; et nos puces se gar-

(*) Pl. 2, loc. cit.

dent bien de pondre leurs œufs dans nos chairs ; d'un autre côté, elles ne s'y enfoncent jamais ; elles ne pourraient y vivre ; aucun des observateurs, et ils sont assez nombreux, qui ont vu les ravages de la *chique*, n'ont jamais fait mention d'un ver et d'une larve qui précéderaient cet état parfait ; or, si la chique pond ses œufs dans les chairs, et qu'elle soit une puce, il faut de toute nécessité qu'on l'y observe dans ses deux états. Donc la figure de Swartz est une mystification que son correspondant a voulu lui faire, ou bien une mystification qu'il aura voulu faire à ses lecteurs, en associant une partie des mauvaises figures de Catesby (*) à celles de la puce véritable. Je ne sache pas, du reste, que les naturalistes aient attaché une grande importance à son témoignage ; car je n'ai pas encore vu son mémoire cité une seule fois dans nos recueils, et il est fort possible que je sois le premier à l'avoir exhumé.

653. Ayons donc recours à des travaux plus récents, et qui portent un tout autre cachet d'authenticité et d'exactitude, après avoir récapitulé tous les renseignements fournis par les observateurs immédiats du fait :

1° Les Européens qui en furent les premiers assaillis en arrivant en Amérique, eux témoins si compétents du phénomène, et qui se connaissaient très-bien en fait de puces, ont tous donné à l'insecte auteur de tant de ravages la dénomination de *tique* ou *mite* (*pique*, *chique*, n'étant qu'une corruption de ces mots). Or, une puce qui atteindrait la grosseur d'une fève ou d'un pois ne serait pas capable de se prêter à une pareille méprise.

2° L'insecte, d'abord gros comme un grain de millet, est susceptible de prendre, en se gorgeant de sang, les dimensions d'une fève ou d'un pois chiche. Cette circonstance, qui se reproduit chez nos *tiques* d'Europe, est incompatible avec la structure caparaçonnée et avec la forme arrêtée de la *puce* ; la puce n'a pas un abdomen aussi élastique ; son abdomen est trop corsé et trop bien ficelé.

(*) A la figure 6, en effet, ajoutez une tête informe armée de six pattes, et vous aurez la femelle prétendue, que le *Dict. des Sc. nat.* a figurée pour celle du *Pulex penetrans*.

3° Les petits de la *chique* sortiraient de l'œuf avec la forme de l'insecte parfait, et ne subiraient aucune métamorphose ultérieure ; tandis que la puce passe, avant d'arriver à l'état parfait, par celui de larve et de puppe. La *chique* n'est donc pas une espèce du genre *Pulex*.

4° La *chique* s'attache à la chair et n'en démord plus, si ce n'est pour changer de place sur le même individu. On se préservait de la contagion, c'est-à-dire de la communication de l'insecte, en brûlant le porteur, le pauvre malheureux esclave qui en était infecté. La *puce*, si elle était l'auteur de tant de maux, serait beaucoup plus contagieuse ; le feu ne préserverait pas, le bourreau, d'un insecte qui d'un bond sait franchir les distances.

5° Sur quoi donc Linné, dont l'autorité a suffi pour établir, dans le *Système*, la place qu'y occupe la *chique*, a-t-il fondé son opinion ? Sur les figures de Catesby ? Non ; car ces figures n'ont rien d'une puce, ni même d'un insecte connu ; les figures de Swartz n'existaient pas encore. Si nous analysons tous les textes que nous avons transcrits plus haut, il nous sera facile de deviner que, dans son embarras et ne sachant que faire de la *chique*, pour arriver à concilier les mauvaises figures de Catesby avec les témoignages des voyageurs, il a tranché la difficulté, en attachant au mot *pulex*, qu'on rencontre souvent dans les textes, une signification que les auteurs étaient loin de lui prêter. Un insecte n'est pas une puce (*pulex*), parce que les auteurs le désignent comme plus petit qu'une puce (*pulice minus*, Cardan et Moufet), comme une espèce de petite puce (*e pulicum genere*, Cardan, *pulex*, *pulicellus*, Scaliger) ; car à cette époque, où l'étude des infiniment petits était dans l'enfance, la signification de *pulex* n'était pas encore affectée exclusivement au genre puce ; par *pulices*, on entendait toute vermine en général, et non pas seulement les *puces* en particulier ; Redi (*) désigne, sous le nom de *pulex*, tous les poux que

---

(*) *Esperienze intorno alla generazione degl' insetti* ; ouvrage qui a paru pour la première fois en 1668. Les versions latines d'Amsterdam, de 1671 et 1686, traduisent le mot *pellicelli* par celui de *pulices*, pour les acares, comme pour les poux des divers animaux, dont Redi donne la figure.

nous avons transportés dans le genre *Pediculus*. Le mot *pulicellus*, dont se sert Scaliger, signifie si peu petite puce, que, dans le dictionnaire de la *Crusca*, nous le voyons signifier l'*acare* ou *mite* de la gale : *Pellicello*, dit la Crusca, *e un piccolissimo bacolino, il quale si genera a rognosi in pelle* (le pellicelle est un infiniment petit ciron, qui s'engendre sous la peau des galeux). Enfin, ce sont les lettrés et les écrivains de cabinet qui ont fait usage du mot *pulex* dans leurs descriptions, et la plupart d'entre eux connaissaient fort peu les *mites ;* à cette époque, comme en tant d'autres, le peuple était plus savant sur ce point que les lettrés. Or, le peuple, dans toutes les régions de l'Amérique, a donné à l'auteur de tant de ravages le nom de la *tique* qu'il connaissait si bien dans les champs européens ; et même les observateurs de seconde main, et qui tenaient la plume, pendant que le patient narrait, ont adopté entièrement l'opinion du peuple, en plaçant la *chique* dans les *cirons* (Ligons), dans les *acares* (Brown), dans les *ricins* (Rolander). Nous approchons, comme on le voit, de la détermination ; et le témoignage de de Geer va nous donner la solution complète du problème.

654. Nous avons dit que la *chique* porte, à la Guyane, le nom indigène de *nigua*. Or, de Geer reçoit tout à coup l'insecte *nigua*, que deux de ses compatriotes, habitant l'Amérique, lui avaient envoyé, M. Rolander, de Surinam, et M. Acrelius, de Pensylvanie ; celui-ci avait détaché les individus de son propre bras. D'un autre côté, Kalm, son ami, venait de publier (*) une description complète de l'insecte, sous le nom d'*Acarus ovalis*. De Geer observe avec soin et dessine ses individus (**) ; et il constate, par une figure et une longue description, que le *nigua* d'Amérique a les plus grands rapports, non-seulement de ressemblance, mais même d'identité, avec notre tique des chiens et des bœufs. Comparez les trois figures qu'il donne du *nigua*, ou mite pique (pl. 37, fig. 10, 12 et 13), avec celles qu'il donne ailleurs de la tique du chien et du bœuf (pl. 6,

---

(*) *Act. Acad. scient. Succiæ*, 1754, pag. 19.
(**) *Mém. pour servir à l'Hist. des Insectes*, tom. 7, pl. 37, pag. 134.

fig. 2, etc.). Or, de Geer rapporte son *nigua* à la pique d'Ul-loa (*), à laquelle Linné avait rapporté son *Pulex penetrans*; il sait parfaitement bien, puisqu'il l'écrit en toutes lettres, que cette mite est nommée *nigua* à Carthagène, *pique* au Pérou, et, d'après Kalm, *pou des bois* à Jersey et en *Pensylvanie*; son *nigua* est donc bien notre chique. Et pourtant ni Kalm ni de Geer ne citent le *Pulex penetrans* de Linné; que dis-je? de Geer ne rapporte sa *pique* ou *chique* qu'à l'*Acarus america-nus* de Linné., *Syst.*, ed. 12, page 1022, n° 5. Évidemment de Geer et Kalm ont voulu ici couvrir du manteau du respect la faute du patriarche, qu'ils n'ignoraient ni l'un ni l'autre; et Linné, qui s'amendait peu, n'aura pas eu le courage de faire justice de son double emploi et de sa méprise systématique.

Quoi qu'il en soit, les témoins les moins récusables, deux naturalistes qui écrivaient sur les lieux, et un troisième qui disséquait, au microscope, l'envoi de l'un d'entre eux, s'accordent ainsi à ne voir, dans le *Pulex penetrans* de Linné, que son *Acarus americanus*, que sa *tique* d'Amérique.

655. D'après Kalm, qui observait sur les lieux, ces *tiques* sont de grandeur différente; les unes étant si petites qu'elles sont à peine visibles; les autres, qui ont eu occasion de se gorger de sang, en suçant les hommes ou les animaux, sont grosses comme le bout du doigt (cette exubérance abdominale d'embonpoint a été prise pour une vésicule utérine par Catesby, sans doute). Dans cet état, d'après Kalm, la tique n'est pas rouge, mais grise, avec quelques points rougeâtres (confirmation du soupçon précédent, le sang ingurgité se décolorant par la digestion intestinale). D'après Kalm, Rolander et Acrelius, ces tiques se tiennent tout l'été dans les bois, sur les buissons et les plantes, mais plus particulièrement sur les feuilles sèches, tombées l'année précédente, et dont tout le terrain est jonché (exactement comme nos *tiques,* ou *poux des bois* et *puces malignes, Acarus reduvius,* Lin.); et ces mites y sont en si grande abondance, que dès qu'on s'assied sur quelque tronc d'arbre abattu, on en a bientôt ses habits et le corps tout couverts.

(*) *Voyage en Amér.,* tom. 1, pag. 58.

Malheur à ceux qui marchent pieds nus dans les champs ! On ne commence à en sentir les morsures que lorsque la moitié du corps de l'insecte est engagée dans la chair : la place enfle ; une vive démangeaison s'y fait sentir ; il s'y forme une ampoule de la grosseur d'un pois. C'est alors qu'il est difficile de s'en défaire ; car la mite rompt plutôt que de lâcher prise : la tête et les pattes restent en place, et y produisent une inflammation. Après s'être gorgées de sang, elles se détachent d'elles-mêmes, et vont cuver leur sang ailleurs. D'après Ulloa, ces tiques se seraient fabriqué, sous la peau qu'elles viennent de percer, un nid d'une tunique blanche et déliée, qui aurait la figure d'une perle, et dans le sein de laquelle la mite aurait déposé ses œufs (nous retrouvons bien ici la vésicule de la femelle figurée par Catesby, et les grosses vésicules de Swartz (652)) ; mais de Geer fait judicieusement observer qu'Ulloa a dû prendre, pour la perle et le nid dont il parle, la mite même dans son état de réplétion. Enfin, de Geer ajoute que les mites ont la peau si dure et si coriace, qu'on a de la peine à les écraser ; il termine en déduisant, de ces témoignages oculaires et de ses propres observations, que les mites américaines ont beaucoup de conformité avec celles qui, en Europe, s'attachent aux chiens et aux moutons.

656. Le *nigua*, le *tom* ou *tunga*, la *pique*, *chique*, *chegoes*, le *Pulex penetrans* de Linné, et le *Pulex minimus* de Catesby, ne sont donc que tout autant de dénominations de la tique, que Linné avait désignée déjà sous le nom d'*Acarus americanus* ; c'est notre *tique* du chien dont les ravages et les dimensions sont, comme nous l'avons dit de la vipère et des serpents, en raison de l'élévation de la température (480).

657. Le *Pulex penetrans* doit donc être rayé de nos catalogues. Mais, il est juste de le faire remarquer, dans les éditions subséquentes de son *Système*, Linné conçut des doutes sur la réalité de son *Pulex penetrans* : car on trouve en note (je cite d'après l'édition posthume de 1788), tome 1, page 1022 du *Systema naturæ*, la phrase dubitative suivante : *An* Catesby *pulex*, Brownei *acarus*, Rolander *pediculus ricinoides*, *verè specie differant? Dijudicent itaque Americani, cujus sit generis et*

utrum una aut plures species. Cette note est un aveu, mais non une réparation complète; et Linné, depuis le travail de de Geer, quoiqu'il ne le cite pas, était plus convaincu de sa méprise, qu'il n'a ici l'air de l'être. Ses éditeurs ont fini par supprimer la note ; Fabricius, à qui elle devait tracer le chemin, ne s'en est pas aperçu ; et le *Pulex penetrans,* qui, aux yeux de Linné, pouvait tout aussi bien être un acare, ou un pou qu'une puce, a conservé sa place usurpée, dans nos catalogues et nos diction- naires qui se copient tous ; partout il a conservé son rang spé- cifique de *pulex.* Pour compléter ces citations d'histoire na- turelle par une citation médicale, nous ajouterons, en termi- nant, que Sauvages, s'étayant du témoignage du docteur Vir- gile, qui lui répétait son Linné et son Catesby, commence la description de la maladie, qu'il désigne sous le nom systéma- tique de *malis americana* (chique) (*), par ces mots : *insectum* chique *verus est pulex colore, magnitudine et figura;* et là-des- sus il débite toute la description d'Ulloa et de Catesby. Tous les auteurs les plus récents de nosologie ont copié Sauvages, quand ils ont eu occasion de s'occuper des maladies exotiques, ce dont ils s'occupent bien rarement de nos jours. Plus haut, Sauvages, par un double emploi dont il est coutumier, avait érigé en une maladie distincte, sous le nom de *malis pratensis,* l'effet des piqûres *des bêtes rouges des savanes,* qui ne sont encore qu'un synonyme de la chique (**).

α Synonymie de la tique d'Amérique (*Acarus americanus,* Lin., et *Pulex penetrans* du même.)

658. Quand on a fait un écart aussi grand que Catesby et Linné, en prenant une *tique* pour une *puce,* et cela sur une mauvaise figure et sur quelques mots équivoques de comparai- son, on doit s'attendre qu'on n'a pas dû s'épargner des écarts plus faciles, en prenant les acares pour des poux, ou d'autres acares, et les différents âges du même acare, ou ses diverses situations, pour tout autant d'espèces différentes. Cela sera

(*) Sauvages, *Nosologia meth.*, tom. 5, ch. 10, pag. 420, édit. lat. de 1763.
(**) *Ibid.*, pag. 424.

plus facile à comprendre, pour ceux qui voudront s'assurer, de leurs propres yeux, que les classificateurs de profession n'ont pas pris la peine d'examiner un seul acare par eux-mêmes, et qu'ils n'ont écrit leurs phrases spécifiques et dénommé l'insecte, que sur les figures, tantôt d'un auteur, tantôt d'un autre. Or, les auteurs ne dessinent qu'une fois et sous un seul jour ces petits insectes ; si un autre auteur se prend à les dessiner sous un autre jour, et avec quelques modifications dues à l'âge, à la réplétion et à la position, ou même au point de vue différent, et qui soit cause d'une illusion microscopique, laquelle allonge ou raccourcisse d'autant l'objet observé, le classificateur, qui va vite, et qui du reste n'est pas fâché d'attacher son nom à une création nominale nouvelle, le classificateur y trouve un poil de plus, une teinte moins foncée, un corps plus grêle ou plus arrondi, une taille plus forte ; en faut-il davantage pour avoir une espèce nouvelle, que, pendant cent ans peut-être, on ne cherchera pas à vérifier et à soumettre à un nouvel examen. Linné ne s'y était pas pris autrement ; Gmelin, son continuateur, et Fabricius, son successeur pour la spécialité des insectes, ont renchéri sur l'exemple du maître ; et puis enfin, quand, des créations spécifiques on passa à l'ambition des créations génériques, Latreille fit en France, pour les genres, ce que Linné et Fabricius avaient fait pour les espèces ; d'un trait de plume, il fondait un genre sur un simple oubli du dessinateur ; et Lamarck, ce vaste penseur, se fiant, pour les observations de détail, à des travailleurs qui n'étaient pas de sa force, Lamarck se fit petit, afin de ne pas trop rebuter ces petits esprits, si dangereux à toutes les époques de despotisme ; il adopta leurs termes, pour donner un passe-port à ses grands aperçus. De là est venu que le groupe des acaridiens, parmi les insectes, est un chaos de méprises, de doubles emplois, qui sembleraient faire croire que le classificateur n'a pas même relu sa copie ; nous allons tenter de le débrouiller.

659. La tique américaine des régions tropicales ne diffère pas de notre tique européenne, d'une autre manière que notre tique européenne différerait d'elle-même, si on la transportait en Amérique ; sous ce climat de feu, elle acquerrait

une activité plus vive ; elle deviendrait plus vorace, et partant
atteindrait à de plus grandes proportions ; on pourrait prendre son gros ventre pour son nid, tant il y enflerait. D'un autre
côté, la grosse tique d'Amérique se réduirait aux proportions de
notre tique, si on la transportait dans nos climats. Mais les régions tropicales font le tour du globe, et ne s'arrêtent pas seulement sur le centre de l'Amérique ; l'Afrique, l'Asie et ses
grands archipels ont aussi leur zone intertropicale. Dans ces
diverses régions, notre tique doit prendre les dimensions et l'aspect accessoire de la *tique américaine*, de la prétendue *puce pénétrante* de Linné. Que fera l'observateur, qui retrouvera la
tique dans ces contrées ? Comme elle n'aura rien à ses yeux de
ce qui caractérise la puce, et qu'il n'y verra pas tout ce que
marque la phrase spécifique de l'*acarus* américain, il la dési-
gnera sous un nouveau nom et comme une nouvelle espèce. On
ne se conduit pas autrement quand on voyage pour enrichir
nos collections ; et c'est précisément ce qui est arrivé. La *tique*
trouvée en Égypte est devenue l'*Acarus œgyptius ;* dans les Indes et sur les bords du Gange, l'*Acarus indus* sous la plume de
Linné. En Norwége, l'*Acarus* a été *sanguisugus*, Fabric.; à Leipsick, *Acarus leipsiensis*, Fabric.; à Cayenne, *A. cayennensis ;* en
Espagne, *A. hispanus ;* il devient l'*Acarus baccarum*, lorsqu'on
la trouve en Europe sur les baies du groseillier. Quand le dessinateur a vu les pattes plus transparentes, et partant plus pâles,
la tique a pris le nom d'*Acarus pallipes. Que dis-je ?* sous la
plume et le crayon de Pallas, ce grand observateur pourtant,
l'*Acarus americanus* de Linné a pris le nom d'*Acarus aureolatus* (*), parce que l'auteur, fixant plus spécialement la carapace
que l'abdomen qui n'était pas repu, aura mieux distingué qu'un
autre sa couleur d'or. *Americana species,* dit-il, *perelegans, et for-
má corporis depressá, corii duritie,* PER QUAM SIMILIS ACARO, *nepœ-
formem quem vocat scopoli* (**)*; quem ipse olim in Hercyniis monti-
bus aliquoties, sub lapidibus, torpidum inveni, quique inter acaros
europœos giganteus quasi est :* « Espèce fort élégante, dépri-

<hr>

(*) *Spicileg. zoologicum,* fasc. 9, tab. 5, fig. 10, pag. 40 ; 1772.
(**) *Entom. Carn.,* pag. 590.

mée, coriace, fort semblable à l'acarus que Scopoli nomme *nepæformis* (en forme de crabe), que j'ai trouvé, dit Pallas, moi-même dans la forêt Noire, engourdie sous les pierres, et qui est le géant de nos acares d'Europe. » De cette dernière, Pallas fait une espèce nouvelle sous le nom d'*Acarus grossus* (*); à Surinam, il fait de l'*Acarus holosericeus* (599) son *Acarus araneodes*. Trouve-t-on la tique sur l'éléphant; elle devient, par droit d'accession, l'*Acarus elephantinus*, Lin. Il y a plus : dans les systèmes de Linné et de Fabricius, les *acarus* deviennent des poux, comme ils étaient puces; tel est le *Pediculus ricinoides* de Fabricius (*Spec. ins.*, tome 2, page 477, .n° 3; 1784, et Gmelin, *Syst. nat.*, tome 2, n° 3017, 3).

660. Afin de mettre cette légèreté de détermination, pour ainsi dire, en tableau synoptique, il nous suffira de placer en regard, sur trois colonnes, trois des espèces décrites par Gmelin et Fabricius : ce sera la meilleure manière de faire ressortir leur identité, et la valeur des autres.

Acarus sanguisugus. Gmel., *Syst*.	Pediculus ricinoides, Gmelin, *Ibid.*, et Fab.	Pulex penetrans. Lin., Gmel. et Fabric.
Abdomine posteriùs crenato, scutello ovato, subfulvo , rostro tripartito.	Abdomine orbiculato, lineá albá, scutello trilobo, rostro albo.	Proboscide corporis longitudine, Lin.
Jatecubu, Margr., 245.		*Acarus fuscus , sub cute nidulans, proboscide acutiori*, Brown, Jamaic., 418.
Nota. Habitat in Americâ, sanguinem in tibiis obambulantium hauriens , vix extrahendus, pedibus anticis, ad exortum spinis brevibus munitis (Rolander).	Nota. Habitat in Americâ, obambulantium pedes intrans', sanguinemque hauriens, in iis ova deponens, et ulcera maligna caussanś, rufescens, rostro cylindrico longo, subtùs hamulis armato (Rolander).	Nota. Habitat in Americâ, pedes hominum intrans, ova deponens, cacoethem et sæpe mortem caussat (Fabricius).

(*) *Spicileg. zoologic.*, fasc. 9, pag. 43, tab. 3, fig. 12. L'acarus, fig. 10, est la *tique* à jeun. La fig. 12 est la même tique repue.

Les mots semblent différer quelquefois d'une phrase à l'autre, mais partout les idées sont les mêmes. Le *proboscide* du *pulex* de Linné, qui copie la description de l'*acarus* de Brown, tout en adoptant le nom du *pulex* de Catesby, revient au *rostro cylindrico longo*, du *Pediculus ricinoides* de Rolander.

Si l'on ne se fiait qu'aux mots, on serait peu porté à croire que deux insectes, dont l'un a l'*abdomen posterius crenatum* (*Acarus sanguisugus*), et l'autre l'*abdomen orbiculatum* (*Acarus ricinoides*) sont pourtant identiques spécifiquement ; mais en observant sur la nature, on s'assure que ces deux différences ne résident que dans l'état de réplétion de l'un et de jeûne de l'autre, et dans une certaine illusion d'optique, qui fait que les bords d'un insecte mou, observé par transparence, paraissent crénelés.

Les *scutellum trilobum* des *Acarus ricinoides* et *ovatum*, de l'*Acarus sanguisugus*, ne sont encore que des différences de point de vue ; antérieurement le scutellum paraît toujours trilobé, quand on peut voir l'insertion de la tête et des deux pattes antérieures. Nous avons évalué plus haut (571) l'importance de la différence signalée par ces mots *rostrum tripartitum* et *rostrum integrum*. Le *rostrum album* aurait été *rostrum rubrum*, selon la manière d'éclairer le microscope.

Eu un mot les autres différences ne sont que des oublis et des lacunes ; car nous ne trouvons pas, dans l'une des trois descriptions, un seul mot que l'observation directe n'autorise à transporter dans l'autre ; et quant aux trois *notes*, les termes en sont presque identiques.

Pour compléter la critique, remarquez que Gmelin donne, pour synonyme, à son *Acarus sanguisugus*, le *jatecubu* de Margraw, qui est une des dénominations indigènes de la *chique*, c'est-à-dire de l'insecte que Linné classait dans les *pulex*.

661. Faisons subir la même épreuve à un certain nombre d'autres acares inscrits, comme tout autant d'espèces différentes, dans nos catalogues, en ayant soin de placer en regard les expressions concordantes de leurs phrases spécifiques :

ACARUS.

ELEPHANTINUS, Lin. (*In Indiâ.*)	*Orbicularis depressus.*	*Lividus.*	*Maculâ baseos ovatâ nigrâ (1).*	(1) Il décrit la tache sans parler de la marge.
ÆGYPTIUS, Lin. (*In Ægypto.*)	*Obovatus.*	*Niger.*	*Margine albo (2).*	(2) Il décrit la marge sans parler de la tache.
AMERICANUS, Lin. (*In Americæ bobus.*)	*Obovatus.*	*Rubicundus.*	*Scutello geniculisque albis (3).*	(3) A l'égard des autres, il n'a pas parlé des *geniculi.*
RICINUS, Lin. (*In Europæ bobus et canibus.*)	*Globoso – ovatus.*	. . . .	*Maculâ baseos rotundâ, antennis (4) clavatis.* Lin. *Abdomine anticè maculâ ovatâ, fuscâ, nitente.* Geoffroy (5).	(4) Les antennes sont les mêmes chez tous les autres ; ce sont des palpes. (5) Geoffroy complète ce qui manque à la phrase de Linné. *Voyez* notre pl. 5, fig. 5 (614).
LINEATUS, Fabric. (*In Americâ.*)	*Ovatus.*	*Ferrugineus.*	*Lineis duabus undatis albis, puncta duo parva super anum (6).*	(6) Fabricius a calqué ces deux différences sur les dessins des iconographes ; sans ces dessins, sa phrase est inintelligible.
INDUS, Fabric. (*In Indiis orient.*)	*Ovalis.*	*Ferrugineus.*	*Maculâ baseos albatâ.*	
UNDATUS, Fabric. (*In novâ Hollandiâ.*)	*Orbiculatus.*	*Ater, caput obscurè ferrugineum.*	*Lateribus undato-albidis (7), puncto nigro (8), maculâ albâ magnâ in medio.*	(7) Traduction de *margine albo* (2). (8) Traduction de *maculâ fuscâ* (5) et de *puncta duo parva super anum* (6) ; on n'en voit qu'un de profil.

On doit en être convaincu par ces deux tableaux synoptiques, la tique (*Acarus reduvius*) n'a qu'à changer de climats, pour former tout autant d'espèces nouvelles ; et elle n'a qu'à se présenter jeune ou vieille, repue ou à jeun, à tel ou tel observateur, pour se classer dans trois genres différents. Nous la dépouillerons de tous ses titres empruntés, parce qu'il nous importe, en nosologie, de préciser les vrais caractères d'un insecte morbipare aussi terrible pour l'homme, que l'est celui dont nous venons de nous occuper. Seulement ne perdons pas de vue que, quand l'acare en est réduit à sa carapace et à son plastron, qu'il est à jeun enfin, sa forme générale, ainsi que sa coloration, sont toutes différentes de l'époque où, par la réplétion, son abdomen, blanc comme la perle, a pris une extension démesurée, qui peut atteindre jusqu'à la grosseur d'une fève ou d'une cerise, mais plus généralement jusqu'à celle d'un pois.

β. **EFFETS MORBIDES DE L'INVASION DE LA TIQUE EXOTIQUE OU CHIQUE** (*Acarus americanus, œgyptiacus, elephantinus*, etc.; *Pulex penetrans*).

662. Les tiques, avons-nous dit, sont venimeuses (569) ; ce sont des parasites qui empoisonnent la plaie qu'ils ouvrent, et qui s'y attachent pour longtemps ; mais nous avons aussi fait observer que le venin des animaux augmente en malignité avec l'élévation de température, et par conséquent en raison de leur propre voracité. Dans nos climats, la tique est engourdie pendant la majeure partie de l'année ; elle est inoffensive par une température de 15° centigrades ; c'est dans la saison caniculaire qu'elle se jette sur les animaux avec le plus de furie, et qu'elle produit alors les maladies les plus graves, surtout chez les paysans, qui, allant nu-pieds et en chemise dans les champs infectés, offrent partant plus de prise à l'acare. La tique s'enfonce alors dans les chairs et y produit un *phlegmon*, d'une nature plus ou moins maligne, selon que la médication vient, plus ou moins à temps, en modifier les progrès. Que sera-ce si cette furie s'attache à nos chairs, sous les tropiques, avec ce besoin de se nourrir, de se développer, de vivre, et de procréer, qu'imprime à tous les organes l'influence de ce climat de feu ; le corps de l'animal envahi pourra n'être bientôt plus qu'une vaste plaie, qu'une incessante déformation.

663. Tous les observateurs oculaires ont remarqué que l'insecte une fois attaché aux chairs ne peut plus en être retiré forcément et d'une manière mécanique ; il faut qu'il tombe de lui-même, pour que la plaie ne s'envenime pas davantage, ou bien qu'on le tue en le piquant avec une épingle, qu'on lui fasse lâcher prise en l'agaçant. Mais tant qu'il reste, la fièvre augmente, par le poison que l'acare distille dans le torrent de la circulation (618) ; les tissus se tuméfient et se déforment par le travail de ce petit artisan ; les chairs se gangrènent ensuite par la décomposition des liquides stagnants dans les cavités que s'y creuse l'acare, à moins que de prompts secours ne viennent à temps au-devant de ce fléau ; les membres se désarticulent, comme les chairs se résolvent ; et la mort arrive, quand l'insecte n'a plus rien à ravager.

664. Si l'acare est arrivé à un âge et à des dimensions qui permettent de le reconnaître à l'œil nu, et d'en suivre les mouvements et la marche, on oublie presque tous les symptômes de la maladie, pour porter toute son attention sur l'insecte qui en est l'auteur ; le malade a la *chique* ; et le médecin dépose la plume, pour laisser tout le soin du traitement aux bonnes femmes de l'habitation, qui soignent le malade avec des pommades aromatisées ou à la pointe d'une épingle (médicalement ou chirurgicalement). Dans le cadre de nos nosologies, il n'y a plus de place pour une maladie dont on connaît l'auteur.

Mais admettons que l'acare en soit encore à l'âge qui le rend inapercevable à l'œil nu ; qu'il se glisse dans les chairs, sans être soupçonné de personne ; en voyant ce mal, dont la cause échappe, se disséminer sur la peau, en taches prurigineuses ou lancinantes, qui s'enflent en pustules, déforment les membres, jettent le trouble dans toutes les fonctions par l'infection du liquide circulatoire, et la difformité dans tous les organes envahis ; mal hideux à voir, dangereux à traiter, qui se communique par les soins qu'on y apporte, qui finit par résoudre les chairs en sanie, et faire tomber les membres qu'il avait déformés ; le nosologiste alors reprend son empire ; la maladie passe des notions vulgaires dans les notions savantes, en raison de ce qu'on en connaît moins la source et l'origine ; et la *chique* peut prendre alors, selon qu'elle est décrite à son début ou à sa fin, par tel ou tel observateur, à la suite de telle ou telle médication qui en arrête plus ou moins à temps les ravages, la *chique* peut prendre, dis-je, les noms d'*elephantiasis* des *Arabes* en Égypte et dans la zone torride de l'Afrique ; de *mal des Barbades* ou *jambe des Barbades*, aux îles de ce nom ; *mal de Cayenne*, à Cayenne ; de *pian, piano* ou *yaws (frambœsia)* en Guinée, à la Jamaïque, à Saint-Domingue, au Brésil ; et dans nos climats plus tempérés, elle s'arrêtera aux caractères de la *puce maligne* de la Bourgogne moderne (640), à ceux de l'*ergotisme* ou *chute des membres*, du *mal mort (malum mortuum)* de la France et même de l'Europe du moyen âge ; du *bouton d'Alep* ou *de la peste*, dès que l'insecte en sera venu à empoisonner la plaie et puis à y empoisonner son dard ; là commence la contagion pestilentielle.

665. Remarquez que la durée de la maladie dépendra de la marche plus ou moins rapide des effets que nous venons de signaler, et que la marche des effets de décomposition est en raison de l'élévation de température ; en sorte que, dans un climat tempéré, et par suite de la reproduction indéfinie des acares, par suite de ses incessantes et progressives générations, le mal pourra durer plusieurs années, et produire des déformations de toutes les espèces et de toutes les dimensions. Si ces rapprochements ont échappé à tous les médecins qui sont allés étudier sur les lieux ces diverses maladies, il ne faut l'attribuer qu'à l'ignorance où ils étaient de la langue indigène ; car ces idées n'ont pas toujours échappé à la sagacité des créoles et des nègres, ces observateurs qui sont en même temps les victimes. Je causais un jour avec une créole de la Pointe-à-Pître (Guadeloupe), sur les ravages de la *chique ;* dès la première parole, elle me répondit que cet insecte causait dans les Antilles le *mal des Barbades* et l'*elephantiasis*. Les pauvres nè-

gres, à la vue d'une tumeur et de certains caractères qui leur sont familiers, reconnaissent ce qu'ils appellent le *mama pian*, *la mère du pian* (*) ; expression naïve, qui traduit fort bien tout ce qu'Ulloa, Oviedo, Thévet, Catesby, ont si mal dit de leur *Pulex nidulans;* c'est, en effet, de ce point animé, de cette métropole de la contagion, que partent, comme tout autant de colonies morbides, les petits auteurs de si graves maux.

666. La *chique* des Antilles n'exercerait plus d'aussi affreux ravages, dans le Canada ou les États-Unis, aux îles Malouines, au cap d'Espérance, en Europe, et encore moins en Norwége, en Laponie et en Sibérie. Cependant, une fois que l'insecte s'est attaché à un homme, sous ces climats brûlants, il n'en continue pas moins l'œuvre de ses premiers ravages durant la traversée. Feu M. Lebailly Grainville, qui avait été longtemps procureur du roi à la Guadeloupe, me citait l'exemple d'un imprudent qui, ayant voulu importer en Europe, tout vivant, un sujet si tristement intéressant d'études, avait trouvé fort simple de s'inoculer la *chique* dans la cuisse. L'infortuné en mourut pendant la traversée ; car il ne manqua pas sans doute de se mettre au régime, comme on le faisait alors, ce dont l'insecte devait parfaitement bien se trouver. Quand on s'est vu la jambe couverte de nos rougets (*Acarus autumnalis*, L. 605), on peut concevoir, par ces nombreuses pustules enflammées, ce qu'il en adviendrait, si la scène se passait aux Antilles.

667. Dans les effets morbides de la *tique*, on doit distinguer deux catégories ; en effet, 1° la *tique* produit d'abord une tendance anomale au développement dans les chairs, dont sa tarière perfore et met en communication mutuelle les cellules ; l'accouplement insolite des diverses paires de spires des diverses cellules perforées, et leur commerce adultérin doit nécessairement donner lieu à des produits organisés d'une forme nouvelle.

(*) Le pian commence, à la vérité, par un petit bouton rouge qui est bientôt suivi de plusieurs autres, lesquels offrent, par leurs petites bosselures rouges, l'aspect d'une framboise mûre, d'où lui vient le nom de *frambœsia*. Mais la *chique* produit des tumeurs analogues ; et, du reste, à la seconde période, le pian perd entièrement ce caractère, et se confond dès lors avec l'*elephantiasis*.

Si l'on parvient à étouffer l'insecte, et à lui faire un tombeau de sa plaie, à cette période, le malade sera à la vérité soulagé; mais la partie envahie de son corps conservera la déformation qu'elle aura acquise. Cette déformation n'est, en effet, qu'une déviation du développement; et le développement des tissus ne passe pas comme une maladie. Le malade une fois guéri n'en conservera pas moins sa jambe énorme et bosselée, son *scrotum* descendant jusqu'aux talons, sa face cachée sous des *fanons* de toutes les dimensions, son pied transformé, en apparence, en patte d'éléphant, etc., selon que le lieu d'élection de l'acare aura été la jambe, le scrotum, la face, le pied, etc. 2° Si l'on néglige d'abord la maladie, ou qu'on applique au mal une médication plutôt capable d'en favoriser que d'en arrêter les progrès, l'acare continuant ses ravages, détruit lui-même, en les empoisonnant, les tissus dont il avait d'abord provoqué le développement; son travail incessant, sous l'influence surtout d'une température putride, résout en pus et en ichor corrosif les chairs dont sa piqûre avait d'abord fait tout autant d'organes. La gangrène achève de détruire ce qu'une piqûre avait produit.

668. Cependant, comme les acares ne sont pas, parmi les insectes morbipares, les seuls capables de procréer de nouveaux tissus, en s'attachant aux chairs, il faut s'attendre à rencontrer, dans la pratique, des productions éléphantiasiques, qui soient précédées et suivies de symptômes différents. Nous aurons plus d'une fois, dans la suite de cet ouvrage, l'occasion de revenir sur ce dernier point de vue.

669. Ces notions préliminaires une fois bien conçues, que l'on place comparativement, et sur tout autant de colonnes, les diverses descriptions, données par les auteurs, des maladies dont nous venons d'indiquer l'analogie; et de cette manière, on ne manquera pas d'en constater la complète identité; car les mêmes effets ne sauraient découler de causes diverses. Je crois devoir joindre ici le spécimen d'un tel tableau synoptique, où j'ai résumé les caractères principaux que les auteurs divers ont assignés à la même maladie, qu'ils ont décrite sous des noms différents.

TABLEAU SYNONYMIQUE

DES EFFETS MORBIDES DE LA TIQUE OU CHIQUE.

EFFETS MORBIDES de la CHIQUE. (*Pique, nigua, tom*, etc. *Pulex penetrans*, L.)	MAL des BARBADES, *Jambe des Barbades.*	MAL ROUGE de CAYENNE.	PIAN, Yaws. FRAMBŒSIA.	ELEPHANTIASIS des GRECS ET DES ARABES.	PUCE MALIGNE de BOURGOGNE. *Ergotisme.*	MAL DE LA BAIE de SAINT-PAROL. *Mal de chicot, mal des éboulements.*	ANDRUM et PÉRICAL d'*Amboine*, de *Ceylan*, du *Japon.*
La *chique* peut s'attacher à toutes les parties du corps; elle préfère les parties nues, et surtout les jambes et les pieds, qu'elle déforme peu à peu. 1° Petit bouton d'abord, autour duquel ne tardent pas à en pulluler bien d'autres. Déformation croissante des tissus envahis.	1° Déformation de l'une des jambes, avec inflammation et phlyctènes érysipélateuses ; Commençant par un petit bouton qui ne tarde pas à pulluler et à produire enflure.	1° Déformation tuberculeuse des extrémités, commençant par une tumeur qui s'étend de proche en proche.	1° Déformation commençant par un phlegmon, qui imite quelquefois une framboise, laquelle fait bientôt place à une déformation plus étendue du membre envahi, et ensuite de tout le corps.	1° La jambe devient monstrueuse avec chicots hideux ; le scrotum peut atteindre le volume d'une grosse courge. La peau se gerce, les doigts des pieds sont gonflés et déformés.	1° Pustule au bras, au visage, et aux parties dénudées, qui se propage de proche en proche par une tuméfaction de tout le membre affecté, et se résout en une sanie ichoreuse.	1° Les mots *chicot* et *éboulements*, empruntés à l'art vétérinaire, indiquent assez son analogie. Aphtes à la bouche, qui rongent la langue ; ulcères à la peau, exostoses, caries ; intumescence des parties affectées.	Le *périeal* est une intumescence éléphantiasique du pied. L'*andrum*, c'est l'intumescence éléphantiasique du *scrotum*. Les symptômes sont les mêmes que dans les autres colonnes.
2° Perte d'appétit, stupeur, fièvre qui redouble le soir. Démangeaisons, prurit, douleurs de plus en plus vives, et quelquefois ostéocopes. Gangrène, chute des membres.	2° Perte d'appétit, céphalalgie violente, fièvre et frisson sur les 4 et 5 heures du soir. Délire, coma, douleurs vives, lancinantes et ostéocopes. Suppuration. On est sauvé, si la gangrène ne survient pas.	2° Somnolence, inappétence, nausées, fièvre et frissons. Douleurs vives et lancinantes dans les chairs, lancinantes dans les os.	2° Langueur, faiblesse, inappétence, fièvre avec redoublement le soir. Douleurs vives et lancinantes, dans les membres et les articulations.	2° Insomnie, langueur, inappétence ; misanthropie, fièvre et frisson le soir, au début. Chute des membres.	2° Langueur inexprimable, frisson à l'intérieur, chaleur brûlante à la peau, le soir surtout ; douleurs vives, lancinantes, ostéocopes ; chute des membres.	2° Langueur, céphalalgie, soif ardente ; fièvre nocturne ; douleurs ostéocopes ; chute du nez, du voile du palais, et des membres.	

670. Nous aurions pu joindre, avec un égal avantage, à cette synonymie, le *senki* du Japon, la *labri-sulcium* d'Irlande, le *mal de Crimée* ou *lèpre des Cosaques,* la *lèpre du Holstein,* le *radesyge* des Norwégiens, l'*amboynse pocken* des Moluques, le *sibbens* d'Écosse, etc.; car on a suivi, à l'égard des effets morbides de la *tique* ou *chique,* le même système de classification qu'à l'égard de ses caractères spécifiques (661) ; les maux qu'elle produit ont pris un nom différent, selon les divers climats, et, sans aucun doute, selon les divers observateurs.

671. L'anatomie des déformations ou déviations de développement produites par la *chique* présentera des modifications de structure, qui varieront, en raison des organes, membres et tissus envahis. Les tissus, en effet, reproduisant leur type, comme les individus, il arrivera que l'aponévrose, sous l'influence créatrice de la piqûre de la *chique,* prendra un développement aponévrotique, squirreux, blanc, peu riche en réseau vasculaire ; que le muscle, au contraire, placé dans la même condition, se développera en une masse charnue, vasculaire, à fibres élastiques, un peu contractiles, et traversée de nerfs et de vaisseaux ; que le nerf piqué et envahi par la chique grossira et se tuméfiera en une masse encéphaloïde, plus riche en vascularités incolores et lymphatiques (35), qu'en vaisseaux sanguins ; et si, enfin, l'os est lui-même attaqué dans ses cartilages et ses tissus extérieurs mais à contexture poreuse, il en surgira une déformation qui pourra participer des deux natures de déviations précédentes ; ce sera une exostose ou superfétation de l'os, un nouvel os de surcroît dans la charpente osseuse, ayant sa partie dure et sa portion spongieuse, sa table et son diploé, son écorce et sa portion médullaire ; pièce osseuse, dont les complications croîtront en raison de la puissance de la cause créatrice ; organe surnuméraire et parasite qui viendra embarrasser la charpente normale, et de son poids et de sa voracité. Ou bien, enfin, si l'insecte envahit cette portion mixte et limitrophe où finit le nerf et où commencent le tendon, le ligament et l'os, la masse nouvelle pourra prendra une texture mixte, qui la rapprochera de la forme d'un os ramolli, ou plutôt d'un môle cérébriforme,

d'un tissu encéphaloïde. Si l'on pratique, dans l'intérieur de cette masse, une coupe selon les divers axes, on aura devant les yeux l'image, non seulement des circonvolutions superficielles, mais encore celle de ces prétendus filets nerveux, de ces gerbes de stries plus blanches que le reste de la pulpe, et que nous avons démontré (*) n'être que le profil et la coupe des cloisons cellulaires, dont une masse semblable n'est qu'un emboîtement multiple et indéfini. Nous avons vu que l'implantation d'un seul œuf d'*acarus* est capable de développer, sur les membranes externes d'un simple insecte, un filament à spire et organisé, presque aussi long que le corps de l'insecte envahi (578). Jugez de ce qu'est en état de produire, en fait de tissus organisés, le travail incessant et sous-cutané de l'acare lui-même !

Pauvres rois de l'univers, dont un petit ciron vient travailler ainsi et à sa guise la charpente et toute l'économie, en déformer la symétrie et la beauté ; ou composer de toutes pièces des organes de nouvelle nature, et d'une admirable régularité en eux-mêmes, sur ce corps où notre bistouri ne sait reproduire que des retranchements, des soustractions et des cicatrices, et ne peut pas faire naître même une verrue, qui ne soit un bouton ou un ulcère sanieux.

Spec. 5. *Acarus vegetans* (Mite végétative, DE GEER ; *Uropoda vegetans*, LATREILLE et LAMK., (578).

672. Nous avons déjà donné, avec l'histoire de l'œuf et de l'incubation parasite de l'acare en général, l'histoire de cette espèce, si bizarre en apparence. Nous n'y revenons que pour compléter la classification et la nomenclature.

L'escarbot et le scarabée (*Hister unicolor* et *Scarabæus rufipes*), sur lesquels j'ai eu l'occasion d'étudier si souvent, en mai 1840, l'histoire curieuse de ce développement de l'œuf de la mite, m'offraient souvent, sur leur corps et à la fois, tous les âges et les deux sexes de cette famille d'acares : les œufs sessiles,

(*) *Nouv. Syst. de chim. organ.*, tom. 2, § 1617.

puis pédiculés , encore clos ou commençant déjà à se fendre
en deux valves ; ensuite, deux formes différentes d'acares libres et adultes, mais dont la carapace et le plastron rappe-
laient toujours, par la coloration, les petits acares encore ren-
fermés dans les valves de leur œuf pédiculé ; enfin la forme la
plus grosse et la plus trapue (pl. 1, fig. 2 et 6), et qui serait un
leptus pour les auteurs de l'ancienne nomenclature, à cause
de sa première paire de pattes qui ressemblent à des antennes.
Mais pêle-mêle, avec cette forme lourde et paresseuse, on en
trouvait une autre alerte, agile, peu chargée de ventre, et
montée haut sur ses huit longues pattes, que représente la
fig. 1, pl. 2. En groupant ensemble toutes ces données, cette
dernière forme est nécessairement le mâle, l'autre (fig. 2,
pl. 1), en est la femelle. Elles ne diffèrent, en effet, entre
elles, que par la taille et quelques proportions ; elles sont identiques par tout le reste. Si l'on confronte cette fig. 1, pl. 2,
avec les figures et le texte des auteurs, on trouvera que c'est
là l'*Acarus coleoptratorum*, figuré tome 4, pl. 1, fig. 10-15, par
Rœsel qui l'avait observée sur un *Silpha vespillo* (coléoptère
enterreur, porte-mort, nécrophore, fossoyeur), et que Latreille
et Lamarck ont classée dans le genre *Gamasus*, sous le nom
de *Gamasus coleoptratorum* (gamase des coléoptères). En sorte
que l'incubation de notre parasite a formé un genre (*Uropoda*) ; que le mâle en occupe un autre (*Gamasus*), et la femelle
un autre (*Leptus insectorum*). Notre acare mâle m'a offert un
caractère qu'il est important de ne pas négliger, et qui est peut-
être encore un signe distinctif de son sexe ; c'est la pelote articulée de la paire antérieure de ses pattes, qui se compose
d'une tige susceptible de se couder en dedans, pl. 2, fig. 8 *cu*,
terminée par une ventouse *v*, en forme de cupule très-évasée et
naviculaire. On voit très-bien le jeu de cet organe, quand on
tient l'acare emprisonné, entre deux lames de verre, dans une
nappe d'albumine liquide.

***

Spec. 6. Mites aquatiques.

673. Les animaux qui vivent dans les eaux ont aussi leurs

parasites du genre mite, qui ont donné lieu, en classification, aux mêmes doubles emplois et méprises que les mites terrestres, selon que l'observateur a eu sous les yeux la mite plus ou moins jeune, à l'état fœtal ou adulte, le mâle ou la femelle. Muller, à lui seul, en a fait une cinquantaine d'espèces, dont il aurait été fort embarrassé de fournir les caractères distinctifs. Latreille et Lamark ont classé ces espèces en trois genres, se fondant sur des différences d'organisation qui n'existent que dans leurs descriptions génériques. En ne tenant aucun compte de ces distinctions imaginaires, et en appliquant les principes précédents à la tribu aquatique des acaridiens, nous les diviserons en deux espèces principales : l'une analogue à la *tique,* glabre, susceptible de grossir d'une manière démesurée, en se gorgeant de sang, et dont les œufs eux-mêmes sont susceptibles de se développer et de prendre un assez long pédicule, ainsi que l'*Uropoda* (672) ; l'autre, analogue au *Trombidium holosericeum* (599), vêtue d'un velours écarlate comme lui, et présentant comme lui, toutes les modifications d'âge, de sexe et de coloration des taches dorsales. Nous nommerons le premier groupe, *Acarus aquaticus,* et l'autre *Trombidium aquaticum.* De Geer, qui avait si bien décrit la circonstance de l'accroissement de l'œuf de la *mite aquatique* (*), n'a pas laissé que de perdre de vue cette particularité de la vie fœtale de cet insecte, en créant sa *mite à queue (Acarus caudatus aquaticus,* tome 7, pl. 9, fig. 1) ; sa mite à queue n'est que la mite aquatique, qui ne s'est pas encore débarrassée des valves de son œuf pédiculé.

674. Les animaux aquatiques, attaqués à chaque instant par les acares, doivent présenter, toutes choses égales d'ailleurs, les mêmes effets morbides qu'éprouvent les animaux terrestres, par l'invasion des tiques de nos bois ; avec cette différence que, dans un milieu semblable et si bon conducteur de calorique, la fièvre ne doit pas se développer, comme chez les animaux qui vivent dans notre milieu aérien. La multiplication des acares doit donc causer des épizooties aquatiques, et

(*) *Voyez* la note de l'alinéa (578).

des mortalités dont nous avons peine à nous rendre compte, nous à qui il n'est pas donné d'aller étudier de pareilles pestes sur les lieux. Heureusement pour la population des eaux, ainsi que pour toute population à l'état sauvage, les animaux aquatiques savent se débarrasser assez vite de leurs poux, soit par leurs mouvements mécaniques, soit par les antidotes qu'ils trouvent dans le sein des eaux ; ils ont leurs anthelmintiques, leurs condiments préservateurs. Un intérêt secret les leur désigne ; et les premiers malaises leur en donnent l'indication thérapeutique.

675. Le docteur Planchon rapporte (*) qu'un marin de Gand fut débarrassé d'une fièvre violente par le vomissement d'une araignée rouge, analogue à celle des haies. Mais de toutes les circonstances qui se groupent autour de cette observation, nous croyons être en droit de conclure, que cette araignée n'était autre que l'*Acarus aquaticus*, dont le malade avait avalé les œufs, en s'abreuvant dans l'eau des canaux et des rivières.

Spec. 7. *Acarus parasiticus* (Mite parasite, DE GEER ; *Astoma parasiticum,* LATR. et LAMK.)

676. J'ai observé, à la fin de juillet 1841, cette lourde espèce sur une mouche domestique. Elle est d'un rouge de carmin ; tout son corps ne semble qu'un gros et long ventre, à deux ouvertures, la bouche et l'anus ; quatre paires de très-courtes pattes se cachant sous ce ventre, dans le voisinage de la bouche. Les appareils du rostre, des palpes et des mandibules se trouvant débordés par son embonpoint, il a paru tout naturel à Latreille de supposer que cette mite en était dépourvue ; or en fallait-il davantage pour en faire un genre nouveau ? Cette mite s'attache aux mouches vers l'insertion des ailes, et en dessous, où elle joue le rôle de cueillerons rouges. La mouche sur laquelle je l'ai observée, en portait ainsi quatre, dont on n'apercevait que la moitié postérieure ; et elle n'avait pas l'air

(*) *Journ. de méd.*, tom. 53, 1781, pag. 205.

de se ressentir de leur présence. Je la plaçai sous un verre de montre, où elle était morte deux heures après, sans doute faute d'air, de mouvement et de nourriture. Quelques instants avant sa mort, les quatre *mites* abandonnèrent leur proie; parce que les parasites, qui vivent aux dépens des êtres pleins de santé et de vie, se hâtent de les abandonner aux premiers symptômes de malaise, d'infortune et de mort. On les voyait remuer lentement leurs courtes pattes, et traîner avec effort leur lourde masse abdominale, distendue et gorgée de sang. Dans cet état l'acare ressemblait à un gros puceron, moins les antennes, et plus la quatrième paire de pattes.

677. Cet acare n'est certainement qu'un des nombreux états de la tique dépaysée, et qui dans ses nombreuses émigrations modifie ses mœurs, ses formes et ses caractères spécifiques, en raison des mœurs et caractères d'organisation des animaux auxquels il s'attache.

Spec. 8. Mite de la farine et du fromage, fig. 13 et 14 de notre pl. 2. (*Acarus siro*, Lin. et Fabric.)

678. Toutes les fois qu'une substance végétale ou animale, composée de gluten et d'un élément saccharifiable (farine, pollen des fleurs, cire, laitage, fromage, etc.), vise à la décomposition ammoniacale que je désignerai sous le nom de *caséique*, c'est-à-dire commence à exhaler une certaine odeur, plus ou moins appréciable, de fromage de Gruyère, elle réunit, dès ce moment, toutes les conditions favorables à la nutrition d'une certaine espèce d'acares dont nous allons nous occuper. Pour cela il suffit que l'on garde à l'humidité la farine ou le pollen des conifères. La farine plongée dans l'eau ne présente pas les mêmes avantages pour notre insecte, d'abord parce que dans cette circonstance elle vise à la fermentation putride, secondement parce que l'acare n'est pas aquatique, et qu'il s'asphyxierait en allant chercher sa nourriture sous une nappe d'eau.

679. Cet insecte, connu depuis les temps les plus reculés [*], parce qu'il est essentiellement domestique, et qu'il est

[*] Aristote, 5e *Hist. anim.*, Pollux, Suidas, en ont parlé expressément.

assez visible, pour qu'on l'aperçoive marcher, sans qu'on en distingue les formes et les caractères, avait pris le nom d'*acaridien* (ακαρίδιον) (*), comme qui dirait atome indivisible, puis celui de syron (συρων) à cause qu'on le confondait déjà avec un autre acare moins inoffensif, qui *sillonne* notre peau (**). Et cette confusion se transmettant traditionnellement jusqu'à une époque plus voisine de la nôtre, ces deux espèces ont également reçu successivement les noms de cirons (par altération de *syro*) en français, de *scirons, vascons, brigands* dans la Savoie, de *mites* en Angleterre d'abord, et puis en France, et de *seuren* en Allemagne (***). Ce n'est que depuis l'invention du microscope, qu'on a pris les caractères des deux espèces d'une manière plus positive ; et cependant, en dépit du secours de cet instrument, la confusion des deux espèces a continué longtemps après ; il n'y a pas dix ans qu'on la professait encore dans les livres classiques.

680. La première figure est due à Pierre Borel (****). Imaginez-vous une pomme de terre de Hollande aiguë par les deux bouts, divisée transversalement en sept segments portant deux *yeux* ou bourgeons parallèles sur les premier, quatrième et cinquième segments, et puis armée de chaque côté de quatre pattes roides comme des rames toutes dirigées d'arrière en avant ; vous aurez ainsi la première portraiture en date du *ciron* de fromage. Bonanni a copié encore cette figure, dans son ouvrage ci-dessus cité fig. 110, page 89, *Micrographia curiosa*, 1691. Joblot (*****) l'a copiée sur Bonanni.

681. La seconde figure qu'on en ait dessinée au microscope a été obtenue par J.-Fr. Griendel (******) ; détestable et informe griffonnage qui rend l'acare bien moins reconnaissable qu'à l'œil nu ; ayez sous les yeux une pomme de terre

(*) Ὅτι κείραι ἀδύνατον, quia dividi non potest.

(**) Ἀπο τοῦ σύρδην ἕρπειν, quod tractìm sub cute repunt.

(***) Les Allemands désignaient, par le mot de *Wheale-Worms*, le ciron de l'homme, et la manière de prendre les mites, par celui de *chasse aux seures*.

(****) *Tractatus de parandis conspiciliis*, 1656.

(*****) *Obs. d'hist. naturelle faites avec le microscope*, in-4°, 1754, tom. 1, pl. 10.

(******) *Micrographia nova*, 1687, obs. 3, fig. 1.

vitelotte qui commence à germèr, par tous ses yeux, dans la cave, faites-la copier à la plume par un enfant qui commence à griffonner, et vous obtiendrez ainsi la figure que Griendel nous donne comme celle de l'acare du fromage. Tortoni (*) crut devoir calquer dans son ouvrage cette merveille micrographique; et le jésuite Bonanni (**) la copia à son tour sur Tortoni.

682. La troisième est due à *Diacinto Cestoni* (Hyacinthe Cestoni), dans la lettre qu'il écrivit à Redi sous le pseudonyme de *Giovan Cosimo Bonomo* (Jean Cosme Bonhomme), à la date du 18 juillet 1687, et sous le titre de *Osservazioni interno a pellicelli del corpo umano* (Observations sur les vermines du corps humain) (***). Celle-ci, que Bonanni a placée sur le même rang

(*) Lettre à Langmantel, 1686.

(**) *Micrographia curiosa*, 1691, pag. 89, fig. 3.

(***) Cestoni crut devoir garder l'anonyme, dans la lettre qu'il écrivit à Redi, parce que les vérités qu'il allait mettre au jour heurtaient de front les doctrines médicales de cette époque, et qu'Hyacinthe Cestoni était pharmacien de son état à Livourne. Que devenaient, en effet, les humeurs de Galien, s'il devait prouver que la gale, au lieu d'être le produit d'une humeur âcre et mélancolique, était toutbonnement l'effet morbide du parasitisme d'un insecte? Cependant, ce fait était de la plus évidente vérité aux yeux de Cestoni. Que faire alors pour l'aventurer dans la science? l'écrire à Redi, qui était le séculier le plus révolutionnaire du temps en fait de médecine, mais l'écrire sans se compromettre, comme je m'y prends moi-même; voilà pourquoi Cestoni se couvrit d'un pseudonyme, qui lui servit d'éditeur responsable contre les malédictions et les anathèmes des facultés, ces papesses intolérantes de la science; il prit donc les nom et prénoms d'un certain *Giovan Cosimo Bonomo*, que personne n'avait ni vu ni connu. Plus tard, et après que la lettre eut produit tout son effet, que le péché était trop vieux pour qu'il ne jouît pas du bénéfice de la prescription pénale, et que, d'un autre côté, il s'aperçut que sa lettre avait fait un assez beau chemin dans la carrière des honneurs, Cestoni oublia les intérêts de son officine pour ceux de sa gloire, et, devenu en vieillissant plus chatouilleux que d'habitude en l'endroit de la vanité d'auteur, il se prit enfin, le 15 janvier 1710, à écrire une deuxième lettre à Antoine Vallisnieri, pour se restituer à lui-même ce que, treize ans auparavant, il avait faussement attribué à un assemblage de nom et de prénoms qui n'avaient sur la terre aucun représentant. Cette lettre a été reproduite, à la suite de l'autre, dans les *OEuvres complètes de Redi*, imprimées à Naples en 1788, tom. 1er, pag. 145-156 (*Opere di Francesco Redi, gentiluomo aretino*, 2e édit.). Là, il déclare que *Giovan Cosimo Bonomo* est un nom supposé, et que l'auteur de la première lettre se nomme réellement *Diacinto Cestoni*, pharmacien à Livourne, qui signe en toutes lettres la seconde. La littérature médicale a fait payer cher cette supercherie à *Diacinto Cestoni*. Les écrivains médecins se copient en général les uns les autres, et ils ne

que les deux autres (*loc. cit.* fig. 112, page 90), commence à être au moins la silhouette du ciron du fromage ; mais elle est encore si confuse, qu'elle n'a pas manqué de faire tomber Linné et Fabricius dans une méprise assez grave; nous y reviendrons plus bas. Ces figures occupent les chiffres 12 et 14 dans les *Opere di Francesco Redi*, tome 1ᵉʳ ; elles ont été calquées, outre Bonanni, par Baker (*Employement of microscope*).

683. La quatrième figure originale est de Leeuwenhoeck (*). L'insecte commence à y être un peu plus reconnaissable. Elle se rapproche beaucoup de nos figures 13 et 14 de notre planche 2, qui représentent le ciron de la farine vu de profil et par l'abdomen. La tête y est bien indécise ; nulle part on n'y aperçoit la trace des antennes ; mais d'après le texte,

veulent pas qu'on s'en aperçoive ; ils prennent soin, en conséquence, de ne pas se copier textuellement ; ils modifient l'expression, retournent la phrase, et lui donnent tantôt plus de concision, tantôt un peu plus de prolixité. Mais alors, malheur à la vérité, si le premier a bronché le moins du monde contre elle ; tous ceux qui arrivent après trébuchent en renchérissant au faux pas, et l'erreur s'allonge d'autant à chaque copie nouvelle.

On ne saurait s'imaginer à combien de genres de tournures de phrases la circonstance que nous venons d'expliquer, avec une certaine lucidité, a donné lieu depuis près d'une vingtaine d'années. Pour tous, Bonomo est un personnage bien distinct de Cestoni ; pour quelques-uns, c'est un plagiaire de ce dernier ; pour quelques autres, c'est Cestoni qui est le plagiaire de Bonomo ; et afin de nous borner à deux citations seulement :

Le plus philologue des médecins, M. Dezeimeris (article *Gale* du *Dictionnaire de médecine*, article qu'il a reproduit en entier dans un recueil philologique in-8ᵒ), faisant l'historique de la gale, s'exprime de la sorte : « En 1687, Jo. Cosmo Bonomi (lisez *Giovano Cosimo Bonomo*), s'appropriant les expériences de *Cinelli* et de Cestoni, donna, dans une lettre adressée à Redi, une description plus soignée et plus complète de l'*acarus* de la gale, accompagnée de figures qui ont été souvent copiées depuis (*Osservaz. intorno a pellicoli* (lisez *pellicelli*) *del corpo umano*, Florence, 1687, in-4ᵒ. — *Lett. donati a Jos. Lanzoni in misc. ac. nat. cur.*, déc. 11, ann. 1691, app., p. 33, et *Trans. philos.*). » Les *OEuvres complètes de Redi*, tome 1, auraient mieux figuré dans ces citations, que les *Actes des curieux* ou les *Transactions philosophiques*.

Le plus philologue des académiciens savants de l'Institut, M. Ducrotay de Blainville, dans un rapport qu'il fit à l'Institut, sur la résurrection de l'insecte de la gale, rapport dont le jeune Renucci a reproduit l'historique dans sa thèse inaugurale (576), nous dit que le docteur *Bonomo* essaya de vérifier l'assertion contenue au mot *Pellicelli*, du *Dict. de la Crusca*, aidé par Hyacintho (lisez *Diacinto*) *Cestoni*, apothicaire à Livourne.

Ces deux citations nous dispensent des autres.

(*) *Arcan. nat.*, epist. 77, janvier 1694, pag. 347, pl. 541, fig. 8-90.

il paraîtrait que Leeuwenhoeck (*) aurait aperçu quelque chose d'analogue au jeu des mandibules que nous avons décrites sur d'autres acarus (567). L'accouplement des acares y est très-bien figuré et décrit.

684. Enfin, la cinquième et dernière figure du ciron de la farine est devenue fameuse dans les fastes des mystifications académiques; c'est celle que, sur les dessins de Meunier, le docteur Galès a réussi à faire prendre, pendant plus de dix-huit ans, pour l'insecte de la gale. Je l'ai reproduite, comme preuve à l'appui et comme sujet de comparaison, en 1829, dans les *Annales des Sciences d'observation*, tome 2, pl. 12, fig. 3; en 1824, dans mon *Mémoire comparatif* sur l'insecte de la gale, fig. 4, pl. 2; et, en 1838, dans le *Nouveau Système de chimie organique*, deuxième édition, pl. 15, fig. 17. En confrontant ces figures de Meunier avec celles de Leeuwenhoeck et les nôtres, pl. 2, fig. 13 et 14, on remarquera, à l'égard du plastron, une grande différence : Meunier a disposé les huit pattes autour d'un plastron étroit; cela est inexact; le plastron sur notre acare est invisible, il se dérobe à travers la transparence et la blancheur des chairs; et l'insertion des pattes se fait à d'assez grandes distances, ainsi qu'on le voit sur notre fig. 14, pl. 2. Nous ne nous étions jamais si bien aperçu de l'inexactitude du dessin de Meunier, que depuis que nous avons soumis les acares à la révision que nous publions dans cet ouvrage; or tout est important à noter, à l'égard du signalement d'un insecte qui a servi à mystifier tant de savants, sur la simple assertion d'un débutant.

685. CARACTÈRES DE L'INSECTE. Le corps en est dodu, blanc comme la neige, hérissé de longs poils blancs et diaphanes, toujours couvert d'une espèce de suint luisant; on n'y distingue ni le plastron ni la carapace d'avec l'abdomen. Le rostrum et les huit pattes sont lavés de pourpre et d'une assez grande transparence; les ambulacres peu apparents, non plus que

____

(*) *In D*, dit-il, *exhibetur caput acari, cujus pars anterior adeò est acuta, licet aliquo modo fissa (ex quâ fissurâ partem aliquam instar linguæ proferri vidi), ut os aptum sit ad musculos carnosos sine ullâ læsione comedendos.*

les palpes, que l'animal tient constamment appliqués contre son *rostrum* ; les deux paires postérieures des pattes s'insèrent à une assez grande distance des deux antérieures, chaque articulation en est hérissée de petits poils ou piquants. Cet animal pond ses œufs jusque sur le porte-objet du microscope. Il s'accouple à la manière des acares, et reste longtemps accouplé ; les petits naissent en général avec la quatrième paire de pattes rudimentaire et peu apercevable. Enfin l'acare, qui au premier aspect paraît mou et facile à écraser, n'oppose pas moins une grande résistance à la pression.

686. HABITATION. On le trouve enfariné dans le fromage qui dessèche et vieillit, dans la farine échauffée de toute espèce de céréales, dans les vieux morceaux de cire, dans les appareils amidonnés des fractures, dans les plaies baveuses, c'est-à-dire dans la sanie qui séjourne trop longtemps et se dessèche autour d'elles, dans nos collections mal entretenues de plantes, d'insectes, et même de coquilles, dans les fissures de nos vieux meubles et de nos lits, d'où il peut se glisser entre nos draps et occasionner souvent, aux pieds et jusqu'aux parties génitales, dont l'odeur l'allèche quelquefois, des prurits insupportables. Partout enfin où il peut se développer un ferment *caséique*, l'acare prend domicile et s'y propage indéfiniment. Seulement à l'ombre des collections, il s'étiole et n'offre pas, sur ses pattes et son museau, la couleur purpurine qu'il prend dans la farine et le fromage. Ainsi étiolé, il a reçu le nom d'*Acarus domesticus*, de Geer et Lamk.

687. EFFETS MORBIDES DE L'ACARE DE LA FARINE ET DU FROMAGE. Que cet acare soit dans le cas de pénétrer dans les cavités des organes béants et ouverts à tout insecte venu, il serait contradictoire dans les termes de ne pas l'admettre. Un insecte qui se niche dans les fissures peut bien, s'il en a l'occasion, et qu'il y devine à l'odorat ce qu'il affectionne, venir s'introduire dans le tuyau auditif et dans les diverses cavités nasales ou buccales, etc. Si cela se réalise (et ce sera presque toujours à notre insu), sa présence déterminera dans tous ces organes le prurit qu'elle occasionne sur notre peau, et ses mandibules détermineront sur les surfaces internes les développements et

les décompositions qui résultent de la piqûre de tout autre *acarus*, peut-être d'une manière moins envenimée. Or, qui l'empêchera dès lors de pénétrer plus avant, soit par la bouche, soit par l'anus, dans le canal alimentaire? Ne peut-il pas y trouver ce qu'il recherche en fait d'aliments? Et quant à l'air nécessaire à sa respiration, n'avons-nous pas suffisamment démontré qu'il en faut bien peu à des êtres si peu grands? D'un autre côté, des acares qui sont capables de vivre plongés et ensevelis dans la farine échauffée, ne sauraient être exposés à s'asphyxier, dans les intestins, à travers les fèces solides, et encore moins, je pense, dans la capacité des poumons. S'ils peuvent parvenir à y pénétrer, ils peuvent y vivre et y pulluler. Lorsque le genre d'études auxquelles est consacrée la majeure partie de ce livre aura passé dans le domaine des sciences d'observation médicale, on s'assurera facilement, par ses propres yeux, de l'étendue des ravages et des incommodités que l'invasion de ce *ciron* est dans le cas de faire naître, chez les gens qui usent de meubles et d'habitations malpropres, et tombant de vétusté; car il n'est pas un seul de nos organes où ces acares ne puissent élire domicile ; et les organes qu'ils préfèrent encore sont peut-être les organes génitaux, surtout ceux de l'autre sexe, où l'on peut concevoir d'avance tous les genres de désordre que leur multiplication est dans le cas de produire, à l'insu des observateurs qui n'observent qu'à l'œil nu.

688. Panarolus (*) publie un cas d'otite qu'il guérit, en injectant dans l'oreille du lait de chèvre, ce qui en fit sortir plusieurs vers semblables en tout à la mite du fromage. Voyez de plus (page 321) le cas dont nous avons parlé, d'après Kerckring, dont les figures c pourraient bien se rapporter aux *mites*, plutôt qu'aux cloportes.

689. Leeuwenhoeck a trouvé la mite du fromage, qu'il appelle *mitjen*, dans les intestins d'un insecte qui nous semble très-bien se rapporter, d'après les figures qu'il en donne, au *Tipula villica*, Fabr., et qu'on nomme en Hollande *spek-eter* (pl. 277, fig. 4 et 5, page 347, *Arcan. nat.*).

(*) *Iatrologia. Pentec.* 4, obs. 27.

690. Dans sa dissertation intitulée *Exanthemata viva* (*), Linné, adoptant l'opinion de notre Le Cat (641), rapporte l'histoire d'une dyssenterie, qui à ses yeux n'était qu'une gale intestinale produite par les *Acarus siro*. « Il y a près de quatre ans, dit Nysander, le rédacteur de *l'Observation et de la thèse inaugurale*, que Rolander notre condisciple qui logeait dans la maison de notre président (Linné), fut atteint d'une dyssenterie, dont il se guérit avec la rhubarbe et les évacuants. Huit jours après, il tomba de nouveau malade, et se guérit de la même manière ; huit jours plus tard, il fut repris, pour la troisième fois, par la dyssenterie. On chercha en vain la cause de ces rechutes, puisque le malade n'avait pas d'autre nourriture et d'autre manière de vivre que les autres habitants de la maison. En conséquence, notre président conseille au malade, qui s'adonnait principalement à l'étude de l'entomologie, d'examiner avec soin les matières qu'il rendrait, pour s'assurer si ce cas n'aurait point quelque analogie avec celui de la dyssenterie entomogène que rapporte Bartholin. Le malade, ayant suivi le conseil de notre maître, vint un jour lui apprendre qu'il venait de découvrir, dans sa matière, des milliers d'animalcules qui, après une étude convenable, ne lui avaient paru être que des *acares de la farine*. Perquisition faite avec une certaine exactitude, on découvrit que la cruche en bois, dont le malade se servait souvent la nuit, pour s'humecter la bouche, avait une fente externe où se logeaient des myriades de *mites de la farine*, qui s'en échappaient sans doute la nuit, pour entrer dans la bouche du malade et aller y chercher leur alimentation, et pour venir ensuite se tapir dans leur asile pendant le jour. Rolander prit de ces acares, et, par une série d'expériences, il s'assura que ces insectes bravaient les huiles, périssaient par l'esprit-de-vin, et par le suc de rhubarbe. La dyssenterie qui tourmente tous les ans le territoire de *Cyinge* en Suède, au temps de la moisson, de même que celle qui sévit dans les camps, pourrait bien, dit Nysander, provenir de la présence des mêmes acares dans le canal intestinal. » L'auteur a perdu de vue la mite qui dévore les in-

(*) *Amœn. acad.*, tom. 5, pag. 97. 1757.

sectes morts, et qui pullule dans les collections des amateurs d'entomologie, et dont notre malade n'était certainement pas exempt. Enfin, des insectes friands de chair de fromage et de farine ne doivent pas, quand l'occasion se présente, épargner celle des animaux vivants et surtout celle de l'homme, le plus friand et le plus grand mangeur de farine et de laitage d'entre tous les animaux ; ces insectes sont nocturnes, ils errent autour de nous la nuit, quand ils logent près de nous le jour ; que leur coûte-t-il de s'introduire dans nos cavités splanchniques par l'ouverture du nez et la bouche béante de l'homme qui dort sans défense et sans soupçonner le danger d'une telle malpropreté ?

691. Sauvages (*Nosologia systemat.*) a fait une maladie intitulée *pudendagra ab ascaridibus* (faut-il lire *acaridiis?*), douleur prurigineuse que l'on ressent à la vulve et à la verge, avec un sentiment incroyable de chaleur, et qui provient de l'invasion d'ascarides semblables aux vers (faut-il lire aux *mites?*) qui habitent le fromage. Serait-ce la maladie décrite par Delius (*Amœn. acad.*, tome 1, page 341, thèse soutenue par Benj. Scharsius)? A la suite de ce cas, Sauvages fait une autre maladie, sous le nom de *pudendagra pruriens*, d'un prurit des parties naturelles, distinct, dit-il, *ab eá quam ascarides vulvœ excitant;* en d'autres termes, distinct, parce que dans ce cas le hasard lui a dérobé la vue des *ascarides* (je me sers de l'édition latine de Daniel).

Spec. 9. AGARE, MITE OU CIRON DE LA GALE (*Acarus scabiei*, LIN. et FABRIC., *Acarus siro*, ID.; *Sarcoptes*, LATREILL.)

692. HISTORIQUE JUSQU'EN 1812. Les observateurs novices et superficiels, et qui mettent l'œil au microscope ou à la loupe pour la première fois, sont assez portés à admettre que ce qu'ils aperçoivent, nul avant eux ne l'avait aussi bien aperçu, et que tout ce qui se manifeste à eux est une de leurs découvertes. C'est ce qui est arrivé fréquemment à la plupart de ceux à qui, depuis près de quinze ans, nous avons appris à distinguer l'insecte de la gale de celui de la farine ; on dirait, à les entendre

que la gale est une maladie des derniers temps. Cependant il est certain que, sur le littoral de la Méditerranée, la gale est endémique de temps immémorial ; les descriptions d'Aristote, de Virgile, Caton, Columelle, Varron, Pline, etc., en sont la preuve la plus irréfragable. Or nous savons que les bonnes femmes de la Corse, de la Calabre, de l'Espagne, connaissent très-bien aujourd'hui l'insecte de la gale, qu'elles savent le retirer de la peau au bout d'une épingle, et écraser, comme un pou ordinaire, sur l'ongle ; d'où ont-elles appris à le connaître, si ce n'est de la tradition orale, puisque pendant si longtemps, les médecins n'y ont pas cru, et que les écoles et facultés ont traité si longtemps de chimère l'existence du ciron des galeux. D'un autre côté, les femmes antiques n'avaient pas les yeux plus mauvais que les femmes modernes ; au besoin, les admirables camées dont nous ne pouvons plus découvrir les beautés qu'à l'aide de la loupe, prouvent, je pense, que les anciens, à qui l'usage des verres grossissants était inconnu, avaient meilleure vue que nous (*) ; donc l'insecte de la gale n'a pas dû échapper à leur attention. L'ἀκαρίδιον d'Aristote, ou ἀκαρές (679) se rapporte tout aussi bien à la mite de la gale qu'à celle de la farine et de la cire.

693. Mais les doctrines nosogéniques d'Hippocrate, et plus encore celles de Galien, détournèrent l'attention d'un objet de si peu d'importance dans le cadre de leur nosologie ; et quand les facultés survinrent, pour conserver à leur profit l'héritage du système des Grecs, substituant ainsi la foi en une espèce de dogme, à l'observation de la nature et à l'expérience des faits, il se fit dès lors un divorce complet entre ce que les docteurs pensaient de la gale, et ce qu'y voyaient les bonnes femmes. Nous avons peut-être des milliers de mémoires *sur la gale*, dont les auteurs ne soupçonnaient pas même l'existence du ciron qui en est l'unique auteur.

(*) Cicéron, Varron et Pline rapportent qu'un certain Strabon, qui voyait distinctement à 135 milles (45 lieues) de distance, avait écrit toute l'*Iliade* d'Homère sur une feuille qui pouvait être contenue dans une noix. Callicrate savait rendre les détails les plus imperceptibles des fourmis et des plus petits animaux. Myrmécides avait sculpté un char à quatre chevaux qu'une mouche était en état de recouvrir de ses ailes. (Cic., *Acad.*, 4; Plin., 7, cap. 21.)

694. Cependant, dès 1612, les auteurs du dictionnaire *della Crusca*, ces conservateurs du langage populaire, et partant des idées qu'il représente, avaient consigné la tradition des bonnes femmes à l'article *Pellicello* : *Pellicello,* y disaient-ils, *è un piccolissimo bacolino, il quale si generà a rognosi in pelle in pelle, e rodendo cagiona un acutissimo pizzicore.* Mais cet article n'étant pas signé par des médecins, les facultés n'y prêtèrent pas l'attention la plus légère en Italie.

695. Plus tard, en 1664, Giuseppe Laurenzio (Joseph Laurent), médecin et littérateur italien, dans son dictionnaire intitulé *Amalthea*, à l'article *Acarus*, disait : *Vermiculus exiguus subcutaneus rodens* (pidicello); et à la lettre T, *Teredo:* Vermis in ligno nascens; caries; item *acarus rodens carnem sub cute* (pidicello) (*). Il paraît qu'aux yeux des facultés d'alors, le titre de littérateur chez Laurenzio avait effacé l'autorité de celui de médecin ; on ne fit pas plus d'attention à son assertion qu'à l'article des hommes de lettres de la *Crusca*, interprètes sans titres des traditions du pays.

696. Bien avant eux, un homme encyclopédique, Scaliger, en avait touché un mot assez significatif, dès 1580, en regardant le ciron, comme la plus petite espèce de poux qui existent sous l'épiderme, où il se creuse comme des galeries.

Ambroise Paré adopte cette opinion en ces termes (**) : « Les cirons sont petits animaux, tousjours cachés sous le cuir, sous lequel ils se traisnent, rampent et le rongent petit à petit, excitant une fascheuse démangeaison et grattelle..... Les cirons se doivent tirer avec espingles ou aiguilles ; toutefois il vaut mieux les tuer avec onguens et decoctions faites de choses amères et salées. Le remède prompt est le vinaigre, dans lequel on aura fait bouillir du staphisaigre et sel commun. » On sent dans ce passage que cet illustre barbier avait suivi nos armées en Italie, et avait assisté à Marignan ; car il consigne en cet endroit les traditions des bonnes femmes

---

(*) Je trouve de plus, dans nos dictionnaires français, une maladie, *Asaphat* ou *Azaphat*, qui est donnée comme une grattelle, provenant de la présence des vers entre cuir et chair.

(**) Livre 20, pag. 759, de l'édt. de Buon.

italiennes. Ce passage ne me paraît jamais avoir plus fixé l'attention de la faculté de Paris et autres facultés de France, que celui de Scaliger.

697. Cependant les études microscopiques faisaient dès lors irruption dans le domaine de toutes les sciences, et même dans celui de la physiologie nosologique, en dépit des susceptibilités médicales. Mouffet, auteur anglais, rédigea un recueil des plus intéressantes de ces observations, sous le titre de *Insectorum sivè minimorum animalium theatrum*, ouvrage qui parut à Londres, en latin, en 1634, et en anglais, en 1658. Là (page 266 de l'édition latine) l'auteur exhume les passages des auteurs qui ont parlé avant lui de l'insecte de la gale ; il cite Abinzoar (*) d'après lequel « les syrons nommés en arabe *assoalat* et *assoab* sont des petits poux qui rampent sous la peau des mains, des cuisses et des pieds, qui en sortent vivants, quand on écorche la peau, et qui sont si petits que l'œil peut à peine les apercevoir ». Passage qui pourrait tout aussi bien s'appliquer à la maladie pédiculaire qu'à la gale. Mouffet cite encore Gabucinus, Jean Phil. Ingrassias, Scaliger et Joubert, médecin français du seizième siècle, oubliant totalement notre Ambroise Paré, qui n'est pas moins explicite que Scaliger et que Joubert. Nous donnons en entier la traduction de son passage : « Les *syrons* sont les plus petits de ces animalcules qui se tiennent cachés constamment sous l'épiderme, sous lequel ils rampent, à la manière des taupes, le rongeant et y excitant le prurit le plus incommode. Ils sont formés d'une matière plus sèche que les morpions (**), qui faute de viscosité, se divise presque en atomes. Ils naissent quelquefois sur la tête, où ils rongent les racines des cheveux, ce qui les a fait nommer par les Grecs, des teignes τριχοβρωτους, τριχοτρωκτας, τριχοβορους. Quoi qu'il en soit, l'acare habite sous la peau, surtout des mains,

(*) *Ab-ou-Mezzoan Ab-del-Maleck-ben-Zoar*, plus connu sous le nom d'A-benzoar, auteur de médecine arabe du douzième siècle.

(**) Cette phrase indique que Mouffet avait lu Paré, qui dit, page 759 (*loc. cit.*) : *Les morpions sont engendrés d'une matière plus sèche que les poux… Les cirons sont faits d'une matière sèche, laquelle, par défaut de viscosité, est séparée et divisée comme petits atomes vivants.*

y creuse un sillon sous-cutané (*cuniculum*, un terrier), en y excitant une très-vive démangeaison, surtout lorsqu'on approche du feu les parties envahies. Si on le retire à la pointe de l'aiguille et qu'on le pose sur l'ongle, on le voit se mouvoir à la chaleur du soleil. Si on cherche à l'écraser, il crève avec bruit, en rendant un virus aqueux. Il est d'une couleur blanche, à l'exception de la tête ; si on le regarde de plus près, il se rembrunit, et offre quelque peu de rouge. On a de la peine à concevoir comment un si petit animalcule, qui n'a presque pas de pieds pour marcher, puisse se tracer de si longs sillons sous la peau. Il n'est pas inutile de faire observer que ces syrons n'habitent pas dans les pustules elles-mêmes de la gale, mais tout auprès ; car il est de leur nature de vivre non loin de l'humeur aqueuse qui est rassemblée dans la vésicule et dans la pustule, et de périr, dès que la vésicule est desséchée et que son liquide a été réabsorbé. » Mouffet ne paraît pas avoir étudié l'insecte au microscope ; il ne publie du reste aucune figure.

698. En 1657, Hauptmann (*), l'un des auteurs qui ont le plus fait pour la pathologie animée, a figuré pour la première fois l'acare de la gale, qu'il considère comme l'unique auteur de la maladie ; il le donne pour l'insecte connu par les Allemands, sous le nom de *Riethliesen*. Mais les facultés françaises jetèrent l'interdit, comme contre tout autant d'hérésies, sur toutes ces idées d'histoire naturelle nosologique que Paullini, Hauptmann, Kircher, etc., s'efforçaient d'introduire dans la science, par la voie des *Éphémérides des curieux de la nature* d'alors. La figure publiée par Hauptmann ne laisse pas que d'être tout à fait méconnaissable ; à cette époque de début, on avait trop à voir pour se donner la peine de bien voir.

699. En 1682, Etmuller (**) publie, sous le titre de *Crinons et Comedons*, des figures dont nous donnerons plus bas un spécimen, et qu'on s'est obstiné à prendre pour celles des acares de la gale (***) ; elles ne me semblent autres choses que de ces

(*) Sur les eaux thermales de Walkenstend. Leipsick, 1657.

(**) *Acta eruditorum leipsiens.*, ann. 1682, page 317, tab. 17 EEE.

(***) Andry me paraît surtout avoir accrédité cette opinion, par ce qu'il en dit, page 129, tome 1, de son livre *de la Génération des vers dans le corps de*

varus ou petites excroissances sébacées qui surviennent si souvent à la peau, et qu'on extrait par la simple pression. Les figures publiées par cet auteur sont aussi informes, que la structure de ces excroissances est variable et indéterminée. La note d'Etmuller n'était rien moins que propre à faire sensation, quand celle d'Hauptmann était passée inaperçue.

Cependant ces diverses publications avaient donné l'éveil à tous ceux qui s'occupaient alors d'études microscopiques ; et le moment ne pouvait pas tarder à survenir, où un amateur indépendant (car ce sont ceux-là qui innovent) prendrait cette question à cœur et éluciderait ce point encore contesté.

700. En 1687, parut une lettre adressée *al signor Redi, gentiluomo aretino*, et intitulée : *Osservazioni intorno a pellicelli del corpo umano* (Observations sur les vermines du corps humain) ; elle était signée par un certain *Giovan Cosimo Bonomo* (Jean Cosme Bonhomme), pseudonyme de *Diacinto Cestoni*, apothicaire à Livourne, qui treize ans plus tard (1710), dans une nouvelle lettre adressée cette fois à Vallisnieri, crut devoir ne plus garder l'anonyme, et signa en toutes lettres son vrai nom (*). Ces deux lettres renferment, sur l'insecte et l'étiologie de la gale, des choses fort judicieuses, dont nous avons eu plus d'une occasion de vérifier toute l'exactitude, mais qui ont été tellement perdues de vue par l'enseignement des facultés, qu'elles ont aujourd'hui encore tout leur air de nouveauté. Ce fut l'article *Pellicello* du dictionnaire *della Crusca* qui suggéra à Cestoni l'idée de s'occuper plus spécialement de l'étude des galeux (*rognosi*). Là, après avoir persiflé l'opinion des classiques, qui font dériver la gale (*rogna*), les uns, tels que Galien, d'une humeur mélancolique, les autres, tels qu'Avicenne, du sang ; puis Silvius Delaboe qui en rejette la faute sur un acide mordant, évaporé du sang ; puis Van Helmont qui en trouve la cause dans son principe fermentescible (**), etc.

l'homme, où il donne les trois figures d'Etmuller, comme celles de l'acarus de la gale.

(*) *Voyez*, sur cette circonstance philologique, la note de l'alinéa (682) ci-dessus.

(**) Nous donnerons plus bas la persiflage de Van Helmont sur les théories de Galien.

Cestoni assure que, pour lui, la gale n'est autre chose que l'effet de la morsure prurigineuse et constante faite sous la peau de notre corps, par les petits *bacolini* (cirons) ; d'où il arrive que la lymphe ou la sérosité venant à transsuder par cette petite ouverture de la peau, pour y former cette ampoule de liquide, et ces petits cirons continuant leur érosion accoutumée, le malade est forcé de se gratter, et fait empirer le mal et le prurit en se grattant, ajoutant ainsi à l'œuvre incommode et importune du ciron, et crevant non-seulement les ampoules pleines d'eau, mais encore les vaisseaux gorgés de sang ; ce qui détermine des pustules, des éruptions papuleuses, des croûtes et autres produits dégoûtants. Et il ne faut pas s'étonner que la gale se communique par les draps, le linge, les habits, les gants, et autres effets qui ont servi aux galeux, puisqu'il peut rester quelque ciron aventuré dans ces effets divers. Il ne me semble pas non plus impossible de comprendre, ajoute Cestoni, la raison pour laquelle on guérit de la gale, au moyen des huiles essentielles, des bains, des frictions avec les sels, le soufre, le vitriol, le mercure doux ou sublimé et précipité, et autres substances de ce genre, corrosives et pénétrantes, qui toutes sont capables d'atteindre et de tuer les cirons jusque dans leurs repaires les plus cachés, et dans les labyrinthes qu'ils se creusent sous la peau ; ce qu'on n'obtiendrait pas en se grattant, encore qu'on s'écorchât la chair ; parce que les cirons ont la peau si dure, qu'ils résistent facilement à toutes les médications internes que les médecins ordonnent aux galeux, à prendre par la bouche ; car, après avoir fait le plus long usage de ces médicaments internes, il n'en devient pas moins finalement d'une absolue nécessité de recourir aux onguents et aux frictions, si l'on veut arriver à une guérison complète. Et même dans la pratique on voit bien des fois qu'un galeux, après s'être frotté d'onguents, paraît au bout de dix à douze jours totalement guéri ; et avec tout cela bientôt sa gale vient à refleurir de plus belle ; cela n'a rien d'étonnant dans notre théorie, vu que l'onguent n'aura fait qu'attaquer les enveloppes de l'œuf du ciron incrusté, pour ainsi dire, dans le nid de la peau, ce qui n'aura pas empêché le petit ciron de naître et de faire revivre le mal..... Là, dit-il, en terminant son premier écrit, j'avais pensé de terminer l'étrange paradoxe de cette lettre.

Dans sa deuxième lettre, celle qu'il adressa plus tard à Vallisnieri, Cestoni s'exprime plus hardiment, car sa découverte avait alors treize ans de date, elle avait mûri ; aussi en revendique-t-il la gloire, sous son véritable nom, et sans crainte de se compromettre avec la faculté ; il parle ici avec autorité : « Les médicaments internes, y dit-il, ceux que les médecins donnent aux galeux à prendre par la bouche, ne servent absolument à rien, et ne sont bons, à proprement parler, qu'à engraisser les charlatans. » (Cestoni se sert du mot *speziale*, les spécialités).

La première lettre était accompagnée d'une planche, sur laquelle l'auteur, outre des larves de pilulaires et autres coléoptères, ainsi que des insectes parfaits du *cerambix* et d'un *scarabœus*, a représenté comparativement l'insecte de la gale et celui du fromage, mais l'un et l'autre d'une manière si grossière, si informe, qu'il n'est pas étonnant que Linné, qui ne calquait sa phrase que sur les figures de Cestoni, ait cru devoir réunir en une seule espèce ces deux sortes d'acarus ; non pas que les figures de l'un ne diffèrent grandement de celles de l'autre, mais parce que, dans cette confusion de traits qui dénotent une observation dans l'enfance, on est fort embarrassé de traduire, avec des mots systématiques, les différences des unes et des autres ; on s'imagine malgré soi que la différence qu'on est prêt à signaler dans celle-ci est un oubli du dessinateur chez celle-là, d'autant plus que les deux figures que Cestoni consacre à l'acare des galeux offrent entre elles d'assez graves différences. Quoi qu'il en soit, ces figures si défectueuses firent foi pendant longtemps ; Richard Mead les copia dans les *Transactions philosophiques*, ann. 1703, n° 283, et Baker, en 1754, dans son *employement of microscope* (traité du microscope mis à la portée de tout le monde), pag. 193, pl. 13, fig. *a*, *b*. Nous les avons calquées, avec les autres figures de cet insecte, en 1829, dans les annales des sciences

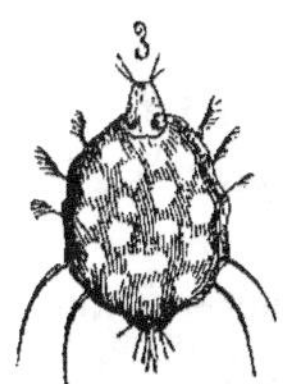

d'observation, tome 2, pl. 12, fig. 1 Nous reproduisons ici l'une de ces figures de Cestoni (*).

701. En 1691, dans un ouvrage de compilation qu'il crut devoir intituler *Micrographia curiosa* le P. Bonanni, de la société de Jésus, reproduisait à son tour les figures de Cestoni; mais en même temps il en publiait, en son nom, une autre destinée, disait-il, à représenter un insecte que lui avait envoyé, du collége Romain, le P. Antonio Baldigiani, lequel l'aurait trouvé sous l'épiderme d'une petite tumeur survenue au visage d'un jeune élève de ce collége. Mais, j'en demande pardon à la mémoire du P. Baldigiani, l'insecte qu'il avait surpris au visage d'un de ses jeunes élèves n'est rien moins qu'un acare de la gale; c'est tout simplement, ou plutôt tout honteusement, le *pou du pubis*, le *morpion*, qui s'échappe souvent de ces régions pudiques, et remonte, comme le rouge, jusqu'au front; nous en donnons ici la figure. Il y a plus, c'est que la figure de Bo-

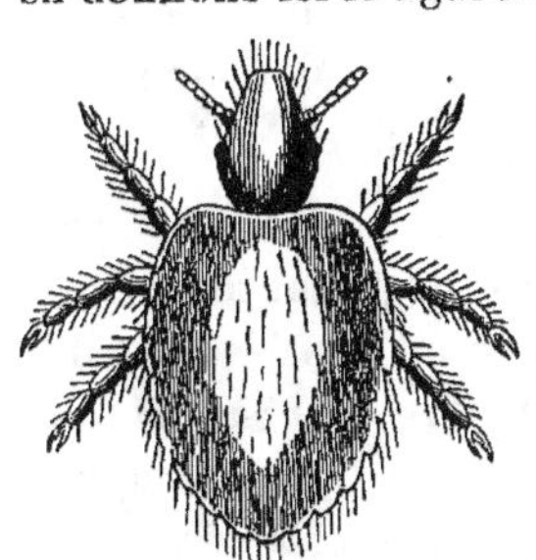

nanni n'est encore que le calque de celle qu'en avait publiée Redi, dans son ouvrage de 1668, que Bonanni entreprit si malheureusement de réfuter en 1691 (**); Redi l'avait même intitulé en toute lettre *pou du pubis* en italien. En confrontant son livre avec ceux de ses devanciers, je me suis assuré que Bonanni le micrographe aimait mieux copier des dessins déjà parus, que de dessiner d'après

(*) Et nous les avons reproduites, dans les mêmes intentions, dans notre *Mémoire comparatif sur l'insecte de la gale.*

(**) En 1668, Redi fit paraître un ouvrage intitulé: *Esperienze intorno alla generazione degl' insetti, fatte dal signor Francesco Redi, e da lui scritte in una lettera al signor Carlo Dati*, avec planches, ouvrage dont la traduction latine parut à Amsterdam en 1671, et en 1686, in-24. Là, Redi démontrait que les générations spontanées étaient une chimère, et que les plus petits insectes provenaient d'un œuf, ce dont Linné, plus tard, fit l'axiome suivant: *Omne animal ex ovo.* En 1684, Redi publia un nouveau recueil d'expériences sur le même sujet, intitulé *Osservazioni di Francesco Redi, agli animali viventi negli animali viventi*, in-4°, dont la traduction latine parut également à Amsterdam. C'est à ces deux ouvrages, et principalement au dernier, que le P. Bonanni, mathématicien

nature. Il emprunte la fig. 113, qui est celle de l'acare de la gale, à Cestoni; les fig. 110, 111, 112, qui sont celles de l'acare de la farine, à Etmuller, qui, lui-même, les avait empruntées à Borel, Griendel, Tortoni, etc.; celles du varus sébacé au même Etmuller, et le pou du pubis à Redi; en sorte que ce bon père Bonani ne doit compter que pour mémoire au rang des micrographes de l'insecte de la gale (680, 681, 682).

702. Linné en était réduit à ces renseignements, en rédigeant son *Systema naturæ*; et comme il avait peu de temps à perdre, pour discuter les textes, et qu'il préférait décrire sur figures, et que malheureusement les figures de Cestoni, les seules qui existassent alors de l'insecte de la gale, ne lui offraient pas un seul caractère susceptible d'être traduit aphoristiquement, on le vit changer d'idée dans les diverses éditions de son livre, distinguer ou confondre, dans une même acception spécifique, la mite de la farine (678) et celle de la gale (692); et Fabricius, qui suivait Linné pied à pied dans tout ce qui concernait les espèces, se conformait à son tour aux variations du maître, ainsi que nous l'avons déjà fait observer (659).

Dans ses premières éditions, Linné distinguait l'*Acarus siro* (mite de la farine) de son *Acarus scabiei*, duquel il se contentait de dire : *sirone multò minor*; puis il faisait deux espèces de mites de la gale, l'une pour l'homme (*Acarus scabiei*) et l'autre pour les animaux (*Acarus exulcerans*, ajoutant dubitativement *an satis distinctus ab acaro scabiei*). Fabricius répétait ces doutes et les enregistrait; jusqu'à ce qu'enfin, jetant le manche après la cognée de ces recherches philologiques, il se décide à réunir les trois sous le même nom, avec un luxe de citations synonymiques synoptiquement présentées, et qui ne semblent plus laisser de place à une nouvelle révision; le tout y est arrêté et passé en forme de chose jugée. Dans son *Systema*

et littérateur assez habile, eut le tort de répondre par une dissertation latine, dont le titre est emprunté à celui de Redi : *de Animalibus viventibus in rebus non viventibus*, dissertation que l'on trouve à la suite de sa *Micrographia curiosa*. L'auteur y défend avec éloquence, mais avec l'aide de l'érudition seulement, la possibilité des générations spontanées.

entomologiæ, éd. 1775, pag. 803, et plus tard dans le *Mantissa*, éd. 1787, il arrange les choses de la manière suivante :

Acarus siro.

Pedibus quatuor posticis longissimis, femoribus capiteque ferrugineis, abdomine setoso. Linn., *Syst. nat.*, 2, 1024, 15. *Fauna suec.*, 1947.

Farinæ.	*Scabiei.*
Blank., *Ins.*, tab. 14, fig. 4 B.	Schenk, *Obs.*, 676.
Lederm., *Micr.*, 68, tab. 33, fig. 2.	Bonan., *Micr.*, 113.
Leeuwenh., *Epist.*, 77, tab. 370, 9, 10.	*Act. angl.*, 283.
Rivin, *Prurit*, 18, fig. D. E. E.	Rivin, *Prurit.*, 18, fig. A. B.
Ac. lcur. nat. déc., 2, ann. 10,	*Act. lips.*, 1682, pag. 319.
app. 34.	Geoff., *Ins.*, 2, 612, 2.

N. B. Habitat in caseo et farinâ diutius asservatis, cutem hominis rugas secutus penetrat, vesiculam et titillationem excitat. Caussam, nec symptoma morbi esse, evincunt observata analogia cum gallis, contagium et cura.

Dans la phrase spécifique de Linné, on ne trouve pas un mot qui convienne réellement à l'insecte de la gale; il suffira pour s'en convaincre de confronter ce texte avec les figures que nous donnerons plus bas. Dans la synonymie de Fabricius, toutes les dates sont confondues; les auteurs originaux, tels que Cestoni, sont passés sous silence, et les plagiaires en occupent le rang. Il n'y a de bien traduit, sous forme d'aphorisme, que ce qu'il dit de l'étiologie de la gale. « L'insecte est la cause, et non le symptôme de la maladie, ce que prouvent l'analogie des boutons avec les gales des végétaux, la nature contagieuse du mal et la manière de le guérir. » Cette phrase vaut à elle seule une longue thèse; elle résume toute la page 96 de la thèse (*exanthemata viva*) que Nysander avait soutenue, le 23 juin 1757, sous la présidence de Linné (*). « D'après Nysander, ce n'est pas dans la pustule elle-même qu'il

(*) *Amœnit. academicæ*, tome 5, diss. 82. On cite en général Linné comme l'auteur de toutes les thèses qui composent le recueil des *Aménités*; l'on a tort; car on y trouve souvent des opinions contradictoires Linné n'a fait, en publiant ce recueil, que ce que Haller avait fait de son côté, en recueillant les meilleures thèses qui étaient parvenues à sa connaissance; Linné se contenta de publier les meilleures de celles que ses élèves soutenaient sous sa présidence. Pour en prendre un exemple qui a un rapport direct à notre sujet, je rappellerai que, dans sa thèse sur *la Gale des brebis* (tome 4, page 185 *des Aménités*, thèse 58, 1754), Isaac Palmérus, qui la soutenait, n'avait pas dit un mot de l'*Acarus scabiei*, dont parle si longuement ici Nysander. Linné était l'âme, mais non l'auteur exclusif de toutes ces productions.

faut rechercher l'acare; il s'en retire au loin ; on le découvre
en suivant la ride de la peau qui vient de la pustule. Il ne fait
que déposer ses œufs dans la pustule ; et nous les propageons
et les disséminons en nous grattant, la nature prévoyante nous
forçant à ce soin. » Plus haut, il avait dit que l'on n'avait qu'à
le tirer avec une épingle d'une maculature placée sur le côté
des pustules, et à peine visible à l'œil nu, et qu'en le plaçant
sur l'ongle, il était facile à chacun de s'assurer de sa présence ;
que si on le réchauffe et qu'on se le place sur la peau, il rampe
bientôt en se dérobant à notre vue, il suit les rides de la peau
jusqu'à ce qu'à force de fouiller comme une taupe, il se
soit glissé sous l'épiderme, où il se creuse un terrier (*cuniculos*).
Enfin il ne trouve pas la moindre différence entre cet acare et
celui de la farine, quoique ce dernier soit plus fort en couleur. « D'où il arrive, ajoute-t-il, que quand les nourrices em-
ploient la farine de froment, à la place du lycopode ou des
fleurs de zinc, pour en saupoudrer les aines ou les aisselles qui
se coupent chez le nourrisson, il ne tarde pas à se former en
cet endroit une dartre farineuse. Il soutient que l'acare des animaux forme une espèce distincte de la précédente , à cause de
ses quatre pattes postérieures qui sont le double plus longues. »

Plus tard, Casal (*), dans la relation de son voyage aux Asturies, décrivit le terrier de l'acare, comme l'avaient fait
Cestoni et Nysander.

703. Enfin de Geer eut l'occasion de s'occuper de la question, lui dont la mission était d'observer la nature dans la nature, plutôt que dans les livres ; et il ne manqua pas de rétablir,
par de bonnes descriptions et des figures suffisantes, quoique
imparfaites et incomplètes, la différence spécifique qui distingue la mite de la farine de l'acare des galeux (**). Fabricius
ne tint aucun compte de cette démonstration ; son siége était
fait ; et il n'en conserva pas moins, dans ses éditions subsé-

----

(*) *Hist. nat. et médic. des Asturies*, Madrid, 1762.

(**) *Mém. pour servir à l'histoire des insectes*, 1778, tome 7, pl. 5. Nous
avons eu soin de calquer les deux figures de l'insecte de la gale de de Geer, dans
les différents écrits ci-dessus cités. Nous en reproduirons une plus bas.

quentes, la mite du fromage et de la farine, et la mite des galeux, sous la dénomination commune d'*Acarus siro*.

704. En 1786 Wichmann observe à son tour l'acare de la
gale (*) ; il le décrit avec les plus grands détails, en donne
les dessins obtenus d'après ses propres observations, et reproduit la figure de Cestoni (701) à côté des siennes. D'après

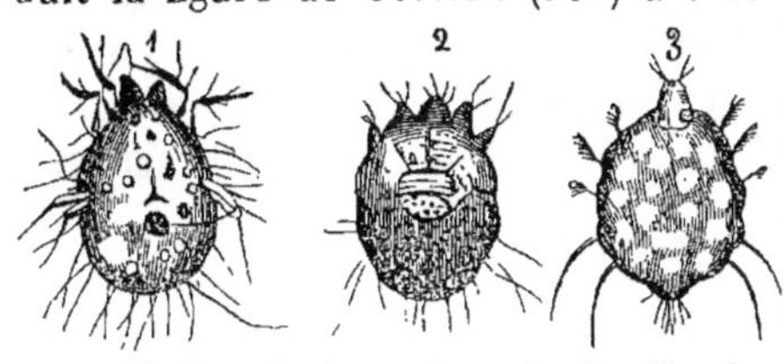

Wichmann, la fig. 1 est
celle de l'*Acarus* des
bestiaux, ou *Acarus
exulcerans*, Lin. ; la
fig. 2 est celle de l'*acarus scabiei*, Lin., ou
acare de la gale humaine ; la fig. 3 est celle que Cestoni a publiée et dont nous avons parlé plus haut (701). Ces figures sont
plutôt des silhouettes que des portraits ; et il serait difficile d'y
trouver, à part les contours, quelque chose qui puisse servir
de base à une description spécifique ; mais le texte de l'auteur
répare le vice de ces mauvaises figures ; et là Wichmann adopte
et développe la théorie de Cestoni, sur la cause de la gale, qui,
à ses yeux, est le produit exclusif de l'acare.

705. En 1788, Jean Hunter assure avoir examiné l'insecte
de la gale, au microscope, sur les galeux de la Jamaïque (**), et
trouve que la figure de Bonomo (700) le représente assez bien.

706. C'est sur ces figures défectueuses de l'acare de la gale
humaine que Latreille, en 1806, composa son genre *Sarcopte* (***) ; et selon sa méthode (570) il décrivit les caractères
de la bouche, que nul n'avait jamais ni figurée ni vue, et Latreille moins que personne.

707. Vers 1810, Walz (****), vétérinaire allemand, amené

(*) Dans un petit traité en allemand intitulé *Étiologie de la gale*, par Johan.-
Esnest Wichmann, in 12. Une deuxième édition parut en 1791 : on la trouve
souvent reliée, avec un petit traité sur la maison de travail de Prague, par Guldner,
qui confirme ses idées. Guldner a publié aussi des remarques sur la gale, dans la
Bibliothèque germanique méd. chirurg.

(**) *Obs. sur les maladies de l'armée de la Jamaïque*, in-8°, 1788.

(***) *Genera crustaceorum et insectorum*, 1806, tome 1, pages 151-152.

(****) *De la Gale des moutons, de sa nature, de ses causes, et des moyens de
la guérir*, traduit de l'allemand, de G.-H. Walz, vétérinaire, in-8°, 1811, chez
Huzard, avec une planche.

par sa profession à faire une étude particulière de la gale des
moutons, embrasse également l'opinion de Mouffet, Cestoni,
Linné, etc., sur la cause entomologique de la gale ; et il joint
à son mémoire une mauvaise description, et de plus mauvaises
figures encore de l'insecte de la gale des moutons, mais qui,
malgré l'imperfection du dessin, ne laissent pas que d'indiquer
les plus grandes différences entre cette espèce et celle de
l'homme. Nous en reproduisons deux ici qui ont été calquées
sur les dessins de Walz. La fig. 1 serait celle de la femelle

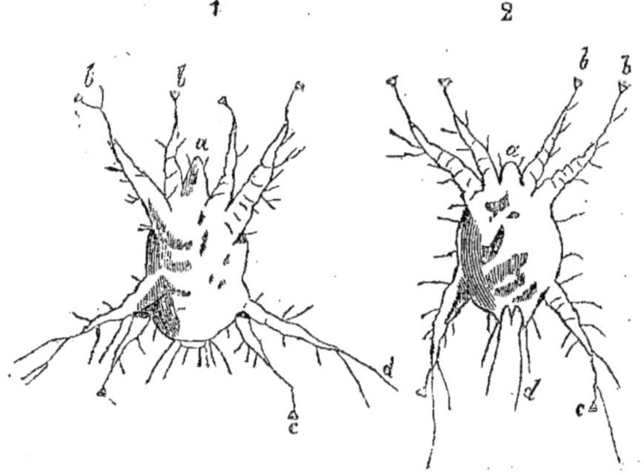

pleine et en train de marcher, vue à un grossissement de 366
fois : *a*, le suçoir (*haustellum*) ; *bbbb*, les quatres pattes de
devant terminées par leurs ambulacres ; *c*, les deux pattes
de derrière intérieures ; *d*, les deux pattes de derrière extérieures. La fig. 2 serait celle du mâle couché sur le dos ; les
mêmes lettres y désignent les mêmes organes, à l'exception de
la lettre *d*, organe de copulation. Il serait difficile de s'imaginer comment un insecte, aussi mou et aussi informe que le
représente le dessin, serait en état de se creuser un terrier sous
la peau.

708. L'existence de l'insecte de la gale était donc admise à cette
époque ; mais cet insecte n'était, aux yeux des médecins, qu'un
accessoire, qu'une légère complication d'une maladie *sui generis*,

à laquelle ils donnaient le nom de *gale* ; et les nomenclateurs attachaient si peu d'importance à cet infiniment petit point de doctrine, que les classificateurs nosologues les plus accrédités, à force de se copier les uns les autres, plutôt que de recourir aux sources originales, finissaient par commencer leurs citations, là où il aurait fallu les terminer, et par tomber dans les contradictions les plus manifestes sur l'étiologie du mal. Dès l'année 1807, Pinel (') s'exprimait de la manière suivante : « Après une foule de siècles ('), l'objet a été repris où il fallait le commencer, c'est-à-dire qu'on a examiné au microscope, et qu'on a remonté à la vraie cause du *prurit incommode* qui fait le vrai caractère de cette maladie. Le fruit de cette recherche a été la découverte d'un insecte décrit par Moufflet (*sic*) (*Theatrum insectorum*), par Mead (*Philosophical trans.*, ann. 1702), etc. Wichmann en a fait aussi mention dans un ouvrage allemand, publié en 1786, sur l'étiologie de la gale ; on en a donné une notice, avec figures, dans le journal de médecine de Londres de 1788. Quel moyen plus sûr de fixer les vraies notions de la gale, sur laquelle les anciens ont répandu tant de confusion, soit pour la description, soit pour la différence des dénominations ! L'insecte qu'on a découvert dans les pustules de la gale est une espèce de ciron (*Acarus scabiei*) ; cette opinion sur la gale a été admise par la plupart des médecins français et étrangers. Guldner, qui a eu occasion de voir cette maladie sous toutes ses formes, dans la maison de travail de Prague, a absolument la même manière de voir. »

On le voit, pour Pinel (et Alibert, plus tard, n'était pas moins indécis), l'insecte n'est que l'auteur du prurit, et non celui de la maladie ; aussi, après ces quelques frais d'une érudition bien écourtée, Pinel n'en décrit-il pas moins les prédispositions et causes occasionnelles de la gale, ses symptômes et ses variétés.

Du reste, comment aurait-on été en droit d'exiger, des médecins d'alors, des observations spéciales sur l'insecte de la

(') *Nosographie philosophique*, 3e édition, tome 2, page 117.

(**) Qu'on se rappelle que les observations de Moufflet avaient, en 1807, cent soixante-douze ans de date, et celles de Cestoni cent vingt-deux ans (697, 700).

gale, quand les naturalistes de l'époque, quand Latreille lui-même le décrivaient, sans se donner la peine de le voir (666)? Cependant, il faut l'avouer, quelques médecins modernes ont cherché à voir de leurs propres yeux, au lieu d'en croire les auteurs sur parole; mais ils ne furent pas heureux dans leurs recherches; et ce qu'un médecin ne voit pas, il le nie, comme si la nature de son diplôme lui conférait la puissance et l'art de voir tout ce que d'autres ont vu. Dès ce moment l'existence de l'insecte de la gale fut mise en litige; car, à côté des témoignages affirmatifs, il s'élevait des témoignages négatifs; ce qui devenait fort embarrassant pour Latreille, l'auteur du genre *Sarcopte*, qui n'en avait jamais vu un seul individu, et à qui on aurait en vain demandé de le retrouver sur les galeux des hôpitaux de la capitale. Un calembour inattendu vint fournir l'occasion de rétablir le règne du *Sarcopte*.

709. HISTORIQUE DE LA SCIENCE A DATER DE 1812. Dans ses moments de gaieté, Alibert racontait assez volontiers qu'un de ses élèves, du nom de Galès, ne savait sur quel point de la science il composerait sa thèse. « Composez-la sur la gale, lui dit Alibert, vous y avez des droits par votre nom. » La plaisanterie n'est peut-être pas du meilleur goût, mais elle est devenue classique; et nous aurions eu tort de ne pas la mentionner, car c'est à elle que nous sommes redevables de la thèse inaugurale que J.-C. Galès de Betbèze, natif du département de la Haute-Garonne, soutint, en 1812, devant la faculté de Paris, sous le titre d'*Essai sur le diagnostic de la gale, sur ses causes*, etc. Pendant près de dix-huit ans cette thèse a fait autorité en histoire naturelle médicale, sur ce point tant débattu. Le jeune auteur d'une observation aussi importante avait soin, dans son travail, de décrire, avec les plus minutieux détails, toutes les précautions qu'il avait prises pour découvrir et réchauffer le précieux insecte. « Je plaçai, dit-il, sous le microscope, dans un verre de montre, une petite goutte d'eau distillée, et dans laquelle je m'assurai préalablement qu'il n'y avait aucun animalcule visible; je délayai dans cette eau, avec la pointe d'une lancette, le fluide exprimé d'un bouton de gale

que je venais d'ouvrir ; mais ce fut en vain que je scrutai de
l'œil le plus attentif... Le même petit appareil, préparé dans
deux autres verres, ne m'offrit rien de plus. J'allais terminer
la séance, presque rebuté de mon peu de succès, quand l'idée
me vint de remettre sous le microscope et d'examiner de nouveau le fluide contenu dans le premier verre, qui, depuis le
moment que je l'avais retiré, était resté exposé à la chaleur
du soleil ; je fus agréablement surpris de voir un insecte vivant qui remuait vivement les pattes, cherchait à se dégager de
l'espèce de vase où il était embourbé, et qui bientôt, parvenu
dans la partie limpide de la liqueur, montra si distinctement
toutes ses formes, qu'un des témoins de l'observation (M. Patrix) en dessina sur-le-champ la figure d'une manière très-
ressemblante. Je présumai que, paralysé par la fraîcheur de
l'eau, le ciron n'avait pu d'abord faire aucun mouvement, pour
sortir de la matière purulente où il se trouvait plongé, et qu'il
avait eu pour cela besoin d'être ranimé par la chaleur. Dès ce
moment j'ai eu soin de faire tiédir, de 20 à 24° centigrade
l'eau dont je me sers dans mes expériences. L'usage de l'eau
ainsi tiédie est presque toujours nécessaire, sans considérer si
le fluide exprimé du bouton qu'on explore est tout à fait limpide ou plus ou moins purulent... Une autre précaution à
prendre, pour trouver plus sûrement l'insecte, est d'explorer
préférablement les plus petits boutons, ceux dont la sérosité
est la plus limpide et qui sont le siége de la démangeaison la
plus vive. L'insecte s'éloigne de la vésicule, peu de temps après
l'avoir produite ; il faut le surprendre avant sa retraite... Parmi plus de quatre cents galeux sur qui j'ai cherché des cirons,
il s'en faut bien que j'en aie trouvé sur tous ; au contraire, c'est
le plus petit nombre qui m'en a fourni, comme aussi le
moindre nombre de pustules sur le même individu. L'habitude
a fini par m'apprendre à le distinguer au premier coup d'œil ;
j'ai pourtant rencontré nombre de fois de ces insectes vivants,
dans des pustules tout à fait purulentes, et même dans des
croûtes galeuses, quand le dessous était encore humide. » Nous
avons pris soin de transcrire littéralement le texte, pour les
besoins de la discussion. Le jeune observateur donnait, comme

garants de sa véracité, MM. Leroux, Bosc, Olivier, Duméril, Latreille, Pelletan, Thillaye, Désormeaux, Richerand, Delaporte, Alibert, Dubois : quatre entomologistes, dont l'un même auteur du genre *Sarcopte*, sur huit médecins ou chirurgiens qui avaient assisté à ses expériences, et avaient vu le *Sarcopte* qu'il extrayait des pustules des galeux. A la thèse se trouve jointe une planche représentant, sous ses diverses faces et à ses divers âges, l'insecte de la gale dessiné par le peintre Meunier, du Muséum d'histoire naturelle. Au sujet de cette planche même, le jeune Galès s'exprime de la sorte : « J'avais d'abord fait faire le dessin et la gravure, dans une dimension égale à la grandeur apparente de l'insecte sous le microscope ; c'est à M. Latreille que je suis redevable de l'avoir fait représenter plus en grand et d'une manière plus détaillée. » Or, Latreille tenait alors le sceptre de l'entomologie qu'il avait reçu des mains de feu Fabricius ; qui aurait donc osé douter de la véracité d'un auteur, si jeune qu'il fût, qui appuyait son témoignage sur une pareille autorité scientifique ?

710. Cependant un homme qui, sans être l'auteur du genre *Sarcopte*, aurait pris la peine de confronter le travail de Galès avec les travaux de ses devanciers sur le chapitre de la gale, un pareil esprit, dis-je, n'aurait pas manqué de remarquer que la thèse inaugurale fourmillait de circonstances en contradiction formelle avec celles qu'ont décrites les auteurs les plus dignes de foi.

711. En effet, 1° d'après Galès, sur près de quatre cents galeux, il avait à peine recueilli un ou deux insectes ; tandis que les bonnes femmes du midi de l'Europe en recueillent des milliers sur un seul.

2° Galès assure que l'insecte se trouve dans la pustule ; tandis que tous les autres observateurs recommandaient de le tirer, à la pointe d'une aiguille, du terrier que l'on remarque, comme une tache, à côté de la pustule même.

5° Galès, qui cite les figures de de Geer, lequel avait si bien démontré, par des figures passables, l'erreur qu'avait commise Linné, au sujet de l'identité de l'insecte de la farine et de celui du fromage, Galès soutient que la figure de son acare, dessiné par Meunier, se rapporte entièrement, non pas à la figure que de Geer donne de l'*Acarus scabiei*, mais à celle que le même auteur assigne au ciron du fromage et de la farine.

Mais enfin toute la faculté, presque en corps, s'était engagée dans l'assertion d'un élève ; il ne restait plus qu'à croire et qu'à professer, ce que tout le monde n'est pas disposé à faire dans ce siècle de libre examen. De toutes parts il ne tarda pas à s'élever des doutes, auxquels l'observateur si exercé de l'insecte de la gale n'opposa que le plus imperturbable silence. Il avait fait son affaire d'élève, il faisait son affaire de médecin ; il fondait un établissement des maladies de la peau, et pour le traitement de la gale spécialement, sur les assertions de sa thèse inaugurale ; et il ne manquait pas de prôneurs à ce sujet. « Il devient donc de rigueur, pour tout médecin qui se pique d'être au courant de la science, s'écriait, en 1813, Jadelot (*), de n'opposer désormais à la gale que le traitement local et externe ; » et il s'appuyait en cela sur les expériences de Galès à Saint-Louis.

712. Dès 1818, le scrupule commençait pourtant à percer. Lamarck, qui jusque-là s'était contenté de copier Latreille, relègue tout à coup le *Sarcopte* dans ses acarus, sous le nom d'*Acarus scabiei*, en ajoutant cette note. « Selon les observations du docteur *Gallée* (sic), on trouve, dans les ulcères de la gale, une mite d'une forme différente. Y en aurait-il de diverses espèces ? » (*Animaux sans vert.*, t. 5, p. 57).

Dès la même année (**), nous voyons G. Roux, professeur de médecine à l'hôpital d'instruction de Lille, déclarer n'avoir jamais pu parvenir à retrouver l'insecte de la gale, quoiqu'il eût suivi rigoureusement tous les procédés indiqués par Galès, et puis par Pihorel (*Dict. des sc. médicales*, art. *Gale*) ; et cela quoiqu'il se fît assister par MM. Feron, Charpentier, Jacob, Peuvion et Judas, pharmacien major, très-habile aux observations microscopiques, et quoiqu'on fît usage d'un microscope de Charles. Ces résultats négatifs ébranlèrent même la foi jusque-là très-ferme de Pihorel.

(*) *Journal général de Méd.* de Sédillot, tome 46, 1813, page 588.
(**) *Journ. général de Méd.*, tome 65, page 401.

En 1821, J.-F -J. Mouronval (*) publia une brochure diri-gée presque en entier, et à bout portant, contre Galès, qu'il soupçonna de quelque hâblerie.

En 1822, Burdin épuisait les railleries sur Galès et son in-secte, niant tout à la fois et théorie et traitement (**).

En 1824, Mélier (***) déclare n'avoir jamais pu retrouver le sarcopte, quoique muni d'un excellent microscope de Jæcker. Il cite à ce sujet les expériences de Lugol et Biet, qui n'ont pas été plus heureux que lui.

En Italie, Galeotti et Chiarugi, docteurs-médecins de Flo-rence, n'avaient pas été plus heureux.

Et toutes ces dénégations n'ont jamais pu ramener sur l'a-rène de la démonstration le jeune observateur des bords de la Garonne, pas plus que ses illustres tenants.

Un seul eut le courage de sa conviction ; c'est Alibert, qui n'en continua pas moins à professer, dans ses cours, que l'in-secte de la gale n'était pas une chimère ; il en montrait même la figure à ses auditeurs, mais il ne la publia jamais. Or, cette figure, qui n'avait pas le moindre rapport avec celle de Galès, n'était autre chose que le double calque des deux figures que de Geer a publiées de l'insecte de la gale. Il y avait là-dessous encore quelque retour vers les habitudes du pays natal, quel-que peu du souffle des bords de la Garonne ; car Alibert don-nait la première figure de de Geer, celle que nous reproduirons plus bas, pour la figure d'un insecte voisin des punaises, et différent de la mite de la gale. Quoi qu'il en soit, tout s'arrêtait à des images ; et le professeur avait beaucoup de peine de se tirer, par quelques mauvaises plaisanteries, des nombreux défis que l'incrédulité lui portait de toutes parts.

Enfin M. Lugol jeta hautement le gant aux partisans du sar-copte de la gale(****) ; et comme personne ne le ramassait d'une

(*) Recherches et observations sur la gale, faites à l'hôpital Saint-Louis, à la clinique de M. Lugol, pendant les années 1819, 1820 et 1821.

(**) *Journal général de Méd.*, tome 81, page 1, au sujet du traitement d'Hel-merich.

(***) *Journal général de Méd.*, tome 88, page 25.

(****) Voyez *la Lancette française, Gazette des hôpitaux civils et mili-*

manière franche et positive, et que d'un autre côté la direction de mes études me portait déjà à m'occuper plus spécialement de cette question, je me mis à la recherche, dans le silence du cabinet, et sans prendre d'avance parti pour personne ; bien décidé à ne rien publier que lorsque je serais arrivé à l'une ou l'autre démonstration. L'un de mes bons élèves, M. Meynier, alors aide-chirurgien de la marine, me prêta le secours de son obligeance et des ressources de son esprit.

713. Galès ayant avancé que l'insecte se trouvait dans la pustule, M. Meynier m'apporta différentes fois le produit de plus de deux cents pustules de galeux ; et pas une seule fois, malgré l'étude la plus minutieuse, je ne pus rien voir qui eût l'air même de la dépouille d'un *acarus*. Dans le but d'éviter de prendre parti dans une question aussi animée, je me gardai de me rendre moi-même à l'hôpital Saint-Louis. Ayant peut-être aussi une trop bonne idée du talent d'observation de MM. les professeurs, j'étais assez porté à admettre, sur cette première vérification, que si ces messieurs n'avaient rien trouvé dans toutes les recherches sur lesquelles ils basaient leurs dénégations, ce n'était pas leur faute, et qu'il serait difficile peut-être de mieux observer qu'eux. Je pensai qu'avant de procéder de nouveau à l'observation directe, il était plus logique de commencer par aplanir les difficultés d'érudition, et de confronter les témoignages et les figures publiées par les divers observateurs ; en même temps je fis une étude particulière de l'insecte de la farine et du fromage ; et de toutes ces données comparatives, il résulta pour moi la démonstration que la thèse inaugurale de Galès était la plus grande mystification qui ait jamais été enregistrée dans les fastes de la science ; que l'auteur avait servi à nos plus illustres savants un plat de son pays, en leur présentant sous le microscope, pour l'acare de la gale, la mite du fromage et de la farine au naturel. Avant de publier la démonstration, il me parut convenable de la mettre en action et en pratique. On m'aurait difficilement

taires, 28 juillet, 1ᵉʳ et 6 août 1829. M. Lugol proposait une prime de cent écus à qui retrouverait le sarcopte des galeux.

cru, si je m'étais contenté d'écrire ; il me vint dans l'esprit de
faire répéter publiquement, à l'hôpital Saint-Louis, les expériences de Galès, telles qu'évidemment à mes yeux Galès les
avait faites, et de mystifier, comme lui, le monde savant, mais
pendant huit jours seulement et dans les intentions les plus
honnêtes ; le sang-froid et les ressources d'esprit de M. Meynier
me rendaient la chose assez facile. En conséquence, le 3 septembre 1829, à la leçon de M. Lugol, M. Meynier se fit fort de
montrer à tous les assistants l'insecte de la gale, et de gagner
de la sorte le pari de cent écus proposé par le professeur. Il
avait eu la précaution auparavant d'inviter MM. Alibert et
Patrix (709) à venir assister à la séance ; mais ces messieurs
n'y parurent pas ; la réunion pourtant ne laissa pas que d'être
assez nombreuse. On y prit toutes les précautions usitées et de
rigueur en pareil cas ; l'eau distillée fut déposée sur le porte-
objet du microscope, par les mains des plus méfiants ; M. Meynier y délaya du doigt le produit de la sérosité d'une ou deux
pustules ; et, ô merveille ! le sarcopte apparut à tous les yeux,
aussi complet et aussi brillant que le peintre Meunier du Muséum l'avait représenté, sur la planche de la thèse de Galès.
Tous les assistants mirent successivement l'œil au microscope,
et purent confronter, par eux-mêmes, la nature avec les dessins ;
l'insecte était ressuscité à la science. M. J. Cloquet, qui l'examina
avec la plus grande attentio'u s'écria : « C'est bien lui, je l'ai
vu vingt fois dans ma vie ; c'est bien lui, à ne pas en douter. »
L'enjeu de M. Lugol était gagné ; mais les gagnants, avant de
sommer le perdant de sa parole, crurent qu'il était de leur devoir de prendre une préalable précaution ; et ils attendirent
que j'eusse publié, pour donner le mot de l'énigme, le résultat
de mes recherches et de mes observations , ce qui eut lieu par
l'insertion de mon article intitulé : *la Gale de l'homme est-elle
le produit d'un insecte* (*) ? Et à la faveur de cette scène renouvelée de M. Galès, il ne resta plus de doute, dans l'esprit de
personne, que l'auteur avait montré l'insecte de la farine pour

______

(*) *Annales des Sciences d'observation*, tome 2, page 446. Cet article, tiré
à part, fut distribué à un assez grand nombre d'exemplaires.

celui de la gale, et avait mystifié, de la sorte, les plus illustres entomologistes de la France et de l'univers. Dans ce travail, j'établissais que l'insecte figuré par Galès était la *mite de la farine;* mais que l'on aurait tort de nier pour cela l'existence de *l'acarus des galeux;* et je prédisais qu'on le retrouverait un jour, avec toute la livrée que de Geer lui avait prêtée. En même temps, et pour rendre la démonstration plus complète, j'avais eu soin de faire graver, sur la planche annexée à mon travail, toutes les figures de l'insecte de la gale, que j'avais pu trouver alors dans les auteurs, y compris les figures détrônées à jamais de la thèse de 1812.

714. On va s'attendre que Galès ait voulu, dès ce moment, venger son talent d'observation, non plus révoqué en doute, mais bien et dûment convaincu d'imposture; non; profond silence, pas de réponse, pas le plus léger pourparler; Galès fit le mort, laissant aux vivants le soin de défendre sa mémoire. Ce fut son ami Patrix qui se chargea de ce soin pieux et méritoire; et il avait en cela un certain intérêt, lui qui est cité, dans la thèse de Galès, comme ayant dessiné le premier l'insecte trouvé en 1812 par son jeune camarade, lui qui avait fait insérer, dans le *Dictionnaire des sciences médicales,* tome 17, les figures *princeps* que, sur l'invitation de Latreille, Galès avait cru devoir remplacer par les figures de Meunier. Ces détestables figures de l'insecte de la farine, s'il en fut jamais, même après celles de Griendel, Borel, Tortoni (680), nous avons pris soin, pour mémoire, de les faire graver (fig. 13) sur la planche 15 du *Nouveau système de chimie organique,* 2ᵉ édition, planche qui renferme une certaine collection des figures vraies ou apocryphes de l'insecte de la gale.

M. Patrix invita donc les savants, par une lettre rendue publique, à se rendre, le 22 octobre 1829, à l'Hôtel-Dieu, dans l'amphithéâtre et sous la présidence de M. le baron Dupuytren, se faisant fort, là, de démontrer, même aux plus incrédules, l'existence de *l'acarus* des galeux. On pense bien que l'assistance se trouva assez nombreuse; là nous trouvâmes M. Patrix, affublé d'un tablier, occupé à disposer une quantité considérable de verres de montre, sur divers bains de sable aussi vastes que profonds, et qu'échauffait un calorifère dont le thermomètre réglait la température, précautions indispensables pour ne pas exposer l'acare à s'engourdir de froid, à se ratatiner comme une membrane inerte. Mais, chose étonnante pour nous hommes un tant soit peu réformés, quoique, à cette époque de coteries de toutes les façons, cela ne parût qu'un tour adroit et qu'un trait de savoir-faire! en entrant en séance, nous reçûmes tous, des mains de M. Patrix, une brochure imprimée qui était, non pas le *programme* de ce que nous allions voir, mais bien le *procès-verbal* de ce que nous n'avions pas encore vu. C'était même plus que cela, car elle portait en titre : EXTRAIT DE L'ICONOGRAPHIE PATHOLOGIQUE, où elle n'a jamais paru, et en sous titre : *Nouvelles recherches sur l'insecte de la gale humaine, commencées* A L'HÔTEL-DIEU DE PARIS, DANS L'AMPHITHÉÂTRE DE LA CLINIQUE CHIRURGICALE DE M. LE BARON DUPUYTREN, LE 22 OCTOBRE 1829. Ce *programme-procès-verbal* contenait six pages d'impression, gros caractère, et la planche du *Dictionnaire des sciences médicales* représentant l'insecte que nous étions censés avoir vu, même avant d'entrer. La séance est ouverte ; M. Thillaye, qui avait déjà tenu le microscope pour Galès, le tient une seconde fois pour M. Patrix ; et M. Delestre, d'un autre côté, a le crayon levé, pour dessiner le sarcopte et le surprendre sur le fait à sa première apparition, afin d'en faire paraître la figure dans l'*Iconographie pathologique*. On fait avancer les galeux ; on fouille leurs pustules, toujours le nez au vent, pour se méfier de l'odeur de fromage ou de farine ; on attend, on s'impatiente, l'acare ne reparaît pas ; et la séance est renvoyée au 25 octobre. Le 25, mêmes préparatifs, même insuccès. Je profitai de ces deux séances et du microscope de M. Thillaye, pour faire voir à tous les assistants l'insecte du fromage et de la farine, qui s'était si bien prêté à la mystification de M. Galès ; ce qui fit que, pendant plus de quinze jours, dans le pays latin, et, tant que les observations continuèrent sur ce pied, les marchands de fromage du quartier vendirent plus cher leurs fromages de Gruyères avariés, que leurs bonnes qualités de fromage. Enfin le combat finit là, faute de combattants.

715. Historique de la science a dater de 1831. Les événements politiques qui se pressaient depuis 1829 avaient donné aux esprits une direction, qui détournait même les plus studieux des investigations de la science ; la question des acares sommeillait donc comme toutes autres grandes questions qu'avait soulevées, pendant deux ans, la publication des *Annales des sciences d'observation*. En 1831, ayant été rendu à la solitude par le cours des circonstances, mais n'ayant pas à ma disposition les galeux des hôpitaux, je me procurai de la *gale des chevaux*, (gale rouvieux), grâce à l'obligeance d'Aymé, jardinier en chef de l'école d'Alfort. Les raclures de cette gale fourmillaient d'acares pleins de vie et de tous les âges ; et je les gardai vivants pendant plusieurs jours, ce qui me permit d'en faire une étude suivie et d'en obtenir le dessin complet. De cette étude comparative, il résulta pour moi la conviction qu'on ne pouvait manquer de retrouver tôt ou tard l'*acare de la gale humaine,* lequel serait certainement conforme aux dessins de de Geer ; car déjà je voyais, dans l'*acare de la gale* du cheval, les plus nombreux traits de ressemblance et d'affinité générique ; il est inutile de dire qu'il n'avait pas le moindre rapport de structure avec la mite du fromage et de la farine. Je publiai provisoirement le résultat de mes observations, dans la *Lancette française*, samedi 13 août 1831. Aux yeux d'un naturaliste, l'acare de la gale était retrouvé ; mais j'invitais de nouveau les observateurs du Midi, comme je l'avais déjà fait en 1829 (*), à nous donner des figures exactes de l'insecte des galeux , persuadé qu'à l'aide de la routine des femmes de ce pays, cela leur deviendrait dorénavant plus facile. Les figures de l'insecte de la gale du cheval furent publiées dans la première édition du *Nouveau Système de chimie organique,* 1833, pl. 10, fig. 7, 8, 9, 10.

716. Les choses en étaient restées là , lorsqu'en 1834 un élève de l'école de médecine, M. Renucci, qui, étant originaire de la Corse, avait eu plus d'une fois l'occasion de voir comment s'y prenaient, dans son pays, les bonnes femmes pour

(*) *Annales des Sciences d'observation,* tome 2, page 456, 1839.

enlever au bout d'une épingle, et un à un, les cirons de leurs enfants galeux, vint révéler aux médecins de l'hôpital Saint-Louis ce procédé d'extraction, et leur apprendre à obtenir l'*acarus des galeux* de Paris, tout aussi facilement que les femmes de la Corse l'obtenaient des galeux de leur pays. Mais telle était alors la méfiance des savants pour tout ce qui se rattachait de près ou de loin à l'*acare,* que M. Renucci avait beau montrer son petit ciron au bout de l'épingle, on semblait se demander, en se regardant, s'il n'y avait pas, par-ci par-là, quelque peu d'odeur de farine ou de fromage. On soumit l'insecte au microscope ; mais on avait si peu l'habitude alors de placer un objet au foyer, que le malheureux acare n'y avait l'air que d'une pénombre ou d'une bulle d'air ; et chacun révoquait en doute à sa façon la réalité de l'insecte qu'extrayait le jeune élève. M. Renucci prit le parti de s'adresser à moi, pour venir à l'hôpital Saint-Louis mettre les savants à même de se convaincre de l'existence de l'acare de la gale ; la séance eut lieu le 25 août 1834. Le premier insecte qui me fut présenté était mort, par suite de la médication ordinaire, à laquelle le galeux venait d'être soumis ; cependant à peine l'eus-je placé au foyer, dans une goutte d'eau, que je reconnus et fis reconnaître à tous les médecins présents à la séance, que c'était bien là l'insecte qu'avait dessiné de Geer. A cet insecte mort en succédèrent plusieurs autres vivants, qui ne firent que confirmer, de plus en plus, la conséquence que nous avions tirée de la première image ; et je fus invité d'en faire une étude spéciale, et de le figurer avec soin, pour qu'une méprise ultérieure ne pût jamais avoir lieu. Mon travail, dont je donnai les premières esquisses, sur le tableau, dans une des leçons d'Alibert, parut dans le *Bulletin de thérapeutique,* tome 7, page 184, accompagné de deux planches coloriées ; il fut publié ensuite à part, in-8°, sous le titre de *Mémoire comparatif sur l'histoire naturelle de l'insecte de la gale,* 1834.

Dès ce moment l'observation se rua de toutes parts sur cette veine d'études, comme sur une bonne fortune que les dessins publiés rendaient plus facile. Chacun, en mettant l'œil à l'oculaire, se hâtait de prendre son crayon, de croquer l'insecte, et puis d'aller estamper, à la vitre d'un marchand la silhouette qu'il avait faite du parasite retrouvé ; convaincu, comme le sont tous ceux qui débutent, et comme on l'était en 1812, qu'il suffit de voir une fois au microscope pour bien voir ; on était bien loin d'imaginer alors que l'étude d'un simple ciron doit être tout un cours d'anatomie, pour quiconque s'est pénétré de cet adage de Pline : La nature n'est jamais si complète que dans les êtres les plus petits (*). Mais cet engouement pour les travaux faciles passa vite de mode ; le nombre des juges augmentant, il en fut fait bonne justice. D'autres entreprirent quelques expériences sur eux-mêmes, en s'appliquant l'acare sur leurs bras et le soumettant à l'influence de divers réactifs ; mais après bien des travaux, il se trouva qu'on n'avait pas en cela ajouté une idée de plus à ce que Cestoni, Nysander, Casal, etc., nous avaient dit des habitudes de l'insecte (**702**), et à ce que nous savions sur l'art d'empoisonner les infiniment petits.

717. *N. B.* Nous nous sommes étendu sur cet historique, plus peut-être que ne comportent les limites de cet ouvrage, d'abord afin de rectifier, par une révision nouvelle, toutes les fautes de citations et les méprises qui, de main en main, ont fini par faire autorité dans les livres ; ensuite, afin de rappeler à ceux qui étudient, comme à ceux qui professent, qu'en présence de tant de méprises et de tergiversations, de tant de découvertes qui ne sont que des retours vers le passé, la modestie du savant devrait prendre, en théorie et en pratique, la place de la morgue du docteur ; qu'on a enfin mauvaise grâce à trancher dans le vif toute question qu'un ignorant même soulève, quand, sur tant de choses encore, nous en savons moins que les plus simples ignorants, et que les bonnes femmes d'un pays où l'on sait à peine lire dans les livres. Nous profiterons de la même circonstance pour demander envers nous, à ces jeunes docteurs, à qui trois ou quatre ans d'études semblent avoir conféré l'universalité des connaissances humaines, la même in-

(*) *Rerum natura nusquam magis, quàm in minimis tota est* Lib. 11, cap. 2.

dulgence que nous professons envers les autres. Nous avons à leur révéler des vérités aussi anciennes, quoique aussi peu classiques, que celle qui nous est venue des ignorants de la Calabre, des Asturies et de la Corse illettrée. Ce n'est pas la première fois que la vérité s'est révélée, de préférence, à ceux qui font profession de savoir bien peu.

718. Récapitulation iconographique de cet historique. La première figure en date serait sans doute celle d'Hauptmann (699), mais elle est à peu près indéchiffrable. Nous commencerons donc à celles de Cestoni (701) qui, jusqu'aux figures de de Geer, ont fait foi dans la science. Il nous suffira d'en reproduire une que voici :

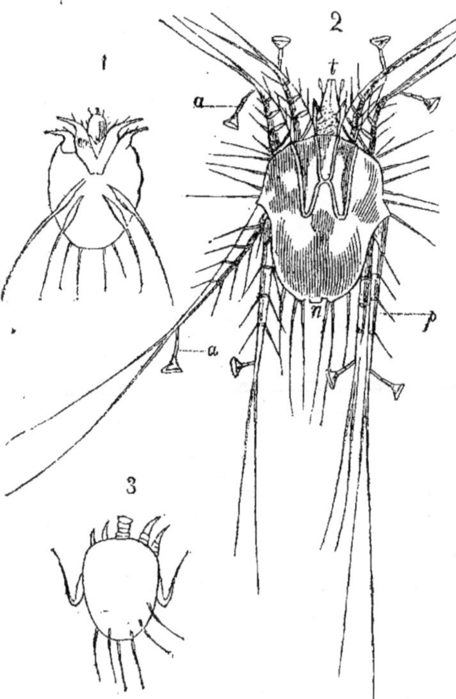

719. Les figures de de Geer, quoique grossières, dénotent déjà un observateur exercé en histoire naturelle. La fig. 1, parmi les trois ci-jointes, représente, d'après de Geer, l'insecte de la gale humaine vu par dessous (560) ; la fig. 2 est celle de l'insecte du cheval, dont nous avons publié la description en 1831, et la figure en 1833 ; la fig. 3 est l'une de celles qu'Etmuller donne comme représentant l'insecte de la gale. D'après nous, ce n'est autre chose qu'un varus sébacé, à qui ses

prolongements fibrillo-nerveux prêtent une apparence un peu plus bizarrement régulière qu'aux autres.

720. Varus sébacés, crinons, comedons (*Vari, crinones, comedones*). Et à cette occasion, il ne sera pas inutile de prémunir les observateurs contre les méprises auxquelles ces *varus* de la peau sont dans le cas d'exposer, la première fois, l'observateur, qui se livre à l'étude de l'histoire naturelle médicale. Nous reviendrons en son lieu sur cette maladie particulière aux petits enfants, et qui, d'après les différents auteurs qui en ont écrit, leur proviendrait de vers incrustés sous la peau ; ce qui nous paraît vrai. Mais il n'est pas moins vrai que les figures que nous en ont transmises ces auteurs ne sont autre chose que celles de produits sébacés, plus ou moins bizarres dans leur structure, et qu'on fait sortir de la peau, en les pressant entre deux ongles. On leur trouve alors les formes les plus variables. Après la forme ci-dessus fig. 5 (719) qu'il donne comme celle de l'acare de la gale humaine, Etmuller (*) a publié la suivante dans un ouvrage *ex professo;* et Andry (**), adoptant toutes les idées d'Etmuller à ce sujet, en a reproduit la figure que nous lui empruntons. D'après lui, *a* représenterait ces vers de grandeur naturelle et incrustés dans la peau; et *B* vus au mi-

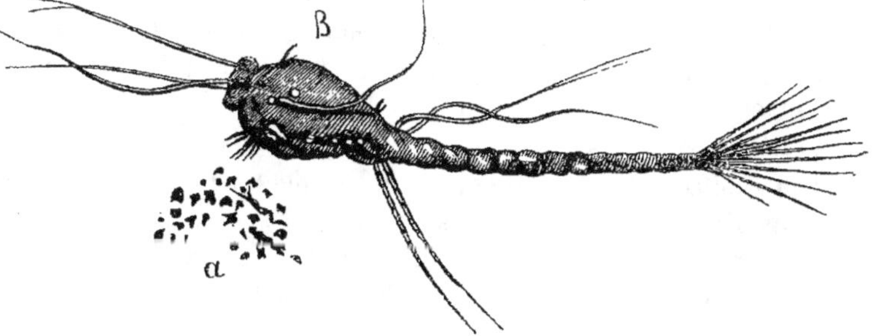

croscope; ils auraient de longues queues et le corps très-gros ; Etmuller les nomme encore *dracunculi*. Il n'est pas besoin d'être très-versé dans l'étude de l'entomologie, pour voir que ces figures informes n'ont rien d'un être vivant. La peau des-

(*) *De morbis infantium.*
(**) *De la Génér. des vers*, tome 1, édit. 1741, page 126.

enfants sur lesquels on observe ces produits morbides paraît piquetée de points noirs, et entièrement cyanosée ; mais on peut les observer, sur toutes les peaux humaines ; seulement leur couleur y est plus diaphane et entièrement adipeuse ; quant à leur forme, elle varie de toutes les façons imaginables. Nous en joignons ici une, vue sous trois faces différentes et que nous avons prise au hasard, sur plus de mille ; ce corps, par la régularité de ses contours, et les accidents de l'une de ses faces, aurait fourni un assez joli texte à l'amour du merveilleux qui distinguait les premiers observateurs.

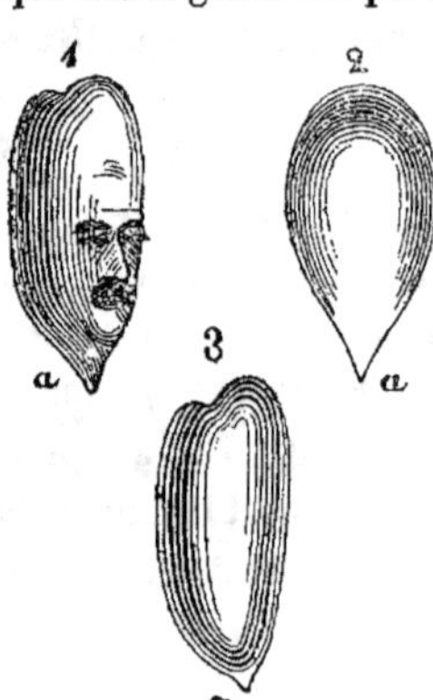

La fig. 1, obtenue au microscope, a été copiée aussi fidèlement qu'il nous a été possible ; par le progrès sans doute de la dessiccation, il s'était produit, sur la surface supérieure, trois ou quatre plis, disposés et organisés de manière à figurer la face circassienne de quelque brave Ottoman. La fig. 2 le présente par la face postérieure ; et la fig. 3, vu de côté et de profil, avec les deux lobes crâniens qui se montrent si souvent sur les têtes humaines. Le pédicule d'adhérence avec la *peau* est en *a*. Jeux de la nature organisée, aussi variables dans leurs formes, aussi bizarres dans leurs analogies, que peuvent l'être, dans la nature minérale, ces autres jeux pétrifiés, dont certains amateurs se plaisaient anciennement à enrichir leurs collections d'antiques ; ce sont évidemment des produits maladifs, mais non des êtres animés ; ce sont sans doute des effets de la présence de l'un ou de l'autre de ces êtres ; mais ce ne sont pas les vraies causes de la maladie.

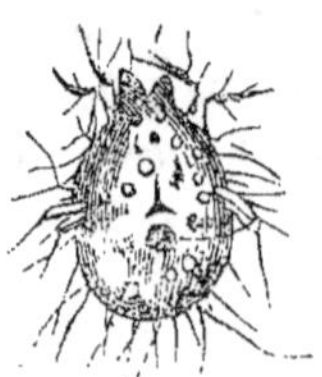
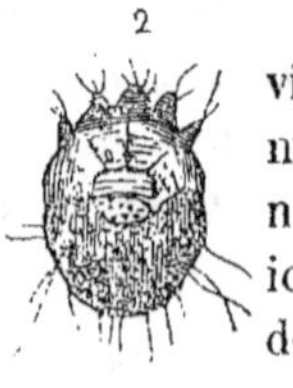

721. Après la figure de de Geer, viennent, par ordre de date et de mérite, celles de Wichmann, que nous reproduisons une seconde fois ici (704). Elles forment le passage de l'époque de Geer et de Réaumur,

vers les études faciles du siècle suivant, que nous appelle-
rions volontiers le siècle de la décadence de la micrographie. La fig. 1, avons-nous dit, est celle de l'*Acarus exulcerans*,
Lin.; la deuxième, celle de l'*Acarus humanus*, Lin. Il faut être
bien pénétré de la figure de l'insecte de la gale humaine, pour
ne pas être tenté de prendre l'une pour l'autre les deux figures publiées par Wichmann.

722. A l'époque de Walz, en 1810, la décadence était en
progrès; les figures qu'il a osé joindre à son mémoire le démontrent (707).

Nous les avons déjà reproduites plus haut. La fig. 1, c'est la

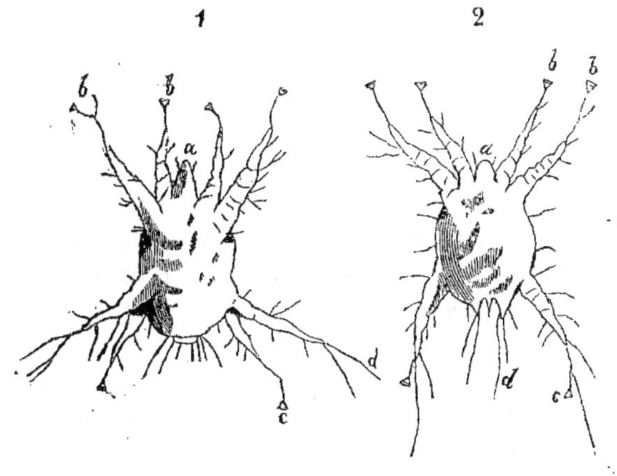

femelle, la fig. 2, c'est le mâle, d'après Walz. Si on prend la
peine de les confronter avec la figure que nous avons donnée
ci-dessus de l'acare du cheval (719, fig. 2), on trouvera, entre
les unes et les autres, une assez grande similitude, en tenant
compte de l'imperfection choquante des figures de Walz.

723. DESCRIPTION DÉTAILLÉE DE L'ACARE DE LA GALE HU-
MAINE. Nous terminerons cette énumération pittoresque, par
deux des figures que nous avons publiées, en 1854, de l'a-

care humain (716); la fig. 1 le représente vu par la surface

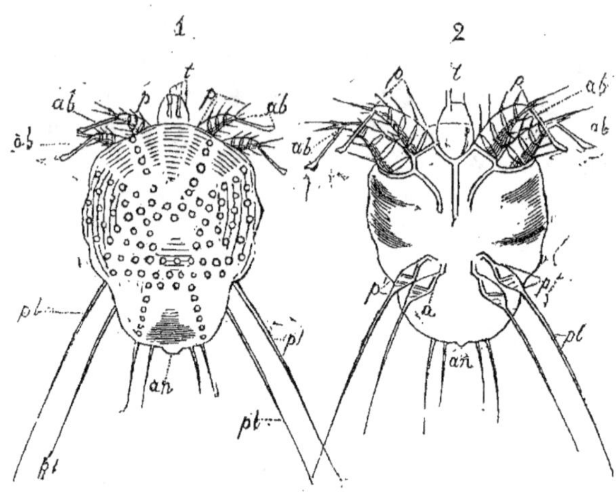

dorsale, et la fig. 2, par la surface abdominale. Que l'on confronte la fig. 2 avec la figure de de Geer (719) qui est la première des trois de la page 468 (elles sont vues l'une et l'autre par l'abdomen), et l'on ne manquera pas de retrouver sur la nôtre toutes les pièces dont la figure de de Geer porte les traces. Il ne faudrait pas croire que la vérité de ces contours et de tous ces détails puisse s'obtenir dans une observation de quelques minutes au microscope; le microscope a son jour, que la combinaison des observations multipliées doit traduire ensuite de la manière dont nous voyons les objets ordinaires. C'est une longue étude que l'étude d'un infiniment petit; et je n'en sache pas qui exige, de la part de l'observateur, plus de frais de logique et de calcul. On aura peut-être un peu de peine à le croire, à la vue de nos figures sur bois; nous avouerons que l'exécution en a été fort imparfaite, et nous renverrons nos lecteurs à la *Chimie organique*, pour avoir quelque chose de plus fini. Mais pour les obtenir avec ces imperfections de linéaments et cette vérité de ressemblance, il faudrait encore se faire la main et l'esprit à un art tout nouveau, et qui n'a pas encore vingt ans de date.

724. Si l'on veut bien porter son attention sur le carré 1ᵉʳ de la pl. 11 de cet ouvrage, qui représente les diverses pustules qui apparaissent çà et là sur la peau de nos galeux, on remarquera, au milieu du carré, un petit sillon sinueux qui conduit, comme un petit chemin d'une carte géographique, vers l'une de ces vésicules ; c'est là le terrier (*cuniculus* de Mouffet) où se traîne l'acare, et d'où l'on est sûr de le retirer, en y introduisant, avec certaines précautions, la pointe d'une aiguille. A la loupe on aperçoit l'insecte, à travers l'épiderme humain qui se bosselle sur son dos, comme un point plus brillant que les autres. A l'œil nu il paraît comme un atome blanc ; ceux qui ont bonne vue y distinguent déjà un contour pointillé de rouge brun par devant. La lumière du soleil le rend plus distinct dans ses détails et dans sa forme générale. Cet insecte a à peine un demi-millimètre de diamètre dans les deux dimensions, c'est-à-dire moins du quart de la hauteur de la panse de l'une des lettres de ce texte. A la loupe on le distingue déjà mieux ; la loupe ne fait qu'amplifier sa forme, sans altérer en rien la pureté de sa coloration nacrée ; c'est qu'en effet, à la loupe, on observe comme à l'œil nu, par réflexion. Mais tout semble s'altérer, se froisser, se salir, dès qu'on l'observe à un grossissement élevé du microscope composé, c'est-à-dire dès qu'on l'observe par réfraction et par transmission des rayons lumineux. Sa longueur s'arrondit, son corps se ratatine ; il paraît jaune, marbré de taches noirâtres, qui varient de position, à chaque mouvement de la lumière. C'est alors que l'analogie des souvenirs et le raisonnement des lois de la lumière, doivent venir en aide à l'observateur, pour rétablir les dimensions, se défendre des illusions d'optique, et distinguer les effets visuels d'un organe de ceux d'une bosselure ou d'un accident. Le résultat d'une étude poursuivie avec soin sur ces bases fournira le cadre de la description suivante :

Fig. 1. En l'observant par le dos, l'insecte de la gale humaine a l'air d'une écaille de certains poissons, dont les quatre pattes antérieures et le museau représentent les appendices radiculaires qui s'implantent dans la peau. En effet, non-seulement la carapace de l'acare a les contours sinueux d'une

écaille de poisson, mais encore elle est striée de même par
des stries concentriques et en réseau, qui forment des mailles
en fuseau. Outre ces stries, et sur ce travail de petites lignes
qui donnent les irisations des franges lumineuses, on observe
un assez grand nombre de petits points ronds et brillants, sur
chacun desquels s'implante un poil roide, mousse et blanc, qui
ne devient bien visible que lorsqu'on place l'insecte sur le flanc,
pour l'observer de profil ; les deux rangées qui vont du dos
aux pattes antérieures, et aux côtés de l'anus, sont celles qui
ont les poils les plus longs. Le rostre *t* purpurin, plat et arrondi, porte quatre poils aigus et dirigés d'arrière en avant ;
il s'insère et peut se cacher sous la carapace. Les quatre
pattes *p* laissent voir trois de leurs quatre à cinq articulations,
hérissées de poils, à travers leur transparence purpurine ;
elles sont terminées toutes les quatre par un ambulacre *ab*
(566), lequel est formé d'une tige rigide qui s'évase au sommet.
Vers la partie postérieure du corps, on observe quatre longs
poils *pl* qui appartiennent aux quatre paires de pattes, lesquelles
sont cachées sous le ventre, et puis quatre poils plus courts
et intermédiaires, aigus comme les quatre autres, qui s'implantent sur les bords de l'abdomen, deux de chaque côté de
l'anus *an*.

Fig. 2. Si l'on place l'acare sur le dos et présentant sa surface inférieure à l'oculaire, tous ces divers appareils mettent en
évidence leur origine et leur complication. On voit le rostre *t* et les quatres pattes antérieures *p* s'implanter en éventail, dans les échancrures d'une espèce de plastron bordé de
rouge, divisé au milieu par une ligne longitudinale rouge ; ce
qui lui donne assez l'air de la moitié antérieure d'une *chasuble*
de prêtre catholique. Tout le reste du corps est d'une blancheur
de nacre de perle. Les quatre pattes postérieures *p'* sont tout aussi
compliquées, tout aussi purpurines, mais non aussi complètes que
les antérieures ; elles s'implantent aussi dans les échancrures *a*
de la partie postérieure du plastron, dont les bordures rouges
reparaissent là, après s'être interrompues sur les flancs. On
distingue assez bien, sur chacune de ces quatre pattes, la pièce
basilaire et fémorale, triangle dont l'hypoténuse regarde la

partie antérieure du corps, puis les quatre articulations, mais plus serrées que nous ne les avons rencontrées sur les pattes antérieures; mais ici point d'ambulacre *ab*, lequel est remplacé par un poil d'une extrême longueur *pl*. Ce sont là les quatre appareils que de Geer s'était contenté de représenter, comme quatre longs poils renflés en quenouille à une petite distance de leurs points d'insertion (719). L'acare est ici représenté vu un peu en raccourci, à cause de la proéminence dorsale, qui forme la plus grosse des trois gibbosités qu'il présente, lorsqu'on l'observe de profil; gibbosités que nous désignerons, d'après leur position respective, par les noms de gibbosités antérieure, dorsale et postérieure, l'une correspondant à la région thoracique, l'autre à la région stomacale, et la troisième enfin à la région abdominale (562). Or, quand on place l'acare sur le dos, pour en observer au microscope la surface abdominale, il est évident que l'insecte, basculant sur sa gibbosité dorsale, qui est la plus proéminente des trois, s'offrira à l'observation en perspective et sur un plan incliné; ce qui en raccourcira d'autant la dimension longitudinale, et en modifiera les contours et les détails, selon que le bord antérieur sera en haut ou en bas.

Cet acare, en marchant, a l'air d'une tortue, par son organisation générale et sa torpeur. Sa transparence et sa blancheur le font paraître mou au microscope; mais ne craignez pas de le blesser, en le pointant au bout d'une épingle; il est dur et tellement corné dans toutes ses parties, qu'il faut plus d'efforts que la piqûre d'une épingle pour l'écraser; il faut toute la pression de l'ongle; et encore on le manque, à cause de la roideur de ses poils du dos, qui le font glisser sous l'ongle, et bondir loin de là.

Que l'on rapproche maintenant ces deux figures, de celles qu'en ont publiées Cestoni (700), de Geer (719 et 725, fig. 1) et Wichmann (721), et l'on restera convaincu, malgré tout ce qui leur manque, que c'est bien l'insecte de la gale humaine que ces auteurs avaient, en dessinant, devant les yeux.

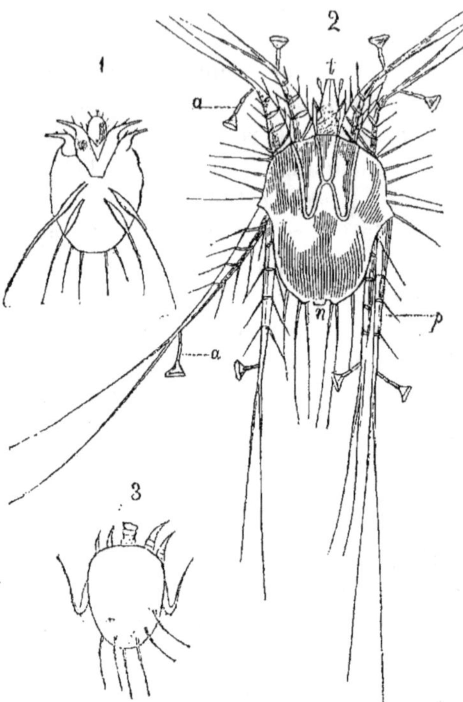

725. L'ACARE DU CHE-VAL, dont la fig. est ci-jointe, fig. **2**, présente, avec l'acare de la gale humaine, les différences les plus notables et les mieux caractérisées, par ses quatre longues pattes postérieures *p* insérées sur les bords du corps, et terminées, ainsi que les quatre pattes antérieures, par un ambulacre *a* doublement articulé, et largement évasé en trompe élastique qui fait office de ventouse. Le rostre *t* est plus avancé et offre quatre appendices latéraux, qui pourraient bien être les deux palpes et les deux mandibules, lesquels débordent ici, et qui se tiennent sous le rostre chez l'acare humain. L'éventail du plastron offre encore une assez grande différence. Le mâle, que j'ai représenté ailleurs, est beaucoup plus petit que la femelle, et a la partie postérieure de son corps échancrée en deux assez gros mamelons terminés par des poils, et qui lui servent sans doute de moyens d'appréhension dans l'acte de la copulation. A part ces différences spécifiques, l'acare du cheval a de celui de l'homme la blancheur de nacre sur tout son corps, la dureté et la couleur purpurine du *rostrum* *t* et des pattes *p*. J'avais pris, dans mon premier travail, les mesures de cet acare au microscope composé qui raccourcit les longueurs ; tandis que j'ai pris celles de l'acare de l'homme à la loupe, qui maintient davantage les proportions ; je pense que

la première mesure est entachée d'erreur (je l'avais trouvée
de un dixième de ligne ou un septième de millimètre environ).
Je pense, au contraire, que l'acare de la gale du cheval est plus
grand que celui de la gale humaine, en me fiant à certains rapports approximatifs dont j'ai gardé le souvenir.

726. Acare de la gale du mouton. Quoique les dessins
de l'acare du mouton publiés par Walz (722), soient entachés d'une imperfection choquante, cependant il nous semble que l'insecte est assez différent spécifiquement de celui du
cheval.

727. Nous sommes porté à croire que les divers animaux
offriront, dans leurs gales, un insecte *sui generis* du genre de
notre acare. Mais jusqu'à ce jour les figures publiées par certains observateurs sont trop confuses, pour pouvoir établir
rien de précis sur d'aussi équivoques fondements.

728. Redi a figuré l'insecte de l'étourneau, sous le nom
de *Pulex sturmi* (*), avec des accidents appendiculaires si
extraordinaires, que, malgré la confiance que nous inspirent
toutes les observations de ce grand penseur, nous aurions été
porté à révoquer en doute l'authenticité de ce dessin, si de
Geer ne nous en avait pas donné une figure obtenue par une
observation qui lui est propre. De Geer le désigne sous le
nom d'*Acarus passerinus* (**). Imaginez-vous l'insecte de la
gale du cheval, portant les deux plus externes de ses quatre
pattes postérieures enflées outre mesure et comme atteintes
d'*elephantiasis*, avec de grosses articulations en forme d'outres, et vous aurez la figure à peu près ressemblante de l'insecte de la gale des moineaux.

729. Enfin nous joindrons, pour mémoire, à ces citations,
celle d'un acare que Scheffer (***) dit avoir trouvé sur la

(*) *Esperienze intorno alla generazione degli insetti*, 1686.
(**) *Mém. pour servir à l'hist. des ins.*, tom. 7, pl. 6, fig. 12.
(***) *Mém. sur les insectes*, 1764, tom. 2, pag. 64, tab. 2; figure 10, qu'il a
reproduite dans les *Icones insect. Ratisbonnensium*, pl. 146, fig. 3.

chrysomela tenebricosa, et qui nous a l'air de se rapporter plutôt à l'acare *de la gale* qu'à une *tique* ; ce qui rend infiniment probable que les insectes, outre les tiques qui les dévorent, sont sujets aussi à une efflorescence galeuse ; et qu'ils ont pour parasites, soit des acares qui se contentent d'enfoncer le rostre et les mandibules dans la peau, et déposent leurs œufs à la surface du corps (578), soit d'autres qui fouissent la peau et vont déposer leurs œufs sous l'épiderme. Quoi qu'il en soit, la science réclame une monographie complète des acares galipares des quadrupèdes et des oiseaux ; nos précédentes observations en auront tracé le cadre et préparé les matériaux.

730. En décrivant le rostre de l'acare de la gale (570), on a dû sans doute remarquer que je n'ai parlé ni des palpes, ni des mandibules, ni des yeux. Je n'ai voulu faire entrer dans ma description que ce que j'avais distinctement vu, et ce que chacun, guidé par ces données, pourrait tout aussi bien distinguer que moi. Cependant sur le rostre de l'acare du cheval (725) j'ai vu et dessiné deux palpes , qui chez l'acare de l'homme (723) se cachent sans doute sous le chaperon. Quant aux mandibules, je ne les ai jamais aperçues faisant saillie au dehors, ce qui me porterait à croire (car l'analogie indique suffisamment leur existence (568)) que cet appareil joue et fonctionne, sous le chaperon du rostre, sans jamais le dépasser, au moins quand on observe l'acare, loin des chairs qu'il a l'habitude d'entamer.

731. Opinions médicales sur l'origine et les causes de la gale. Je ne m'arrêterai pas à exposer longuement l'opinion de Galien qui faisait dériver la gale de l'humeur mélancolique, celle de Virgile qui en assignait la cause à la sueur rentrée sous l'influence d'une pluie froide, celle de Silvius qui l'attribuait à une âcreté du sang. On fait des volumes pour discuter des opinions semblables et leur substituer la sienne ; on n'ajoute pas, en les discutant, une idée de plus à ce que nous en savons de positif. La plus jolie réfutation de ces savants galimatias

est certainement le préambule dont Van Helmont fait précéder son opinion sur la gale ; Erasme ne l'aurait désavoué,
ni pour l'élégance de la latinité, ni pour le bon goût du persiflage. Il est vraiment dommage que la nature de notre travail
ne nous permette que d'en donner une bien pâle traduction ;
mais si faible que soit la copie, elle n'en sera pas moins d'une
certaine utilité à notre ouvrage, en préparant, avec un rare
bonheur de pensée, l'esprit de nos lecteurs à tout ce que nous
aurons à établir, en échange de ces nébuleuses théories que
nous avons l'intention de renverser point par point :

« Dans mon extrême jeunesse, dit Van Helmont (*), ayant
été dire adieu à une jeune demoiselle, je lui pris la main, ignorant que, sous le gant qui la recouvrait, était cachée une gale
sèche ; d'où il m'arriva, à la suite de ce léger contact, de contracter, non pas une gale sèche, mais bien une gale purulente.....
En conséquence je mandai deux des plus célèbres médecins
de notre ville, presque satisfait, en moi-même, de trouver une
occasion de m'assurer si mes études théoriques s'accorde-
raient avec leur pratique. A peine les docteurs eurent-ils jeté
les yeux sur ma gale, qu'ils opinèrent que, ce qui abondait en
moi, c'était une bile calcinée, avec un phlegme salé, ce qui
faisait que la sanguification ne s'opérait plus dans le foie avec
tempérance et mesure. Me voilà aussitôt dans la joie, d'apprendre que ce que m'avaient appris les livres était confirmé
par les maîtres les plus experts..... Et cédant alors à ma curiosité naturelle, je leur demandai quelle était cette intempérance du foie, qui, par un même et seul acte, allumait plus qu'il
ne fallait de bile jaune, et produisait plus qu'il ne fallait de pituite ; puisque la même source et l'acte d'une même signification ne peut donner et engendrer, dans le même moment et
le même viscère, un double résultat, et deux résultats aussi disparates, que peut l'être la production en abondance d'une bile
calcinée et brûlée d'un côté, et d'une pituite aqueuse et froide

<hr>

(*) *Opera omnia*, 1707, page 304, sous le titre de *Scabies* et *Ulcera schola-
rum*. Van Helmont, mort en 1644, était né en 1577 ; cette scène devait donc se
passer environ vers 1595, époque à laquelle Van Helmont avait dix-huit ans.

de l'autre. Mes maîtres, très-expérimentés dans leur art, hésitèrent pourtant à me répondre; ils ouvrirent deux grands yeux ; et après s'être regardés sans mot dire, le plus jeune me répondit enfin : «L'intempérance du foie est de nature ignée ; aussi ne donne-t-elle pas une vraie pituite, mais une pituite salée ; or, ajouta-t-il, la température du sel est chaude et sèche. — Mais reprisje, est-ce que le sel de l'urine vient d'une affection morbide du foie, et d'une chaleur immodérée? Cependant le jus des viandes non salées ne se sale pas, en bouillant sur le feu. — Ce sont là des questions, se prit à me dire le plus ancien des deux, qu'il est permis de proposer sur les bancs de l'école, mais non à des praticiens pour qui, et dans l'intérêt de leurs familles, le temps c'est de l'argent. » Et ce disant, il me demanda le nom de ces auteurs que j'avais consultés ; et quel serait le traitement que j'en aurais tiré, dans l'espèce. Je lui répondis que pour me rafraîchir le sang et me calmer le foie, j'étais d'avis qu'on me fît une saignée au bras droit sous la céphalique, qu'il fallait ensuite procéder par des apozèmes rafraîchissants, pour combattre et dissiper la bile brûlée ; de manière pourtant à combiner les incisifs et les évacuants, à cause de la nature salée de la pituite. Je leur ajoutai, d'après l'autorité de Rondelet, qu'un apozème composé d'une cinquantaine d'ingrédients m'inspirerait la plus grande espérance, pour arriver aux deux fins. Or, comme les docteurs ignoraient que j'étais fort studieux et un intrépide faiseur de notes, ils m'obligèrent à prescrire moi-même tout ce qui devait entrer dans mon apozème. En conséquence, immédiatement après une assez copieuse émission sanguine, opérée sur un jeune homme, aussi plein de santé que je l'étais, je pris trois jours de suite le susdit apozème, auquel j'ajoutai, le quatrième et le cinquième au matin, assez de rhubarbe et d'agaric, pour que la nature commençât à obéir à la voix de la médication, et que les deux humeurs peccantes fussent entraînées à la suite. Les docteurs approuvèrent tout, enchantés et ravis de me trouver aussi docile aux ordonnances, qu'avide de savoir. Le soir du cinquième jour, je proposai la tisane de fumeterre, etc..... Le sixième jour, j'eus au moins seize selles.

Les docteurs donnèrent des éloges à la prévoyance avec laquelle j'avais si bien préparé mes premières et dernières voies. A deux jours de là, voyant que ma gale n'avait rien perdu de sa force et de sa malignité, je prends le même remède, malgré l'aversion qu'en éprouvait mon estomac ; et j'en obtiens le même résultat. Les docteurs disaient que l'âge de dix-huit ans, âge plein de force et de vigueur, était porté à la génération de la bile ; et comme ils voyaient que mon mal ne diminuait pas, que je n'en éprouvais pas moins de prurit, et qu'il n'en paraissait pas moins de nouvelles pustules, ils m'ordonnèrent de prendre le même purgatif deux jours après. Le soir de ce jour, j'en étais arrivé à un état de marasme et d'épuisement tel, que mes joues pendaient flasques et décolorées, et que ma voix était rauque ; j'avais de la peine à descendre du lit, encore plus de peine à marcher ; mes genoux ployaient et je ne me soutenais plus.

« Voilà ce qui m'était arrivé, à moi plein de santé, pour avoir touché une main galeuse. La première fois, en me voyant couvert de ces larges amas de pustules hideuses et purulentes, je m'en réjouissais, comme d'un nouveau sujet d'études que je portais avec moi. Et ce ne fut que trop tard que je fis la réflexion, qu'avant ce traitement, je n'éprouvais rien à l'intérieur ; que depuis, au contraire, j'avais perdu l'appétit et la faculté de digérer ; que j'y avais gagné une maigreur désespérante, et que la gale ne m'en restait pas moins, avec une voix rauque et glapissante de plus..... Le repentir m'ouvrit les idées : je me portais à merveille auparavant, me disais-je, sauf la maladie contagieuse de ma peau, qui m'était venue du dehors. Or, de rien il ne se produit rien ; un être corporel ne peut exister que dans un espace. Je me demandai alors un peu tard d'où m'était venue cette abondance de bile, et où elle se tenait auparavant cachée ; car toutes mes veines réunies, alors même qu'elles n'auraient pas possédé une seule goutte de sang, n'auraient pas pu contenir, dans leur capacité, la dixième partie de toutes ces ordures.

« Je savais bien, du reste, que tant de matières n'avaient pu se nicher ni dans ma tête, ni dans ma poitrine, ni dans mon abdomen, en supposant même ces cavités vides de leurs viscères respectifs.

« Je parvins enfin à conclure de mes calculs, à mon grand regret, parce que c'était à mes dépens :

« 1° Que le nom de *purgation* était une imposture ; 2° que la prétention d'éliminer, par la médication, telle ou telle humeur, était une autre imposture ; 3° que c'était un vrai mensonge que d'assigner pour cause à la gale, la bile brûlée et la pituite salée ;.... 5° que le foie n'était pas complice de la contagion de la peau..... vu qu'en trois mois, et à l'aide de simples frictions sulfureuses, je me guéris de ma gale ;.... 8° que la gale est une simple affection de la peau..... Toutes conclusions qui, se trouvant conformes aux indications de la nature et aux saines notions de la philosophie, me portèrent à admettre que la gale des écoles n'existait que dans les théorèmes qu'on y professait.

« Je jouissais, me disais-je, de la plénitude de ma santé, à l'instant où j'attrapai la gale ; je l'attrapai par un simple attouchement de mains , dans l'espace d'un quart d'heure. Mon foie n'avait pas eu le temps de s'échauffer.

« Quant aux pustules galeuses qui se montrèrent dans l'espace de quelques jours, et à une petite distance de notre entrevue avec la demoiselle, elles étaient moins la gale elle-même que le fruit de cette maladie......

« Car, dès que l'attouchement a lieu, soit immédiatement, soit au moyen d'un linge qui en est infecté, et qu'elle passe de la peau de l'un à l'autre, la gale existe et se transmet ; son germe ou son ferment est dans la peau qui la gagne, ou dans le linge. Son embryon est déjà conçu dans la peau de celui qui touche la main au malade ; il devient visible en se développant. »

En lisant cet ingénieux persiflage, ne croirait-on pas que Van Helmont arrive droit à l'insecte de la gale ? sa dernière phrase a la jeunesse et la fraîcheur de nos idées actuelles ; la gale pour lui se transmet par un germe, un germe avec embryon , que la fécondation anime , que l'incubation fait éclore.

Malheureusement tous ces mots ne sont que les métaphores

d'une entité morbipare, que Van Helmont assimile au ferment.

La gale pour lui est une fermentation cutanée, et il ne la combat que par des médications externes, car son siége n'est pas en dedans. C'était là un grand pas de fait vers des idées plus précises ; le ferment de Van Helmont n'était encore qu'un x algébrique, dont la valeur était tout aussi inconnue que pouvait l'être celle de la *bile chaude* et de la *pituite froide*, mais qui du moins avait l'incontestable avantage d'être bien posée, dans les termes d'une bonne équation.

Le mot de Van Helmont, *contagio pellis*, est resté dans la science, qui, depuis lui, a fait une classe particulière des maladies de la peau, quoique de temps à autre nous la voyons se rejeter, même à ce sujet, et en désespoir de cause, dans l'ancien galimatias de l'école galénique. C'est cette tendance héréditaire des facultés au verbiage galénique, verbiage qui dispense un professeur de tout ce qui lui manque, c'est cette malheureuse lèpre de la succession scolastique, qui fit que la théorie si simple à concevoir de l'origine entomologique de la gale, ainsi que la méthode de traitement conforme à la théorie, resta enfouie dans le livre d'Abenzoar, sans que Mouffet (698), qui la développa si bien en 1634, ait eu la puissance de fixer sur elle l'attention du monde médical. Cestoni lui-même (700, 718), qui reprit la question en sous-œuvre, et *ab ovo*, qui étudia à fond les habitudes et les produits de l'insecte, qui en publia des figures informes si l'on veut, mais lesquelles en donnaient du moins la silhouette, Cestoni resta treize ans sans pouvoir se faire comprendre, sous le voile de l'anonyme, et ne se fit même comprendre que des naturalistes, après l'avoir déchiré. Nous avons reproduit plus haut (700) la teneur de ses deux lettres ; nous ne nous exprimerions pas mieux que lui sur la question de l'origine de la gale et de son traitement. Mais après ce grand échec, la doctrine galénique ne se tint pas pour battue ; elle continua, en minant et se dissimulant, à tracer son petit terrier sous l'épiderme des facultés, et à y laisser çà et là ses petits dépôts d'humeurs de divers genres. La doctrine de Cestoni fut peu à peu reléguée, comme l'avait d'abord été celle d'Abenzoar et de Mouffet, dans le domaine des curiosités de la nature, et des passe-temps des écrivains *ex-professo*, même par ceux qui adoptaient, pour traiter de la gale, une médication externe et que j'appellerais volontiers *acaricide*.

Les autres revenant à ce système, qu'avait si joliment plaisanté Van Helmont, saignaient, purgeaient, s'occupaient d'exténuer, par la diète et par une médication dirigée à l'intérieur, afin de préparer, disaient-ils, le malade à la médication extérieure; nous avions des pilules et des élixirs *antipsoriques;* et la théorie rétrograde était tellement en progrès, dès 1808, que nous voyons Valli, médecin de l'armée d'Italie, reprenant les théories de Jerzemski et de Lepecq de la Clôture, soutenir avoir guéri de l'épilepsie, par l'inoculation de la gale, au moyen de sa sérosité; doctrine qu'Archambault a renouvelée et a publiée à Paris, en 1817 (*), époque à laquelle on commençait à ne plus croire à la thèse de Galès (712).

Les vétérinaires surtout purgeaient, saignaient, affamaient, exténuaient à l'intérieur les pauvres chevaux attaqués du *rouvieux* (715), et leur faisaient avaler de la fleur de soufre, en guise d'avoine, avant de se permettre sur eux la moindre friction et la moindre médication externe.

Et cette thérapeutique reprit force et vigueur dans les hôpitaux de Paris, dès qu'il fut constaté comparativement que la thèse inaugurale de Galès n'était qu'une bonne et belle mystification médicale. En effet, la gale cessa d'être le produit d'un insecte, aux yeux du médecin, du jour où l'on vit qu'on avait été la dupe d'une substitution d'insecte.

732. Effets morbides du parasitisme de l'acare de la gale. Dès que l'acare rampe sur la peau, on éprouve, à moins que l'épiderme n'en soit dur et calleux, une légère démangeaison, qui ne provient que de l'application successive des ventouses ambulatoires de l'insecte sur ce plan organisé, et du petit frôlement des poils qu'il traîne à sa suite. La démangeaison

---

(*) *Journ. génér. de Méd.*, tom. 57, pag. 90. — Voyez de plus *de Scabiei salubritate in affectibus hydropicis*, Halæ, 1777. — Lepecq de la Clôture, sur un cas prétendu de phthisie guérie par l'inoculation de la gale (*Collect. d'obs. sur les maladies épidémiques*, 1778, tom. 2, pag. 384.)

prend bientôt le caractère d'un prurit incommode, et qui
porte à se gratter, dès que l'acare plonge son rostre et l'appareil fouisseur de ses mandibules dans l'épiderme, pour y
creuser son terrier. On comprend que cet effet passera inaperçu, comme symptôme, qu'il ne sera considéré que comme
un infiniment petit effet local, si l'acare est seul de son espèce
à cet ouvrage. Mais si ces insectes sont en nombre considérable, et que le corps en soit presque couvert, on conçoit quel
mouvement fébrile et quelles impatiences nerveuses doivent
être le résultat presque immédiat de ces milliers de petites piqûres envenimées (569).

753. L'acare ne fouit pas l'épiderme sans profit et sans but.
Il faut qu'il vive, il faut qu'il ponde et mette son œuf à l'abri
de tout accident. Nous avons vu que la présence d'un œuf,
dans un tissu, imprime à ce tissu l'impulsion d'un développement insolite et d'une élaboration anormale (667). Ce point
de physiologie sera encore mieux éclairci quand nous aurons
à nous occuper spécialement de l'effet des œufs que les insectes déposent dans les tissus végétaux. Leur présence seule dans
les cellules végétales détermine, en cet endroit, le développement d'un organe de superfétation, qui a l'air et même tous les
caractères d'un fruit implanté sur l'épiderme, et à qui les La-
tins ont donné le nom de *gallœ*, noix de galle ; d'où est venu,
par analogie, le nom vulgaire de *gale* qu'a reçu la maladie dont
nous nous occupons. Admirable instinct populaire qui a précisément pris le mot de la formation végétale, laquelle a, par
son origine et son développement, le plus de rapport avec les
petits produits de l'insecte acare ! Car à peine l'œuf de l'acare
est-il pondu sous l'épiderme, qu'il s'opère là une élaboration
de nouvelle nature, une transsudation limpide, qui, contenue
par un épiderme devenu imperméable en s'atrophiant, s'arrondit en vésicule phlycténoïde de fort petite dimension ; organe d'incubation qui éclate et se vide, dès que le jeune acare
vient d'éclore, qui se dessèche et tombe en croûte, pendant
que le jeune acare va chercher ailleurs et sa pâture, et l'occasion d'un accouplement, afin de venir ensuite tracer à son tour
son sillon sous-cutané, et y déposer l'espoir de ses généra-

tions de malheur pour l'espèce humaine. L'acare fuit de ce lieu d'incubation, dès qu'il y a pondu son œuf ; nul insecte en effet ne saurait vivre dans le milieu où se développent ses œufs ; car dans cette classe d'êtres vivants, comme dans les classes supérieures, la nutrition fœtale est diamétralement opposée à la nutrition adulte.

734. La vésicule d'incubation varie de dimensions et de formes, selon la nature et l'élasticité des tissus envahis, d'autant plus grande que l'épiderme est plus tendre et se prête mieux à l'afflux de la sérosité qui suinte en dessous. Le carré 1 de la planche 2 représente les divers âges et les diverses formations des pustules de la gale. Chez les femmes et les enfants, ces pustules sont plus grandes que chez les hommes endurcis aux travaux de la campagne. La dimension la plus fréquente, c'est la plus petite ; on la voit grossie en *d* avec sa forme conoïde en général ; mais près de chacune d'elles, on remarque à la loupe un petit sillon plus blanc que le restant de l'épiderme, et qui décrit diverses sinuosités.

735. Partout donc où il se développera une papule de gale, nous serons en droit d'y voir l'œuvre d'un acare. Or, sans papules, la gale n'existe pas ; donc la gale est le produit cutané de la propagation de l'acare ; donc la gale n'est pas une entité médicale. Ce syllogisme ne comporte pas la moindre exception.

736. Mais l'acare trace son sillon principalement, en labourant le creux d'une ride de la peau ; et il fait naître au bout une papule, par la ponte d'un œuf. Supposons que l'acare soit arrivé à un âge de fécondité qui le mette à même de pondre successivement plusieurs œufs, à la suite les uns des autres ; nécessairement la disposition relative des papules qui en résulteront, dépendra uniquement de la disposition des rides de la peau et des mouvements musculaires, qui sont dans le cas de faire varier à chaque instant la direction de ces rides. Donc, dans certains cas et sur certaines surfaces, la gale, produit de l'acare, pourra prendre les caractères externes et de configuration que les nomenclateurs assignent à l'*herpes phlyctenoides*, pl. 11, fig. 2, à l'*herpes circinnatus*, fig. 3, et même à l'*herpes iris*, fig. 4, etc., toutes maladies de la peau qui commencent

par un prurit insupportable, et finissent par des papules, dont chacune en particulier est une papule galeuse.

737. Mais si les peaux les plus tendres sont celles qui se prêtent le mieux aux goûts et aux habitudes de l'insecte de la gale, on doit en conclure que les surfaces buccales, celles de l'intérieur du nez avec tous leurs aboutissants, les surfaces de l'anus et des organes génitaux réunissent ces conditions à un degré supérieur, et que, si l'acare ne s'y porte pas plus souvent, cela est dû, sans aucun doute, à la répugnance qu'il éprouve pour l'odeur des condiments ou des produits naturels de ces divers organes. Que s'il arrivait que, par suite d'une médication atténuante, les causes de cette répugnance vinssent à être effacées et annulées pendant quelque temps, rien ne s'opposerait plus alors, il faut l'avouer, à l'invasion de l'acare dans ces organes, et à sa propagation, de proche en proche, dans ces cavités internes; entraînant après lui son prurit, pour ainsi dire nerveux, et ses papules délétères, couvrant bientôt des surfaces entières avec des développements anormaux, et asphyxiant d'autant la faculté aspiratoire des tissus et leur puissance d'élaboration. Des symptômes plus ou moins graves et plus ou moins alarmants ne manqueraient pas de compliquer alors cette contagion hideuse ; la gale serait répercutée à l'intérieur, et elle exigerait dès lors une médication à la fois interne et externe. De cette manière on concevra que la médication externe seule soit dans le cas de répercuter la gale, en repoussant, par son odeur, l'acare, des régions extérieures du corps, dans la capacité des organes qui sont à l'abri de cette influence nuisible au parasite et propice au malade.

738. L'acare, ainsi que tous les insectes de petite dimension, est racorni et asphyxié par l'alcool ; il est dissous en grande partie par les acides et les alcalis ; il est asphyxié par les huiles, même par l'eau et autres liquides, qui lui bouchent ses deux ouvertures respiratoires ; il est empoisonné par les plus légères quantités des poisons, qui, en plus grande quantité, sont dans le cas d'empoisonner les animaux de plus grande taille ; il l'est aussi par les émanations, inoffensives pour nous, de toute huile essentielle ou d'une résine odorante : musc, goudron,

camphre, myrrhe, baume, poivre, ail, gingembre, etc., et c'est
pour cela que, de tout temps, on a protégé les fourrures contre
les ravages des mites, en les tenant constamment saupoudrées
de camphre (*). Tout ce qui précède nous indique que nous devons protéger nos corps par les mêmes moyens que nous proté-
geons nos habits, quand c'est un insecte analogue qui les ravage.

739. Une piqûre d'aiguille fine sur l'épiderme donne lieu,
surtout entre les doigts, à la naissance d'une papule, qui, au
premier coup d'œil, a l'air d'une papule de gale, par sa forme,
par son aspect et par sa position ; mais avec un peu d'attention,
on y remarquera la trace du point qu'a laissé la piqûre, tandis
que la vraie papule de gale n'offre rien de semblable, le point
de la piqûre étant sous-cutané.

740. L'acare de la gale affecte plus spécialement certains
animaux que certains autres ; cependant il n'est pas rare de le
voir abandonner ses préférences pour passer d'une espèce
d'animal à une autre. L'homme, dans certaines circonstances,
peut gagner, à son insu, la gale du cheval qu'il soigne ou de
l'agneau qu'il tond. Le naturaliste Delalande contracta la gale,
en empaillant des phascolomes, espèces de marmottes de la
Nouvelle-Hollande. L'acare de l'homme se communique facilement d'homme à homme ; cependant il est certaines peaux
pour lesquelles cet acare semble éprouver une certaine répugnance, à cause d'un suint, soit naturel, soit artificiel, qui les
enduit ; les ouvriers dans la partie des huiles ne contractent
pas la gale, et les étrangers qui entrent dans cette partie, étant
affectés de cette maladie, ne tardent pas à s'en voir guéris
comme spontanément. Les personnes qui portent habituellement sur elles, par goût ou par profession, des parfums et
des odeurs aromatiques, sont moins exposées que toute autre
à attraper la gale par communication. D'un autre côté, nous
avons fait la remarque (733) que l'acare s'éloigne de son

(*) *Ambrosiacis, ut moscho, zibetho, holco odorato, camphorá, oleo cor-
ticis betulæ, vestes et insectorum musea, ab acaris servamus, quæ interné
quoque, in expellendis retropulsis hisce exanthematibus, feliciter propi-
nantur.* (Nysuder, *Exanthemata viva. Amœnit. acad.*, tom. 4, pag. 96,
an. 1757.)

propre produit, et qu'il est sans cesse à la recherche des places nettes ; il nous paraît probable que, conséquent avec ses goûts, lorsqu'une peau humaine a été infectée de ses ravages, l'acare doit éprouver de la répugnance à y revenir ; ce qui rendrait raison du peu de fréquence des récidives, chez les galeux invétérés qu'on est venu à bout de guérir ; c'est peut-être encore à cause de leur odeur hircine, que les chèvres et les boucs sont moins sujets à la gale que les brebis et les moutons.

741. Les deux orifices de l'organe respiratoire se trouvant presque cachés, chez les acares (563), sous le corselet du plastron abdominal, pour se soustraire à la propriété asphyxiante des corps oléagineux, l'acare n'a qu'à s'appliquer quelques instants contre le plan de reptation, ce qui fait que les huiles ne sont pas toujours l'antidote le plus puissant des maladies que ces petits insectes engendrent, à moins qu'on ne continue la médication assez longtemps et avec intelligence de l'état de la question.

RÉSUMÉ SYNONYMIQUE OU ESSAI DE CLASSIFICATION DES ACARIDIENS.

742. L'importance du rôle que jouent les acares, dans la production des maladies cutanées des végétaux et des animaux, nous impose l'obligation de résumer ici, pour l'usage particulier de ceux qui sont appelés désormais à en faire une étude plus approfondie, les divers résultats synonymiques que nous avons obtenus dans le cours des précédentes observations ; nous ne dépasserons pas en cela les bornes que nous prescrit la nature spéciale de cét ouvrage.

Famille des Acaridiens.

Insectes sans métamorphose et peu visibles à la vue, respirant par deux stigmates placés à la naissance du thorax, et qui aboutissent chacun à une poche branchiale ;

Munis d'une carapace dorsale et d'un plastron ventral, entre lesquels s'échappe, souvent en se confondant avec eux, un abdomen susceptible d'acquérir, chez quelques-uns d'entre eux, par la réplétion, des dimensions extraordinaires ;

Ayant huit pattes insérées dans tout autant d'échancrures plus ou moins visibles du plastron, divisées au moins en cinq articulations, et terminées, au nombre de quatre au moins, par des pelotes visqueuses, espèces de ventouses mobiles et contractiles qui leur servent à s'attacher au plan de reptation ;

Leur tête, ou rostre, semble d'une seule pièce ; elle porte à sa base plusieurs yeux plus ou moins distincts et recouvre les mandibules ;

Les palpes sont insérés en général sur les deux côtés de la base de la tête ; ils sont articulés, et mousses ou terminés en pince ;

Les mandibules sont doubles, se rapprochant en suçoir canaliculé, et portant à leur sommet un onglet externe, qui est susceptible de jouer en divergeant, et qui paraît creusé pour donner passage au virus ;

Le mâle affecte en général des formes différentes de la femelle, et les petits éclosent avec six pattes seulement.

N. B. Les acaridiens diffèrent des arachnides par leurs mandibules dont l'onglet canaliculé s'insère sur le dos, tandis que chez les arachnides il s'insère sur la face antérieure ; ensuite par le mode de rapprochement des mandibules, qui, chez les acaridiens, sortent comme d'une gaîne et se rapprochent en suçoir, tandis que chez les arachnides, elles s'écartent et se rapprochent alternativement l'une de l'autre, et ne se soudent pas en suçoir (567).

1ᵉʳ GENRE : CHEYLÈTES, pince.

CHAR. Pedes ambulacris orbati ; palpi longissimi, brachiiformes.

SPECIES : (*Cheyletes eruditus,* Lat., *Acarus eruditus,* Oliv.) Cheylète des livres.

N. B. Habite les vieux livres où il fait la chasse aux insectes.

2ᵉ GENRE : TRIDACHNE, tique des eaux.

CHAR. Pedes natatorii et non reptationi idonei. A cari aquatici.

SPEC. : *Hydrachne geographica, cruenta, extendens, impressa*, Muller, etc.

Obs. L'étude des acaridiens d'eau douce est à reprendre en entier ; Muller, qui en a publié jusqu'à cinquante espèces, a certainement pris, pour des différences spécifiques, les différences d'âge, de sexe et de milieu. Les hydrachnes sont les tiques et les mites des poissons et autres animaux ou insectes aquatiques.

5ᵉ GENRE : TROMBIDIUM, trombidie.

CHAR. Palpis chelatis ; ha itu corporis holosericeo.

SPEC. 1 : *Trombidium holosericeum*, Nob. Trombidion satiné.
Colore purpureo sericeo, corpore pyriforme. Pl. 3, fig. 13 et 14 (599).

SYNONYM. *Trombidium lapidum, fuliginosum, curtipes, trigonum, trimaculatum, miniatum, longipes. quisquiliarum, parietinum, bicolor, assimile, pusillum, murorum, papillosum, squamatum, expalpe, cornigerum*, Hermann. *Mém. aptér.*, pl. 1, fig. 2, 3, 4, 5, 6, 7, 8, 9, 12, pl. 2, fig. 1-9. Variæ ætates, maris seu fœminæ ejusdem speciei. —*Smaris*, Lamk. *Anim. sans vert.*, tom. 5, pag. 54. — *Acarus araneodes, surinami*, Pallas. *Spicil. zool*, fasc. 9, tab. 3, fig. 14.

Obs. Les trombidies de nos climats se cachent l'hiver dans les tiges articulées des plantes, dans les fissures des écorces d'arbres, sous les pierres. Nous croyons avoir de fortes raisons de penser que l'*Acarus foliorum* en est l'extrême jeunesse (600).

SPEC. 2 : *Trombidium tinctorium*, Trombidion colorant.
Corpore ovato et ferè globoso.

Obs. Ce trombidion habite en Afrique ; je l'ai reçu des côtes de Barbarie en 1828 ; l'esprit-de-vin dans lequel je l'avais renfermé en avait extrait une huile colorée, partie en aurore, partie en pourpre.

4e Genre : ACARUS, tique de terre.

Char. Ambulacris distinctis; palpis conspicuis, mandibulis exsertis; abdomine mirum in modum, nutritionis ope, intumescente.

Spec. 1 : *Acarus foliorum*, Acare des feuilles (580).

Corpore niveo, ovoideo, maculis viridi-rubro et luteo variegatis utrinque ornato. Pl. 3, fig. 9, 10, 11, 12.

Synonym. *Acarus telarius*, Lin. — *Trombidium tiliarum, socium, celer, telarium*, Hermann, pl. 2, fig. 12–15.—*Gamasus telarius*, Lamk. Variæ ætates, variaque nomina ejusdem speciei, quæ fortasse ipsa non est alia ac infantia *Trombidii holoserici*. Habitat sub paginâ inferiori foliorum languentium; ibique varias pustulas generat, pro totidem fungis habitas à botanistis (*).

Spec. 2 : *Acarus ovovegetativus*, Acare œuf-végétant (672).

Ovo parasito coleoptratorum, primùm sessili, deindè in longum pediculum evolvente; mox in binas valvas scisso, quibus acaridion aliquandiù adhæret, more cyclopum, daphnidiarumque; et quibus exutis, acarus apparet, binis pedibus anterioribus ambulacro, apud fœminam, palporum instar, carentibus.

Synon. α. *Acarus ovo inclusus*, Nob., pl. 1, fig. 4, 5, 8.—*Acarus vegetans*, de Geer, tom. 7, pl. 7, fig. 16, 17.—*Uropoda vegetans*, Latr. et Lamk.

β. *Acarus adultus mas*, Nob.. pl. 2, fig. 1, 2. — Mite faucheur, de Geer, tom. 7, pl. 8, fig. 8. — *Erythræus phalangioides*, Latr. et Lamk. — *Trombidium phalangioides*, Hermann., pl. 1, fig. 10.—*Acarus coleoptratorum*, Rœsel, tom. 4, pl. 1, fig. 10 15.

γ. *Acarus fœmina*, Nob., pl. 1, fig. 1. 2, 6, 7.—*Gamasus coleoptratorum*, Latr. et Lamk.— *Leptus insectorum*, Lamk.—*Acarus phalangii*, de Geer, tom. 7, pl. 7, fig. 5. — *Acarus aphidis*, id., ibid., fig. 14. — *Acarus corticalis*, de Geer, tom 7, pl. 8, fig. 1. — *Oribata*, Latr. et Lamk.

Spec. 3 : *Acarus reduvius*, Acare ricin, ou Tique des bœufs et des chiens (604).

Abdomine, præ nutritione, mirum in modum intumescente. Acarus cuti animalium quadrupedum, avium et etiam ipsorum insectorum adhærens, et eò magis intumescens, quò majoris staturæ et pinguedinis animalium cuti adhæret.

Synon. α. *Prima ætas maris*, Nob., pl. 3, fig. 1-2 (607).

β. *Prima ætas fœminæ*, Nob. — *Leptus autumnalis*, Lamk. — *Acarus aphidis*, de Geer. — *Rouget* des environs de Paris.

(*) On serait tenté de croire que ce sont là les petites bêtes que Pline a voulu désigner, dans le passage suivant : *Et leguminibus innascuntur bestiolæ venenatæ, quæ manus pungunt, et periculum vitæ afferunt, solifugarum generis.* (Lib. 22, cap. 25.) Mais leurs effets morbides tiendraient alors à l'influence du climat de l'Italie.

γ. *Secunda œtas maris*, Nob., pl. 3, fig. 3. — *Rhyncoprion columbœ*, Hermann. — *Argas marginatus*, Latr. et Lamk.— *Acarus gallinœ*, de G er, pl. 6. fig. 13.

δ. *Secunda œtas fœminœ*, Nob., pl. 3, fig. 4.

ε. *Ætas obesa*, Nob. *Acarus ricinus*, Lin. *Acarus reduvius*, de G er, 7, pl. 16, fig. 2. *A. ricinoides*, id., pl. 5, fig. 17. *Acarus nepœformis*, Scopoli., *Acarus leipsiensis*, Fabricius. *A. hispanus*, Gmel. et Fabric. *Ixodes ricinus* et *reticulatus*, Latr. et Lamk. *Rynorhœstes pictus*, Hermann.—Tique des chiens et des bœufs ; Puce maligne, ou Pou de bois en Bourgogne.

Obs. Variarum calamitatum et pestilentiarum, phlegmonum, carbunculorum, etc., caussa frequens, apud rusticos, pastores, aurigas, bubulcos, stabulorumque quoscumque frequentatores.

Spec. 4 : Acarus Nigua, Nob. Acare chique (642).

Reduvius intertropicalis, ideòque majorem præ majori voracitate intumescentiam obtinens, gravioresque, nostrate venenosior, calamitates pariens. Pedes obambulantium nudos invadens, cutemque penetrans, carnes membraque fœdissimo more deformans. Morborum, sub nominibus *elephantiaseos, jambe des Barbades, mal de Cayenne, yaws seu Pian, chute des membres*, etc., descriptorum, furialis auctor.

SYNON. *Pulex penetrans*, Catesby et Lin. — *Acarus americanus, elephantinus, undatus, œgyptius, lineatus, indus, sanguisugus*, Lin., Gmel. et Fabric. — *Acarus aureolatus, grossus*, Pallas, *Spicil. zool.*, fasc. 9, tab. 3, fig. 10, 12. — *Acarus ovalis*, Kalm., *Act. acad. suec.*, 1754, pag. 19.—*Acarus Nigua*, ou mite pique, de Geer, tom. 7, pl. 57, fig. 9-13; *Acarus rhinocerotis*, id., ibid., pl. 38, fig. 5 et 6; *Acarus sylvaticus*, mite des buissons, id., ibid., fig. 7.—*Acarus fuscus*, Brown, *Jamaiq.*, pag. 418. — TYCKES, Bankroffet, *Hist. de la Guyane*, pag. 245. — CIRON, Rochefort, *Hist. des Antilles*, ch. 21. pag. 272.—PIQUO, Frézier, *Voyage au Chili*, tom. 1. — CHIQUE dans les colonies françaises.— CHIGER, Jean Hunter, *Obs. sur les malad. de la Jam.* — CHIGOES, Hans Sloane, *Voyage à la Jam.*, introd., pag. 124.—NIGUA, Oviedo, *Summary*, 127.—NIGUA, Anton. Ulloa, *Voyage au Pérou*, tom. 1, pag. 58.—MYGOR ou NIGUAS, Laet, *Description de l'Amér.*, pag. 5. — NIGUA, Scaliger et Mouffet.— TUNGA, Marcgraff, *Brasil.*, 249 — TON, Abbeville, *Voyage au Brésil*, pag. 256. — *Pediculus ricinoides*, Rolander. — POU DES BOIS, à Jersey et à la Guadeloupe. — JATECUBU, Marcgrav., *Brasil.*, 245 et 249. — BÊTES ROUGES DES SAVANES Sauvages, *Nos. meth.*

HABITAT in Americâ intertropicali, Africâ et Indiis orientalibus ; sylvas infestans et sub foliis humi jacentibus latitans, unde in animalia occurrentia saltu irruit, eorum membra deformaturus. Pestis odoribus camphoratis aut tabaco arcenda ; oleo viroso aut camphorato continuè propugnanda.

Spec. 5 : Acarus parasiticus, Acare parasite (676).

Abdomine, dum sanguinem haurit, ità intumescente, ut thoracem rostrumque undequaque involvat, sicque acarus acephalus appareat, et quasi larva rubicunda, octo pedum ope, lentè reptans Muscis parasiticus inhabitat.

SYNON. *Acarus parasiticus*, de Geer, tom. 7, pl. 7, f. 8. — *Astoma parasiticum*,

Latr. et Lamk. — An *Acarus libellulæ*, de Geer, fig. 10-12, pl. 7. *Sit idem acarus, sed jejunus et nondum saliatus ?*

5ᵉ Genre : SIRO, *Nob.*, ciron du fromage.

Char. Rostro acutissimo, palpis et mandibulis latitantibus; necnon et testa thoraceque inconspicuis (678).

Species unica : Siro casei (Ciron de la farine et du fromage).
Corpore albidissimo, longissimis pilis albidis hirto.
Var. α. Pedibus rostroque albidis. Habitat inter fissuras ligni, in locis obscuris.
Var. 6. Pedibus rostroque purpureis. Habitat in caseo rancido, farinâ vapidâ et humidâ; in crustulis ulcerorum caseiformibus; in locis apricis et luci perviis. Pl. 13 et 14, *nobis*.

Synon. Mite du fromage et de la farine. —*Sarcoptes scabiei*, Latreille, fide punicâ Galesii (709).—*Acarus siro*, Lin.—*Acarus siro farinæ*. Fabric., *Syst. entomol.*, 1775, *non scabiei*.—Mite du fromage, Borel, obs. 27; Griendel, obs. 3, fig. 1; Cestoni, *Lettre à Redi*, fig. 13 et 14; Leeuwenhoeck. epist. 77, tab. 370, fig. 9, 10; de Geer, tom. 7, pl. 5, fig. 1-4, 15. — Micrographorum inexperientiâ, Linnæi Fabriciique errore, at præcipuè doloso Galesii mendacio, nimium diù à nomenclatoribus cum acaro scabiei confusus.

6ᵉ Genre : SARCOPTES, *Nob.*, ciron de la gale.

Char. Testâ thoraceque, non autem palpis et mandibulis, conspicuis; abdomine, dum sanguinem haurit, non intumescente; cutem fodiens, ibique ovum deponens, pustulæ incubantis caussam.

Spec. 1. Sarcoptes humanus, Nob. Ciron de la gale humaine, pag. 471, fig. 1 et 2.
Quatuor pedibus posterioribus distantibus, brevissimis, sub ventrem latitantibus, in pilum longissimum pro ambulacro desinentibus; testâ aculeis rigidis hirtâ.

Synon. Diaciutho Cestoni, *Lettera al signor Redi*, 1687; figuris 1-4, à Baker, *Employ, of micr.*, pl. 13, fig. *a, b*; Richard Mead, *Trans. philos.*, n. 283; *Miscellan. Nat. cur.*, ann 1691, *sub nomine Bonomi, in lucem rursùm editis.* — De Geer, *Insect.*, 7, pl. 5. fig. 12-13. — Wichmann, *Ætiol. scabiei*, pag. 1, 1791, fig. 2. — Raspail, *Mém. comparatif sur l'insecte de la gale*, 1834, pl. 1. *Nouv. Syst. de chim. organ.*, deuxième édit., pl. 13. fig. 1-7.

Spec. 2 : Sarcoptes equinus, Nob. Ciron de la gale du cheval, pag. 477, fig. 1.
Quatuor pedibus posterioribus longissimis, lateribus infixis. Testâ obscurâ pilis longis et flexilibus hirtâ.

Synon. Raspail, lettre à *la Lancette française*, 13 août 1834. *Nouv. Syst. de chim. organ.*, première édit., 1833, pl. 10, fig. 7-10, et deuxième édit., 1838, pl. 13, fig. 8-10.

Spec. 3 : Sarcoptes ovinus, Nob. Ciron de la gale du mouton, pag. 454, fig. 1 et 2.

An *species distincta* à sarcopte equino?

Synon. *Walz, de la Gale des moutons*, trad. 1811. (*Incomptæ figuræ, quibus omni arte destitutis, si fidem aliquam habere fas esset, ita characteres specificos delinearemus : pedibus anterioribus longitudine pedes posteriores æquantibus.*)

Spec. 4 : Sarcoptes passerinus, Nob. Ciron de la gale des moineaux. Duobus pedibus penultimis, in modum portentosum et ferè elephantiasicum, incrassatis et elongatis.

Synon. *Pulex sturmi.* Redi, *Gener. ins.*, édit. Amst., tab. 11. — *Acarus passerinus*, de Geer, *Ins.*, tom. 7, pl. 6, fig. 12.

Spec. 5 : Sarcoptes avicularum, Nob. Ciron de la gale des oisillons. Corpore longissimo et ferè cylindrico, pedibus æqualibus, quatuor posterioribus valdè distantibus. An prima *Sarc. passerini* ætas?

Obs. Il est probable que le nombre des sarcoptes ou cirons de la gale augmentera, quand on en poursuivra l'étude sur un plus grand nombre de quadrupèdes. Les *Pediculus capreoli*, *Pediculus tigridis*, Redi, *Gener. degl insetti*, tab. 19 et 24, ed Amst ; le *Cryptostoma tarsale*, Robineau Desvoidy, *Ann. des Sc. d'Observ.*, pl. 6, fig. 1–4., ne sont sans doute que trois espèces de *Sarcoptes* ; par leur forme générale, ils ne rentrent dans aucune des espèces précédentes d'acaridiens ; ils ont le test en tortue des sarcoptes ; le *Cryptostoma tarsale* a été trouvé sur le mulot. Bory de Saint-Vincent a publié une figure assez incomplète d'un acare qui avait produit comme une maladie pédiculaire sur une femme de quarante ans ; partout où la malade se grattait, elle voyait paraître des milliers de ces parasites ; mais le reste de l'observation est aussi incomplet que la figure de l'insecte. (Voyez *Journal complémentaire des sciences médicales*, tome 19, page 182.)

743. Je termine, avec le premier volume, l'exposé de mes recherches nosologiques sur le groupe des acaridiens. Les

médecins me pardonneront, je l'espère, l'étendue de ce travail, en vue de l'importance du sujet et de la part pour laquelle ces insectes entrent dans le cadre des causes morbipares. Les naturalistes, d'un autre côté, sauront apprécier la nécessité, dans laquelle m'a placé la nature de cet ouvrage, d'user sobrement et avec concision des formes habituelles de la classification systématique. Je vais reprendre, dans le second volume, la révision des autres genres de causes animées de nos maux.

FIN DU PREMIER VOLUME.

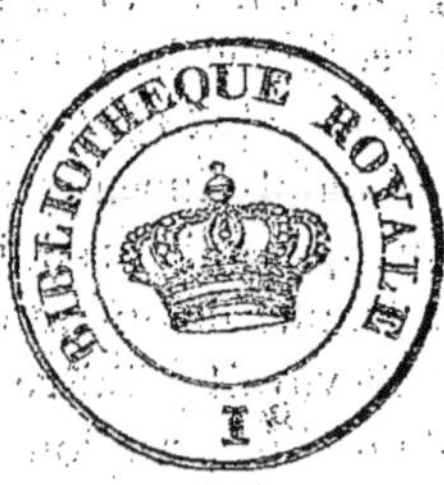

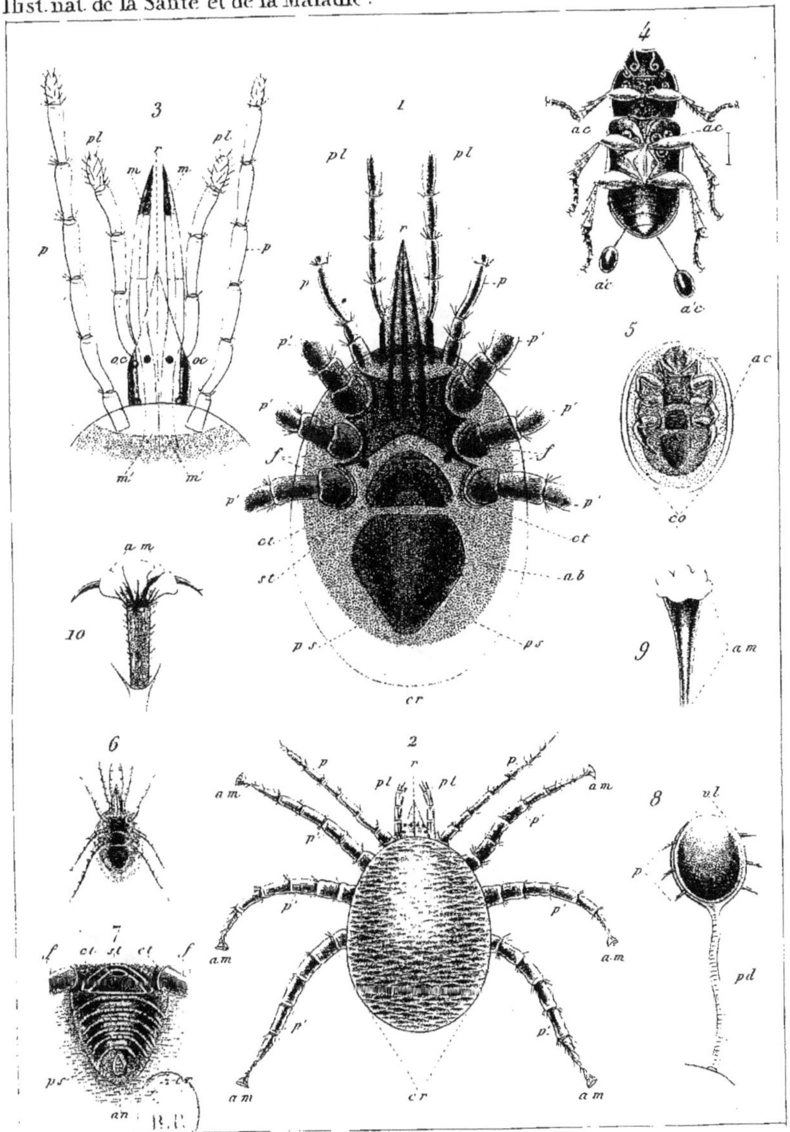

N.F. Benj. Raspail filius, pinx. et sculp.

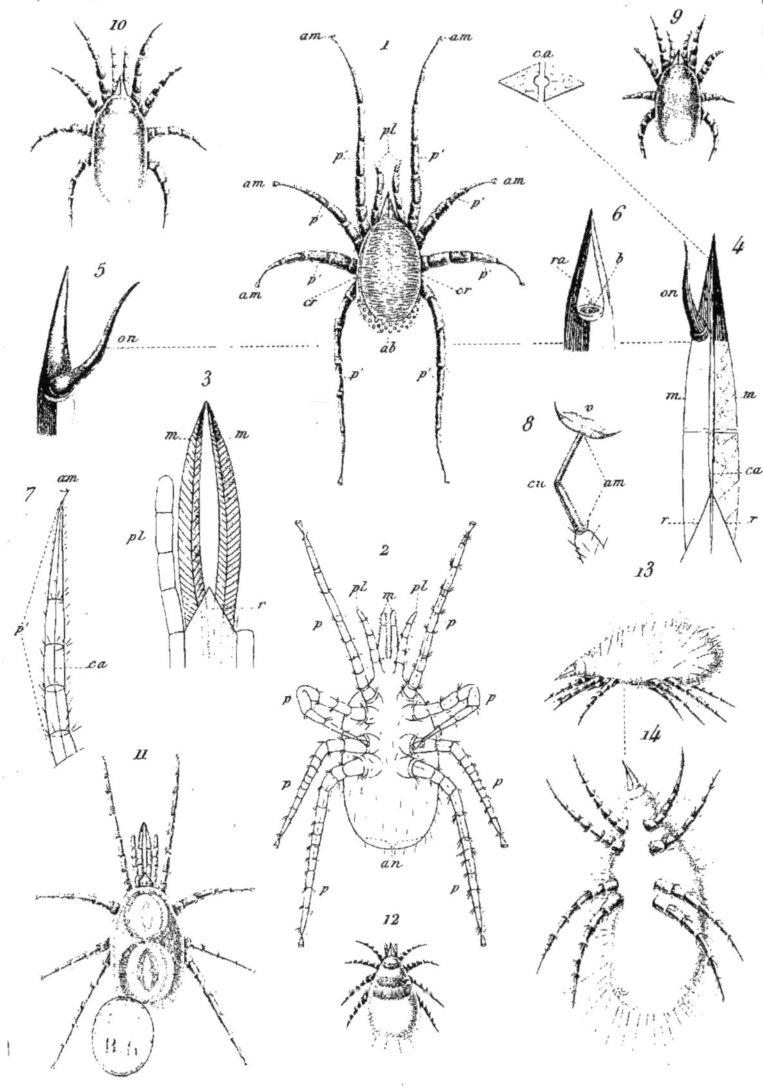

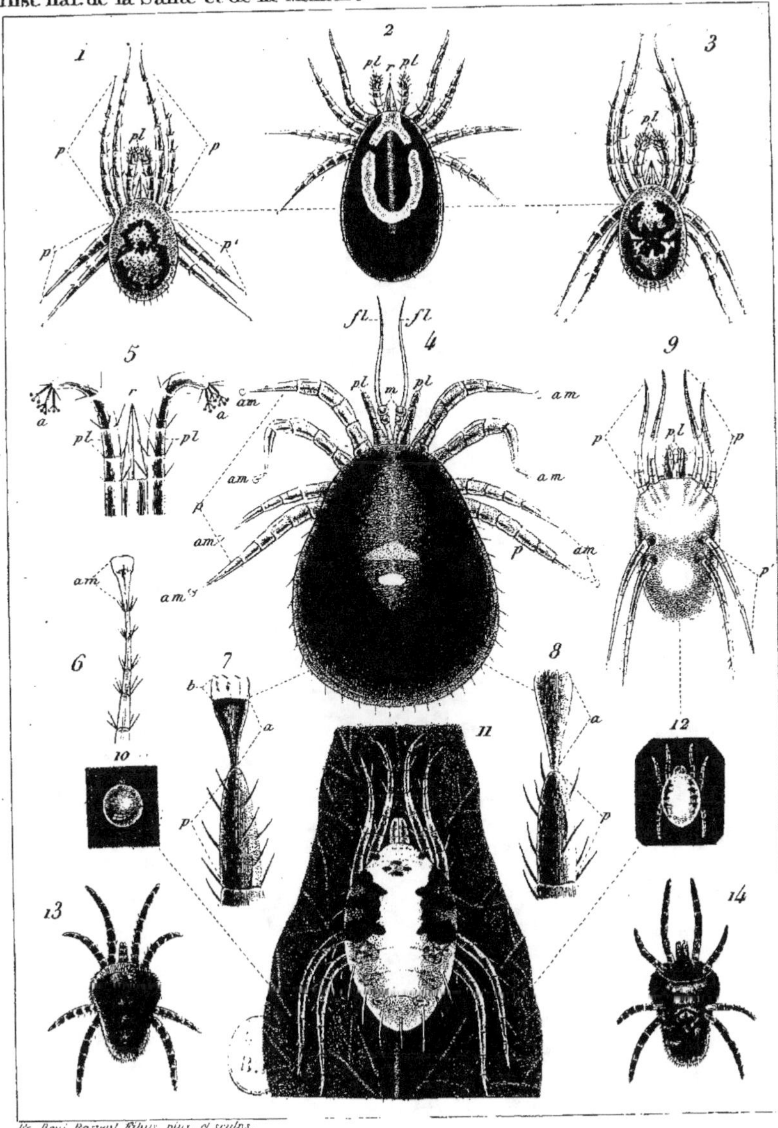

Fr. Benj. Raspail Filius pinx. et sculps.

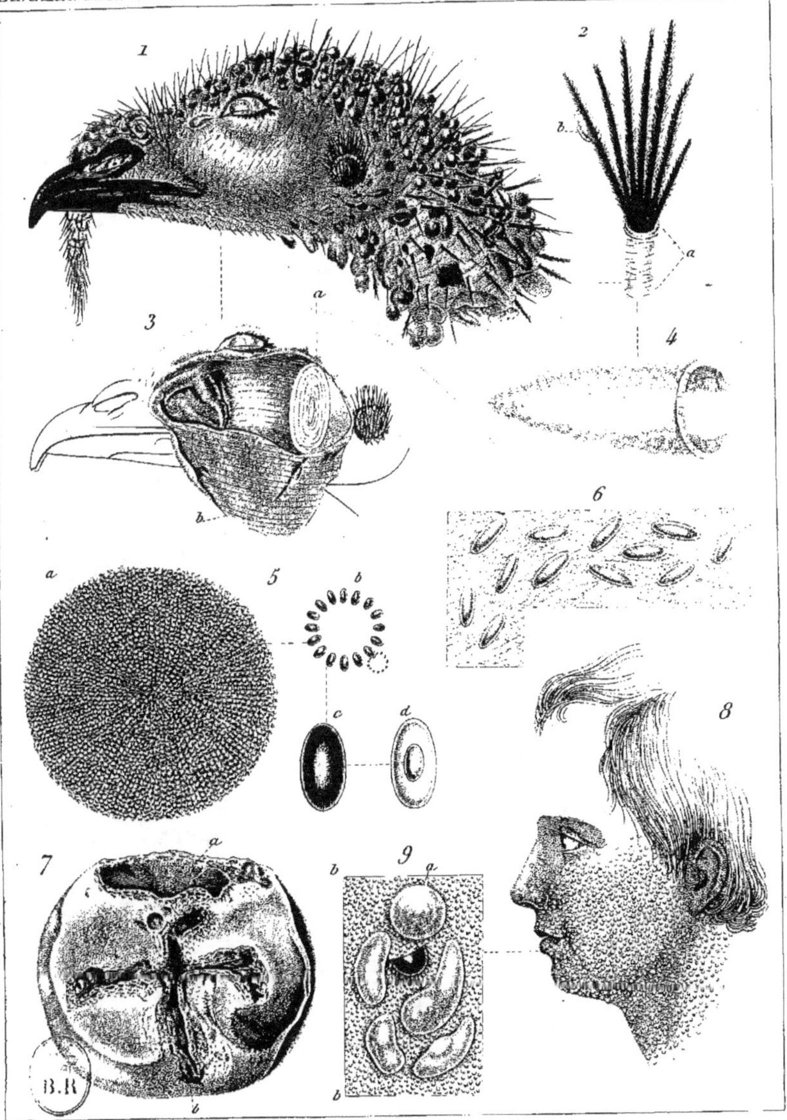

Fr. Benj. Raspail filius, pinx et sculp.

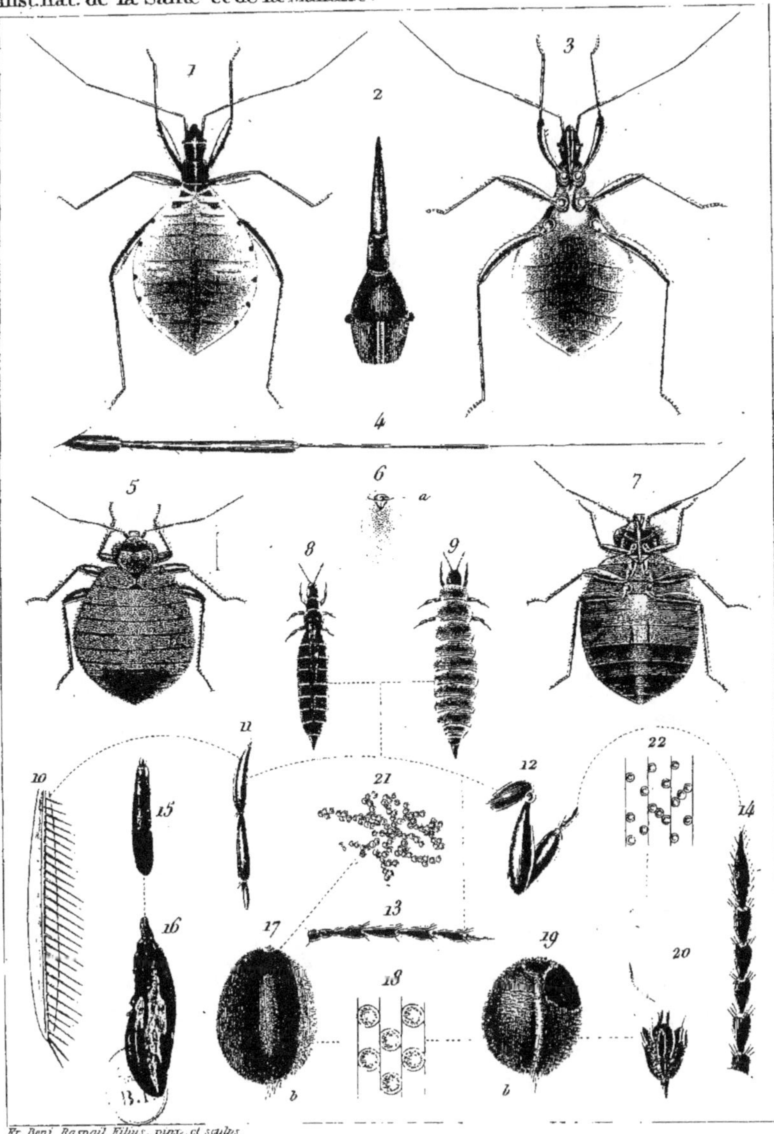

Fr. Benj. Raspail Filius. pinx. et sculps.

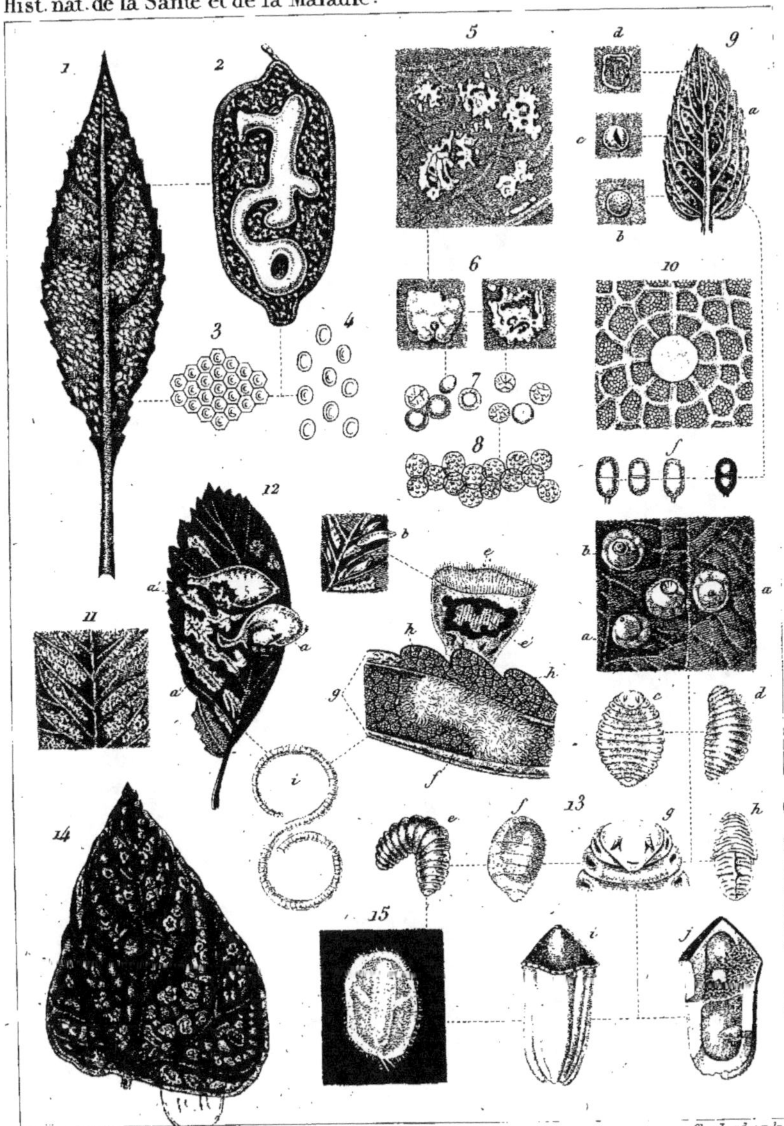

Fr Berg. Raspail Filius. pinx.   Choubard sculps.

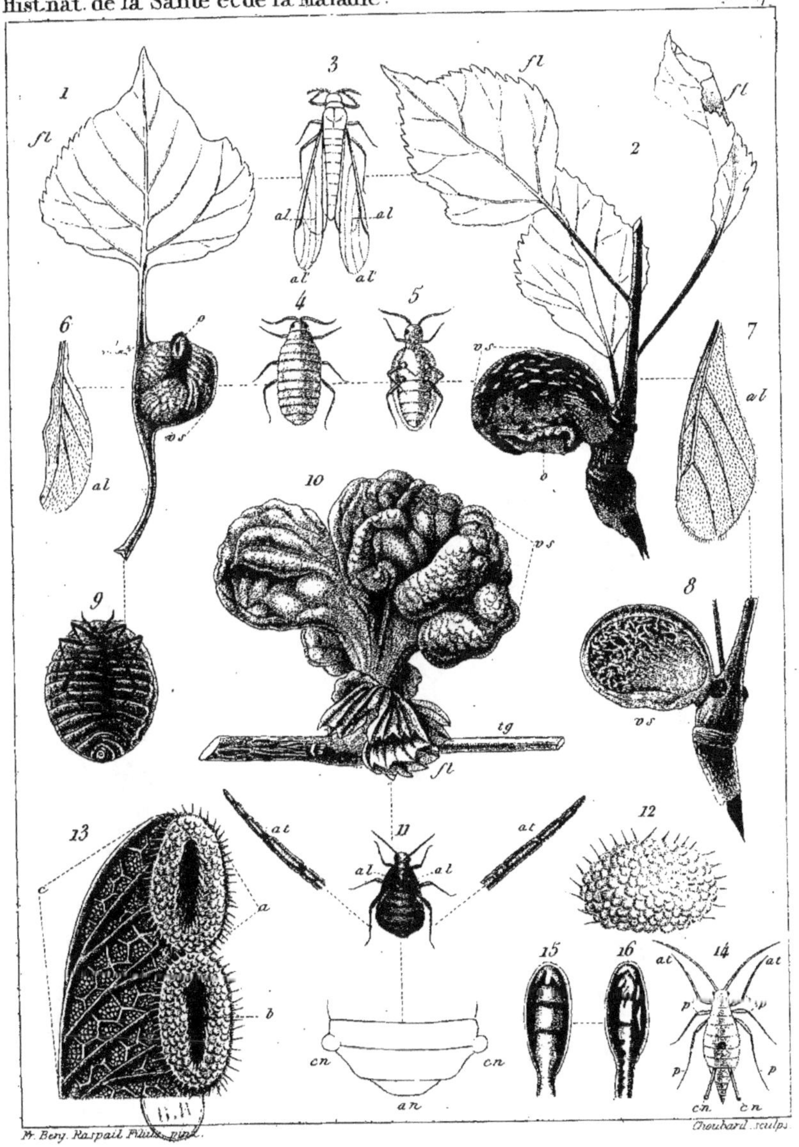

1
fl
3
al al
al al
2
fl
fl
6
o
vs
al
4
5
vs
7
al
b
10
vs
9
8
vs
tg
fl
13
at
11
at
12
c
al al
a
b
15
16
14
at
at
p
p
cn
cn
p
p
an
cn
cn

Pr Beny. Raspail Fils. pinx.

Choubard sculp.

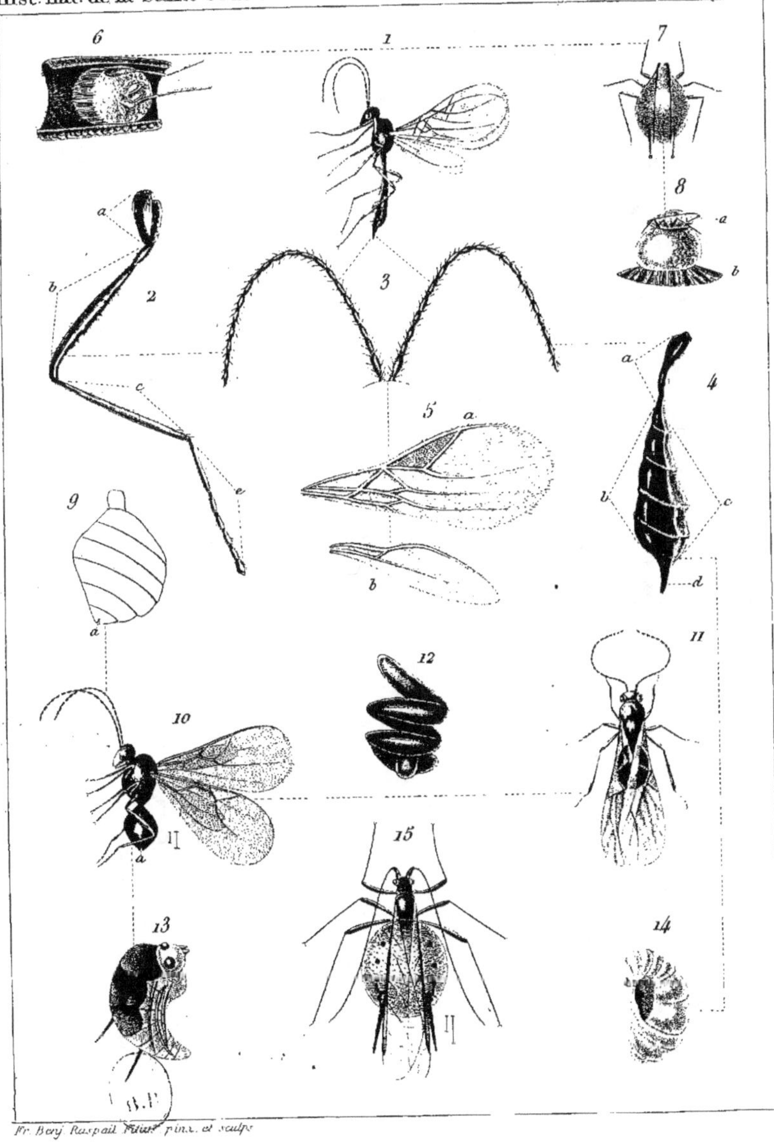

Fr. Benj. Raspail Filius pinx. et sculp.

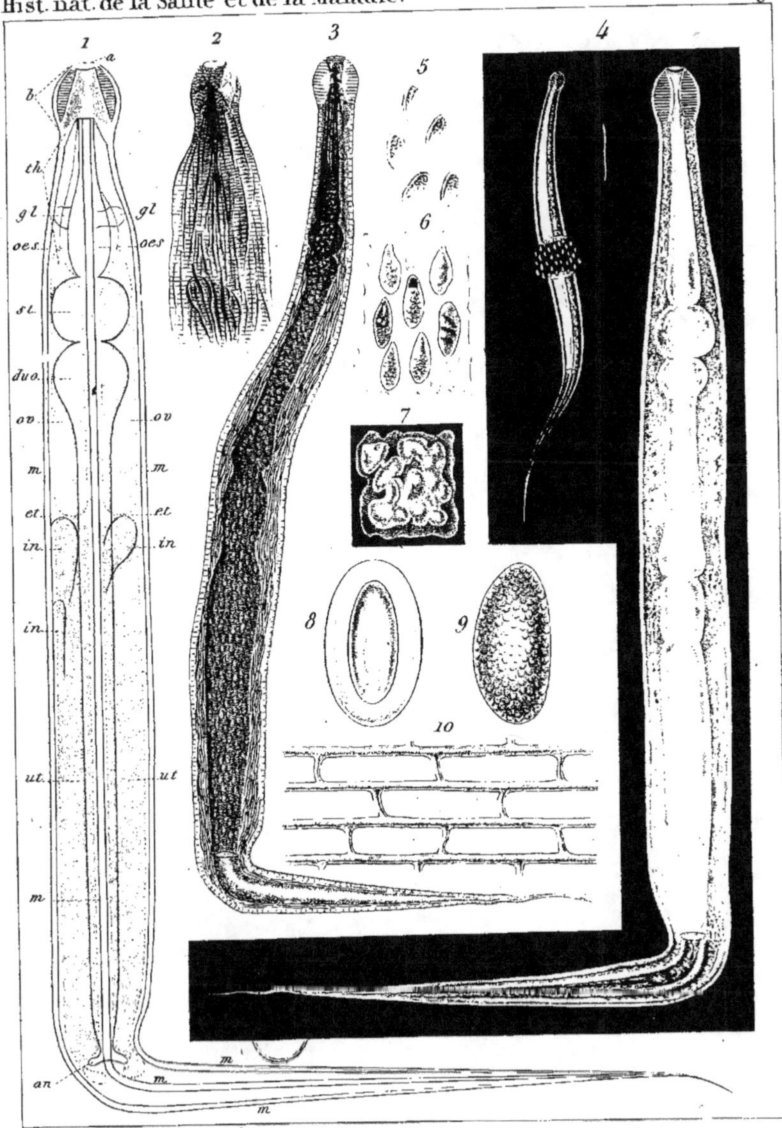

Fr. Benj. Raspail Filius, pinx. et sculp.

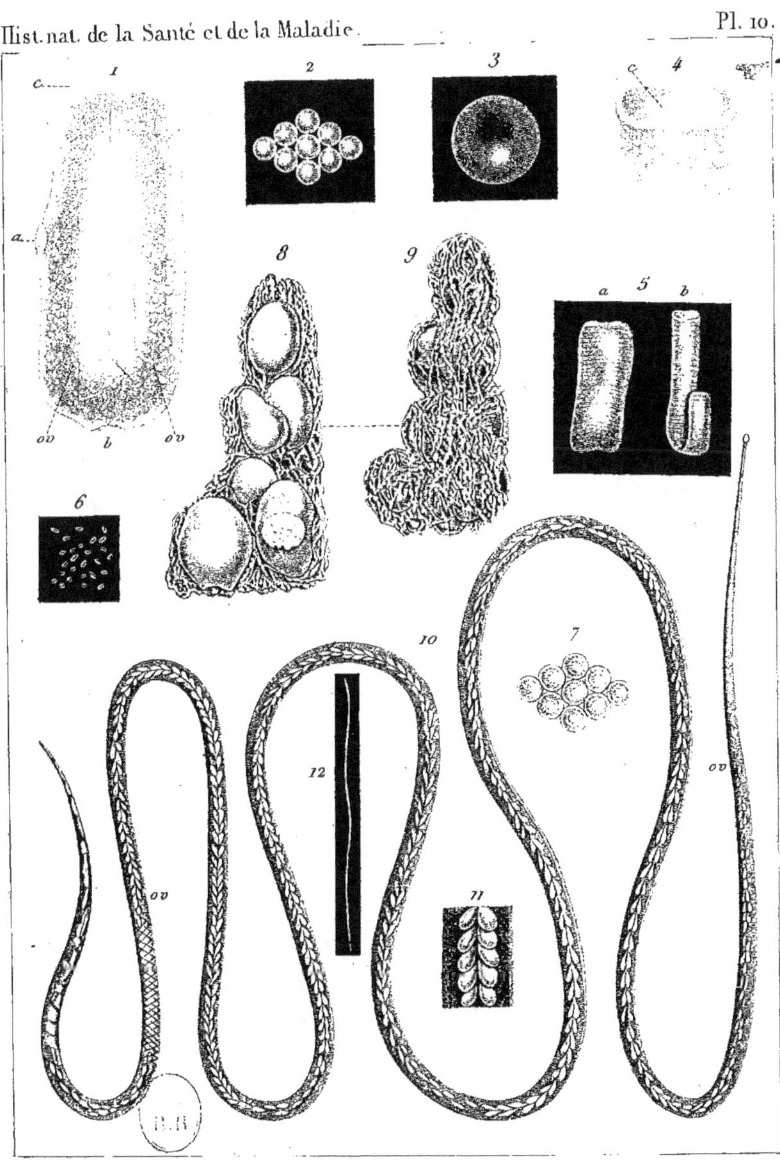

Fr. Berg. Raspail Filius, pinx. et sculps.

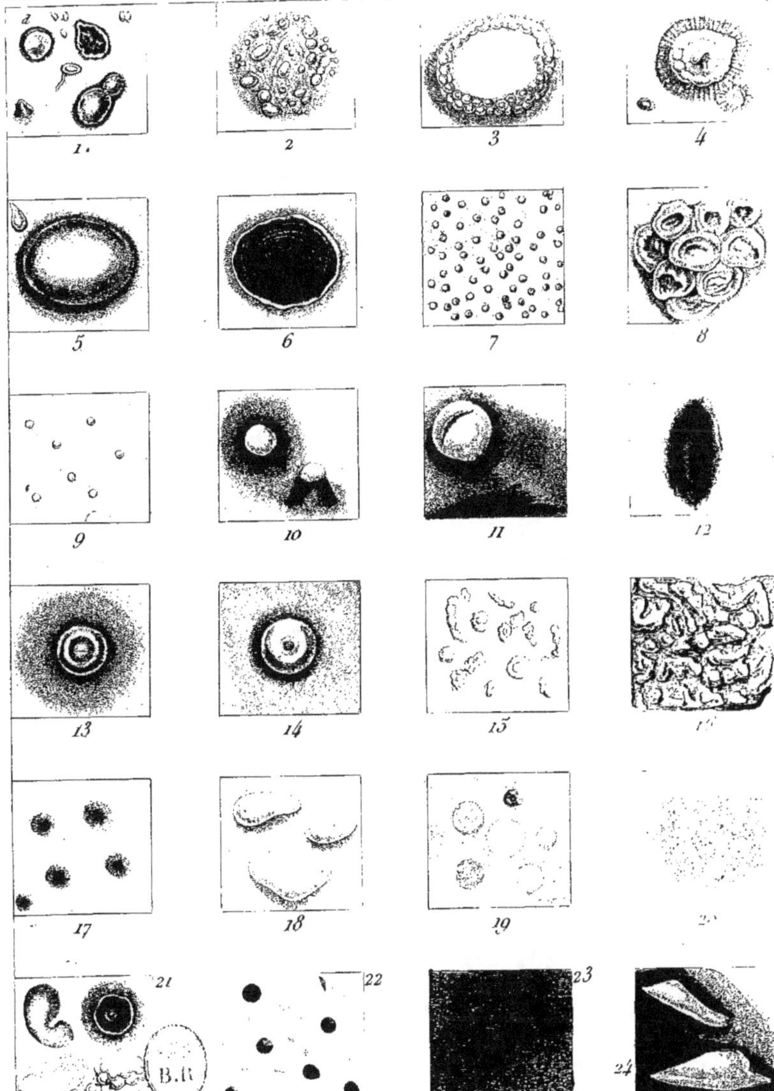

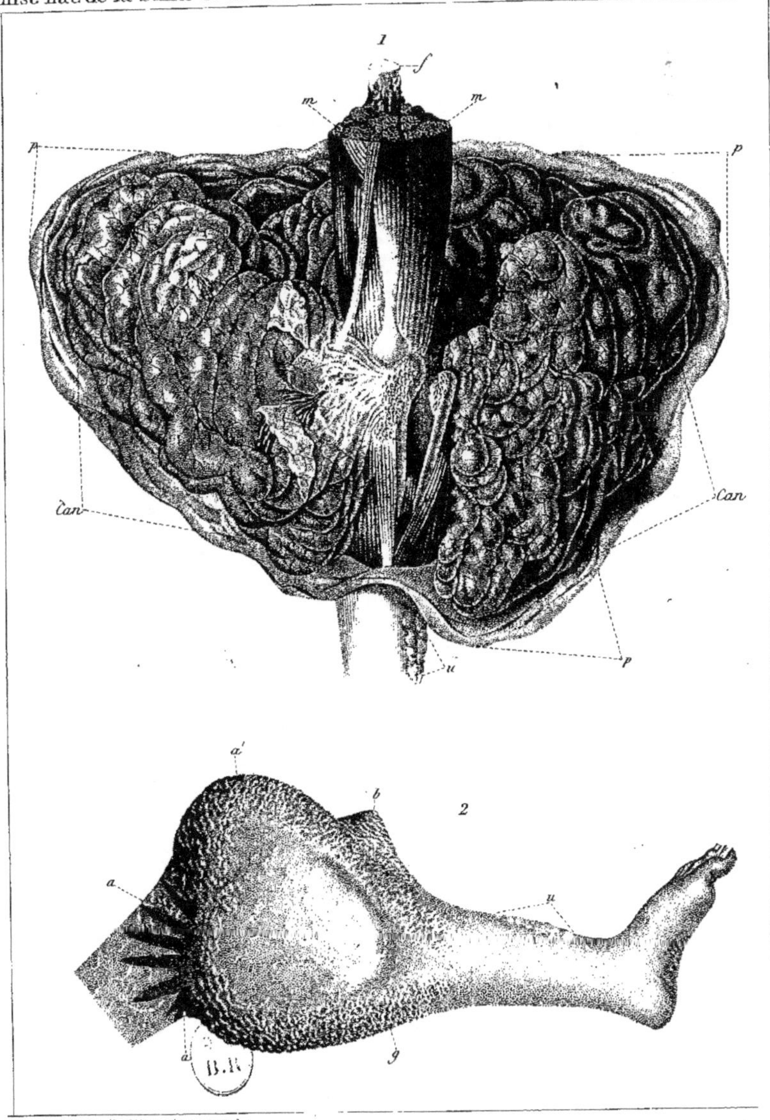

Fr. Benj. Raspail filius pinx. et sculps.

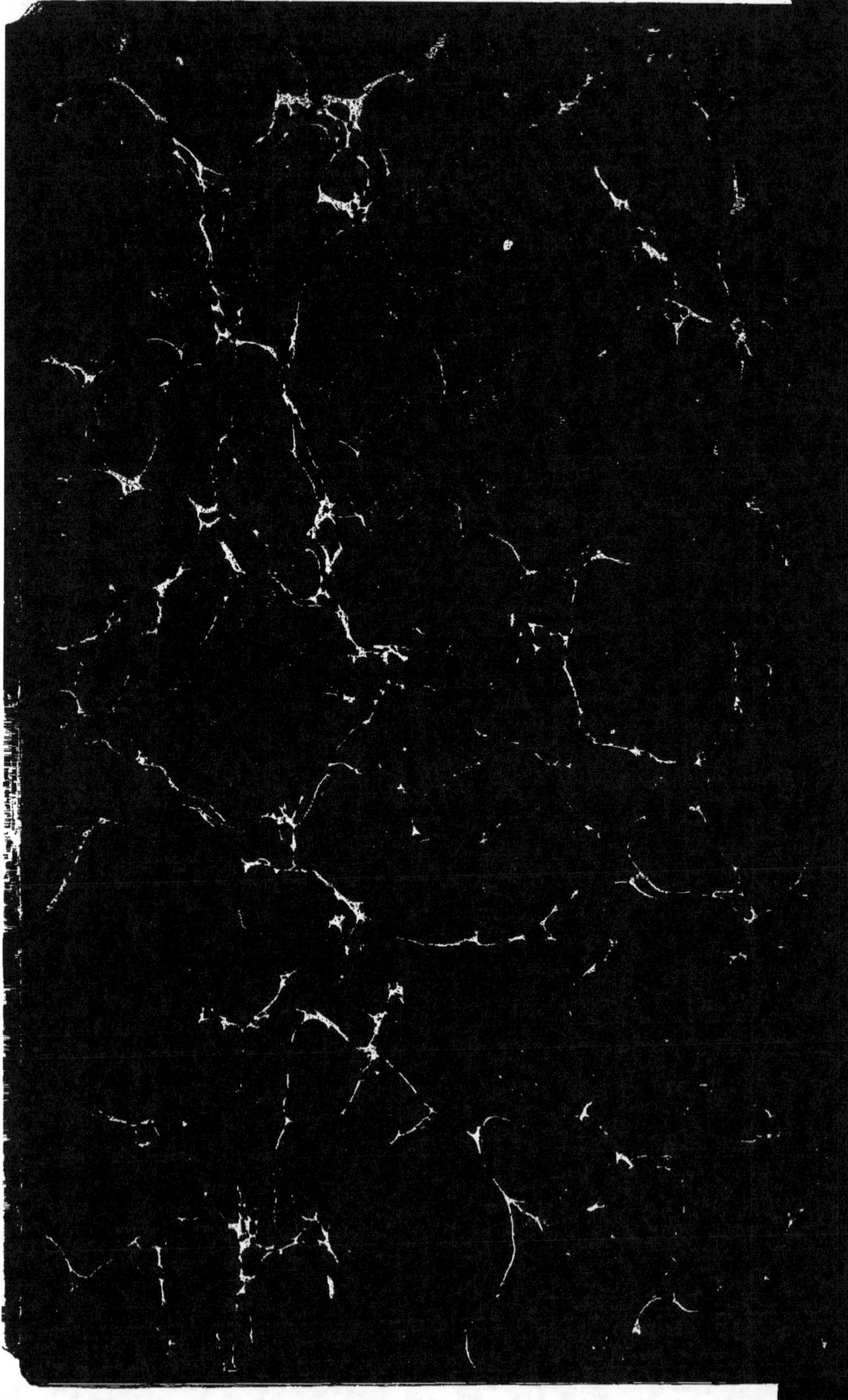